临床肾脏病诊疗与血液净化技术

孙兆峰　等/主编

吉林科学技术出版社

图书在版编目（CIP）数据

临床肾脏病诊疗与血液净化技术 / 孙兆峰等主编
. —— 长春：吉林科学技术出版社，2020.4
ISBN 978-7-5578-6931-1

Ⅰ．①临… Ⅱ．①孙… Ⅲ．①肾疾病－诊疗②血液透
析 Ⅳ．①R692②R459.5

中国版本图书馆CIP数据核字(2020)第050990号

临床肾脏病诊疗与血液净化技术

LINCHUANG SHENZANGBING ZHENLIAO YU XUEYE JINGHUA JISHU

主　　编　孙兆峰　等
出 版 人　宛　霞
责任编辑　王聪会　穆思蒙
幅面尺寸　185 mm×260 mm
字　　数　531千字
印　　张　22
印　　数　1-1500册
版　　次　2020年4月第1版
印　　次　2020年5月第2次印刷
出　　版　吉林科学技术出版社
发　　行　吉林科学技术出版社
地　　址　长春市福祉大路5788号出版大厦A座
邮　　编　130118
发行部电话/传真　0431-81629529　81629530　81629531
　　　　　　　　　81629532　81629533　81629534
储运部电话　0431-86059116
编辑部电话　0431-81629517
印　　刷　保定市铭泰达印刷有限公司
书　　号　ISBN 978-7-5578-6931-1
定　　价　85.00元

主编简介

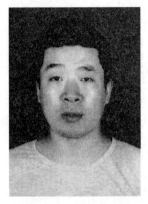

孙兆峰，男，1974年出生，2008年毕业于山东第一医科大学老年医学专业，医学硕士学位。

山东省医学会肾脏病分会血管通路学组成员。毕业至今任泰安市中心医院血液透析科主治医师。从事肾脏病及血液透析临床工作10余年，曾于北京市海淀医院进修肾脏病专业。近年来，一直致力于"尿毒症一体化治疗"课题的研究。临床上，对肾内科各种常见病、多发病的诊断与治疗有丰富经验，对终末期肾病的透析治疗有着独到见解，尤擅长各种透析用临时导管、半永久透析导管及各种动静脉内瘘的建立和修复。曾在国家级核心期刊发表相关论文10余篇，主编专著1部，参编著作2部。

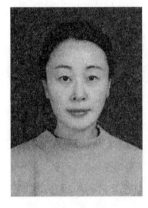

刘晓云，女，1979年出生，2004年毕业于中国人民武装警察部队后勤学院临床医学专业，医学学士学位。

现任泰安市中心医院血液透析科主治医师。从事肾脏病及血液透析临床工作10余年，曾于第二军医大学附属长征医院肾病研究所进修肾脏病专业。临床上，对肾内科各种常见病、多发病的诊断与治疗有丰富经验。尤擅长对终末期肾病患者进行血液透析及腹膜透析治疗，在各种血液透析治疗中用导管及各种动静脉内瘘的建立和修复、腹膜透析导管植入等方面有着独到见解。曾在国家级核心期刊发表相关论文3篇，参与发表SCI文章1篇，主编专著1部，参编著作2部。

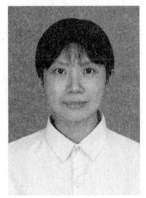

董超，女，1985年出生，2016年毕业于山东第一医科大学（原泰山医学院）内科学专业，医学硕士学位。

现任泰安市中心医院血液透析科主治医师。从事内科临床工作10余年。临床上，对内科各种常见病、多发病、慢性病的诊断与治疗有着丰富经验。尤擅长采用多种血液净化方法治疗急慢性肾功能衰竭、尿毒症及其并发症、免疫性疾病、各种药物中毒、多脏器功能衰竭等内科疑难、危重症，熟练掌握血液净化相关的技术规范，并能妥善处理血液透析中急慢性并发症，通过不同的治疗方式来达到显著的治疗效果。

编　委　会

主　编

孙兆峰　泰安市中心医院

刘晓云　泰安市中心医院

董　超　泰安市中心医院

张　霞　泰安市泰山区省庄卫生院

副主编

宋海燕　泰安市第四人民医院

梁丽丽　山东省煤炭泰山疗养院

张　静　山东省煤炭泰山疗养院

刘　琰　泰安市中心医院

孔　刚　泰安市中心医院

孙宪忠　泰安市岱岳区范镇卫生院

丁　云　泰安市第四人民医院

编　委　（以姓氏笔画为序）

王　华　泰安市中心医院

王丽雅　泰安市中心医院

王桂成　泰安市中心医院

王爱红　泰安市中心医院

石丽君　解放军第960医院泰安医疗区

冯志贤　泰安市第一人民医院

齐慧丽　泰安市中心医院

李妍妍　泰安市中心医院

谷　琦　泰安市中心医院

张　敏　泰安市中心医院

张启英　解放军第960医院泰安医疗区

张翠翠　泰安市中心医院

唐海英　泰安市泰山区妇幼保健计划生育服务中心

康婷婷　泰安市中心医院

游丽红　泰安市中心医院

前　言

　　随着分子生物学、细胞生物学和病理学技术的发展以及循证医学研究的进一步深入，肾脏疾病的诊断和治疗有了新的思路和途径，血液净化装置和技术的迅速发展致使治疗疾病的种类明显增多，血液净化在肾脏领域的应用日益受到临床实际工作的重视。为进一步提高临床医师对肾脏疾病的诊治水平，满足相关专业人员及基层医务人员的临床工作需要，特编写《临床肾脏病诊疗与血液净化技术》一书。

　　全书以肾脏疾病的临床诊治为重点，对原发性肾小球疾病、继发性肾小球疾病、肾脏感染性疾病、急性肾损伤、间质性肾病、肾衰竭以及遗传与先天性肾脏疾病等内容进行介绍，同时涉及血液净化技术。全书内容新颖全面，吸纳了近年来有关肾脏疾病的新理论及新技术，不失为一本覆盖面广、实践性强的参考书籍。

　　本书在编写过程中，由于编写时间有限，加之工作实践存在一定的局限性，不足之处在所难免，敬请读者批评指正，以期再版时完善。

目　　录

第一章 水、电解质代谢紊乱

第一节 细胞外液容量失衡

一、细胞外液容量的组成

正常人每天水、电解质和酸碱成分摄入和排出处于动态平衡,并受神经-内分泌系统调节。水是机体最大的组成成分,健康成人体液总量约为体重的 60%,由于女性脂肪较多,女性体液比例略低于男性。体液中约 2/3 为细胞内液(ICF),1/3 为细胞外液(ECF),后者又可分为组织间液(约占体重的 15%)和血浆(约占体重的 5%)。

体液含量可因年龄、性别和体型不同而存在个体差异。体液量随年龄增长而逐渐减少。水分可自由通过细胞膜,而且总是向张力高、静水压低的部位转移,因此,体内各部分的水的容量取决于该部分溶质含量和局部静水压力。细胞外液中最主要的阳离子是 Na^+,细胞内液中最主要的阳离子是 K^+,这种分布的维持是通过细胞膜上的 Na^+-K^+-ATP 酶的主动转运来实现的,而且这也决定了细胞内外体液容量的分布。Na^+ 是决定 ECF 容量的关键因素,机体主要是通过调控肾脏排泄 Na^+ 来维持 ECF 容量的稳定。

在病理状态下,机体内环境稳态被破坏,出现水、电解质和酸碱平衡紊乱。按体液容量的变化分为容量不足(脱水)和过多(水肿和水中毒)。钠代谢紊乱与体液代谢紊乱关系密切,相互影响,两者常同时或先后发生。

二、细胞外液容量的自稳态调节

ECF 的自身稳定在维持循环稳定中起着决定性作用。ECF 容量的调控包括感受器(输入支)及效应器(输出支)。容量感受器遍布全身血管,能够监测有效循环血容量变化,并将信息传递给效应器。输入支或输出支的异常会导致肾脏钠水调节障碍,钠的正平衡常导致高血压和水肿,钠的负平衡常导致血容量不足和低血压。

(一)容量感受器:输入支
容量感受器包括低压感受器(分布在心房、左心室和肺血管床)、高压感受器(分布在颈动脉窦、主动脉弓、左心室和肾小球旁器)、中枢神经系统和肝脏容量感受器。每个间隔室的感受器感受独特的变化,如心脏充盈、心排血量、肾脏灌注和液体向间质流动等。从输入支传入的信号通过输出支调节肾脏水钠排泄,从而维持 ECF 容量稳定。

1.低压感受器

静脉容量占总体血量的 60%,在调节液体容量中具有重要作用。低压感受器主要包括心房受体压力感受器和心肺感受器。

(1)心房受体压力感受器:当心房、左心室、肺血管中压力增高时,心房内的神经受体可将接受到的牵张力和张力信号沿Ⅸ和Ⅹ对脑神经传至下丘脑和延髓中心,抑制血管加压素(AVP)和促肾上腺皮质激素的释放,减少肾脏交感神经放电,降低阻力性毛细血管前、后张力,后者影响液体向间质漏出。此外,当心房压力或牵张力增加时,可释放心房利钠肽(ANP);当心室舒张压升高时可释放脑钠肽(BNP)。ANP 是储存在心房肌细胞分泌颗粒内的多肽,BNP 主要储存在心室肌细胞,两者具有同样的生物学效应,均可促进肾脏钠水的排泄,降低中心静脉压。

(2)心肺感受器:位于左心室和肺血管床。当 CVP 降低时,心肺感受器对延髓缩血管中枢抑制减弱,交感神经活性增强,从而引起心率、外周血管阻力、抗利钠排泄和抗利尿作用增强,引起血压升高和心排血量增加,维持循环血容量稳定;相反,当 CVP 升高时,心肺感受器受牵张刺激,最终导致尿钠排泄增加和交感神经活性抑制。

2.高压感受器

高压感受器是动脉循环中对容量敏感的感受器,位于主动脉弓、颈动脉窦、左心室和肾小球旁器,其作用是监视容量的稳定,防止 ECF 绝对或相对缺乏。在容量调节中,高压感受器比低压感受器更占优势。

(1)动脉压力感受器:位于颈动脉窦,主动脉弓和肾入球小动脉,可感受动脉内压力的变化。当主动脉和颈动脉内压力降低时,这些感受器通过迷走神经和舌咽神经末梢上传冲动到延髓和脑干的压力感受中枢,引起交感神经兴奋和血浆去甲肾上腺素(NE)、血管加压素(AVP)水平上升,减少钠水排泄;同时交感神经兴奋还可以激活肾素-血管紧张素-醛固酮系统(RAAS),导致血压升高。如充盈过度,可引起相反反应,使尿钠排泄增多,儿茶酚胺释放减少。

(2)肾内压力感受器:由肾小球旁器构成。肾球旁细胞可分泌肾素,肾素是 RAAS 系统的限速酶。肾素的分泌与肾脏的灌注压呈负相关,灌注压下降可直接刺激致密斑颗粒细胞增加肾素分泌。肾小管液内溶质浓度的变化也是决定肾素释放的一个关键因素,当流经致密斑的氯离子浓度增加时,通过管-球反馈,可抑制肾素释放;反之,氯离子浓度降低时,肾素释放增加。此外,刺激肾交感神经可导致球旁细胞 β-肾上腺素受体激活,可导致颗粒细胞释放肾素增加。

3.其他

肝脏门脉系统和中枢神经系统也存在着容量和压力感受器,其生理意义和作用机制目前尚不完全清楚。

（二）ECF 自身稳定的效应器：输出支

除了感受器，机体还通过效应器的激活来维持 ECF 容量的稳定。这些效应机制的主要目的是通过调节肾脏钠和水排泄来保持机体循环的稳定性。

1.交感神经系统

交感神经系统存在于肾血管和肾小管所有节段中，它可以通过直接和间接机制调节肾脏对钠、水的排泄。交感神经兴奋可以通过改变肾脏入球和出球小动脉的张力，通过改变血流动力学，调节肾脏钠的滤过分数；也可作用于肾小管基底膜外侧的受体，直接刺激近端肾小管对钠的重吸收。交感神经还可增强肾小球旁器肾素的释放，通过激活 RAS 系统而导致上述效应的进一步放大。

2.肾素-血管紧张素-醛固酮系统（RAS 系统）

ECF 容量不足，可导致肾脏低灌注，从而刺激肾小球旁器释放肾素。肾素可使血管紧张素原转化为血管紧张素Ⅰ，后者在血管紧张素转换酶（ACE）的作用下，生成血管紧张素Ⅱ（AngⅡ）。AngⅡ可直接收缩血管，主要使出球小动脉收缩，进而增加肾小球内压，调节管周毛细血管 Starling 力，导致近端小管钠水重吸收增加。AngⅡ也能直接作用于近端小管上皮细胞膜顶端的 Na^+-H^+ 交换器，促进钠水重吸收，而不依赖肾脏或全身血流动力学的变化。此外，AngⅡ可促进肾上腺分泌醛固酮，增加肾皮质集合管重吸收钠。

3.前列腺素

前列腺素是花生四烯酸代谢产生的内分泌激素，可以促进尿钠排泄和血管扩张。肾内重要的前列腺素包括前列腺素 I_2（PGI_2）、前列腺素 E_2（PGE_2），PGI_2 和 PGE_2 可直接刺激肾脏球旁细胞释放肾素，并使肾素基因表达升高。当血中 AngⅡ 水平升高时，AVP 和儿茶酚胺刺激前列腺素合成，进而扩张肾血管，抑制钠水重吸收，并进一步刺激肾素释放，有利于维持肾血流动力学稳定。非甾体类抗炎药（NSAIDs）可抑制前列腺素合成，从而放大了血管收缩类激素的作用，会导致肾脏钠水重吸收增加。

4.血管加压素（AVP）

血管加压素又称抗利尿激素，是由下丘脑视上核和室旁核的神经细胞分泌的 9 肽激素，经下丘脑-垂体束到达神经垂体后叶后释放出来。AVP 可与集合管上皮细胞管周膜上的 V_2 受体结合，增加集合管对水的通透性，还可刺激髓袢升支粗段对钠、氯重吸收，其对钠的转运与醛固酮具有协同作用。此激素的释放受渗透压和有效循环血量（EABV）变化的调节。当 ECF 容量扩张时，来自动脉和心房压力感受器的传入冲动增强，AVP 释放受到抑制，从而产生利尿效果，排出过多的水分；反之，当 ECF 容量不足时，垂体释放 AVP 增加，发挥抗利尿作用，大剂量 AVP 还可作用于 V_1 受体，导致全身血管收缩，有利于在有效循环血量不足时，维持机体血压的稳定。

5.利钠肽

心房利钠肽（ANP）是心肌细胞合成的一种具有利尿、促进钠排泄、舒张血管的多肽。当 ECF 容量增多时，心房内张力增加，ANP 释放增多。ANP 可促进入球小动脉舒张，同时促进出球小动脉收缩，引起 GFR 增加，促进钠水排泄。ANP 还可直接作用于肾髓质集合管细胞，抑制钠水重吸收。脑钠肽（BNP）是由心室肌细胞分泌的另一种利钠激素，与 ANP 具有相同的生理作用。在充血性心力衰竭和肝硬化腹水时,ANP 和 BNP 水平升高,但其升高的水平并不足以防止水肿的形成,而且在这种情况下,机体会出现利钠肽抵抗的现象。

C 型利钠肽(CNP)由内皮细胞产生,广泛存在于中枢神经系统中,在肾脏内皮细胞有少量表达,被认为在局部发挥调节血管张力和血流的作用,然而它在人类钠水平衡调节中的生理作用尚不完全清楚。

6.其他激素

其他具有影响钠、水排泄的激素有一氧化氮(NO)、内皮素和激肽系统。NO 是一种内皮细胞合成释放的活性因子,已被证明在血压升高或 ECF 容量扩张时参与机体的促尿钠排泄反应;内皮素也是利钠因子;激肽是强有力的血管扩张肽。到目前为止,这些激素的生理功能尚未完全阐明。

三、ECF 容量紊乱

ECF 容量紊乱包含两种含义:一是 ECF 总量紊乱,包括 ECF 容量过多或过少;二是 ECF 分布紊乱,例如,肾病综合征状态下,组织间液容量过多,而血容量正常或减少。在临床实际病例中,这两种类型 ECF 容量紊乱常同时存在。

(一)ECF 容量不足

1.病因和发病机制

ECF 容量不足是指钠水丢失量超过摄入量,导致循环血容量不足和组织脱水。产生的原因有摄入不足、肾性钠水丢失或肾外通过胃肠道、皮肤、肺丢失,或液体聚集在身体潜在的腔隙内(如腹腔、肌肉)。

(1)摄入不足:长期禁食或进食困难的患者,如静脉补液不够,可发生 ECF 容量不足。难以获得足够的饮水时,也会发生 ECF 容量不足。

(2)肾外性钠水丢失

①胃肠道丢失:正常胃肠道每天分泌 3～6L 液体,但大部分又被重吸收。恶心、呕吐、腹泻、肠道造瘘或胃肠减压可使大量胃肠道分泌液丢失,导致 ECF 容量不足。由于胃肠道分泌液中含有大量电解质,因此容量减少常伴有电解质、酸碱平衡紊乱。上消化道分泌液丢失常伴代谢性碱中毒,下消化道分泌液丢失常伴代谢性酸中毒。

②皮肤丢失:汗液是典型的低渗液,所以水分的丢失多于盐的丢失。长时间处于高温环境,或在炎热潮湿的气候下进行长时间锻炼,经皮肤丢失汗液明显增加,可能会导致血容量不足。严重烧伤,表皮屏障丢失,大量体液从创面丢失,可导致显著的 ECF 容量减少。

③第三间隙丢失:体液在身体的潜在腔隙内聚集,与 ECF 之间失去动态平衡,会引起有效循环血容量不足。严重肠梗阻、出血坏死性胰腺炎、腹膜炎、严重挤压综合征等,由于体液急剧在腹腔、胸腔、肠管间隙、皮下组织等积聚,短时间内不能吸收回血液循环,可出现严重容量不足。

④出血:各种原因所致的内出血(如食道静脉曲张破裂)或外出血(如创伤),均可导致循环血容量丢失,引起 ECF 容量不足。

（3）肾性钠水丢失：人类肾脏大约每天滤过 25000mmol 钠，但只有很少一部分随尿液排出体外。钠的排泄与 CFR 和肾小管重吸收有关，正常情况下，近端肾小管可根据需要调整尿钠排泄，保持 ECF 稳定。任何原因导致钠重吸收机制破坏都会引起钠排出增多和容量不足。

①利尿剂：大多数被广泛使用的利尿药物均可作用于肾单位不同节段，影响钠的重吸收。滥用或不恰当使用利尿剂可引起肾脏钠水排泄增多，容量不足和酸碱平衡紊乱。噻嗪类和其他远曲小管近端利尿剂，可抑制远曲小管近端钠和碳酸氢盐重吸收，引起容量不足和低钾高氯性代谢性酸中毒；呋塞米等袢利尿剂可抑制髓袢升支粗段钠、氯重吸收，引起肾性钠水丢失和低钾性代谢性碱中毒；醛固酮竞争性抑制剂螺内酯或非醛固酮拮抗剂氨苯蝶啶，可引起肾脏钠水丢失、容量不足和高钾高氯性代谢性酸中毒。

②遗传和获得性肾小管疾病：主要包括 Bartter 综合征和 Gitelman 综合征，为常染色体隐性遗传性疾病，由肾小管上皮细胞上的离子转运蛋白基因突变所引起，可引起肾脏失钠、容量不足和低钾性代谢性碱中毒。Bartter 综合征的临床表现类似于长期摄入袢利尿剂，目前已知可由髓袢升支粗段上 NKCC2、ROMK 或 CLCNKB 的任一基因突变而致病。Gjtelman 综合征在成年人中较常见，是由于远端肾小管氯化钠重吸收缺陷所致，症状类似于长期服用噻嗪类利尿剂。假性醛固酮减少症 1 型（PHA1）是一种罕见的遗传性疾病，特点是肾性失钠和高钾性代谢性酸中毒。此外，在少尿性急性肾损伤（AKI）或尿路梗阻解除后所致的获得性肾小管性损伤时，可伴有肾脏 NaCl 的丢失和容量不足。

③激素和代谢紊乱：盐皮质激素缺乏和抵抗往往导致肾脏钠排泄增多，见于原发性肾上腺皮质功能不足和 PHAI。肾脏失盐也见于其他慢性肾小管间质性疾病。严重的高血糖、应用甘露醇或低分子右旋糖酐治疗的患者，烧伤等组织破坏引起血尿素氮水平明显升高和应用大剂量造影剂时，均可引起渗透性利尿，造成钠水丢失。

④其他原因：中枢性和肾性尿崩症时，大量水分排出，若补充不足可引起 ECF 容量不足。

2.临床表现

ECF 容量不足的临床表现，取决于容量丢失的量、丢失的速度和血管和肾脏的反应能力。钠水丢失越多、速度越快，临床表现越重。仔细询问病史和体格检查有助于病因的诊断。容量不足的表现通常是非特异性的，可以从轻度的口渴、肌肉痉挛、虚弱到出现嗜睡、烦躁不安等神经精神症状。体格检查可显示心动过速，皮肤湿冷，体位性或斜卧位低血压及尿量减少。需要注意的是，即使体检无异常发现，并不能排除轻到中度容量不足，仍需进行血流动力学监测。

3.实验室检查

（1）血液学检查：在低血容量早期，由于血液浓缩，可出现血红蛋白和血清白蛋白水平升高，但疾病本身导致的贫血和低蛋白血症又会影响上述检查的可靠性。测定血清尿素氮和肌酐比值（BUN/Cr）有助于容量不足的诊断。在正常成人中，BUN/Cr 约为 10（单位均为 mg/dL），容量不足时，肾小管对尿素重吸收增加，故 BUN/Cr 比值上升，一般大于 20（单位均为 mg/dL）。上消化道出血和糖皮质激素会使尿素产生过多，也会引起 BUN/Cr 比值上升，要注意鉴别。

（2）尿液检查：可见尿渗透压和尿比重升高，尿钠排泄量降低（<10mmol/L），但肾脏本身损害、应用利尿剂或存在渗透性利尿，均可影响上述指标的可靠性。钠滤过分数（FE_{Na}）是测

定尿钠排泄占肾小球滤过钠的百分率,特异性较高,在 ECF 容量丢失时,$FE_{Na} < 1\%$。

(3)血流动力学检查:对于循环不稳定的重症患者或低血压病因不明的患者,常需监测中心静脉压(CVP)。但对于心力衰竭或患有肺动脉高压的患者,即使 CVP 升高或正常,也不能排除 ECF 容量不足,此时还需进行肺动脉楔压(PCWP)、心排血量、血压和外周血管阻力的监测。

4.治疗

容量不足治疗的目标是去除病因,补足缺失的钠水。

(1)补液量:主要根据已经丢失和继续丢失的液体量决定。已丢失液体量可根据患者体重和血细胞比容的变化进行估算。一般情况下,体重下降的程度即为细胞外液的丢失量。当没有红细胞丢失(如出血、溶血)且渗透压正常时,丢失的为等渗液体,并且主要来自细胞外液,血细胞比容上升的比例与细胞外液量下降的比例相等。而当有血浆渗透压明显变化或丢失液体的种类不同时,血细胞比容改变不能准确反映细胞外液量的变化,此时补液量可根据血钠浓度变化进行计算。临床表现也有助于判断失液量,当尿量和血压正常时,失液量大多在体重的2%左右,可直接口服或静脉输液:尿量减少、血压下降或皮肤弹性降低者,提示失液量已达到体重5%左右,需尽快静脉补充。

失水量(mL)=(实际血细胞比容-正常血细胞比容)/正常血细胞比容×体重×0.2×1000mL,其中正常血细胞比容:男性0.48,女性0.42,式中0.2是指细胞外液占体重的20%。

(2)补液速度:首要目的是恢复循环功能。轻度容量不足,给予口服补液即可,严重者应静脉补液。总补液量的1/3~1/2可在24小时内给予,在前4~8小时补液速度可较快,占补液量的1/3~1/2,其余部分可在24~48小时内给予。对于老年人和心功能不全的患者补液应适当减慢,并密切观察心功能,必要时在中心静脉导管监测下进行补液。

(3)补液种类:常用的溶液有葡萄糖溶液、生理盐水、葡萄糖盐水、碳酸氢钠、林格液和血浆等。5%或10%葡萄糖溶液进入体内可迅速转化为能量,适宜单纯性失水者,并补充体内不显性失水。生理盐水含钠离子为154mmol/L,与血浆相似,在失水伴失钠时应用。如在高钠血症失水时,可选用0.45%低渗盐水。低钠血症失水时可选用3%高渗盐水。碳酸氢钠溶液主要用于合并酸中毒的患者。林格液除含有氯化钠外,同时还有钾离子、钙离子及乳酸,后者可以在体内转化为 HCO_3^-,可以纠正酸中毒。血浆可以保留在血管内,扩张血容量,适用于严重低血容量或合并低蛋白血症患者。临床更常用白蛋白溶液扩容并提高血浆渗透压。

在补液过程中,应密切观察血钾和酸碱平衡变化。当有效循环血量不足导致尿量减少或代谢性酸中毒时,可出现高钾血症。当血容量补足,尿量增多和代谢性酸中毒纠正后,细胞外 K^+ 向细胞内转移和尿 K^+ 排出增多,可出现低钾血症,应注意及时补钾。

(二)ECF 容量过多

1.病因和发病机制

ECF 容量过多是指体内有过多液体聚集,通常是由于钠水调节异常所致,患者常出现水肿,可继发于充血性心力衰竭、肝硬化腹水、肾病综合征等疾病。动脉充盈不足,肾脏钠水潴留,引起毛细血管血流动力学改变,水分根据 Starling 力向组织转运并蓄积,从而导致水肿形成。

(1)肾脏钠潴留:可以是原发,也可以继发于对有效循环血量(EABV)降低的反应。

①原发性肾脏钠潴留:肾小球肾炎导致的急、慢性肾功能不全均可引起肾脏钠水排泄障碍。AKI时,肾脏排泄钠水能力下降。慢性肾衰竭晚期,由于有功能的肾单位减少,CFR下降,肾脏出现钠水潴留。盐皮质激素分泌过多或活性增强与肾脏钠重吸收增多密切相关,但由于存在盐皮质激素逃逸现象,肾脏自发利尿,导致原发性醛固酮增多症患者,临床表现为高血压而水肿不明显。

②继发性肾脏钠重吸收增强:当心输出量不足或外周血管扩张时,动脉压力感受器神经冲动产生减少,交感神经活性增强和RAS系统激活,AVP释放增加,导致继发性肾脏重吸收钠水增加,从而维持有效循环血量和重要脏器的灌注,是机体的一种代偿机制。

(2)心力衰竭与钠水潴留:充血性心力衰竭时常伴随钠水潴留,与多种机制有关。

①交感神经系统:在正常情况下,肾脏血流量下降与心排血量下降成比例。心输出量不足时,动脉充盈不足,动脉内压力感受器冲动减少,从而引起中枢神经系统交感神经放电,通过增强肾脏血管收缩,激活RAS系统并可直接作用于近端肾小管上皮细胞,促进钠重吸收。

②肾素-血管紧张素系统(RAS):心力衰竭时,RAS系统激活,血浆肾素活性增高。血浆Ang II 浓度增加,对循环系统起重要作用,包括收缩外周动静脉血管、收缩肾脏血管、对心肌产生正性肌力作用、促进心肌肥厚等。近端肾小管上皮细胞血管紧张素受体激活,直接刺激Na^+-H^+交换体,促进钠重吸收。Ang II 还可促进醛固酮分泌,进一步加重钠水潴留。

③血流动力学异常:动物实验证明,心力衰竭时,肾脏血流重新分配,血流从皮质肾单位转移至髓质肾单位。近髓肾单位有较长髓袢,重吸收钠能力更强,可导致肾脏钠潴留。心力衰竭时,肾小球滤过分数增高,导致出球小动脉和近端小管周围毛细血管中蛋白浓度和胶体渗透压升高,有利于近端小管增强钠水重吸收。

④激素水平的影响:充血性心力衰竭时,患者血浆AVP水平常升高,可能源于心排量下降后刺激压力感受器的结果。心力衰竭时,血液循环中利钠肽(包括ANP和BNP)水平增加,但肾脏对利钠肽敏感性降低,促进了钠水潴留。

(3)肝硬化与钠水潴留:肝硬化可引发肝窦内压力升高,同时由于血浆白蛋白合成下降和胶体渗透压水平降低,均有利于水分通过淋巴管和血管向血管外转移,形成腹水,导致血容量下降。肝硬化患者还存在门静脉系统及其他静脉系统血管扩张,血液滞流,致使有效循环血容量不足。上述因素可通过容量感受器和效应机制,引起钠水潴留。

2.临床表现和诊断

ECF容量过多常表现为水肿、腹水、血压升高、颈静脉怒张、肝-颈回流征阳性等。由于产生的原因不同,不同个体间临床表现差异较大。充血性心力衰竭患者除身体下垂部分水肿外,常伴有活动后胸闷气促、心脏杂音、肺部湿啰音、夜间不能平卧等。肝硬化患者腹水和下肢水肿较明显,常有黄疸、肝掌、蜘蛛痣等。肾病综合征等低蛋白血症患者,水肿较广泛,程度较重,呈凹陷性,可伴有胸腔积液和腹水。

3.治疗包括治疗原发病和纠正容量失衡

(1)治疗原发病:应结合病史、体征、实验室检查,尽快明确发病原因,治疗原发病是从根本上消除容量过多的基础。

（2）限制水钠摄入：一般情况下，入水量应控制在不超过前日尿量和不显性失水的总和，钠盐摄入控制在每天 4g 以下。当存在严重低钠血症时，应增加钠盐补充，同时给予袢利尿剂治疗。

（3）增加钠水排出：首选利尿剂和脱水剂。临床常用利尿剂包括碳酸酐酶抑制剂、袢利尿剂、噻嗪类利尿剂、保钾性利尿剂等。其中袢利尿剂和噻嗪类利尿剂效果较强，临床应用最为广泛。袢利尿剂，如呋塞米 20～40mg，每日 1 次，口服最大剂量一般为每日 100mg。严重水肿时静脉用药，呋塞米起始剂量为 20～40mg，必要时 2 小时后追加使用，直至取得较好利尿效果。但一般单次最大剂量为 200～240mg，每日最大剂量不超过 400～600mg，以免发生耳毒性等不良反应。

单用袢利尿剂疗效不佳时，可联用噻嗪类利尿剂或脱水剂。与利尿剂比较，脱水剂有组织脱水、减轻水肿的作用，且尿钠排泄少，不易引起低钠血症。可给予 20% 甘露醇 250～500mL 每日静脉滴注。严重水肿且利尿效果不佳时，可进行血液透析超滤脱水。

（4）增加组织间液回流：当血浆白蛋白浓度低于 30g/L 时，可适当补充白蛋白或输注血浆以提高血浆渗透压，促进组织间液回流。白蛋白在体内半衰期较短（4～6 小时），提高胶体渗透压的幅度有限，并且当毛细血管通透性增高时可进入组织间隙，不利于组织间液回吸收，故白蛋白的应用仍需慎重。

在治疗过程中应密切观察容量变化，以免过度限制水钠和利尿导致有效血容量不足。应对原发病进行治疗，如改善心功能、解除静脉或淋巴管堵塞等。

第二节　水代谢紊乱

一、水代谢平衡的生理调节机制

正常机体细胞外液渗透压维持在 280～295mOsm/(kg·H₂O)，机体通过平衡水的摄入量和排泄量，来保持渗透压的稳定。精氨酸血管加压素（AVP）即抗利尿激素（ADH），作用于肾脏集合系统，精确地调节水的排泄，使机体总水量保持平衡。肾脏具有强大的浓缩稀释能力，当水负荷增加时，肾脏每天可排出高达 20～25L 尿液；当水缺乏时，尿量可以少至每天 0.5L，从而维持 ECF 渗透压的稳定。

（一）精氨酸血管加压素（AVP）

AVP 是由下丘脑的视上核和室旁核的大细胞神经元合成和分泌的，分子量为 1099Da 的环状肽。它的半衰期很短，只有 15～20 分钟，在肝脏和肾脏内代谢。肾脏对尿液的浓缩和稀释，最终取决于 AVP 对集合管水通透性的调节。

AVP 的释放受两种机制调控：渗透压途径和非渗透压途径。当 ECF 渗透压浓度增高时，通过下丘脑视上核附近的渗透压感受器，刺激神经末梢发出冲动，AVP 合成增多。血浆渗透压变化 1%，即可刺激或抑制 AVP 释放。导致血浆渗透压升高的物质必须是不易通过细胞膜的物质,即高张状态,尿素引起的高渗状态不能刺激 AVP 释放。除血浆渗透压外,血容量改变时,刺激左心房低压感受器和颈动脉窦高压感受器,通过迷走和舌咽神经传至下丘脑调节 AVP 合成和释放。但压力感受器远不如渗透压感受器敏感,ECF 容量变化达 8%~10%并导致平均动脉压降低时,才引起血 AVP 水平变化,但是一旦达到兴奋 AVP 释放的阈值,AVP 将呈等数级释放。

目前已知 AVP 具有 3 种 G 蛋白偶联受体:V_{1a} 受体分布于血管和肝脏;V 1b 受体分布于腺垂体;V_2 受体仅分布于肾脏,能通过水通道蛋白 2(AQP2)增加集合管对水的通透性。AQP2 位于集合管主细胞管腔侧膜和细胞质的囊泡内,对水有高度通透性。AVP 对 AQP2 具有短效和长效两种调节作用:短效调节是指 AVP 与 V_2 受体结合后,激活蛋白激酶 A,触发 AQP2 转移到腔面膜,细胞腔面膜对水的通透性增加,促进水重吸收,此过程可在数分钟内完成,而且可逆;长效调节是指 AVP 水平持续增高超过 24 小时,AVP 介导的 AQP2 基因转录增加,细胞内 AQP2 含量增多,集合管对水的通透性达到最大,此过程是不可逆的。

(二)渴觉与水平衡

血浆渗透压升高是刺激渴觉的最强因素,渗透压增加 2%~3%,即可引起强烈的渴觉。引起正常人渴觉的渗透压阈值通常为 $290\sim295\text{mOsm}/(\text{kg}\cdot\text{H}_2\text{O})$,低血容量、低血压和 Ang Ⅱ 也可引起渴觉。血浆渗透压轻度上升,即引起 AVP 释放增加,促进肾脏集合管重吸收水,尿液浓缩,如果肾脏调节仍不足以维持正常血浆渗透压,人体则将产生渴觉。

(三)人体水分含量的估算

正常人体内水约为体重的 60%(女性和肥胖者约占体重的 50%),当存在低钠血症或高钠血症时,身体总水量的变化可以用下列公式计算(W 代表体重;$[\text{Na}^+]_{obs}$ 代表实际血钠浓度):

$$多余水量=0.6\text{W}\times\{1-\frac{[\text{Na}^+]_{obs}}{140}\}$$

$$缺失水量=0.6\text{W}\times\{\frac{[\text{Na}^+]_{obs}}{140-1}\}$$

二、水平衡紊乱

尿稀释能力缺陷伴水摄入过多时,可发生低钠血症;尿浓缩功能障碍伴水摄入不足时,可发生高钠血症。水平衡紊乱与钠代谢紊乱密切相关。

第三节 钾代谢紊乱

钾是细胞内主要阳离子,在维持细胞静息电位及维持神经、肌肉细胞正常生理功能上起重要作用。K^+ 调节心肌和骨骼肌的兴奋性,K^+ 异常可导致多种类型心律失常。重度低钾可导致肌麻痹甚至横纹肌溶解。正常人体内总钾含量约为 50mmol/kg,其中 98%位于细胞内(约 3/4 存在于肌肉中),仅 2%存在于细胞外。

一、体内钾的平衡

（一）细胞内外 K^+ 平衡

正常情况下，细胞内 K^+ 浓度为 $140\sim150mmol/L$，细胞外液 K^+ 浓度仅为 $3.5\sim5.5mmol/L$，细胞内外 K^+ 浓度相差很大。细胞内外浓度差是由 K^+ 跨细胞膜主动转运和被动转运完成，以前者为主。细胞膜上 Na^+-K^+-ATP 酶转运 K^+ 进入细胞同时释放 Na^+ 出细胞。很多因素可影响 K^+ 在细胞内外的分布，细胞外 K^+ 浓度升高、胰岛素、β_2 肾上腺素能受体激活剂可激活细胞膜上 Na^+-K^+-ATP 酶活性，促进 K^+ 向细胞内转移，醛固酮也能促进 K^+ 进入细胞内。而 α 肾上腺素能受体可促进 K^+ 向细胞外转移。

细胞内外 K^+ 浓度还与血浆 pH 明显相关，在代谢性酸中毒时，血中 H^+ 上升，为保持膜电位稳定，细胞内 H^+ 浓度升高，需伴有相应的阳离子主要是 K^+ 释放出细胞外。血 pH 值下降 0.1，血 K^+ 可升高 0.6mmol/L。但某些有机酸增多引起的代谢性酸中毒，可无明显 K^+ 释出，其原因系乳酸或 β 羟丁酸等阴离子进入细胞内保持了膜电位稳定。在剧烈运动或细胞大量坏死时，细胞内 K^+ 大量释放。

细胞外液渗透压也同样影响细胞内外 K^+ 浓度，细胞外液高渗状态时，细胞内水溢出，同时伴有 K^+ 释出。而细胞内液水减少时，由于 K^+ 浓度升高，使 K^+ 被动释出。糖尿病伴高钾血症患者，当应用葡萄糖和胰岛素溶液时，因患者对胰岛素不敏感，非但不能促进 K^+ 进入细胞内，反而因细胞外液高渗而导致血钾升高。另外，由于 Mg^{2+} 和 K^+ 在细胞内浓度很高，而且 Mg^{2+} 丢失会引起肾脏对 K^+ 的排泄，所以低镁血症往往伴随低钾血症。

（二）K^+ 摄入和排泄

正常人每日饮食摄入 K^+ 约 $1mmol/kg$，肾功能正常时约 90％钾经肾脏排泄，约 10％经胃肠道和汗液排出。当肾功能减退时，经胃肠道排出钾比例增高，有时可以占到总量的 1/3 至 1/2，尤其是 K^+ 诱导 Na^+-K^+-ATP 酶和醛固酮活性增高时。经肾脏排泄钾有三个过程，即肾小球滤过、近端肾小管和髓襻重吸收、远端肾小管和集合管重吸收和分泌。正常情况下，2/3 的尿钾来自于肾小球滤过，1/3 来自远端肾小管和集合管分泌。由于近端肾小管和髓襻重吸收量基本恒定（占肾小球率过量的 90％～95％），因此，肾脏 K^+ 排泄量的调节主要由远端肾小管和集合管重吸收和分泌完成。细胞内 K^+ 升高、高钾血症、醛固酮增高均可促进尿钾排出，其中以醛固酮调节作用最为重要。

当 K^+ 摄入增多时，肾外排泄途径先起作用，肾脏在 $24\sim36$ 小时后排 K^+ 增多。在肾功能正常时，单纯 K^+ 摄入增多很少引起高钾血症。当 K^+ 摄入减少时，肾脏排 K^+ 减少发生较晚，尿 K^+ 一般 $>20mmol/L$，且发挥最大作用需 $7\sim10$ 天，因此，单纯 K^+ 摄入减少即可引起低钾血症。

二、低钾血症

低钾血症指血清 K^+ 低于 3.5mmol/L，慢性低钾血症常伴有体内 K^+ 总量减少。

（一）病因和发病机制

1.摄入不足

正常饮食中的含钾量远高出机体维持钾平衡需要量,单纯饮食摄入钾不足很少引起低钾血症,仅见于长期饥饿、神经性厌食以及合并腹泻、吸收障碍等情况。

2.排出过多

(1)肾外性丢失:较常见经胃肠道丢失,见于严重腹泻、呕吐、胃液引流、输尿管乙状结肠吻合术引起的肠液丢失。除 K^+ 直接丢失外,上述因素可引起继发性醛固酮分泌增加,导致尿钾的排出增多。同时呕吐、胃液过多引流还可以引起代谢性碱中毒,加重低钾血症。

(2)肾性丢失

①醛固酮和醛固酮样物质分泌增多:见于:①原发性醛固酮增多症;②继发性醛固酮增多症:如血容量不足、恶性高血压、肾动脉狭窄、分泌肾素的肿瘤等;③库欣综合征;④先天性肾上腺增生症;⑤肾上腺酶缺陷:皮质激素向脱氢皮质酮转化障碍,前者与醛固酮受体结合并发挥醛固酮的作用。

②远端肾小管液流量增加或 Na^+ 浓度升高:当远端肾小管液流量增加时,小管液中 K^+ 浓度降低、重吸收减少;小管液 Na^+ 浓度升高时,Na^+ 重吸收增多,促进 K^+ 分泌,见于急性肾损伤多尿期、肾梗阻解除早期、失盐性肾病和应用利尿剂及渗透性利尿等。

③远端肾小管液中不被重吸收的阴离子增多:见于糖尿病酮症酸中毒、代谢性碱中毒、Ⅱ型肾小管酸中毒和大剂量青霉素应用等。

④其他先天性肾小管病变:如 LiddLe 综合征、肾小管酸中毒、Bartter 综合征、Gitelman 综合征等。一些药物如氨基糖苷类抗生素、两性霉素 B 及顺铂等。

3.K^+ 向细胞内转移

见于:①代谢性碱中毒:促进 K^+ 进入细胞内和尿 K^+ 排泄增多;②周期性瘫痪:常染色体显性遗传,常由高糖、高钠饮食和运动诱发;③大量细胞生成:此时需要量增加,如应用粒细胞集落刺激因子治疗粒细胞减少症,应用维生素 B_{12} 治疗巨幼红细胞性贫血;④乙醇戒断;⑤颅脑损伤;⑥大剂量应用葡萄糖和胰岛素。

（二）临床表现

低钾血症以累及电兴奋组织即心脏和肌肉为主。可引起心血管、肌肉、神经、消化道、内分泌和肾脏等多个系统和器官功能障碍。临床表现与血钾下降程度、速度、伴随其他电解质和酸碱平衡紊乱有关。一般当血清 $K^+ < 3mmol/L$,才可能出现症状。碱中毒和高钙血症可促发或加重症状。

1.心血管

可出现对洋地黄毒性耐受性下降、心律失常、加重心力衰竭,甚至心脏骤停。特征性心电图(ECG)改变:早期 T 波低平,出现明显 U 波和 QT 间期延长。进一步表现为 S-T 段下移,QRS 波群增宽、P-R 间期延长,出现室上性或室性异位节律,乃至心室颤动和心脏骤停。

2.肌肉

低血钾可引起骨骼肌和平滑肌收缩能力下降。出现肌无力,肌肉疼痛和痉挛等,进一步加重导致肌麻痹、横纹肌溶解和呼吸衰竭。胃肠道和泌尿道平滑肌功能紊乱包括腹胀、麻痹性肠梗阻、便秘和尿潴留。

3.肾脏

长期低钾可引起低钾性肾病,其病理表现为近端肾小管上皮细胞空泡样变性、肾间质炎症和纤维化及肾小管囊性病变。肾小管功能受损及多尿甚至肾性尿崩症。低钾血症时集合管Na^+-K^+交换减少,Na^+-H^+交换增加,导致氢离子排出增加,引起代谢性碱中毒。此外,低钾常伴低氯血症,低氯可引起肾小管HCO_3^-重吸收增加,加重代谢性碱中毒。

4.其他

低钾血症可以加重高血压、肝性脑病,使胰岛素和醛固酮分泌减少、肾素分泌增多。

(三)诊断和鉴别诊断

应明确低钾血症程度、有无合并因素加重低钾的危险性及病因诊断。血钾在 3.0～3.5mmol/L 之间称为轻度低钾血症;血钾在 2.5～3.0mmol/L 之间称为中度低钾血症;血钾在 <2.5mmol/L 称为重度低钾血症。

引起低钾血症病因很多,鉴别诊断较为复杂。如果存在引起低钾血症病因,并有乏力、麻痹和心律失常等表现时,应及时测定血钾及心电图。尿钾测定有助于明确病因,尿钾>20mmol/L,提示经肾丢失;尿钾<15mmol/L 提示为肾外失钾。前者是低钾血症最常见原因,多为使用利尿剂所致。腹泻、呕吐、胃肠减压以及胃肠道瘘等导致钾从胃肠道丢失。其他导致肾性失钾原因还有肾小管酸中毒、糖尿病酮症酸中毒及输尿管乙状结肠吻合术后。若代谢性碱中毒伴正常血压或血压偏低,需考虑使用利尿剂、Bartter 综合征或 Gitelman 综合征等。如合并高血压,则应考虑原发性醛固酮增多症、肾动脉狭窄、肾素瘤、LiddLe 综合征等。

(四)治疗

应积极纠正严重低钾血症,防治心律失常、心脏骤停和横纹肌溶解等严重并发症。逐步补充体内总钾含量,并针对病因进行预防和治疗。血钾低于 3.0mmol/L 或有以下危险因素时,需紧急处理。①伴心脏疾病:如应用洋地黄类药物、急性心肌梗死和室性心律失常等;②呼吸肌麻痹;③糖尿病酮症酸中毒;④肝性脑病;⑤使用胰岛素和 β_2 受体激动剂等;⑥严重低镁离子血症。对这些患者,应立即补钾使血钾维持在 4.0mmol/L 或以上。

1.补钾途径及浓度

血清钾浓度在 3.0～3.5mmol/L 的患者首选口服补钾,同时纠正低血钾的原因。通常口服 40～60mmol 钾盐后,血钾浓度可升高 1.5mmol/L。中至重度患者需静脉补钾。静脉补钾最好选用不含或低葡萄糖溶液稀释。一般静脉补钾浓度为 20～40mmol/L,相当于 1.5～3.0g/L。严重低钾血症尤其受补液量限制时,钾浓度可以提高到 40～60mmol/L。补钾速度为 10mmol/h 左右,不超过 20mmol/h,可以使血钾升高 0.1～0.2mmol/h。每天补钾量不超过 200mmol。对于无酸碱紊乱等影响钾离子细胞内外分布因素时,血钾下降 1mmol/L,钾离子丢失约 300mmol。

2.补钾种类

(1)氯化钾含钾 13.4mmol/g,含钾量高,可口服和静脉用药;缺点为胃肠道副作用大,还可引起血氯升高加重酸中毒,故不宜用于肾小管酸中毒等伴高氯血症患者。

(2)柠檬酸钾含钾 9mmol/g,柠檬酸根经肝脏代谢后生成碳酸根,可同时纠正酸中毒。但在肝功能明显受损时不宜使用。

（3）谷氨酸钾含钾 4.5mmol/g，适用于肝功能衰竭者。

（4）门冬氨酸钾镁含钾 3.0mmol/g 和镁 3.5mmol/g，门冬氨酸钾镁可以促进钾离子进入细胞内，而镁离子和钾离子有协同作用，有利于纠正细胞内低钾，尤其适用伴低镁血症患者。

3.注意事项

（1）补钾同时还应针对病因进行治疗，如纠正碱中毒、改用保钾利尿剂等。患者肾功能不全时，不轻易补钾，无尿不补钾。

（2）合并低镁血症时，应同时纠正低镁血症，否则低钾血症难以纠正，宜采用氯化镁或乳酸镁，不宜用硫酸镁，因为硫酸根增加肾脏排钾。

（3）钾离子进入细胞内为一个缓慢过程，同时细胞内外钾平衡需 15 小时，故补钾后会出现一过性高钾或钾浓度暂时升至正常水平，但随后可能再次出现低钾血症，故需严密监测钾浓度。

（4）使用洋地黄和抗心律失常药物的老年患者，即使轻度低钾血症也会引起严重后果，肝性脑病患者在低钾状态下会引起血氨浓度升高，故对此类患者治疗目标应设定在 4.0mmol/L 左右。

（5）血清 K^+ 浓度监测非常重要，严重低钾血症在治疗过程中，每 3～6 小时监测一次。

（6）如因利尿剂所致低钾，可合用保钾利尿剂。

三、高钾血症

高钾血症指血 K^+ 浓度大于 5.5mmol/L。当血钾处于 5.0～5.5mmol/L 需密切观察，尤其对肾衰竭、老年、糖尿病及应用血管紧张素转换酶抑制剂等药物的患者。体内 K^+ 总含量升高时称为钾过多。若由于 K^+ 从细胞内释出增加所致高钾血症，体内 K^+ 总含量正常甚至减少。

（一）病因和发病机制

1.摄入过多

肾脏功能正常时，由于排钾代偿机制完善，过多摄入的高钾食物和含钾药物，如青霉素钾及输入库存备等，并不易引起高钾血症。但肾功能不全和糖尿病等患者摄入过多或短时间内大量输血会引起高钾血症。过度治疗低钾血症也是常见原因之一。

2.排出减少

（1）肾小球滤过率下降：急性肾衰竭多见。慢性肾衰竭由于残存肾单位对钾排泄代偿增强，一般在内生肌酐清除率低于 15mL/min 时易发生高钾血症。但当伴有代谢性酸中毒、钾摄入较多或远端肾小管和集合管钾分泌功能受损者，在慢性肾衰竭早期也可发生高钾血症。

（2）肾小管分泌 K^+ 减少：见于：①醛固酮减少症；②肾小管对醛固酮不敏感，如应用保钾利尿剂、假性醛固酮减少症和使用某些药物（如血管紧张素转换酶抑制剂、血管紧张素Ⅱ受体拮抗剂、环孢素 A、他克莫司、肝素和非甾体类抗炎药）。

3.钾向细胞外转移

见于呼吸性及代谢性酸中毒：大量细胞坏死时释放出 K^+，如严重挤压伤、烧伤、横纹肌裂解症、消化道出血、溶血和肿瘤溶解综合征,严重低钾血症可引起横纹肌裂解症,故严重低钾血症突然出现高钾血症时,需怀疑是否并发横纹肌裂解症;应用高渗药物,如甘露醇等。

(二)临床表现

高钾血症对机体的影响主要在心肌和骨骼肌。可表现为肌无力、肌麻痹,各种类型心律失常甚至心脏停搏。心电图检查对高钾血症的诊断尤为重要。

1.心血管系统

心肌细胞兴奋性随着血钾升高表现为先升高后降低,去极化过程加快,心肌传导性和收缩性下降,引起严重的心脏病变。心电图表现为 T 波高尖、P 波低平、QRS 波群增宽。心律失常,包括传导阻滞、窦性心动过缓、室性心动过速、心室颤动等,甚至出现心脏骤停。

2.神经-肌肉系统

骨骼肌兴奋性也随着血钾升高表现为先升高后降低,可出现皮肤感觉异常、嗜睡、乏力、肌肉疼痛、偶有麻痹、肌强直。

3.内分泌系统

高钾血症引起代谢性酸中毒和胰岛素分泌增加。在肾衰竭时,尤其在容量负荷过高和低血管紧张素 II 并存情况下,高钾血症引起醛固酮分泌和释放增加。

(三)诊断和鉴别诊断

有导致高钾血症的病因和相关临床表现时,应及时检测血钾和心电图,明确有无高钾血症。应注意如下情况:

1.假性高钾血症

常见原因为溶血、血小板增多症、白血病和遗传性红细胞通透性增高。

2.肾源性

对于 GFR>20mL/min 糖尿病、间质性肾炎或梗阻性肾病合并肾衰竭患者出现的高钾血症,要考虑是否存在高钾性肾小管酸中毒。

3.非肾源性

常见于:①输入大量库存血以及过度治疗低钾血症;②挤压综合征或横纹肌溶解等;③钾离子重新分布,见于代谢性酸中毒、服用 β_2 受体阻滞剂和胰岛素缺乏等。

(四)治疗

轻症患者去除原发病因即可,包括停止补钾、停用高钾食物和药物,去除坏死组织和体内积血等。对于重症患者,血钾浓度>6.5mmol/L 或出现相关心电图变化,应积极治疗。根据作用机制,治疗方法分为三类,即对抗钾离子的心肌毒性、促进钾离子向细胞内转移和促进钾排泄。

1.对抗钾离子心肌毒性作用

心电图有典型高钾表现或是高钾导致神经肌肉症状时,必须进行紧急处理。在心电图监测下,给予 10%的葡萄糖酸钙 10mL 静推(10~20 分钟内),以稳定心肌激动电位,但不会降低钾离子浓度,1~3 分钟起效,可维持 30~60 分钟,对于应用洋地黄治疗的患者,应将 10%葡萄糖酸钙 10mL 溶于 5%葡萄糖溶液 100~200mL 中静脉滴注,维持在 20~30 分钟或以上。如果使用氯化钙,则需建立中心静脉通路,防止渗漏引起周围组织坏死。

2.促进钾离子向细胞内转移

对于血糖＜14mmol/L 的患者,给予短效胰岛素 6～12U 加入 5％～10％葡萄糖 500mL 中静脉滴注。10～15 分钟起效,可持续 4～6 小时,同时监测血糖浓度。碳酸氢钠主要用于合并代谢性酸中毒的高钾血症患者,常见于慢性肾衰竭。可用 5％碳酸氢钠 100～200mL 缓慢静滴,对于合并心功能不全的患者要注意心功能改变和其他电解质紊乱(如低血钙)。β_2 受体激动剂能快速促进钾离子向细胞内转移。如沙丁胺醇(舒喘灵)20mg 雾化吸入,可于 30 分钟左右起效,90 分钟左右达到高峰。

3.促进钾离子排泄

(1)利尿剂:如伴有容量负荷增加时,首选袢利尿剂。

(2)阳离子交换树脂:如聚苯乙烯磺酸钙散,可以口服或作为灌肠剂,能有效结合肠液中钾离子,20～50g 即可降低钾离子的浓度,起效较慢,需 1～2 小时,可持续 4～6 小时。

(3)血液透析:血液透析是治疗高钾血症最有效的手段,对于重症高钾血症患者,尤其伴有肾功能不全者,及时采用血液透析十分必要。

(4)在伴有容量不足时,可给予等渗盐水扩容增加尿量和钾离子排泄。

(5)糖尿病患者常伴随低钾,但由于少尿会表现为高钾血症,在使用利尿剂时,钾离子的排泄增加会出现低钾血症,这时要注意补充钾离子。

第四节 钠代谢紊乱

钠是细胞外液主要的阳离子,细胞内钠浓度 10mmol/L,细胞外为 145mmol/L。钠与其伴随的阴离子 Cl^- 与 HCO_3^-,占细胞外液溶质的 90％以上。钠平衡的调节与摄入量、非肾性丢失和肾排泄有关,其中肾排泄是主要的决定因素。

一、低钠血症

低钠血症是指血清钠浓度低于 135mmol/L,常伴有血浆渗透压下降。根据病因可以分为低容量性、等容量性和高容量性低钠血症。

(一)病因和发病机制

1.低容量性低钠血症

其特点是体内钠总量和总水量均减少,钠丢失量大于水丢失量,细胞外液容量不足,又称为低渗性失水。

(1)经肾丢失:①应用利尿剂和脱水剂:噻嗪类利尿剂较袢利尿剂更易引起低钠血症。噻嗪类利尿剂作用于远曲小管,该部位的钠离子浓度较高,尽管利尿效果不如袢利尿剂,但钠的排出却较多。袢利尿剂作用于肾小管髓袢,阻止渗透压梯度差形成,抑制肾小管浓缩功能,从而抑制抗利尿激素的保水作用,水钠排泄均增多。长期大量应用脱水剂也可引起低钠血症。血糖明显升高时,可通过渗透性利尿和促进 Na^+ 进入细胞内而引起低钠血症。一般血糖上升

$1mmol/L$，血 Na^+ 下降 $0.25mmol/L$。②肾小管-间质疾病、急性肾损伤多尿时、尿路梗阻解除后早期、醛固酮减少症等。某些患者在手术后早期，尿 Na^+ 浓度高于补液 Na^+ 浓度（包括生理盐水），也可引起低钠血症，又称为脱盐作用。

（2）肾外丢失：①胃肠道丢失：腹泻、呕吐等；②经皮肤丢失：大量出汗、大面积烧伤等。虽经皮肤丢失液体中 Na^+ 浓度低，但长期大量丢失又不及时补充钠，则可引起低钠血症；③脑性失盐综合征：颅内肿瘤、出血、外伤等中枢神经系统损害所致的低钠血症。

2.等容量性低钠血症

是住院患者最常见的钠代谢紊乱，尽管存在低钠血症，但患者体液容量正常或轻度增高，体内总钠含量正常或接近正常。主要机制是 AVP 释放增多，肾小管重吸收水增加，血钠稀释性降低，尿钠浓度却增高。常见病因如下：

（1）抗利尿激素分泌增加：抗利尿激素分泌失调综合征（SIADH）是引起抗利尿激素分泌增加，导致等容量性低钠血症最常见原因。其他情况如疼痛、恐惧、恶心和一些药物（如卡马西平、环磷酰胺、吗啡等）也可引起抗利尿激素分泌增多。

（2）大量补充水和低钠溶液：大量饮用啤酒、低钠饮料；精神性烦渴；静脉输注无钠或低钠溶液或水灌肠。大量水摄入引起尿液增多，伴随 Na^+ 的丢失，一般为正常容量性低钠血症。但当摄入液量明显超过最大排尿能力时，表现为高容量性低钠血症。

（3）甲状腺功能减退：甲状腺功能减退和黏液性水肿的患者可发生低钠血症。在甲状腺功能严重减退时，一方面心排出量和肾小球滤过率下降，引起尿量减少，另一方面有效血容量降低，通过压力感受器的效应刺激抗利尿激素释放。

（4）肾上腺皮质功能低下：肾上腺皮质功能不全时，醛固酮分泌减少引起水、钠排泄增多，皮质醇减少可促进抗利尿激素分泌，引起水排泄减少。

3.高容量性低钠血症

系指体内钠总量和体液容量都增加，但体液总量增加更明显，出现低钠血症伴血容量增加。常见病因如下：

（1）充血性心力衰竭：急性和慢性心力衰竭均常见低钠血症，发生率超过 20%。充血性心力衰竭时，心排量、平均动脉压降低，引起有效循环减少和交感神经激活，刺激 AVP 释放；心力衰竭时，RAS 系统激活，CFR 下降，近端肾小管重吸收钠增加，加重水潴留，并且以水增多为主。低钠血症的出现往往预示疾病进展或水钠限制、利尿过度。

（2）肝硬化：低钠血症发生率约为 30%～50%，且与肝功能衰竭程度相关。血钠＜ $130mmol/L$ 多见于顽固性腹水、肝性脑病、肝肾综合征及原发性腹膜炎，死亡率高。发生原因与充血性心力衰竭类似。

（3）肾病综合征：由于严重低蛋白血症，常存在血管内容量不足，引起 AVP 释放，导致水排泄受阻。

（4）急、慢性肾衰竭：肾衰竭时，钠排泄明显增多，以维持正常的电解质平衡，病变肾脏水处理能力差，尿量减少，尤其补充过多水或低钠溶液时。

（二）临床表现

低钠血症时由于细胞外液渗透压下降，水由细胞外向细胞内移动，导致细胞水肿，特别是脑细胞水肿,故主要表现为神经系统症状。临床表现的严重程度主要取决于血钠下降程度与速度。一般血钠高于 130mmol/L 时,临床症状不明显。血钠在 125~130mmol/L 时,表现为胃肠道症状,如恶心、呕吐等。当血钠下降至 125mmol/L 以下,易并发脑水肿,多表现为神经系统症状,如头痛、嗜睡、昏迷、癫痫等。若脑水肿进一步加重,可出现脑疝,呼吸衰竭,甚至死亡。

血钠下降速度与临床表现关系更大,当血钠快速下降至 125mmol/L 以下,或下降速度＞0.5mmol/(L·h)时,可很快出现抽搐、昏迷、呼吸停止,甚至死亡。而慢性低钠血症(＞48h)时,由于脑细胞对渗透压适应,临床表现常缺如或较轻。甚至有时血钠下降至 115~120mmol/L 时,仍可无明显神经系统症状。

(三)诊断和鉴别诊断

低钠血症临床上多见,当出现突发不明原因的神经系统表现时,应监测血 Na^+,尤其是在充血性心力衰竭、肝硬化合并腹水等疾病和大量补液后。诊断和鉴别诊断步骤如下:

1.明确是否真性低钠血症

对于低钠血症患者首先要检测血浆渗透压,排除血浆渗透压正常的严重高脂血症和异常高蛋白血症造成的假性低钠血症。

2.判断血 Na^+ 和血浆渗透压下降程度及有效血容量

根据患者容量状态和尿钠排泄水平,对低钠血症的原因进一步判断。

3.原发病的鉴别诊断

应详细询问有无大量饮水、饮用啤酒或低渗饮料:应用利尿剂和脱水剂及促抗利尿激素分泌的药物史:心、肝、肾疾病史。血浆和尿渗透压、尿 Na^+ 和 K^+ 浓度测定有助于鉴别诊断。由于 Na^+ 是血浆渗透压的决定因素,故低钠血症时多伴有血浆渗透压下降。当严重高脂血症和高蛋白血症时血浆渗透压可正常:伴有高血糖及应用甘露醇时血浆渗透压升高。血浆渗透压下降导致尿渗压相应下降,若尿渗透压无下降,则应考虑抗利尿激素分泌过多。肾功能正常情况下,当低容量低钠血症时,尿钠排泄减少,尿 Na^+＜20mmol/L。

(四)治疗

应根据血 Na^+ 下降速度和程度、容量状态、临床表现和原发病,采取不同治疗措施。除原发病治疗外,主要措施为补钠、促进水排泄、停止补充水和低钠溶液,使血钠逐渐升高至恢复正常。

急性低钠血症血清 Na^+＜110~115mmol/L、并伴有明显中枢神经系统症状时,应紧急治疗。合并容量不足时,可静脉输注 3%或 5%氯化钠溶液。在短时间(4~6 小时)内将血 Na^+ 升高近 10mmol/L 或升高至 120~125mmol/L,将血浆渗透压提高至 250mOsm/L,逐渐缓解细胞外液低渗引起的临床表现。随后 24~48 小时或更长时间,逐渐将血清 Na^+ 浓度恢复正常。钠的需要量可按以下公式计算:钠的需要量(mmol)＝(目标血清钠的浓度－实际血清钠的浓度)×体重×$0.6^{男}$ 或×$0.5^{女}$。如一女性患者,体重 60kg,血钠浓度为 120mmol/L,目标血钠浓度为 125mmol/L,计算公式如下:钠的需要量(mmol)＝(125－120)×60×0.5＝150mmol,需补充氯化钠 0.15mol×58＝8.7g。临床上一般在开始 4~6 小时内给予 3%氯化钠溶液 1~2mL/(kg·h),可升高血 Na^+ 1~2mmol/(L·h),待病情稳定后降为 0.5~1mmol/(L·h)。

并与袢利尿剂同时应用,可加快低钠血症纠正速度,并避免容量过多。对于容量正常和容量过多者,必须同时应用袢利尿剂。

对于无症状轻度低钠血症、慢性低钠血症、严重急性低钠血症经急性期处理血钠升高至 $120\sim125mmol/L$ 症状明显缓解后,主要治疗措施是限制水或低钠溶液补充,同时增加饮食或输液中 Na^+ 的补充。一般情况下,每日限制水摄入在 1L 以下,血 Na^+ 会逐渐升高。但此方法血 Na^+ 上升较慢,为加快低钠血症纠正速度,可同时给予生理盐水和袢利尿剂。当容量过多时,尤应给予袢利尿剂和脱水剂。

在治疗过程中,应密切观察血 Na^+ 变化和容量状态。应避免血清 Na^+ 升高过快。当严重低钠血症纠正过快时,可引起脑(尤其是脑桥)的脱髓鞘病变。表现为在低钠血症快速纠正后数天,出现行为异常、共济失调、发音困难、假性延髓麻痹、意识障碍等,严重者可导致死亡。其原因是低钠血症纠正过快,细胞外液渗透压快速升高引起神经元髓磷脂脱落所致。

原发病的治疗十分重要,对于 SIDAH 患者,如上述措施疗效不佳时,可应用碳酸锂或地美环素,两者均可抑制集合管对抗利尿激素的反应。

二、高钠血症

高钠血症指血钠浓度 $>145mmol/L$,伴血浆渗透压升高,$>300mOsm/(kg \cdot H_2O)$。可分为低容量性、高容量性和等容量性高钠血症,以低容量性高钠血症多见。

(一)病因和发病机制

1.低容量性高钠血症

水钠摄入减少、丢失增多、或同时存在。失水大于失钠,造成高钠血症伴容量不足。

(1)水摄入减少:见于昏迷、极度虚弱、水源断绝、脑外伤、脑血管意外导致渗透压感受器不敏感等。

(2)水丢失过多:①肾丢失:渗透性利尿,多见在应用袢利尿剂和渗透性利尿剂后,还可见于中枢性和肾性尿崩症;②非肾性丢失:包括经皮肤、呼吸道、胃肠道丢失。腹泻是最常见原因,尤其见于渗透性腹泻,如甘露醇、乳果糖、山梨醇、碳水化合物吸收不良等。病毒性胃肠炎时,水丢失多于 Na^+ 丢失。而分泌性腹泻引起的是等渗性或低渗性脱水。

2.等容量性高钠血症

(1)肾外丢失:多见于发热和高分解代谢状态,经皮肤和呼吸道丢失。

(2)肾性丢失:抗利尿激素合成或释放障碍(中枢性尿崩症),集合管对抗利尿激素反应缺陷(肾性尿崩),以及激素降解过快。此种情况下,以水丢失为主且丢失量较小。由于无明显钠丢失,故机体总钠含量和体液量基本正常。

3.高容量性高钠血症

伴体内总水量增加的高钠血症,临床少见。系输注过多高张盐水或代谢性酸中毒、高钾血症、心脏呼吸骤停时输注大量碳酸氢钠所致。

(二)临床表现

由于血钠浓度过高造成细胞外液高渗状态,使细胞内水分逸出细胞外,导致细胞内失水,尤其是脑细胞脱水严重。早期表现为烦躁不安,后逐渐转为抑郁淡漠等神志改变;可出现肌张力增高和腱反射亢进;严重者可出现抽搐、颅内出血和硬膜下血肿、昏迷甚至死亡。多尿、多饮是高钠血症常见症状。当出现低血容量时,可发生直立性低血压、心率增快、颈静脉塌陷。高容量时,可出现肺水肿、高血压、水肿等表现。临床表现取决于血钠升高速度和程度,慢性起病者表现常较轻,同时还与年龄和基础疾病有关。

(三)诊断和鉴别诊断

首先判断高钠血症程度、容量状态、有无危及生命的紧急情况,还应注意原发病诊断。应详细询问有无液体丢失包括出汗、多尿、腹泻情况、用药史、水肿、低血压和液体补充情况等。体格检查包括容量状态的判断和神经系统检查。实验室检查包括尿量和渗透压的检测。当肾功能正常或未同时使用利尿剂,尿液应高度浓缩,每日尿量在 500mL 左右,尿渗透压应高于 800mOsm/L。在尿崩症和应用利尿剂或渗透性利尿剂后,尿渗透压则下降。

(四)治疗

治疗高钠血症的主要目标是恢复血浆渗透压,积极治疗原发病,严密观察出入水量和电解质变化。

1.液体选择

(1)低容量性高钠血症:严重低血容量时,给予等张生理盐水,纠正容量不足、高渗和高钠血症。待血流动力学稳定后,给予 0.45% 低渗盐水或 5% 葡萄糖溶液,以进一步降低血 Na^+ 和血浆渗透压。轻、中度高钠血症患者,可直接应用 0.45% 低渗盐水或 5% 葡萄糖溶液。

(2)等容量性高钠血症:给予足够的饮水,或静脉输注 5% 葡萄糖溶液或 0.45%~0.6% 低渗盐水,可适当给予利尿剂,尤其是肾功能不全时。

(3)高容量性高钠血症:使用利尿剂减少容量负荷。终末期肾衰竭患者需进行血液净化治疗。

2.补液量计算

补液量包括已丢失的液体量和正在丢失的液体量。急性高钠血症时的水丢失量与体重下降基本相等。慢性高钠血症时水丢失量按以下公式计算。水丢失量(L)=(实际钠浓度-140)/140×实际体重×0.5[男] 或×0.4[女]。

3.补液速度

由于脑细胞存在渗透适应作用,故治疗高钠血症时应防止血钠下降过快引起脑水肿。一般血钠浓度下降速度为 0.5mmol/(L·h),不超过 1mmol/(L·h),第一个 24 小时血钠下降不超过 12mmol/L。计算得到的补液量于 48~72 小时内补给,其中 1/3 量在最初 6~8 小时内补充,24 小时补充总量的 1/2,其余部分在随后的 24~48 小时内给予。

4.连续性血液净化

连续性血液净化(CBP)目前已用于危重症患者伴有高钠血症的治疗,安全可靠。CBP 治疗高钠血症的过程中,应密切观察血钠变化,以调整置换液钠离子浓度,并遵循高钠血症治疗的一般原则,血钠下降速度不超过 1mmol/(L·h),每天降低不超过 12mmol/L,避免血钠下降过快引起的不良后果。

第五节　钙、磷、镁代谢的失衡

一、钙代谢的稳态和失衡

(一)机体内的钙分布

大多数的钙与骨性结构相关(99%)。大部分的游离钙呈可扩散的非电离状态或者是离子状态(Ca^{2+}),存在于细胞内液和细胞外液。与钾类似,细胞内外钙的浓度梯度相差较大。

血清中的 Ca^{2+} 较小范围内受甲状旁腺激素(PTH)和骨化三醇的调控。其他调剂体内诸如降钙素、雌激素、催乳素等激素对钙的生理作用还不甚明了。血清 Ca^{2+} 水平还受到酸碱状态的影响,碱中毒可以引起 Ca^{2+} 的降低而酸中毒可以引起 Ca^{2+} 的升高。长期维持钙稳态依赖于肠道对 Ca^{2+} 的吸收的适应性,而这一适应性是由机体需要量决定的。

(二)肠道、骨骼及肾脏对钙的处理

胃肠道对钙的吸收是一个选择性的过程,食物中的钙只有 25% 被吸收。细胞内的钙流动需要通过瞬时传感器潜在的 TRPV6 钙通道。骨化三醇是钙离子最重要的调节因子。在与维生素 D 受体(VDR)结合并将其激活后,骨化三醇能通过诱导 TRPV6、钙结合蛋白-D9k 和 Ca^{2+}-ATPase(PMCAlb)的表达而提高转运的活性。其他激素包括雌激素、催乳素、生长激素及甲状旁腺激素都能直接或间接地刺激钙离子的吸收。皮肤暴露在紫外光下时可将 7-脱氢胆固醇转化为维生素 D 底物(维生素 D_3)。维生素 D 底物也能从日常饮食及额外的补充中获取。维生素 D_3 具有最小的内在生物学活性,需要两步羟基化后才能拥有足够的活性。25-羟基化发生在肝脏,被广泛认为可以用来粗略估算维生素 D 的储存量。25-羟基维生素 D_3 进一步羟基化为 1,25-二羟维生素 D_3(骨化三醇)主要发生在肾脏,但是其他组织也能完成此步羟基化,尤其是巨噬细胞和甲状旁腺。

青春期、孕期及哺乳期钙的吸收增加。在这些期间,骨化-醇的合成会增加,以提高胃肠道钙的吸收。当维生素 D 过多及肢端肥大时肠道钙离子的吸收也是增加的。在极少数情况下,钙和碱的大量摄入可以使得胃肠道对钙的吸收的调控作用微乎其微,导致高钙血症(乳碱综合征)。然而,胃肠道对钙的吸收本身的局限性使得这一情况不会发生在大多数人中。在高龄、慢性肾脏疾病、胃切除术、肠道吸收不良综合征、糖尿病、糖皮质激素的使用、雌激素的缺乏及诸如食物中植物纤维和脂肪含量高,钙磷比值低的饮食因素等情况下,肠道对钙离子的转运作用减弱。钙离子在老年人吸收的降低除了受较低的血清骨化三醇及肠道维生素 D 受体水平影响外,还受多种因素的影响。

在儿童骨骼生长时期,钙吸收量大于排出量,青少年时两者大致平衡,老年时吸收量则小于排出量。可交换的骨骼钙离子有助于维持细胞外钙离子的内稳态。一些生长因子,激素和遗传因素都参与到从间充质前体细胞分化为成骨细胞及破骨细胞、粒细胞-巨噬细胞前体细胞分化成熟的过程中。骨的形成和再吸收的调控涉及很多激素、生长因子和力学因素。

肾脏在钙的实时调节中起主要作用,肠道和骨骼则确保钙的中期和长期稳态。此外,肾脏控制着25-羟维生素 D 底物转化为骨化三醇,而骨化三醇可以调控胃肠道通过 TRPV6 通道对钙的重吸收。肾脏的骨化三醇产物因甲状旁腺激素刺激而增加,因高磷酸血症和 FGF23 而受到抑制。血中钙离子的调节主要是通过肾小管对钙离子的重吸收,而这一重吸收是对机体需要的一种代偿反应,完美的补偿了肾小球水平滤过负荷(220mmol/24h)的细微的升高或者降低。在近端小管,钙离子的重吸收是伴随着盐和水的重吸收进行的,远端的转运机制则更复杂。

肾脏的高负荷转运,如高钠饮食,减少了近端小管与肾小管周毛细血管间的浓度梯度,减少了钙的重吸收,增加了钙在尿中的排泄。这一机制很可能是以钙为基础的肾结石形成的发病机制。另一方面,容量衰竭可提高近端小管对水、盐和钙的重吸收,使得高钙血症的状态进一步恶化。因此,维持血管内容量充足是高钙血症治疗的重要组成部分。在髓袢升支粗段(TAL),钙离子转运与 Na^+-K^+-$2Cl^-$ 转运体的活性有关。基底膜外侧的钙敏感受体(CaRC)可降低顶端细胞表面的外向整流性钾离子(ROMK)通道的活性,影响 K^+-$2Cl^-$ 协同转运蛋白的活性导致电化学梯度的耗散和紧密连接上通过密封蛋白-16钙的重吸收的减少。相反的,由于血清钙水平的不足引起的 CaRG 的刺激不足可以提高 ROMK 活性,导致更多的钙被重吸收。在远端小管,有效的钙离子转运是通过跨细胞途径实现,而这一途径需通过位于顶端膜的钙离子瞬时受体潜在通道(TRPV5),外加一种特定的基底外侧的钙.ATPase(PMCalb)和一个 Na^+-Ca^{2+} 交换器(NCXl)。甲状旁腺激素和骨化三醇都能调节远端小管钙离子的转运。不同于 TAL,小管段的 CaRG 的表达和作用近来也备受关注和质疑。

大量的因素调控着肾小球滤过和肾小管对钙离子的重吸收。升高的肾血流量和肾小球滤过压(在细胞外液体积膨胀期间)可导致滤过负荷增加,超滤系数 K_f 也会发生同样的变化,肾小球面积也随之增大。真正的高钙血症能使可滤过的钙增加,而真正的低钙血症使其减少。PTH 能降低肾小球 K_f,因此减少超滤的钙负荷;PTH 还增加钙离子在远侧肾单位的重吸收。然而,PTH 和 PTH-相关肽(PTHrp)也能导致高钙血症,这是因为升高的血清钙,滤过钙的排泄量总的来说都增加了。细胞外的钙离子和细胞内的钙离子通过 CaRG 减少小管对钙的重吸收,细胞外的钙离子的作用效果通过钙敏感调节受体而加强。呼吸性酸中毒可通过钙离子从骨骼的释放及对小管重吸收钙离子的抑制作用导致高钙血症。在尿钙清除方面磷酸盐消耗的增强效应可通过 PTH 的改变和骨化三醇的分泌实现。饮食因素改变钙在尿中的排泄作用主要是通过肠道对钙离子的吸收作用而实现的。髓袢利尿剂和甘露醇可致高尿钙,它们主要影响 TAL,然而噻嗪类利尿剂和阿米洛利导致低尿钙。

(三)高钙血症

升高的总的血浆钙离子浓度可由升高的血浆蛋白造成(假性高钙血症),或者是由升高的血浆中已电离的钙离子(真性高钙血症)引起。只有升高的钙离子才能导致临床相关的高钙血症。与普遍临床实践类似,总的血浆钙离子的意义比自由的离子水平更有价值,血浆钙离子水平可因考虑到血浆白蛋白而被估算,白蛋白每上升 1.0g/dL,血浆钙随之上升 0.2~0.25mmol/L(0.8~1.0mg/dL)。然而,血清白蛋白对总血钙的修正作用在 CKD 的患者中可能无效。一项对于 691 个 CKD3~5 期的患者的研究中显示,白蛋白修正的总的血清钙与已电离的钙离子关系不大。此外,2项最普遍的常被用于测量血清白蛋白的方法所产生的结果在尿毒症患者中亦不尽相同,溴甲酚紫法比溴甲酚绿相比可得出更低的白蛋白的值。

钙离子敏感受体在众多组织中可被识别,其功能和角色在不同的疾病状态中是明确的。CaRG基因的突变可导致各种不同的临床症状,以高钙血症或者低钙血症为特征。其他钙离子受体接着被克隆,包括在成骨细胞中表达的CPRC6A,就与CaRG明显不同。尽管其功能性质已经明确,但是GPRC6A对成骨细胞功能的调节作用及在人类疾病中仍然不甚清晰。

1.高钙血症病因

真性高钙血症是由于肠道内的钙离子的增加,骨的重吸收增强或者尿中钙离子排泄的减少而导致的。

(1)恶性肿瘤:高钙血症的主要原因就是瘤形成过程引起的骨骼过度重吸收,通常是实体肿瘤。乳腺、肺、肾脏的肿瘤最为常见,其次是血液系统肿瘤,尤其是骨髓瘤。大部分引起高钙血症的肿瘤作用于骨骼是通过直接侵蚀(转移)或者是产生一些因子增强破骨活性,包括最常见的PTHrp、激活破骨细胞的其他因子、转化生长因子(TGFs)、前列腺素E(PGE)、较为少见的骨化三醇和肿瘤坏死因子α(TNF-α)以及更少见的由甲状旁腺癌产生的PTH。

PTHrp中氨基末端13个氨基酸中只有8个和PTH的N端片段中类似,但是两种激素对于靶细胞的作用几乎是一样的。除了它们的共同受体PTH/PTHrp受体外,至少有一个其他的受体存在,PTH_2受体具有相似的或者相同的信号转导系统,但只识别PTH。在病理情况下,体内的大部分PTHrp在实体瘤中合成。PTHrp刺激破骨活性导致大量钙从骨骼中释放。

破骨活性因子由骨髓瘤浆细胞和恶性淋巴瘤的淋巴母细胞包括白介素(IL-1α、IL-1β和IL-6)和TNF-α分泌,可以刺激破骨活性。其他破骨活性因子包括PGE1和PGE_2,可由一些肿瘤大量分泌,特别是肾脏肿瘤。一些淋巴系统肿瘤可合成额外量的骨化三醇。霍奇金病、T细胞淋巴瘤和平滑肌瘤中这一能力都得以体现。

(2)原发性甲状旁腺功能亢进:引起高钙血症的第二大主要原因即原发性甲状旁腺功能亢进。这一疾病的早期诊断是通过血钙的测量实现的。在80%以上的患者中,此病是由单一的甲状旁腺腺瘤引起,10%~15%是甲状旁腺的弥漫性增生,少于5%的则是甲状旁腺癌。原发性甲状旁腺功能亢进可被遗传,仅仅以甲状旁腺弥漫性增生的方式或者是以多个腺体遗传性内分泌紊乱的方式。1型多发性内分泌瘤病(MEN-1)的患者有不同的甲状旁腺、垂体前叶、肠-胰和其他内分泌肿瘤的组合,除甲状旁腺素外可导致催乳素、胃泌素的分泌增加。MEN-1是由于肿瘤的突变抑制基因的种系突变失活引起的,该基因是常染色体显性遗传的。在MEN-2A中,甲状腺髓质及肾上腺髓质均参与了甲状旁腺的作用,导致降钙素和儿茶酚胺的过度分泌。MEN-2A是由于RET原位基因突变引起的,也是常染色体显性遗传。并非所有血浆PTH轻度升高的患者均会发展为高钙血症,后者可能是由于血浆骨化三醇随之升高而引起。

(3)干骺端发育障碍:干骺端发育障碍是一种少见的遗传性疾病,表现为短肢侏儒,以严重的高钙、低磷酸血症和干骺端的软骨发育不良为特征。此病是由于编码PTH/PTHrp受体的基因突变引起。

（4）家族性低钙尿高钙血症：家族性低钙尿高钙血症（FHH）是一种由 CaRG 基因突变引起的常染色体显性遗传病。FHH 的重要临床表现是正常或偏高的血钙情况下不正常的低的尿钙的排泄。其他特征包括低磷酸血症、高氯血症及高镁血症。血浆 PTH 浓度正常或者适度的升高，钙的排泄分数比甲状旁腺功能亢进时低。钙的排泄分数可通过收集 24 小时尿液计算钙-肌酐的清除率得到。在 FHH 患者中，除了在新生儿期，严重的甲状旁腺功能亢进时可观察到恶性的高钙血症，除此之外，高钙血症从不导致严重的临床症状。

（5）其他内分泌因素：其他与轻度高钙血症有关的内分泌紊乱，包括甲状腺功能亢进、肢端肥大症及嗜铬细胞瘤。此外，急性的肾上腺功能不全也应该被鉴别诊断，尽管在此类患者中高钙血症通常是假性的或者是由于血浓缩引起。高钙血症也可发生在慢性肾脏疾病患者的严重继发性的甲状旁腺功能亢进时，被称为三发性甲状旁腺功能亢进，然而这并不常见，因为 CKD 的患者骨化三醇的低浓度限制了胃肠道对钙的吸收，功能亢进的甲状旁腺较为容易被控制住。

（6）其他因素：一些其他疾病有时也能导致高钙血症。肉芽肿病和结节病可引起血钙的升高，尤其是当患者暴露于阳光下时。这是因为巨噬细胞产生骨化三醇失控，而这一失控是由肉芽肿巨噬细胞的 1α-羟化酶导致。肺结核、麻风病、铍中毒及其他的肉芽肿疾病偶尔（但是与结节病比起来少见）是高钙血症的起因，它们可能是通过同一机制而导致。

高钙血症可由长时间的卧床导致，特别是患者已经存在高的骨转运率，比如儿童、青少年及佩吉特病患者。继发于横纹肌溶解的肾功不全的急性肾上腺功能亢进患者在恢复期有约 25% 的患者产生高钙血症，可能是由于软组织的钙沉积的动员及通过升高 PTH 和骨化三醇导致。其他原因包括维生素 D 及其衍生物中毒或者是维生素 A 超负荷及噻嗪类利尿剂的使用。大剂量的钙（$5\sim10g/d$），特别是同时伴有碱性物质（抑酸剂）摄入时，也能引起高钙血症和肾钙质沉着症（乳碱综合征）。

2.临床表现

由高钙血症引起的临床症状的严重程度不仅依赖于其升高程度还依赖于其发展的速度。在疾病发展速度很慢的患者中可有着严重的高钙血症而临床症状却不明显，而不甚严重的高钙血症却能因为发展迅速导致严重的疾病。

通常首发症状为乏力、肌无力、精神不集中、焦虑、易困及抑郁。随后，胃肠道症状可能开始出现，比如便秘、恶心呕吐及少见的消化性溃疡和胰腺炎。肾脏相关的症状包括多尿（继发于肾性尿崩）、泌尿系结石及两者兼而有之，少数情况下可有髓质的肾小管间质疾病及较小程度的钙在皮质沉积。神经系统的表现包括头痛、失忆、嗜睡、昏睡及少见的昏迷。眼部症状包括结晶沉积导致的结膜炎及少见的带状角膜病变。在西方国家中，骨关节疼痛在原发性甲状旁腺功能亢进中少见，因为高钙血症的早期诊断。高血压可由高钙血症引起，但更像是恰好发生。软组织钙化可发生在长时间的高钙血症中。心电图（ECG）可表现为短的 QT 间期和 ST 段的下移。高钙血症可导致心脏的收缩力增强，可加大洋地黄的毒性。

3.诊断

当病史和临床检查均不支持时，原发性甲状旁腺功能亢进应该首先被考虑。尽管这仅仅只是第二常见的原因，但目前其实验室诊断较肿瘤相关检查更为容易。情况允许时，第一步就是测量血 PTH 和总的或者电离的钙离子浓度。当 PTH 的值在钙离子正常偏高或者高时为正常偏高或者高,即可诊断为原发性甲状旁腺功能亢进(尽管 FHH 未被排除)。其他有用的实验室检查包括磷酸盐、肌酐、总碱性磷酸酶及尿钙和尿肌酐。要注意长期的高钙血症可能与升高的肌酐有关(可逆的)。颈部超声及甲氧异腈核素扫描可用来定位甲状旁腺瘤,尽管一些外科医师仍然认为这些检查在初步的颈部探查前是没有必要的。但是,在反复发生的甲状旁腺功能亢进和在局麻下行单侧颈部手术的患者中这一想法是不可靠的。如果血 PTH 水平是正常偏低或者低,就应该考虑肿瘤的可能性大。一些血中阴离子间隙低的可由多发性骨髓瘤引起,因为偶尔单克隆 IgG 是带正电荷的。除了常规的检查,血蛋白电泳、血 PTHrp 水平的测量也在专科实验室完成。外源性维生素 D 超载可与血 25-羟化维生素 D 的升高引起肉芽肿疾病,例如结节病与升高的骨化三醇水平及升高的血管紧张素转化酶活性有关。

4.治疗

高钙血症的患者的治疗目标是消除病因。然而,严重的和有症状的高钙血症需要及时被纠正,无论其原因是什么。首先,需要对患者进行快速的生理盐水化来纠正严重的容量衰竭,从而减少近端小管对钙的重吸收来提高钙的排泄。当容量被纠正,袢利尿剂(如呋塞米静脉注射,$100\sim200mg$ 每隔 1 小时 1 次)才能被用来促进尿中钙的排泄;静脉生理盐水需持续补给以预防血容量的减少。口服或者静脉注射时体液与电解质需要被严格监测,尤其是钾、镁和磷酸盐,过量时,泌尿系和胃肠道的排泄也需要被测量。酸碱平衡也需要被监测。严重的心功能不全和 CKD 是有细胞外液量增加和利尿剂使用的禁忌证。

双膦酸盐是治疗的首选,特别是在癌症患者伴有高钙血症时。这类药物可以阻止骨骼对骨化三醇的重吸收同时可抑制其合成。双膦酸盐在高钙血症不甚严重的患者中可以采用口服的方式,严重的患者可以采用静脉注射。常见的双膦酸盐包括氯膦酸盐($1600\sim3200mg/d$,口服)、氨羟二膦酸二钠($15\sim90mg$,静脉注射,$1\sim3$ 天,每月 1 次)及阿仑膦酸钠($10mg/d$,口服)。静脉用药应该要配制于 500mL 生理盐水或者右旋糖酐中 $2\sim24$ 小时缓慢输注。尽管包装上的警告信息表明,双膦酸盐在 CKD 患者中的使用应该谨慎,事实上没有数据支持这一警告说明。双膦酸盐曾在 CKD 患者中安全的纠正高钙血症。一个合理可行的方案就是在双膦酸盐使用前尝试去纠正急性肾损伤从而避免重复给药;单一氨羟二磷酸二钠 60mg 可以维持钙离子在正常水平数周。降钙素起效时间为数小时,尤其是在静脉使用后。然而,因为快速耐受的迅速发展,降钙素通常不能起效或者是仅短时间有效。

光辉霉素(普卡霉素)是一种强有力的阻止骨骼重吸收的细胞抑制剂。单纯的静脉给药后数小时后通常伴随着血钙的快速下降,并且这一效应将持续数日。然而,光辉霉素用于恶性高钙血症时,其细胞毒性和其副作用(血小板减少,肝功能受损)阻碍了其长期使用。每日使用的最大剂量为 $25\mu g/kg$。

糖皮质激素类,例如泼尼松(或泼尼松龙),每日 $0.5\sim1mg/kg$,主要应用于内生性的维生素 D 过多症,如患肉状瘤病或者肺结核的患者,以减少巨噬细胞合成骨化三醇。酮康唑是一类抗真菌药物,能阻止肾脏及肾外的骨化三醇合成,在维生素 D 过多症中也被用到。糖皮质激素可用于血钙过多合并有造血系统肿瘤(如骨髓瘤,淋巴瘤)甚至可用于实体瘤如乳腺癌。

在恶性高钙血症的罕见案例中,予前列腺素拮抗剂如吲哚美辛或者阿司匹林的治疗可获得疗效。吲哚美辛可引起高钾血症以及肾功能受损。由甲状腺功能亢进引起的高钙血症可被静脉给予普萘洛尔迅速纠正,或者是通过口服的方式温和地缓解。

在轻度及无症状的原发性甲状旁腺功能亢进的高钙血症中,给予雌激素治疗经过试验论证是可靠的,至少在女性患者中是如此。在原发性甲状旁腺功能亢进的患者中,西那卡塞是新型的治疗类 CaRC 兴奋剂的首选,钙敏感受体调节剂,可使部分案例中的血钙正常,同时伴有血 PTH 的减少。外科手术摘除良性的甲状旁腺腺瘤仍是无明显禁忌证患者的首选,因为手术在大部分患者中有显著的疗效,外科手术的费用较长期使用西那卡塞也更低。继发性尿毒症性甲状旁腺功能亢进(一些案例中所谓的三期的)的透析患者,长期给予西那卡塞治疗优于控制血 PTH、血钙及磷酸盐的标准疗法,并能避免行甲状旁腺切除术。外科的甲状旁腺切除术仍是患者对于内科药物治疗无反应的另一选择。值得重视的是,西那卡塞对于甲状旁腺癌的患者也有疗效。

(四)低钙血症

除外高钙血症,低钙血症是第二位因白蛋白减少(假性低钙血症)或者使离子钙改变(真性低钙血症)的疾病。假性低钙血症可通过检测血中钙离子被排除,血浆中总蛋白或者白蛋白水平,临床或者其他实验室检查结果得以排除。急性的低钙血症通常伴随在急性的过度通气及呼吸性碱中毒之后。过度通气可由心肺或者大脑疾病引起,低钙血症可被分为伴随升高的磷酸盐浓度和伴随降低的磷酸盐浓度两类。

1.低钙血症伴随高磷血症

慢性肾脏疾病可导致骨化三醇产物的减少及随后的血钙降低。与之平行的,一旦 GFR 小于 $35mL/(min \cdot 1.73m^2)$ 时,磷酸盐的肾小球超滤量降低导致血磷酸盐进一步上升。AKI 也可能通过这些机制引起低钙血症和高磷酸血症。这一发现可能是横纹肌溶解和胰腺炎导致的 AKI 的特别的显著的特点。

低钙血症的病因:甲状旁腺功能减退可能由甲状旁腺的外科摘除术(后甲状腺切除术及甲状旁腺切除术)、辐射、甲状旁腺自身免疫的破坏或者是浸润性的疾病引起。少数甲状旁腺功能减退可见于恶性贫血或者是肾上腺功能不全的患者。假性甲状旁腺功能减退(遗传性骨营养不良)有特殊的临床表现,如短脖、圆脸及短的掌骨和终末器官对 PTH 的抵抗。

此外,大量的磷酸盐的调控,如肠道准备也能导致低钙血症和高磷酸盐血症,通常伴有 AKI。

2.低钙血症伴低磷酸盐血症

低钙血症伴低磷酸盐血症可能发生于维生素 D 缺乏的状态下。这可能由日光照射的不足,饮食缺乏维生素 D,胃肠道手术后重吸收的减少,肠道吸收不良综合征(脂肪泻)或者肝胆的疾病(原发性胆汁性肝硬化)导致。高尿酸血症或痛风可能也与低水平的 1,25-二羟维生素 D 有关。低钙血症也可能由镁的缺乏导致,通常会伴随着低钾血症,而低钾多由过多的尿钾及腹泻引起。这一类型的低钙血症的机制可能是 PTH 的减少及终末器官对 PTH 的抵抗。在 AKI 的多尿阶段,尤其是在横纹肌溶解中,也可能伴随着低钙血症和低磷酸盐血症。

3.临床表现

与高钙血症相同,低钙血症的症状取决于疾病发展的速度及其严重程度。最常见的临床表现,除了乏力和肌无力以外,就是兴奋性的增强,记忆力的丧失,意识不清,出现幻觉,偏执和抑郁。最显著的临床症状即面神经征(轻敲面神经的分支引起面部肌肉的抽搐)及陶瑟征(通过血压计给前臂加压导致前臂局部缺血引起的腕痉挛)。急性低钙血症的患者可能有嘴唇及四肢的感觉异常,肌痉挛及偶尔发生的手足搐搦,喉部喘鸣或者抽搐。慢性的低钙血症可能伴随着白内障,伴有横沟的脆甲症,皮肤干燥,减少或者甚至是完全的缺失的腋毛及阴毛,特别是在先天性的低钙血症中尤为明显,多为自身免疫源性。

4.实验室及影像学特征

在甲状旁腺功能减退,假性甲状旁腺功能减退及晚期的 CKD 中,血磷酸盐是升高的,然而其在脂肪泻、维生素 D 缺乏、急性胰腺炎及 AKI 恢复中的多尿期是降低的。血 PTH 在甲状旁腺功能减退及慢性镁缺乏中是降低的,然而在碱性甲状旁腺功能减退及慢性 CKD 中是正常或者升高的。尿钙的增多只发生在甲状旁腺功能减退的患者服用钙或者维生素 D 衍生物时,这类药物可导致此类患者发生肾钙质沉积:低钙血症的其他患者尿钙都是低的。然而尿钙排泄分数在 AKI 恢复的多尿期及甲状旁腺功能减退和严重的 CKD 是升高的,而在其他的低钙血症患者中则是低的。尿磷酸盐的排泄在甲状旁腺功能减退,假性甲状旁腺功能减退及镁缺乏症中是低的,在维生素 D 缺乏,脂肪泻,CKD 及磷酸盐调控中是高的。对于血 25-羟维生素 D 和骨化三醇水平的检测是有用的。

在心电图上,校正的 QT 间期通常是延长的,心律失常也时有发生。脑电图则显示非特异性表现如慢高压的电波的增多。颅内钙化,特别是基底节的钙化,在 20% 的特发性甲状旁腺功能减退的患者的影像资料中可以被观察到,术后甲状旁腺功能减退及假性甲状旁腺功能减退患者则更为明显。

5.治疗

低钙血症患者的治疗主要是针对其根本病因。严重的及有症状的低钙血症需及时治疗。急性的呼吸性碱中毒一旦出现需要被纠正。当病因是功能性的,简单的二氧化碳潴留,如在纸袋内呼吸的方法可能会有效。在其他的患者中,为了得到持续的效果,常常需要静脉注射钙盐。在癫痫或者手足搐搦患者中,需要静脉给予大剂量的葡萄糖酸钙,稀释在 50mL5% 葡萄糖水或者生理盐水中。在患者低钙血症和严重酸中毒时,应先积极补钙再纠正酸中毒或两者同时进行,避免治疗过程中可能的低钙抽搐。葡萄糖酸钙相较于氯化钙更好,因后者能在不小心溢出时导致广泛的皮肤硬化。

慢性低钙血症的治疗包括口服钙盐、噻嗪类利尿剂或者是维生素 D。多种口服药物都可用,每一种既有优点,又有缺点。需要记住的是,多种不同钙盐中基本钙的含量是大不相同的。例如,磷酸盐中的钙含量是 40%,氯化物中的钙的含量是 36%,乳酸盐中是 12%,葡萄糖酸盐中是 8%。规定的日总量为 2～4g 的元素钙。同时发生的镁缺乏(血清镁离子<0.75 mmol/L)需要用口服氧化镁(每 6 天 250～500mg)或者是硫酸镁肌注(4～8mmol/d)或者静脉注射(如12mL50% 硫酸镁溶于 1000mL 右旋糖酐中大于 3～4 小时输注完)。

治疗继发于甲状旁腺功能减退的低钙血症较为困难,因为钙的补充随之而来的是尿钙排泄显著升高,这可导致肾脏的硬化和功能的丧失。为了减少尿钙的浓度,可以使用噻嗪类利尿剂,限制盐的摄入及摄入大量的液体。

活性的维生素 D-骨化三醇或者其类似物 1α-羟胆钙化醇(阿法骨化醇)的使用,0.25-1μg/d

是自发性或者是获得性的甲状旁腺功能减退的治疗方法,因为这些混合物较大剂量的钙盐耐受性更好。维生素 D 衍生物通常会导致高钙尿,很少会导致肾脏钙沉积症。患者需要常规监测相关指标避免发生高钙血症。

二、磷酸盐稳态

(一)机体内磷酸盐分布

磷酸盐在细胞结构、信号通路及代谢方面起着至关重要的作用。磷酸盐在机体中的存在形式为矿物磷酸盐及有机磷酸盐(磷酸酯)。与钙一样,大部分磷酸盐在机体中存在于骨骼、牙齿及细胞内,只有少于 1% 在血清中循环。血磷酸盐浓度在内分泌调控因子 FGF23、PTH 及骨化三醇的调控下保持在一个窄的范围。磷酸盐以 HPO_4^{2-} 及 $H_2PO_4^-$ 的形式存在于循环中,pH 正常的情况下两者的比例为 4:1。正常的血磷酸盐水平昼夜波动在 2.8~4.5mg/dL(0.9~1.5mmol/L)范围内,在下午大约比上午 11 点的时候高出 0.6mg/dL。

一个年轻人每天大约需要 0.5mmol/kg 磷酸盐,这些比儿童在生长期的需要量要多。磷酸盐在奶制品、肉类、蛋类及谷物中都大量存在,并且在食品添加剂中也被广泛应用。骨骼可持续的与周围的环境交换磷酸盐。每天磷酸盐的摄入和排出的量接近 100mmol(缓慢的可交换的磷酸盐),总的骨骼中磷酸盐的含量大约为 20000mmol。在成长的过程中磷酸盐是摄入大于排出的,在年轻时两者相等,年老时则排出大于摄入。

磷酸盐进入细胞时通过大量的钠-磷(Na-P)协同转运蛋白而实现。在小肠内,磷酸盐通过 2b Na-Pi 协同转运蛋白(NPT₂b)的形式被吸收。主要的 NPT₂b 的激素调控因子是骨化三醇,在体内可以提高磷酸盐的转运。相反的,降脂的烟酸可以抑制 NPT₂b 的活性,从而减少磷酸盐的摄取。在 CKD 患者中,烟酸的治疗可降低血磷酸盐约 0.4mg/dL。一项关于 16000 名正常成年人全基因组关联研究表明 NPT2a 的常见的遗传性变型与血磷酸盐的浓度有关。在肾脏近端小管,大部分滤过的磷酸盐是通过 2a 型和 2c 型 Na-Pi 协同转运蛋白(NPT2a,NPT2c)。FGF23 和 PTH 是主要下调 NPT2a 的因子,可升高尿中磷酸盐的排泄。当前在磷酸盐代谢的认知方面的重要激素 FCF23 是由骨细胞产生的,但是拥有较弱的固有的绑定属性,需要辅因子 klotho 才能在肾脏中发挥最佳的绑定作用及其他功能。在动物模型中,klotho 或者是 FGF23 基因的破坏可致相似的高磷酸的表型。此外,为促进磷酸盐的排泄,FGF23 可通过抑制 CYP2781 及刺激 CYP24A1 有效的抑制骨化三醇。其他可能影响肾脏中磷酸盐转运的激素包括生长激素、胰岛素生长因子 1(IGF-1)、胰岛素、甲状腺激素、分泌型卷曲相关蛋白 4(sFRP-4)及 FCF7。

磷酸盐转运通过肠壁可以是经上皮或者是通过细胞旁路途径。吸收量为总磷酸盐摄入量的 60%~75%(15~50mmol/d)。骨化三醇刺激 NP2b 协同转运蛋白是小肠对磷酸盐吸收的主要方式。阳离子,如钙离子、镁离子或者铝离子在胃肠道中与磷酸结合可限制其吸收。在动物和人中,高磷酸盐的饮食的可导致尿的磷酸盐的快速排泄,血磷酸盐水平无明显改变。

肾脏在控制细胞外磷酸盐代谢中起着关键作用。磷酸盐最低程度的蛋白结合,在肾小球中自由滤过,主要在近端小管中重吸收。为保持内稳态的稳定,每日尿磷酸盐的排泄量必须等于其小肠中吸收的量。通常情况下,肾脏可排泄其负荷量的 $5\%\sim20\%$ 的滤过的磷酸盐以保持磷酸盐的平衡。在 CKD 中,较少的有功能的肾单位需要排泄更高比例的滤过的磷酸盐来维持磷酸盐的代谢平衡。因此,在 CKD 的晚期阶段,磷酸盐的排泄可能超过 50%。

磷酸盐的重吸收量可被与滤过量的关系表示出来,泌尿系的磷酸盐排泄分数(FEpo4)如下:$FE_{PO4}=(U_{PO4}\times S_{Cr})/(S_{PO4}\times UCr)$。$U_{PO4}$、$S_{PO4}$、$UCr$、$S_{Cr}$ 分别为泌尿系及血液的磷酸盐和肌酐的浓度。理想情况下,FE_{PO4} 应该是 24 小时尿样中结合饮食的磷酸盐的消耗以及血磷酸盐昼夜节律的改变来计算出来的。

(二)高磷酸血症

1.高磷酸血症病因

(1)急性肾脏损伤:肾脏是磷酸盐排泄的主要途径。急剧的 GFR 的减少可直接导致血磷酸盐浓度的升高,通常与血肌酐的上升平行。

(2)慢性肾脏疾病:随着时间的过去,机体对于有滤过功能的肾单位的丧失的反馈是通过升高剩下的肾单位磷酸盐排泄的比例来维持血磷酸盐的浓度的。在 CKD 过程中,随着肾脏功能的缓慢丧失,FGF23 和 PTH 的升高可提高存活的肾单位磷酸盐的排泄及维持磷酸盐的代谢平衡。这一体系可以在 75% 的正常肾脏功能丧失前维持磷酸盐的平衡。一旦 GFR 减低至小于 $35mL/(min\cdot1.73m^2)$,部分的肾单位可以导致血磷酸盐的稳定上升。与酸中毒和贫血类似,CKD 患者出现高磷酸血症预示着病情较重。

保证 CKD 患者血液中磷酸盐浓度的代价就是循环中高水平的 FCF23 及 PTH。FCF23可抑制骨化三醇,通过 NPT_2b 抑制肠道对磷酸盐的吸收,进而防止磷酸盐过多。然而,因为骨化三醇具有下调肾素表达、减少炎症因子及调整心室肥大的生物学活性,骨化三醇的抑制对心血管和肾脏健康可能有不利的影响。FGF23 过多可能通过刺激心肌肥厚有直接心血管毒性,这在动物模型中是可见的。最近一个关于 148 名非透析 CKD 患者的磷结合剂的随机对照实验评估了磷酸盐过多时对激素的影响。与对照组比较,中位数超过 8 个月的随访显示,磷结合剂强化治疗可阻止 PTH 的升高,以降低血中磷酸盐 0.3mg/dL,减少 22% 的 24 小时尿磷酸盐,但是不能有效降低 FGF23 水平。

(3)高分解状态:组织大量的磷酸盐丢失见于细胞溶解状态,特别是横纹肌溶解(挤压伤)及恶性肿瘤的患者,特别是淋巴瘤和白血病,以及在其治疗过程中。横纹肌溶解的高磷酸血症常伴随着高钙、血症、肌红蛋白尿及 AKI。严重的感染或者糖尿病酮症酸中毒的严重的分解代谢状态也能通过细胞释放磷酸引起高磷酸血症,通常会伴随着 GFR 的急剧降低。

(4)治疗导致的高磷酸血症:大量磷酸的供给,如可能由磷酸盐基的泻药或灌肠药累积,可以导致高磷酸血症。口服磷酸的钠溶液可以用于结肠镜检查的准备,其中含有大量磷酸盐可以引起肾小管钙磷晶体的沉积及 AKI。从这一状态下恢复是缓慢并且不完全的,有些案例还会以永久性透析为结局。由于这些原因,CKD 的患者应该接受不含磷酸钠盐的肠道准备。双膦酸盐,特别是佩吉特病(Paget)中的磷酸盐,可以升高血液中的磷酸盐水平,可能是通过升高组织磷酸盐的释放或者升高肾小管的重吸收所致。

(5)甲状旁腺功能减退:在 PTH 分泌减少的状态下(特发的或者手术后的甲状旁腺功能减退症)或者是对外周作用的抵抗(假性甲状旁腺功能减退症),小管磷酸盐的分泌是减少的。

血磷酸盐升高的结果使得超滤负荷的升高,这使得血磷酸盐的调控达到了一个稳定状态的水平。

(6)慢性低钙血症:高磷酸血症与慢性低钙血症相结合时可以因为高水平的血 PTH 被察觉。由于假性甲状旁腺功能减退没有明显的特征,血 PTH 的异常的出现可以被认为是其临床表现,可能由于激素异常转化为其分泌形式引起。

(7)肢端肥大症:在肢端肥大症中,高磷酸血症由肾小管对磷酸盐的重吸收的升高引起,而这是由生长因子和 IGF-1 刺激诱导的。

(8)家族性肿瘤样钙沉着症:这一罕见的常染色体隐性遗传病最初是在中东或者非洲的祖先中被发现,是由 GALNT3、FCF23 或者 klotho 基因的失活性突变引起的。糖基转移酶被 GALNT3 编码,这对于 FGF23 的活化是必需的,由此才能有一种基因表型。FGF23 功能的缺失会导致肾小管对磷酸盐重吸收的大量增加及对维生素 D 活化的不受限制,导致高磷酸血症及高钙血症,骨化三醇的高循环水平及异位的软组织钙化。最常见的发现就是密集的钙化团块聚集在大关节周围,除去之后又复现。循环 PTH 无下降。

(9)持续性的过度换气与呼吸性碱中毒:由持续性的过度换气导致的呼吸性碱中毒特征是肾脏对于 PTH 的作用的抵抗,高磷酸血症以及低钙血症。也可能是功能性的假性甲状旁腺功能减退,因为肾脏磷酸盐清除是减弱的,而血 PTH 则是正常的,伴或不伴低钙血症。尿钙排泄没有减少。

2.临床表现

高磷酸血症最主要的临床意义是软组织内磷酸盐和钙的沉积。慢性的高磷酸血症可能是血管钙化的发病原因,特别是在 CKD 中。在一些极端案例中,高磷酸血症可以引起肿瘤样软组织磷酸钙沉积或者是广泛的血管钙化,在动脉和皮肤内(钙化防御或者钙性尿毒症小动脉病)。高磷酸盐血症也能阻断 25-羟维生素 D 转化为骨化三醇,导致随之而来的低钙血症和 PTH 的兴奋。

3.治疗

急性高磷酸血症的治疗靶点是通过静脉输液使得高磷酸排泄增加或者是在严重 AKI 患者中的肾脏替代治疗。静脉输注葡萄糖及胰岛素可以使磷酸盐进入细胞内,类似于高钾血症的治疗。

CKD 患者和透析患者的慢性高磷酸血症的治疗仍然是 CKD 临床护理的主要部分。较高的血磷酸盐浓度与血管钙化、心血管事件和病死率有关。然而,有不良结局的安慰剂-对照实验证实没有可用的高磷酸血症的治疗被证明是临床受益的。在慢性透析患者中,饮食磷酸盐的限制以及磷结合剂可降低血磷酸盐的浓度。磷酸盐结合剂的选择包括乙酸钙、碳酸钙、思维拉姆、碳酸镧和镁盐,每天要和食物一起服用多次,从而与胃肠道的磷酸盐结合限制其吸收。由于其使用方便(每天 1 次)及其作用机制(在小肠中抑制 NPT_2b,阻断磷酸盐的吸收),烟酸是一个有可能的磷结合剂的备选药物。

(三)低磷酸盐血症

血磷酸盐水平的降低可能反映了磷酸盐的缺乏。这理论上可在长期的磷摄入降低的情况下被观察到。然而,由于低摄入导致一些防御机制影响了血磷酸盐的降低。在急性的呼吸性碱中毒中,适当地降低血磷酸盐水平可能伴随着细胞内液和细胞外液的分布不均。

1.低磷酸盐血症病因

轻度的低磷酸盐血症可以由遗传疾病或者后天获得的条件导致。主要的后天因素是由于食物摄入少或者是严重疾病期间的厌食或者是酒精中毒导致的营养不良。另一原因是磷酸盐可以通过多种机制进入细胞内,特别是使用胰岛素时。尽管有许多的遗传性疾病和综合征,总的来说,这些还是罕见的。严重的高尿酸血症都是后天性的。

(1)遗传性的低磷酸血症:与慢性低磷酸盐血症相关的遗传性疾病通常在童年时期被诊断出来。持续性的低磷酸常常导致佝偻病或者软骨病。遗传性的低磷酸盐血症由原发性缺陷导致,伴或不伴肾小管疾病(范科尼综合征)或者是继发于另一种遗传性疾病,主要是代谢紊乱或者是维生素 D 活性的失调。

(2)常染色体显性遗传的低磷酸盐佝偻病:儿童有此种磷酸盐丢失疾病表现为骨骼方面的缺血,包括长骨变弯,肋软骨关节变宽。常染色体显性遗传低磷酸盐佝偻病与 FCF23 的突变有关,变为一种抵抗溶蛋白性裂解的异常分子形式。额外的 FGF23 通过下调近端肾小管 NPT2a 使得磷酸盐丢失。

(3)X 染色体相关低磷酸盐佝偻病:这一罕见的磷酸盐丢失综合征以骨骼缺陷为临床特征,身材矮小,肢端肥大。X 染色体相关的低磷酸盐佝偻病与 PHEX 基因的多种突变有关(X 染色体上的磷酸盐调节肽链内切酶)。PHEX 可能在 FGF23 的蛋白酶解中起着一定的作用。PHEX 突变导致循环内 FGF23 浓度增高,肾脏磷酸盐的丢失及低磷酸盐血症。血钙、骨化三醇及 PTH 的水平则是正常的,碱性磷酸酶的水平是升高的。

(4)常染色体隐性遗传性低磷酸盐佝偻病:这一遗传性的佝偻病是由牙本质基质蛋白1基因(DMPI)突变引起,DMP1 被认为可抑制骨 FGF23 的分泌。

(5)范科尼综合征和近端肾小管酸中毒:范科尼综合征是以一组复杂的及近端肾小管转运缺陷为临床特征的疾病,可导致葡萄糖、氨基酸、碳酸盐及磷酸盐的重吸收减少。因为 70% 的磷酸盐过滤负荷由近端小管重吸收,范科尼综合征可导致磷酸盐的丢失及低磷酸盐血症。导致范科尼综合征的病因可分为原发性(特发性的 Lowe 综合征和 Dent 病)或者是与其他代谢性疾病相关性(胱氨酸病和 Wilson 病)。在 Dent 病和 Lowe 综合征中,近端肾小管顶端细胞的表面的巨蛋白重吸收缺陷在异常的小管的内吞功能中有着二定的作用。

磷酸盐丢失的范科尼综合征也可以出现在成人的获得性疾病中。通常原因是多发性骨髓瘤以及特殊的药物,包括替诺福韦、异环磷酰胺和碳酸酐酶抑制剂。

除了肾小管的缺陷导致磷酸盐的丢失,肾脏 1,25-羟化维生素 D 的活性可能是不足的,从而导致循环内骨化三醇的水平减少,骨骼疾病如佝偻病和肢端肥大。与范科尼综合征相关的功能性紊乱,如多尿症,细胞外液容量收缩,导致高醛固酮症并最终导致肾衰竭。

(6)维生素 D 相关佝偻病:一些罕见的遗传性疾病与低磷酸盐血症有关,包括 1 型维生素相关佝偻病,由肾脏 1,25-羟化维生素 D 缺乏导致,2 型由骨化三醇作用的外周阻力引起。临床表现与维生素 D 缺乏佝偻病类似,但是秃头症出现在 50% 的患者中。1 型患者中,骨化三醇的水平是低的,然而 2 型中,通常循环中的 1,25-羟化维生素 D 是正常的而骨化三醇则是高的。低剂量的骨化三醇对 1 型的治疗有效,而极大剂量的骨化三醇或者阿法骨化醇则对 2 型维生素 D 相关性佝偻病有效。

(7)远端肾小管酸中毒(Ⅰ型):远端肾小管酸中毒(Ⅰ型 RTA)与高钙血症沉着症有关。慢性酸中毒提高了近端小管柠檬酸盐的重吸收,防止其在尿液中形成可溶的柠檬酸钙复合物。慢性酸中毒也可引起骨中钙和磷酸盐释放的增多。低磷酸盐血症是易变的,可能仅仅伴随维生素 D 的缺乏。

(8)获得性的低磷酸盐血症:低磷酸盐血症相关的获得性疾病的数量比遗传性疾病的数量更多,包括甲状旁腺功能亢进以及维生素 D 缺乏。体内总消耗相关的真性的磷酸盐缺乏需要与细胞外磷酸盐进入细胞内的增高或者是升高的骨骼矿化鉴别。

(9)酒精中毒:在西方国家,酒精中毒是严重的低磷酸盐血症最常见病因。多种因素,包括长期的食物摄入不足,继发于低镁血症所致大量的磷酸盐从尿中流失,以及由酒精肝硬化或者是急性禁食患者因过度换气或者是葡萄糖的输注导致的磷酸盐从细胞外进入细胞内。

(10)甲状旁腺功能亢进:甲状旁腺素可以通过下调 NPT2a 协同转运蛋白提高尿磷酸盐的排泄。原发性甲状旁腺功能亢进患者典型的表现为中度的血钙过多和低磷酸盐血症。

(11)移植后的低磷酸盐血症:肾脏的磷酸盐的丢失在尸体以及活体肾脏移植受者中是非常常见的。在某种情况下,在他们的移植后的过程中,大部分肾脏移植受体患者发展为长期的低磷酸盐血症。目前的解释包括来自 CKD 的参与的甲状旁腺功能亢进,但是最好的证据表明持续的循环中高 FGF23 水平可能是肾移植后尿磷酸盐丢失的关键因素。

(12)急性呼吸性碱中毒:急剧的短期的过度换气,血磷酸盐可降低至 0.1mmol/L(0.3mg/dL)。这一减少在急性的代谢性碱中毒被观察到。随着急剧的过度换气而来的低磷酸盐血症可能是由于细胞外磷酸盐被肌肉吸收导致。然而,需要记住的是长期的慢性的过度通气会导致高磷酸盐血症。

(13)糖尿病酮症酸中毒:在失代偿的糖尿病与酮体、葡萄堆积引起的酸中毒中,多尿,血磷酸盐可以正常或者升高,甚至出现高磷酸盐尿。纠正这一并发症可以通过胰岛素管理以及再补充细胞外液导致大量的磷酸盐转移到细胞内,低磷酸盐血症及随之而来的尿中磷酸盐丢失的减少。通常情况下,血磷酸盐不会减少到低于 0.3mmol/L(0.9mg/dL),早已存在的磷酸盐缺乏除外。

(14)全肠道外营养:静脉输入营养液可以与严重的低磷酸盐血症有关。严重的低磷酸盐血症也可以出现在禁食后的急性进食情况下。

(15)肿瘤相关性骨软化症:低磷酸盐血症可与间叶组织肿瘤患者的肾脏磷酸盐丢失导致的肿瘤介导的骨软化症(血管外皮细胞瘤,纤维瘤、血管肉瘤)有关。低磷酸盐血症的机制是肿瘤分泌磷调素(FGF23、sFRP-4、MEPE 及 FGF-7)。这一问题会在肿瘤切除后得到解决。

(16)药物介导的低磷酸盐血症:甲磺酸伊马替尼,一种酪氨酸激酶抑制剂,被证实可引起低磷酸盐血症及升高 PTH 水平。这一作用的机制尚不明确。

2.临床表现

临床表现更大程度上依赖于低磷酸盐血症初始速度而不是其严重程度或者是总的机体的磷酸盐的缺乏。在实践中,当血磷酸盐大于 0.65mmol/L(2mg/dL)临床症状并不明显。临床表现包括代谢性脑病、红细胞和白细胞的功能丧失、某些时候溶血,以及血小板减少症。肌力的减少及心肌收缩力的减少,可能分别出现偶尔的横纹肌溶解和心肌病。

3.治疗

通常情况下,磷酸盐的缺乏不是紧急情况。首先,其涉及的机制需要明确从而来决定最合适的治疗方案。当磷酸盐缺乏诊断成立时,在可能的情况下,口服牛奶制品或者磷酸盐是首要治疗方法,除了肾钙质沉着症或者是有尿磷酸盐流失的肾结石。在有严重症状的磷酸盐缺乏中,磷酸盐可以通过静脉输注,24小时内2次。在接受肠外营养的患者,每1000kcal中可给予10～25mmol磷酸钾,因为有诱发软组织钙化的风险,注意避免高钾血症。双嘧达莫可减少肾脏磷酸盐阈值低的患者的尿磷酸盐的排泄。

三、镁代谢紊乱

(一)机体内镁的分布

镁是活的生物体内细胞内液中第二丰富的阳离子,在体内是第四多的阳离子。镁参与了多数的体内代谢过程。此外,在DNA和蛋白的合成中也起着一定作用。镁也参与到线粒体功能的调控、炎症过程及免疫抵抗、过敏、增生、抵抗及神经元活性、心脏的兴奋性、神经肌肉的传送、血管舒缩度及血压的控制中。

(二)胃肠道和肾脏对镁的调控

胃肠道为食物中镁离子的吸收是通过可饱和的被动转运,主要被吸收的部位是在远端小肠和结肠。细胞旁的镁离子的吸收占了胃肠道镁离子摄取的80%到90%。缺乏紧缩的闭合蛋白的蛋白区域似乎是受到主要限制的。跨细胞的镁离子转运被瞬时受体电位阳离子通道M6(TRPM6)和TRPM7镁离子通道调控。镁离子的吸收可以从25%到60%不等,主要是依赖于镁离子的摄入,平均的吸收大约是30%。当镁的摄入处于低水平,肠道的转运可上升至80%。

多种因素调控肠道的镁离子吸收。除了高镁的摄入,高磷酸盐膳食摄入是起抑制作用的,如同肌醇六磷酸盐的高的消耗。膳食钙的影响是复杂的,骨化三醇则是起到增强的作用。生长激素轻度升高镁离子的吸收,然而醛固酮和降钙素似乎可以使其降低。维生素B_6也被证实可以提高镁的吸收。

镁主要被肾脏清除。在健康条件下,通过胃肠道分泌物和汗液的排泄作用是微乎其微的。超滤的血浆镁离子浓度介于0.5～0.7mmol/L(80%总的血浆镁离子),镁离子的负荷量大约为每天104mmol(或者2500mg),尿的排出为大约4%的超滤量(每天4～5mmol或者100mg)。大部分滤过的镁离子被肾小管重吸收:25%在近端小管,65%在髓袢升支粗段(TAL),5%在远端小管。

镁离子在髓袢升支粗段的转运主要是通过细胞旁路途径的被动转运。然而,两种条件是镁离子重吸收所必需的:①管腔内由NaCl重吸收产生腔内的电的正梯度而产生的动力是二价阳离子的重吸收所必需的;②闭合蛋白16和19的表达,可以形成一个阳离子选择的紧密连接,促进细胞旁路的镁离子转运。不同的NaCl重吸收异常或者是闭合蛋白16/19的表达可以导致高镁血症,如巴特综合征,由髓袢升支粗段的NaCl转运相关的基因的缺陷而定义。

在远侧肾单位(远曲小管和连接小管),镁离子通过细胞旁路途径重吸收,需要对抗一个正的电化学梯度。控制镁离子穿过刷状缘膜进入管状上皮细胞的分子是 TRPM6。其活性由表皮生长因子(EGF)和雌激素控制,而不受降钙素或者 PTH 控制。

肾小管的镁离子转运由血浆镁离子和钙离子及细胞外液容量调控。血浆内镁离子或者钙离子浓度的上升可导致镁转运受损。细胞外液量的增多可使得近端小管镁离子的重吸收减少,与此平行的是钠离子和钙离子的重吸收。膳食磷酸盐的限制可导致显著的高钙尿症和高镁尿症,由此可导致显著的低镁血症。PTH、血管加压素、降钙素、胰高血糖素可升高肾小管镁离子的重吸收,可能是通过细胞旁路途径,然而乙酰胆碱、缓激肽及心房钠尿肽可刺激尿的镁离子排泄。

一些药物也可以促进肾脏对镁离子的排泄增加,包括袢利尿剂(呋塞米、依他尼酸)、远端利尿剂(噻嗪类)及渗透性利尿剂(甘露醇、尿素)。噻嗪类利尿剂可以使钠转运至皮质集合管增加,当镁转运至此位置时,使得有利的电化学梯度减弱。噻嗪类利尿剂也可以降低远曲小管TRPM6 的表达。此外,肾脏镁离子的流失综合征可以在应用如下药物的患者中被观察到:抗生素,如庆大霉素、抗肿瘤药物,如顺铂及磷酸酶抑制剂环孢霉素和他克莫司。大多数这些药物的准确的作用机制尚未明确。

(三)高镁血症

血浆镁离子升高在如下情况可见:通过药理学剂量的镁的管理的 AKI 和 CKD 患者,母亲因子痫接受镁治疗的新生儿,口服含有镁的泻药或者灌肠药物的患者。轻度的高镁血症可能出现在肾上腺功能不全、肢端肥大或者家族性低钙尿性高钙血症的患者中。

1.临床表现

低镁血症的症状和体征是升高的镁离子在神经及心血管系统发挥药理作用的结果。当镁离子浓度高至 1.5mmol/L(3.6mg/dL)时,高镁血症无症状。当镁离子浓度大于 3mmol/L(7.2mg/dL)时深腱反射减弱。呼吸麻痹、高血压、异常心脏传导及意识丧失可能在血浆镁离子接近 5mmol/L(12mg/dL)时发生。

2.治疗

治疗包括终止镁的摄入及静脉输注钙盐,静脉输注钙盐被认为可抵消肌肉神经节点镁对钙通道的堵塞。对于有症状的高镁血症的治疗,葡萄糖酸钙可以使用,1g 溶于 10mL 溶液中约 5~10 分钟静脉推注(每克葡萄糖酸钙含有约 90mg 元素钙)。

(四)低镁血症及镁缺乏

镁缺乏的定义是机体内总镁量的减少。低镁膳食的摄入通常与显著的镁缺乏无关,因为肠道可增加对镁的吸收,肾脏也储存镁离子。然而,长期严重的膳食镁少于 0.5mmol/d 可以产生有症状的镁缺乏。严重的低镁血症通常与镁的缺乏有关。约 10% 的大型美国城市医院内的住院患者有低镁血症。在 ICU 发病率高达 65%。

胃肠道疾病是潜在的病因,特别是吸收不良综合征如非热带性口炎性腹泻(脂肪泻)及小肠大部分切除术。低镁血症也可以通过镁不足的胃管喂食及大量使用不含镁的泻药引起。

低镁血症可见于 25%~35% 的急性胰腺炎患者,慢性乙醇中毒则很常见,也存在于控制欠佳的糖尿病患者。低镁血症可以在高钙血症、原发性醛固酮增多症中存在,镁缺乏可以促成代谢综合征。

即使是正常的饮食摄入,大量尿镁的丢失也可以导致低镁血症和镁缺乏,这可能是由于利尿剂的过度使用导致的。因此在接受利尿剂治疗的心力衰竭患者中,监测镁离子的水平非常重要。其他药物也可以引起低镁血症,此前报道过的包括庆大霉素,顺铂,环孢霉素及他克莫司。

一些家族性的疾病与高镁尿症有关,伴或不伴低镁血症。可能是由于基因的失活突变引起。这些基因的异常产物可以扰乱 TAL 或者远端肾单位对镁离子的重吸收。Na^+-K^+-$2Cl^-$ 转运体、整流钾离子通道(ROMK)及巴特综合征的基底侧的 Cl^- 通道基因失活突变是镁离子重吸收驱动力的原因,这可以导致高镁尿症,然而并非总与低镁血症有关。CaRG 基因的失活突变可以导致高镁尿症和低镁血症,此基因的蛋白产物是 TAL 通过细胞外液钠离子重吸收 NaCl 的关键调控因子。据报道,封闭蛋白-16 基因突变可以诱发隐形疾病,这些隐形疾病是以低镁血症、高镁尿症、高钙尿症和肾钙质沉着为特征的。TRPM6 基因突变可以引起严重的低镁血症,此低镁血症是通过减弱肠道对镁离子的吸收及肾脏镁离子的丢失过多而引起,伴有继发性的低钙血症。

在远曲小管 Gitelman 综合征中噻嗪类敏感的电中性的 NaCl 协同转运蛋白基因(NCCT)的失活性突变是肾脏选择性镁丢失及低镁血症的原因。

低镁血症与异常的镁尿相关时,被报道是常染色体显性遗传,孤立性家族性低镁血症综合征似乎是由 11q23 的 FXYD2 基因突变,FXYD2 基因编码远曲小管基底外侧膜 Na^+/K^+-ATP 酶的 γ 亚单位,后者调节 Na^+/K^+-ATP 酶的活性,通过改变远曲小管上皮的 Na^+、K^+ 成分及膜电位,影响 Mg^{2+} 的重吸收。

1.临床表现

低镁血症特定的临床表现可能会因为伴随而来的低钾和低钙血症而不易察觉。中到重度的低镁血症临床表现包括全身无力,神经肌肉节点的高反应性即反射亢进,手足痉挛,惊厥,震颤以及少见的手足搐搦。心脏的表现包括 QT 间期延长和 ST 段压低。室性心律失常和洋地黄中毒也易出现。镁缺乏在抽搐和心律失常临床进展中的作用已被这些情况下使用镁治疗的效果所证明。有妊娠高血压的孕妇,镁的静脉输注比苯巴比妥能更加有效用地预防惊厥发作。在急性心肌梗死合并低镁血症的患者中,镁的正常可减少心律失常的发生。

镁缺乏可以与低钙血症(PTH 释放的减少及终末器官反应性的减弱)和低钾血症(尿液丢失)相关。此外,细胞内的钾离子通常是减少的。镁离子不足可构成血管危险因素,对于孕妇和孩子也是危险因素。

中度镁缺乏的诊断并不简单,因为临床表现常被忽略,血清镁离子水平可能反映的是机体的镁的情况。严重的镁缺乏与低镁血症相关。

2.治疗

镁缺乏可给予镁盐治疗。硫酸镁通常被用于渗透性治疗,每天 1500～3000mg(150～300mg 元素镁)。多种镁盐可用于口服治疗,包括氧化镁、氢氧化镁、硫酸镁、乳酸镁、氯化镁、碳酸镁及吡酮酸镁。口服镁盐通常不耐受,至少高剂量情况下如此。以上所有可能导致胃肠道的不适,特别是引起腹泻。

第六节 酸、碱平衡失调

一、正常酸碱平衡

(一)定义

机体的各种体液需维持适宜的酸碱度以维持正常的生理活动,酸碱状态是由机体自身细胞组织代谢产生的酸性和碱性物质来精细的调控以保持血浆中的 pH 在 7.35～7.45 之间,细胞内 pH 在 7.0～7.3 之间。这一调控由细胞内和细胞外的缓冲过程、肺的呼吸功能和肾脏的排泄功能共同调控完成。

(二)酸性物质的产生

机体酸性物质和碱性物质的主要来源是饮食的代谢产物。脂质和碳水化合物的代谢导致二氧化碳的产生,二氧化碳属于挥发性的酸性物质,每天大约产生 1500mmol。蛋白质代谢可产生氨基酸,氨基酸可经代谢形成不挥发的酸和碱。赖氨酸和精氨酸产生酸性的代谢产物,而谷氨酸和天冬氨酸以及有机阴离子如乙酸和柠檬酸的代谢产物则是碱性的。含硫氨基酸(蛋氨酸、半胱氨酸)可代谢产生硫酸,有机磷酸酯类可代谢产生磷酸。通常情况下,富含蛋白质和有机磷酸酯的动物类食物,主要提供的是酸性代谢产物;富含有机阴离子的植物类食物,主要提供的是碱性代谢产物。除了由食物产生的酸和碱,机体每天会有少量的有机酸产生,包括乙酸、乳酸和丙酮酸。少量的酸性物质也可由碱的排泄产生。在正常的内环境下,每天非挥发性酸产物量为每公斤体重 1mmol 氢离子。

二、pH 的调控

(一)调控 pH 的缓冲系统

细胞内和细胞外的缓冲体系中血液内存在一定比例的酸碱物质在机体内能把体内过剩的酸和碱消除以维持机体 pH 在正常范围内。最重要的缓冲系统是碳酸氢盐离子和二氧化碳。在缓冲系统中,二氧化碳浓度通过呼吸维持在恒定的水平。酸(HA)的增加可以导致碳酸氢盐转换为二氧化碳,这一转变是根据 $HA+NaHCO_3 \rightarrow NaA+H_2O+CO_2$ 的反应。HCO_3^- 是消耗的,但是二氧化碳浓度并无改变,这是因为二氧化碳水平能通过呼吸维持。最后的结果是酸的负荷被缓冲,pH 的改变保持在最小限度。

HCO_3-CO_2 的缓冲系统是细胞外液中最重要的缓冲系统,其他如血浆蛋白和磷酸盐离子的缓冲也参与到维持 pH 稳定的过程中。当代谢性酸中毒时,骨骼系统成为主要的缓冲来源,因为酸诱导的骨组织的溶解释放碱性钙盐和 HCO_3^- 至细胞外液。慢性代谢性酸中毒可导致软骨病和骨质疏松。钙的释放可导致高钙尿症,并且可能导致肾结石。细胞内液中,pH 是由细胞内的缓冲物维持,例如血红蛋白,细胞蛋白,有机磷酸酯类复合物,HCO_3^- 及 HCO_3^--CO_2

机制可以转运酸和碱出入细胞。

(二)呼吸系统对 pH 的调节

机体中酸碱物质的排出是通过肺和肾。肺调控二氧化碳分压($PaCO_2$),肾脏调控血碳酸氢盐浓度。尽管 HCO_3^--CO_2 缓冲系统不是唯一的使所有的细胞外酸碱处于平衡状态的缓冲机制,但因为碳酸氢盐浓度比其他缓冲物多很多,HCO_3^--CO_2 缓冲系统可以轻易地掩盖其他缓冲系统效应以稳定机体的 pH。

肺可以通过肺泡通气维持 pH,肺泡通气量可以改变二氧化碳排出的速度而控制动脉血二氧化碳分压($PaCO_2$)。全身性酸中毒刺激呼吸中枢,导致呼吸动力的增加,从而减少 $PaCO_2$。作为全身酸中毒的结果,血 pH 的降低小于缺乏呼吸系统补偿时的值。如果 $PaCO_2$ 分数的改变与血清碳酸氢离子浓度相似,血 pH 不会改变。然而,呼吸补偿很少可以纠正血 pH,因此 $PaCO_2$ 的分数改变要小于血清碳酸氢离子浓度的改变。数量上,正常代谢性酸中毒的呼吸反应是碳酸氢离子浓度每降低 1mmol/L,$PaCO_2$ 降低 1.2mmHg;代谢性碱中毒时,碳酸氢根离子在基线上每上升 1mmol,$PaCO_2$ 平均上升 0.7mmHg。

(三)肾脏对 pH 的调节

细胞内和细胞外的缓冲系统和呼吸排出 $PaCO_2$ 可以帮助维持酸碱平衡,但是肾脏在酸碱稳态中起着至关重要的作用。肾脏通常产生足够的净酸排泄(NAE)来平衡非挥发性正常代谢的酸性产物。NAE 有三个组成成分,可滴定酸/氨基盐及碳酸氢盐,用如下的公式计算:

$$NAE = U_{Am}V + U_{TA}V - U_{HCO_3^-}V$$

其中 $U_{Am}V$ 是氨基盐排泄的速度,$U_{TA}V$ 是可滴定酸排泄的速度,$U_{HCO_3^-}V$ 是碳酸氢根离子的排泄速度。在基础状态,接近 40% 的 NAE 是用来形成可滴定酸的,60% 是用来形成氨(NH_3);尿的碳酸氢盐浓度和排泄在正常状态下基本上是零。当酸性代谢产物增加时,酸排泄的增加几乎完全是由于 NH_4^+ 的排泄导致。

1.氢和碳酸氢根离子肾脏转运机制

(1)肾小球:肾脏通常不被认为参与到酸碱的调节。然而,肾小球滤过碳酸氢根离子的量等于血碳酸氢根离子浓度乘以肾小球滤过率(CFR)。在正常内环境下,碳酸氢根离子的滤过负荷平均每天约 4000mmol。正常的酸碱代谢需要这一碳酸氢盐滤过的重吸收及产生"新的"碳酸氢盐:后续再补充碳酸氢盐及其他碱性缓冲物会被可滴定的等内生性的酸性产物中和。从防止或纠正酸中毒的角度看,GFR 并未调控改变酸碱平衡,因此对酸碱代谢并无作用。

(2)近端小管:近端小管重吸收约 80% 碳酸氢根滤过量。此外,通过滴定使小管腔内 pH 从 7.4 降至 6.7,大多数磷酸盐,主要形式的可滴定酸被滴定为其酸性形式。最后,氨合成可以在近端小管中发生。

小管吸收碳酸氢根离子的过程被氢离子穿膜调节。这一氢离子的分泌在电化学梯度帮助氢离子从管腔移至细胞时是活跃的。两种机制调节活跃的顶端氢离子分泌。接近三分之二通过顶端膜发生 Na^+-H^+ 逆向转运 NHE3。这一蛋白通过内向的钠离子梯度促使氢离子分泌。此 Na^+-H^+ 交换是 1:1 的并且是电中性的。与 Na^+-H^+ 逆转运平行的是顶端膜的 H^+-ATP 酶,调控接近三分之一的基底近端小管碳酸氢盐的吸收。

这些氢离子转运蛋白在细胞内产生碱,这些转运蛋白的排出需要穿过基底膜外侧从而影响经上皮细胞转运,主要通过基底外侧的 Na^+-HCO_3^--CO_3^{2-}-转运蛋白发生。因为这种蛋白质转运相当于两个净负电荷,基底外侧 Na^+-K^+-$ATPase$ 产生的细胞负电压提供了强大的基质外流驱动力。该转运体在可不耗能情况下将钠离子转运出细胞。Na^+-$3HCO_3$ 转运体 NBCl 被 SLC_4A 基因编码,调控大部分的近端小管基底膜的基本转运。

碳酸酐酶 II 存在于近曲小管细胞质内,碳酸酐酶 IV 存在于顶端及基底外侧膜上。碳酸酐酶(碳酸盐脱水酶)在近端小管有着一系列的功能。顶端膜碳酸酐酶可分泌氢离子使之与碳酸氢根离子反应,形成碳酸,碳酸可快速分解为二氧化碳和水,水可通过顶端质膜弥散入细胞内。这里的过程是相反的,通过细胞质内碳酸酐酶,产生细胞内的氢离子和碳酸氢根离子。这一过程产生的氢离子可以"补充"穿过顶端膜的分泌的氢离子,使得碳酸氢根离子从管腔内转运至细胞质内的净移动。如前所述,此细胞内的碳酸氢根离子会被分泌,而此分泌是要穿过基底质膜的。

(3)髓袢的升支粗段:小管液到达远端小管始端时,pH 与血碳酸氢根离子与近端小管末端的液体是类似的。髓袢是水排出的重要位置,保持恒定的血碳酸氢根离子浓度,需要重吸收碳酸氢根离子。碳酸氢根离子主要的重吸收场所是在髓袢升支粗段(TAL),其重吸收机制与近端小管相似。顶端膜的大多数氢离子分泌是由 Na^+-H^+ 逆向转运体 NHE3 调控的。正如在近端小管中,细胞内的低的钠离子浓度主要是由基底膜的 Na^+-K^+-ATP 酶维持的。碱性物质穿过基底膜向外流出是由 Cl^--HCO_3^- 交换体和 Na^+-HCO_3^--CO_3^{2-} 协同转运蛋白调控的。这些细胞也拥有 H^+-ATP 酶。此泵在这一阶段的整体的酸化作用尚未明确。

(4)远端肾单位:几乎 80% 的滤过的碳酸氢根离子被近端小管重吸收,剩下的大多数在髓袢升支粗段被吸收。远端肾单位的作用是重吸收剩下的 5% 的滤过的碳酸氢根离子。此外,远端肾单位定会分泌一定量的氢离子,这个量与系统代谢产生的相等,用以维持酸碱平衡。

远端肾单位再被细分为数个不同的部分,这些部分在解剖和酸的分泌特性上均有不同。这些段中的大部分运输氢离子和碳酸氢根离子进入小管液,但是主要的节段似乎是在集合管。集合管的部分包括皮质集合管(CCD),外部的髓质集合管及内部的髓质集合管。在 CCD 中有两种不同的细胞类型,从组织结构上便可加以区分:主细胞和闰细胞(IC)。主细胞重吸收钠离子,分泌钾离子,根据慢性酸、碱的状态,CCD 可以分泌氢离子或者碳酸氢根离子。这些功能被两种类型的 IC 细胞调控:分泌酸的 α-闰细胞及分泌碱的 β-闰细胞。两种 IC 细胞的类型都富含碳酸酐酶 II 。

远端肾单位重吸收碳酸氢根离子被顶端的 α-闰细胞氢离子的分泌调控。有两种转运蛋白分泌氢离子:一种有液泡的 H^+-ATP 酶和 H^+-K^+-ATP 酶。有液泡的 H^+-ATP 酶是与 H^+ 有关的生电泵,存在于溶酶体、高尔基复合体和内质网内。H^+-K^+-ATP 酶从 ATP 中获得能量来分泌 H^+ 进入管腔内,并且重吸收钾离子,使得保持电中性。活动的 H^+-K^+-ATP 酶增加钾离子的消耗,从而提供了一种机制,通过这种机制,钾离子的消耗提高了集合管氢离子的分泌以及钾离子的重吸收。

顶端膜的氢离子分泌活跃产生细胞内碱,此碱必须排出基底膜。基底侧的 Cl^--HCO_3^- 转运体是碱排出的机制。氯离子进入细胞内,与此同时碳酸氢根离子通过基底膜的氯离子电通道排出细胞外。

分泌碳酸氢根离子 β-闰细胞是 α-闰细胞的镜像。其在基底膜上拥有 H^+-ATP 酶,这可以调节氢离子的排出。细胞内产生的碱排出是在顶端膜上的 Cl^--HCO_3^- 转运体发生的。这一 Cl^--HCO_3^- 转运体功能与 α-闰细胞上基底侧的功能或者腔膜的上皮细胞的氯离子通道的 Cl^--HCO_3^- 转运体功能是不同的。$SLC_{26}A_4$ 蛋白是肾脏 β-闰细胞上的顶端膜 Cl^--HCO_3^- 转运体的家族成员。

其他的皮质集合管的细胞类型是主细胞,可以调控酸碱转运,尽管是间接调控。主细胞调控带电荷钠离子的重吸收使得管腔内呈净的负电荷。这种净负电荷越大,氢离子分泌的电化学梯度就越大,因此净的氢离子分泌的比率就越大。

髓质的集合管仅拥有分泌氢离子的机制。这一氢离子分泌由 α-闰细胞调控,也可以由形态学上与 IC 细胞不同,功能却相似的细胞调控。

2.净酸排泄(NAE)

肾脏为了产生 NAE,必须重吸收滤过的碳酸氢根离子及排泄可滴定酸和氨。一些弱酸,如磷酸盐、肌酐及尿酸在肾小球被滤过,并且能够缓冲分泌的氢离子。在这些弱酸中,磷酸盐是最重要的,因为其有利的 pH 是 6.8,其尿排泄率相对较高(25～30mmol/d)。然而,磷酸盐缓冲氢离子的能力在 pH 为 5.8 时是最大的,酸碱平衡紊乱则通常不会导致尿的磷酸盐排泄大量改变。其他可滴定的酸,比如肌酐和尿酸,被其较低的排泄率限制,此排泄率不会在酸碱平衡紊乱时有巨大的变化。可滴定酸的排泄是在代谢性酸中毒时净酸排泄升高中的一小部分。

3.氨代谢

数量上,NAE 最重要的部分是 NH_3/NH_4^+ 系统。与可滴定酸不同,氨的产生和排泄因生理需要量的不同而不同。在正常的情况下,氨的排泄占总 NAE 的约 60%,在慢性代谢性酸中毒中,几乎整个 NAE 的增加都是由 NH_3 代谢的增加导致的。氨的代谢牵涉到近端小管、TAL 及集合管的相互影响。

近端小管是氨合成和分泌的场所。氨在近端小管合成,主要是通过谷氨酸代谢过程中酶的催化,其中磷酸烯醇丙酮酸羧激酶及磷酸盐依赖的谷氨酰胺酶是限速酶。这可以使得每一份谷氨酸盐离子可以产生两份铵离子(NH_4^+)和两份碳酸氢根离子。氨会优先分泌到管腔内,此管腔分泌的主要机制大概是铵离子通过顶端的 Na^+-H^+ 逆向转运。

代谢性酸中毒可提高骨骼、肌肉及小肠细胞的谷氨酸盐的动员。谷氨酸盐优先经由 Na^+-H^+ 依赖的谷氨酰胺转运蛋白 SNAT 通过近端小管细胞。这一转运蛋白是钠离子耦合的中性氨基酸转运体 SCL38 基因家族中的一员。SNAT3 的表达在代谢性酸中毒时会增加数倍,其优先表达于细胞的基底外侧表面,而基底外侧表面可能是谷氨酸盐吸收的场所。血浆皮质醇的升高伴随着代谢性酸中毒,在这一转运蛋白的上调中起着一定的作用。代谢性酸中毒也可以引起磷酸激活的谷氨酰胺酶和谷氨酸脱氢酶表达与活性的升高。

大多数氨离开近端小管后不会回到远端小管,因此会有氨的转运载体从髓袢中出来。这一氨的转运蛋白主要发生在 TAL.至少由三种机制调控。第一种,腔内正电压给 NH_4^+ 转运体被动转运出 TAL 提供动力。第二种,NH_4^+ 可以通过呋塞米敏感的 Na^+-K^+-$2Cl^-$ 转运体被转运至腔外。第三种，NH_4^+ 能穿过基底外侧膜的 TAL 细胞的钾离子通道离开腔内。而 NH_4^+ 之后是如何穿过细胞外侧基底膜离开细胞的则是未知的。

此外，氨由集合管分泌。尽管传统的观念认为 NH_3/NH_4^+ 随后可以通过由腔内酸性的 pH 值驱动的非离子扩散进入集合管，越来越多的证据表明，非红系的糖蛋白 Rhbg 及 Rhcg 可能与集合管氨的分泌有关。

基于以上讨论，氨的排泄可以被三种机制调控。第一，氨在近端小管的合成可以被调控。慢性酸中毒及低钾血症可提高氨的合成，而高钾血症则抑制氨的合成。第二，氨从近端小管转运至髓间质可以被调控。慢性代谢性酸中毒可使得 NHE3 和髓袢 $Na^+-K^+-2Cl^-$ 共同转运体的表达升高。高钾血症可以抑制 NH_4^+ 从 TAL 的重吸收。这可以解释高钾性远端肾小管酸中毒中出现低的泌尿系的 NH_4^+ 浓度（高钾血症减少氨的合成除外）。此外，任何破坏肾脏髓质解剖结构的间质肾脏疾病可能会降低髓间质的 NH_3/NH_4^+ 的浓度。第三，调控集合管氢离子分泌或者氨转运体表达的机制可以调控氨进入集合管以及氨的排出。重要的是，主要机制需要整合新的蛋白来使氨的生成及氨的转运体增多。因此，氨排泄的改变可能会被延迟，肾脏对慢性代谢性酸中毒的最大调控反应可能要 4～7 天后才会出现。

4.肾脏酸化调控

酸碱平衡的调控需要一个整体的系统，这一系统可以精确的调控近端小管的 $H^+-HCO_3^-$ 转运体，远端肾单位的 $H^+-HCO_3^-$ 转运体及氨的合成和转运蛋白。

(1)血 pH：酸碱平衡的调控需要净氢离子的排泄在酸中毒的状态下升高，在碱中毒的状态下降低。这一调控的形式包括急性的和慢性的机制。在近端小管中，急性的血液 pH 的降低可以升高碳酸氢根离子吸收的比例，急性的血 pH 的升高则抑制碳酸氢根离子的吸收。这些碳酸氢根离子吸收比例的转变发生在由 $PaCO_2$ 或者血碳酸氢根离子浓度改变引起的 pH 的变化时。相似地，在集合管中，血碳酸氢根离子浓度的改变及 pH 可以调控氢离子的分泌。

除了急性的调控，也存在慢性的调控机制。慢性的酸中毒或者碱中毒可以引起与近端肾小管顶端膜 Na^+-H^+ 逆转运蛋白及基底外侧膜 $Na^+-HCO_3^--CO_3^{2-}$ 协同转运蛋白活性平行的改变。代谢性酸中毒通过直接的 pH 效应及磷酸化作用急剧的升高 NHE3 的动能；慢性的酸中毒可以使 NHE3 转运体的数量增多。此外，慢性酸中毒可以通过提高氨代谢所涉及的酶的活性而使近端小管氨的合成增加。

CCD 也由慢性的酸碱的改变所调整。长期的饮食中酸含量的增加使得氢离子的分泌增多，而长期的饮食中碱的增多则使得碳酸氢根离子的分泌能力增强。这一效应被 α 和 β 闰细胞的相对数的改变所调控。例如，在代谢性酸中毒中，α-闰细胞增加而 β-闰细胞则减少，IC 细胞总数不变。近来有证据表明，细胞外蛋白 hensin 可能参与主要 IC 细胞类型的转换。

(2)盐皮质激素与小管远端钠转运：盐皮质激素是远端肾单位和集合管氢离子分泌的关键调节因素。其中涉及两种机制。第一种，盐皮质激素刺激钠离子在 CCD 主细胞的吸收。这使得腔内负电压更大，从而刺激氢离子分泌。这一机制是间接的，因为其需要钠离子及钠离子转运体的存在。第二种机制是通过盐皮质激素直接激活氢离子的分泌。这一作用是慢性的，需要长时间的暴露，并且存在与之平行的顶端膜上 $H^+-ATPase$ 和基底外侧膜 Cl^--HCO_3 交换器活性的增强。

(3)血浆容量:血浆容量的改变对于酸碱平衡有着重要影响。这一影响与一系列影响因子有关。首先,容量收缩与 GFR 相关,可以降低碳酸氢根离子的滤过负荷,减少位于小管的负荷从而维持 NAE。其次,容量收缩也可以急剧的降低肾小管细胞旁通透性。这将会降低细胞周围碳酸氢根离子的回漏,因此提高近端肾小管净的碳酸氢盐重吸收。第三,慢性的容量收缩与近端小管顶端膜的 Na^+-H^+ 逆转运体 NHE3 的活动的适应性增加有关。因为这一转运体参与了碳酸氢钠和氯化钠的吸收,这些物质的容量都会在慢性的容量收缩中增加。进一步讲,容量收缩限制了氯化物的远端转运。在慢性代谢性酸中毒中,CCD 为碳酸氢根离子分泌做准备。然而,集合管的碳酸氢根离子分泌需要管腔内的氯离子并且会被氯离子缺乏所抑制。

(4)钾:钾缺乏与肾脏 NAE 的升高息息相关。这一影响是多因素的。首先,慢性的钾离子缺乏使近端小管顶端膜 Na^+-H^+ 逆转运体和 Na^+-HCO_3-CO_3^{2-} 协同转运蛋白活性增加。这一效应与慢性酸中毒类似,可能由细胞内酸中毒引起。慢性钾离子缺乏导致集合管氢离子分泌的增加,这似乎与顶端膜 H^+-K^+-ATPase 活性的增强有关。此效应使得集合管中氢离子分泌的比例与钾离子重吸收的比例增高。此外,氨的产生是由低钾血症刺激,对于集合管的氢离子分泌有直接刺激作用。平衡这些效应的机制是钾离子的缺乏可减少醛固酮的分泌,可抑制远端的酸化作用。因此,在正常个体中,钾离子缺乏是酸碱平衡中的微小变化。然而,在不可被抑制的盐皮质激素分泌的疾病患者中(如高醛固酮症、库欣综合征),钾离子缺乏可大幅度刺激肾脏酸化作用,并引起明显的代谢性碱中毒。

高钾血症似乎与肾脏酸化作用起着相反的效应。高钾血症最显著的效应是近端小管氨合成的抑制及氨在髓袢的吸收,导致尿中氨的排泄处于低水平。这促成了高血钾的远端(第 Ⅳ 型)肾小管酸中毒患者出现代谢性酸中毒。

三、代谢性酸中毒

代谢性酸中毒定义为动脉血低 pH 值合并血清碳酸氢根(HCO_3^-)减少。呼吸代偿将引起动脉血二氧化碳分压($PaCO_2$)减低。仅凭血清碳酸氢根(HCO_3^-)减少不能诊断代谢性酸中毒,因为慢性呼吸性碱中毒使肾脏代偿也可引起该变化。测量动脉血 pH 可鉴别上述两种原因。

在代谢性酸中毒诊断明确后,检查患者的第一步就是计算血清阴离子间隙。阴离子间隙等于血浆中主要阳离子:钠离子(Na^+)和主要测得阴离子:氯离子和碳酸氢根离子(Cl^-、HCO_3^-)间的差值,通过以下公式计算阴离子间隙:$[Na^+]$-$([Cl^-]+[HCO_3^-])$。

在正常机体中,阴离子间隙的正常值约(12 ± 2)mmol/L。因为许多未测量阴离子与白蛋白结合,所以当血清白蛋白每低于正常值 1g/dL,正常阴离子间隙就要减少约 4mmol/L。阴离子和阳离子的总和必须相等,所以血清 HCO_3^- 浓度的减少需由其他阴离子浓度的增加来抵消。若伴随过剩 H^+ 的是 Cl^-,那么血清$[HCO_3^-]$的减少就会伴随等值的血清$[Cl^-]$增加。这样的酸中毒被称为"正常阴离子间隙性酸中毒"或"非阴离子间隙性酸中毒"或高氯血症性代谢性酸中毒。相反,若伴随过剩 H^+ 的阴离子不是 Cl^-,那么血清$[HCO_3^-]$的减少就由未测量阴离子浓度的升高来平衡,$[Cl^-]$维持不变。这样的酸中毒被称为"高阴离子间隙性代谢性酸中毒"或"阴离子间隙性代谢性酸中毒"。

由于测量血清 Na^+ 和 Cl^- 方法的变化,阴离子间隙的正常范围倾向于随时间延长而减低。测量 Na^+ 的火焰光度法和测量 Cl^- 的比色法已被离子选择性电极所取代,该法测出的血清 Na^+ 值与前法基本相同,而测出的血清 Cl^- 值则偏高。所以在一些报告中阴离子间隙的正常值减低至 6mmol/L。发现这一变化后,一些实验室调节了 Cl^- 测量的校准设定点从而使得阴离子间隙的正常范围回到 $(12+2)$ mmol/L。临床医师需注意平均阴离子间隙的正常范围在不同机构间是存在差异的。

酸性尿不一定提示净泌酸增加。若肾脏氨代谢被抑制,如慢性高钾血症时,远端肾单位中作为缓冲碱的氨减少,小量的 H^+ 排泄就可导致尿液显著酸化。在这种情况下,虽然尿为酸性,但因为泌氨少,所以尿净排酸是低的。同样的,碱性尿也不一定表示肾酸化功能缺陷。当氨代谢被激活时,由于氨的缓冲作用,远端肾单位大量分泌 H^+ 而尿仍可为碱性。

(一)肾源性代谢性酸中毒

1.近端小管性酸中毒(Ⅱ型)

正常情况下,80%~90%滤过的 HCO_3^- 在近端小管被重吸收。近端小管性酸中毒时(Ⅱ型 RTA),近端小管重吸收滤过的碳酸氢根离子能力减低。当血清碳酸氢根离子浓度正常或接近正常时,肾小球滤过的碳酸氢根离子的量将超过肾小管能重吸收的量,此时,运输至髓袢和远端肾单位的碳酸氢根离子量也将超出其重吸收能力,导致尿中出现一些滤过的碳酸氢根离子,其结果是血清 $[HCO_3^-]$ 降低,最终肾小球滤过碳酸氢根负荷降至近端小管可充分重吸收的范围,使得运输至髓袢和远端肾单位的碳酸氢根离子也在其重吸收能力范围内,此时尿中不再丢失碳酸氢根,净泌酸正常化,血清 $[HCO_3^-]$ 重新到达到一个较正常值低的稳态。

近端小管性酸中毒时会出现低钾血症。肾脏丢失 $NaHCO_3$ 将导致血管内容量耗竭,激活肾素-血管紧张素-醛固酮系统。因为近端小管重吸收 $NaHCO_3$ 障碍,运输至远端的 Na^+ 增加,相关的高醛固酮血症和远端肾单位重吸收 Na^+ 增加将导致 K^+ 排泄也随之增加。在稳态情况下,全部滤过的 HCO_3^- 都被近端和远端肾单位重吸收,肾脏丢失钾减少,低钾血症程度减轻。

近端小管酸中毒可以单独的酸化障碍形式出现,但Ⅱ型多以广泛的近端小管功能障碍的形式出现(Fanconi 综合征)。除 HCO_3^- 重吸收减少外,Fanconi 综合征的患者同时还有葡萄糖、磷、氨基酸、低分子量蛋白的重吸收障碍。许多遗传性和后天获得性疾病与 Fanconi 综合征及近端小管酸中毒的发生有关。儿童中最常见的遗传性病因是胱氨酸贮积症。许多成年 Fancom 综合征患者有后天获得性潜在的异常蛋白血症,如多发性骨髓瘤。

这些患者中常伴有骨骼异常。Fancom 综合征时,因肾脏丢失磷引起慢性低磷血症,可出现骨软化。这些患者同时可能还有活性维生素 D 不足,因为他们的近端小管不能将 25-羟维生素 D_3 转化为 1,25-二羟维生素 D。

与远端小管酸中毒不同,近端小管酸中毒与肾结石及肾脏钙质沉着无关。一个例外就是使用了托吡酯的情况,托吡酯是一种被广泛使用的治疗多种神经及代谢障碍的抗癫痫药,它可以抑制肾脏碳酸酐酶,引起类似于乙酰唑胺所致的近端小管酸化障碍,它也与低柠檬酸盐尿、高钙尿及尿 pH 升高有关,导致肾结石病风险增加。

当患者出现正常阴离子间隙性酸中毒及低钾血症,同时肾脏在稳态下可将尿液酸化至 5.5 以下时应怀疑患者有近端小管性酸中毒。近端小管功能不全,如正常血糖性糖尿、低磷血症、低尿酸血症及中度蛋白尿,可协助诊断近端小管性酸中毒。UAG 为正值,提示净泌酸无增加。

近端小管酸中毒的治疗较困难。补碱将增加血清[HCO_3^-],导致尿碳酸氢根丢失增加,反过来限制了血清[HCO-]增加的幅度。而且远端小管钠负荷增加及循环醛固酮水平升高导致肾丢失钾增加和低钾血症加重,结果是需要补充大量的常以钾盐形式存在的碱来预防低钾血症的加重。儿童近端小管酸中毒患者需予以激进的治疗使其血清[HCO_3^-]正常来尽量减轻发育延迟。这些患儿可能需大量的碱来进行治疗,一般约 5～15mmol/(kg·d)。

成年近端小管酸中毒患者则一般不需像儿童那样进行激进的治疗,因为他们一般都没有系统性的代谢异常或骨骼疾病。许多临床医师在患者血清[HCO_3^-]低于 18mmol/L 时予以补碱治疗来预防严重酸中毒。更激进的使血清[HCO_3^-]水平正常化的治疗是否有益还不明确。但是,成人治疗所需的碱量更大,一个体重 70kg 的成年人约需 700～1000mmol/d,使得该疗法存在问题。

2.低钾型远端小管酸中毒(Ⅰ型)

与近端小管酸中毒不同,不管是在基础情况下或代谢性酸中毒时,远端小管酸中毒患者都不能酸化尿液。Ⅰ型肾小管型酸中毒是由远端肾单位净泌 H^+ 减少致尿中持续性碳酸氢根丢失,阻碍尿液酸化,所以使尿中可滴定酸及尿氨分泌减少。结果是这些患者的净泌酸不能匹配内源性产酸,出现酸累积。接着出现的代谢性酸中毒将刺激骨基质重吸收,释放骨中的钙碱盐。长期可导致成年人进行性骨质减少及儿童骨软化。

远端小管性酸中毒可由 H^+ 分泌受损(分泌缺陷)或远端小管渗透性异常(梯度缺陷)引起,可能为遗传性或获得性。一些特殊的药物,特别是两性霉素 B,可致蛋白从顶端细胞膜漏出增多,导致梯度缺陷型远端小管酸中毒。对分泌缺陷的患者来说,集合管泌 H^+ 相关的任一蛋白异常都可导致患者不能将尿液酸化至 pH5.5 以下。一些患者单独存在 H^+-K^+-ATPase 缺陷,导致泌 H^+ 及重吸收 K^+ 障碍。局限于空泡型 H^+-ATPase 的缺陷也可导致肾脏钾丢失。系统性酸中毒将减少近端小管净液体重吸收,转运至远端小管液体量增多,导致血容量减少,肾素-血管紧张素-醛固酮(RAS)系统激活。运输至远端小管的 Na^+ 增多及循环醛固酮浓度升高导致肾脏泌钾增加。基底膜侧阴离子交换体(AEl)缺陷也可导致远端小管酸中毒。在这种情况下,基底膜侧 HCO_3^- 通道缺失,导致细胞内碱化,抑制顶端质子泵分泌。

远端小管酸中毒患者泌氨率低。泌氨减少是由于集合管腔内液体 pH 值无法降低,使得氨不能被潴留于管腔内所致。此外,还常有由间质疾病所致髓质运氨障碍。这些患者中常出现间质疾病的原因包括相关的潜在疾病,肾钙质沉着以及低钾血症诱导肾间质纤维化。

与近端小管酸中毒不同,远端小管酸中毒常有肾结石和肾钙质沉着。尿钙排泄高是继发于酸中毒诱导的骨矿物溶解。管腔碱化也会抑制钙的重吸收,导致尿钙排泄进一步增加。在碱性情况下,钙磷溶解度也将大大减低,使得钙磷结石形成加速。而尿柠檬酸分泌减低也进一步促进了结石的形成。柠檬酸将代谢为 HCO_3^-,代谢性酸中毒将促进肾脏重吸收柠檬酸,进而减轻代谢性酸中毒的严重程度。尿柠檬酸也会与尿钙相螯合,降低离子钙的浓度。所以,远端小管代谢性酸中毒所致的慢性代谢性酸中毒中降低的柠檬酸排泄将进一步促进肾结石和肾钙质沉积。

不论为特发性或遗传性，远端小管性酸中毒可能为一原发性疾病，但它常与系统性疾病一起出现，其中一个最常见的就是 Sjogren 综合征。高 γ-球蛋白血症、药物及毒素也可引起远端小管性酸中毒。

一个常见的引起获得性远端小管酸中毒的病因是胶水和颜料的吸入。吸入模型胶烟雾、喷漆及油漆稀释剂中的甲苯可通过不同机制引起低钾正常阴离子间隙性酸中毒。首先，甲苯抑制集合管质子泵分泌。其次，甲苯的代谢可产生有机酸如马尿酸及苯甲酸。它们由碳酸氢钠缓冲，产生代谢性酸中毒及马尿酸钠，苯甲酸钠。若血容量正常，这些盐将很快从尿中分泌，产生非阴离子间隙性代谢性酸中毒。若血容量减低，尿分泌减少，这些盐将累积起来，产生阴离子间隙性代谢性酸中毒。

若非阴离子间隙性代谢性酸中毒患者合并低钾血症，且不能最大程度的降低尿 pH，那么需考虑远端小管酸中毒。系统性酸中毒患者尿 pH 大于 5.5 提示可能为远端小管酸中毒，若还有 UAG 值为正的情况则可以确定。依据远端小管酸中毒持续时间，代谢性酸中毒可为中到重度，血清[HCO_3^-]低至 10mmol/L。尿钾丢失导致低钾血症的产生。严重低钾血症（<2.5mmol/L）可能导致骨骼肌无力和肾源性尿崩症。后者是因为低钾血症可减少集合管水通道蛋白 2（AQP2）的表达，使尿浓缩能力减弱而出现尿崩。腹部 B 超可发现肾钙质沉着。

对于血 pH 和血浆[HCO_3^-]改变很小的患者，测试尿酸化功能是必要的。该测试一般是用口服 NH4Cl 来引起代谢性酸中毒，再通过连续测试尿 pH 来评估肾脏的反应。许多患者因胃刺激、恶心、呕吐而不能耐受口服 NH4Cl。另一个测试远端小管酸化能力的方法为同时给予呋塞米和盐皮质激素氟氢可的松。运输至远端小管的 Na^+ 增加和盐皮质激素的共同作用会刺激远端小管 H^+ 分泌，该效应是通过增加管腔负电性和直接刺激 H^+ 分泌起作用的。正常人在任一刺激下都会将尿 pH 值降低至 5.5 以下。

通过补充比每日产酸量稍多的碱，一般为 1～2mmol/(kg·d)，纠正远端小管酸中毒中的代谢性酸中毒。在严重低钾的患者中，使用碳酸氢盐纠正酸中毒，特别是像碳酸氢钠这样的钠碱盐可使血钾浓度降至危险的水平。在这种情况下，纠正酸中毒之前要先补钾。总的来说，长期治疗远端小管性酸中毒需结合钠碱盐和钾碱盐。对因远端小管酸中毒所致反复出现肾结石的患者来说，治疗酸中毒可增加尿柠檬酸排泄，减慢结石进一步形成，甚至可能使结石溶解。

3.高钾性远端肾小管酸中毒（Ⅳ型）

Ⅳ型远端小管酸中毒特征为远端肾单位功能不全，导致肾泌 H^+ 和泌 K^+ 能力受损，引起高氯性正常阴离子间隙酸中毒及高钾血症。该综合征最常与中至重度肾功能损害一起出现，但高钾血症及酸中毒严重程度与肾小球滤过率（GFR）降低程度不成比例。Ⅳ型远端小管酸中毒也是更常见的酸中毒类型，尤其是在成年人中。

高钾性远端小管酸中毒是由循环醛固酮不足或皮质集合管（CCD）功能异常所致，它也可与高钾血症有关。不管是哪种情况所致，均存在远端小管泌氢障碍。主细胞 Na^+ 重吸收受损导致 CCD 管腔负电性减低，使得远端小管向管腔内泌氢的驱动力减小，出现远端小管酸化障碍。当醛固酮直接促 H^+ 分泌作用丢失或泌氢细胞异常时，该段小管及髓质集合管的泌氢功能将进一步受损。

CCD 管腔负电性减低的一个结果是肾脏泌钾功能受损。此外，CCD 原发的转运异常也使 K^+ 分泌受损。高钾血症通过减少尿中可作为缓冲的氨来进一步加重远端小管酸化障碍。一些研究显示高钾血症本身，因其对氨代谢的影响，就是Ⅳ型远端小管酸中毒发生的主要机制。典型的为 50～70 岁的有长期糖尿病史，GFR 中度减低的患者。血浆[HCO_3^-]通常在 18～22mmol/L 之间，血清[K^+]在 5.5～6.5mmol/L 之间。多数患者都没有症状，但偶尔高钾血症可严重到足以引起肌无力或心律失常。UAG 值为一个很小的正值，提示尿中泌氨很少。当该病是由盐皮质激素活性缺失引起时，患者尿 pH 常低于 5.5，反映氨缺乏的程度高于 H^+ 分泌不足的程度。在集合管结构损伤的患者中，尿可能为碱性，提示既存在泌氢障碍又存在尿泌氨减低。

Ⅳ型肾小管酸中毒的治疗包括对高钾血症和代谢性酸中毒的治疗。在许多患者中，血钾的降低就可同时纠正酸中毒。纠正高钾血症可使肾产氨增加，从而增加远端小管酸化的缓冲剂。这些患者的首要治疗就是停用任何可能影响醛固酮合成或其活性或肾脏泌钾功能的非必需药物。血管紧张素转化酶抑制剂和血管紧张素受体阻滞剂（ARBs）常因其对心血管疾病的获益和对慢性肾脏病患者（CKD）的肾脏保护作用而需要继续使用。在无高血压或容量超负荷的醛固酮缺失患者中，使用合成的盐皮质激素如氟氢可的松（0.1mg/d）可能是有效的。在高血压或容量超负荷的患者，特别是 CKD 患者中，使用噻嗪类利尿剂或袢利尿剂常是有效的。在 GFR 小于 30mL/min 的患者中需要使用袢利尿剂。噻嗪类利尿剂和袢利尿剂增加远端小管钠运输，从而刺激集合管 K^+ 和 H^+ 分泌。补碱（如 $NaHCO_3$）也可用来治疗酸中毒和高钾血症，但必须严密监测患者以避免容量超负荷和高血压的加重。

（二）慢性肾脏病中的肾小管酸中毒

CKD 中的代谢性酸中毒是由肾小管酸化功能障碍，不能排泄每日正常酸负荷所致。因为该病中剩余有功能的肾实质减少，剩余肾单位将适应性增加产氨和泌氢。虽然每个剩余肾单位的产氨都增加，但由于总肾实质减少，总产氨也是减少的。此外，由于髓质解剖结构异常，转运至髓质间质的氨也减少。降低尿液 pH 的能力保持不变，提示远端小管泌氢能力的损害少于泌氨能力的损害。然而从数量上来说，总泌氢量很小，酸性尿是由于尿中的缓冲碱很少所致的。UAG 为正值反映了尿中氨的缺乏。鉴别远端小管酸中毒和Ⅳ型远端小管酸中毒是存在困难的，因为这需由临床医师来判断代谢性酸中毒的严重程度是否与肾功能不全的严重程度不成比例。

当 GFR 低于 30mL/min 时，CKD 患者可能发生高氯性正常阴离子间隙代谢性酸中毒，合并正常血钾或中度高钾血症。当 CKD 进一步进展（GFR＜15mL/min）时，酸中毒可能转变为阴离子间隙性代谢性酸中毒，提示进行性的肾脏排泄磷，硫酸盐和各种有机酸功能下降。在这个阶段的酸中毒常被称为"尿毒症性酸中毒"。

纠正 CKD 患者的代谢性酸中毒是通过予以 $NaHCO_3$ 治疗来实现的，当 HCO_3^- 浓度低于 22mmol/L 时开始治疗，剂量为 0.5～1.5mmol/(kg·d)。在一些患者中可使用非钠柠檬酸盐来治疗。常联合使用袢利尿剂和补碱治疗以预防容量超负荷。若酸中毒对药物治疗无反应，则需要开始透析治疗。近期证据显示，CKD 患者的代谢性酸中毒需积极治疗，因为它与代谢性骨病有关且可能导致 CKD 患者消耗状态加速。

1.肾外原因所致代谢性酸中毒

(1)腹泻:胃以下的部位的肠道分泌较多 HCO_3^-。这种富含 HCO_3^- 的分泌液的加速丢失将导致代谢性酸中毒。结果产生的容量丢失使得肾脏增加 NaCl 重吸收,这与肠道 $NaHCO_3$ 丢失一起导致了正常阴离子间隙性代谢性酸中毒。肾脏对此的反应是增加泌氨以增加净泌酸。胃肠丢失钾所致的低钾血症及低血 pH 都将促进近端小管产氨。作为缓冲碱的氨的增加使得远端小管泌氢可以得到最大程度的增加。

肾外性正常阴离子间隙代谢性酸中毒中的尿泌氨增加导致了 UAG 为负值。尿 pH 可能是误导性的,在慢性腹泻中,尿 pH 值可能大于 6,因为这时肾脏泌氨大量增加,通过氨的缓冲作用使得尿 pH 升高。虽然病史可鉴别这两种可能性,但在一个偷偷滥用导泻剂的患者中病史可能并没有帮助,因为患者不会报告腹泻的症状。若考虑有这样的可能,则需进行结肠镜检查,以发现滥用导泻剂的特征性改变(如结肠黑变病)。

治疗腹泻相关的代谢性酸中毒是在治疗潜在的腹泻基础上进行的。若不能治疗腹泻,那么需进行可能包括钾碱盐的补碱治疗。

(2)回肠导管:在治疗神经源性膀胱或膀胱切除术后的患者中,通过手术将输尿管转位至回肠袋常被使用。该术式可能会很少见的引起高氯性正常阴离子间隙代谢性酸中毒。酸中毒部分是由肠道重吸收尿中的 NH4Cl 所致的。吸收的氨通过门静脉转运至肝脏代谢或代谢为尿素以预防发生氨性脑病。该代谢过程将消耗一定量的碳酸氢盐,产生代谢性酸中毒。尿中的 Cl^- 通过肠腔中的 Cl^--HCO_3^- 转运体与 HCO_3^- 交换也将导致代谢性酸中毒。在一些患者中,还可发生因肾盂肾炎或回肠高压力继发尿路梗阻引起的小管损伤导致肾脏酸化功能障碍,加重酸中毒的严重程度。

酸中毒的严重程度与尿液和肠道接触的时间及肠道暴露于尿液的总面积有关。在输尿管乙状结肠吻合的患者中,这些因素会增加,酸中毒也较回肠导管的患者更常见、更严重。行回肠导管的目的就是为了尽可能地减少尿液和肠道接触的面积。若输尿管转位术后的患者出现代谢性酸中毒,则应检查是否有回肠袢的梗阻,因为这可引起肠道表面和尿液接触的时间延长。

2.阴离子间隙性代谢性酸中毒

(1)乳酸酸中毒:乳酸是糖无氧代谢的终产物,是由丙酮酸和 NADH 在乳酸脱氢酶的作用下可逆性合成的,其过程如以下公式所示:

$$丙酮酸 + NADH^+H \longleftrightarrow 乳酸 + NAD$$

在正常情况下,该反应朝右进行,正常的乳酸与丙酮酸之比为 10:1。该代谢通路中的反应物是互相关联的,如下公式所示:

$$乳酸 = K[(丙酮酸)(NADH)(H)]/(NAD)$$

其中 K 为平衡常数。

在这种关系的基础上,可知乳酸会由于三种原因而增加。首先,乳酸可单由丙酮酸产生增多而增加。在这种情况下,正常的 10:1 的乳酸-丙酮酸比例是维持不变的。单独的丙酮酸产生增加可见于静脉输注葡萄糖,静脉输注肾上腺素和呼吸性碱中毒。这些情况下的乳酸只轻度升高,很少超过 5mmol/L。其次,乳酸可因 NADH-NAD^+ 比例升高而增加。在这种情况下，乳酸-丙酮酸比值会升高到一个很高的值。最后，乳酸可由丙酮酸产生增加合并 $NADH-NAD^+$ 比例升高而增加，这在严重乳酸酸中毒中常见。

只要有乳酸的产生和消耗不平衡就会出现乳酸酸中毒。非氯性阴离子乳酸的堆积引起阴离子间隙升高。乳酸产生增多可见于过度运动和癫痫大发作。这些情况下酸中毒一般持续时间短，若出现持续严重酸中毒则提示同时伴有乳酸消耗的障碍。

A 型乳酸酸中毒的特点是组织低灌注或急性缺氧，如低血压、败血症、急性组织低灌注、心肺衰竭、严重贫血、出血和一氧化碳中毒。B 型乳酸酸中毒则没有明显的低灌注或缺氧，如葡萄糖或乳酸的先天性代谢障碍、糖尿病、肝病、药物或毒物的作用、肿瘤。在临床实践中，许多患者常会同时存在 A 型和 B 型乳酸酸中毒的特点。

纠正乳酸酸中毒需治疗潜在疾病。若无法治疗潜在疾病，则需恢复组织灌注和供氧。治疗乳酸酸中毒患者中碱的使用还存在争议，一些实验模型和临床观察提示补充 HCO_3 可能抑制心脏功能，加重酸血症。此外，补碱治疗还可能导致容量超负荷、高钠血症及酸中毒缓解后的反跳性碱中毒。总之，当 pH 小于 7.1 时才应该开始补碱，因为此时的严重酸中毒很可能导致血流动力学的不稳定。在这些患者中，补碱的目标是将 pH 提升至 7.1 以上，而不应要求使 pH 或 $[HCO_3^-]$ 回到正常值。紧急的透析治疗一般对因组织低灌注引起的乳酸酸中毒无效。血液透析引起的血流动力学不稳定在这些极度虚弱的患者中可能加重潜在的组织供氧障碍。

（2）糖尿病酮症酸中毒：糖尿病酮症酸中毒是由乙酰乙酸和 β-羟丁酸堆积导致的，是胰岛素不足和胰高血糖素绝对或相对升高的结果。这些激素的变化导致脂肪组织脂肪动员增加以及使肝脏脂肪氧化将脂肪酸代谢成酮酸为主方向变化。此外，外周葡萄糖利用受损，肝脏糖异生被最大限度的激发，结果产生的高血糖将导致渗透性利尿和容量耗竭。

当肝脏酮酸产生超出肾脏酮酸排泄，导致血中酮酸浓度升高时就会产生酮症酸中毒。细胞外液 H^+ 聚积使得 HCO_3^- 浓度降低而酮酸阴离子浓度升高。在糖尿病酮症酸中毒患者中阴离子间隙性酸中毒更为常见，但也可有正常阴离子间隙性酸中毒。在酮症酸中毒的早期阶段，细胞外液容量基本正常时，产生的酮酸将快速以钠、钾盐的形式从肾脏排出。这些盐的排出量和潜在的 HCO_3^- 丢失量是相等的。尿中丢失潜在的 HCO_3^- 同时肾脏潴留 NaCl 导致了正常阴离子间隙性代谢性酸中毒。随着容量耗竭加重，肾脏酮体排泄速度不能与酮体产生速度匹配，酮酸阴离子在体内潴留，所以阴离子间隙升高。

在治疗过程中，阴离子间隙性代谢性酸中毒再次转化成正常阴离子间隙性代谢性酸中毒。治疗使得酮酸产生停止。随着细胞外液容量恢复，肾脏排泄酮酸阴离子钠盐增加。潜在性 HCO_3^- 及注射的 NaCl 的潴留导致高氯性正常阴离子间隙酸中毒再次发生。此外，还有注射含 NaCl 和 KCl 的溶液中的 K^+ 和 Na^+ 进入细胞内与 H^+ 进行交换。净效应是 HCl 进入细胞外液。随着肾脏纠正 HCO_3^- 不足，高氯性酸中毒几天后将得到纠正。

糖尿病酮症酸中毒可导致血清碳酸氢根水平低于 5mmol/L 的严重代谢性酸中毒。在同时有代谢性酸中毒和高血糖的患者中要考虑该诊断。通过试纸条或硝普钠粉检测酮酸潴留可确认酮症酸中毒诊断。但是这些检测只能探测到丙酮和乙酰乙酸，不能探测到 β-羟丁酸。在乳酸酸中毒或乙醇性酮症酸中毒的患者中，乙酰乙酸可能部分转化为 β-羟丁酸，其转化程度取决于 $NADH-NAD^+$ 比例。随着糖尿病酮症酸中毒的治疗，该比例下降，乙酰乙酸随之产生，硝普钠测试结果可突然出现强阳性。

硝普钠试验的这一限制可通过直接测量 β-羟丁酸来避免。在未控制的糖尿病患者中,血清 β-羟丁酸水平在成年人高于 3.0mmol/L,在儿童高于 3.8mmol/L 可确认糖尿病酮症酸中毒诊断。与尿酮体检测相比较,毛细血管血 β-羟丁酸水平与酸中毒严重程度及治疗反应性更好地相关。

其治疗包括胰岛素治疗和静脉补液纠正容量耗竭。K^+、Mg^{2+}、磷的缺乏很常见,因此常规在静脉补液的溶液中加入这些电解质。但是糖尿病酮症酸中毒的患者因胰岛素不足常表现为高钾血症。只有发生低钾血症时才予补钾,通常这是在糖尿病酮症酸中毒的胰岛素治疗过程中发生的。若有严重低钾血症的表现,在输注胰岛素之前就应补钾,以避免低钾血症加重威胁生命。一般不需进行补碱治疗,因为注射胰岛素可使酮酸阴离子代谢为 HCO_3^-,部分纠正酸中毒。但在严重酸血症(pH<7.1)的患者中可能还是有进行补碱治疗的指征。

(3)D-乳酸酸中毒:D-乳酸酸中毒是一种可在小肠切除或空肠回肠吻合术患者中出现的一种特殊的代谢性酸中毒。这种短肠综合征使得本应在小肠内被重吸收的碳水化合物被大量运至结肠。在结肠细菌过度繁殖的情况下,这些物质会被代谢成 D-乳酸然后被吸收入全身血液循环。D-乳酸的堆积导致了阴离子间隙性代谢性酸中毒而血清乳酸浓度正常,因为标准的乳酸检测是针对 L-乳酸的。这些患者一般是服用大量的高碳水化合物饮食后出现神经异常,包括意识模糊、言语不清及共济失调。主要治疗原则是行低碳水化合物饮食和服用抑制肠道细菌生长的抗生素。

(4)饥饿性酮症酸中毒:绝食可导致继发于酮体生成增加的中度阴离子间隙性酸中毒。该病的发病机制与糖尿病酮症酸中毒相似,也有胰岛素相对不足和胰高血糖素过多。结果将导致脂肪酸动员增加而肝脏将脂肪酸氧化而酮体。随着饥饿时间延长,血酮体水平可达 5~6mmol/L。血清[HCO_3^-]很少会低于 18mmol/L。不会出现更加暴发性的酮症酸中毒,因为酮体会刺激胰岛释放胰岛素,抑制脂肪分解。这种酮体生成过程的中断在胰岛素依赖性糖尿病的过程中是不存在的。饥饿性酮症酸中毒没有特殊的治疗。

(5)乙醇性酮症酸中毒:在慢性乙醇滥用,进食减少,常伴有恶心、呕吐的患者中会发生酮症酸中毒。与饥饿性酮症酸中毒一样,乙醇性酮症酸中毒也有胰岛素与胰高血糖素比例降低导致脂肪酸动员增加,肝酶向有利于酮体生成的方向变化。但也有其特点可将两者区分开来。首先,停用乙醇及容量耗竭和饥饿可大幅度增加循环儿茶酚胺水平,所以乙醇性酮症酸中毒的外周脂肪酸动员较单纯饥饿性酮症酸中毒更明显,这种有时是因为大幅度的脂肪酸动员引起大量的酮体产生和严重代谢性酸中毒。其次,乙醇代谢导致 NADH 累积,更高的 β-羟丁酸-乙酰乙酸比例反映了 $NADH/NAD^+$ 比值的增加。如前所述,硝普钠反应可能被该氧化还原反应减低,虽然存在严重的酮症酸中毒,其阳性反而减弱。乙醇性酮症酸中毒患者的治疗主要是输注葡萄糖,该治疗可快速纠正酸中毒,刺激胰岛素释放使得脂肪组织脂肪酸动员减少,同时肝脏酮酸输出减少。

(6)乙二醇及甲醇中毒:乙二醇及甲醇中毒与严重阴离子间隙性代谢性酸中毒的发生有关。乙二醇经乙醇脱氢酶代谢产生多种酸,包括羟基乙酸、草酸和甲酸。在防冻剂和溶剂中存在乙二醇,在意外情况下或试图自杀时被人服用。中毒的起始效应是神经性的,以醉酒为首发表现,可快速进展至癫痫和昏迷。若不予治疗,可出现心肺综合征如心动过速、非心源性肺水肿及心血管塌陷等。服用后 24 至 48 小时,患者可出现腰痛和急性肾损伤,常伴有尿中大量草酸钙结晶。乙二醇的致死剂量约为 100mL。

甲醇也由乙醇脱氢酶代谢,产生甲醛,甲醛常转化为甲酸。甲醇存在于多种商业制剂中,如虫漆、清漆及除冰剂,也被称为木醇。与乙二醇一样,甲醇也可在意外情况下或试图自杀时被人服用。临床上,甲醇服用与急性的醉酒有关,随后会出现一持续 24～36 小时的无症状期。可能会出现胰腺炎所致的腹痛、癫痫、失明和昏迷。失明是由甲酸对视网膜的直接毒性作用所致。甲醇中毒也会导致脑白质和壳核出血,引起迟发性类帕金森病综合征。甲醇的致死剂量为 60～250mL。

乳酸酸中毒也是甲醇和乙二醇中毒的特征,导致阴离子间隙升高。除阴离子间隙升高外,渗透间隙升高也是诊断乙二醇和甲醇中毒的重要线索。因为许多患者是在酒醉后误食乙二醇或甲醇的。渗透间隙的正常值低于 10mOsm/kg。每 100mg/dL（161mmol/L）的乙二醇可使渗透间隙增加 16mOsm/kg。每 100mg/dL（312mmol/L）的甲醇可使渗透间隙升高 32mOsm/kg。

除支持治疗外,还可使用甲吡唑(4-甲基吡)来治疗乙二醇和甲醇中毒的患者,它可抑制乙醇脱氢酶,阻止有毒代谢产物的生成。若无法使用甲吡唑,则可予静脉输注乙醇来防止产生有毒代谢产物。乙醇对乙醇脱氢酶的亲和力较其他醇类高 10 倍。当乙醇水平达 100～200mg/dL 时达到最高效用。除甲吡唑和乙醇治疗外,还应予患者血液透析以清除原始的乙二醇或甲醇及其代谢产物。通过使用含 HCO_3^- 的透析液或静脉输注 $NaHCO_3^-$ 来纠正酸中毒。

(7)水杨酸盐中毒:阿司匹林(乙酰水杨酸)与大量的意外中毒和故意中毒事件有关。在中毒浓度下,水杨酸使得氧化磷酸化过程解偶联,导致乳酸产生增多,在儿童中,可能还有酮酸产生增多。乳酸、水杨酸、酮体和其他有机酸的聚积导致阴离子间隙性代谢性酸中毒的产生。同时,水杨酸还可直接刺激呼吸中枢。通气增加使得二氧化碳分压($PaCO_2$)降低,促进呼吸性碱中毒的产生。在儿童主要表现为血水杨酸盐毒性水平伴阴离子间隙性代谢性酸中毒,在成人则主要表现为呼吸性碱中毒。

除保守治疗外,水杨酸盐中毒的主要目标是纠正系统性酸血症,增加尿液 pH。通过降低全身的 pH,离子形式的水杨酸比例增加,使得药物在中枢神经系统的聚集减少。同样的,碱性尿也有利于水杨酸从尿中排泄,因为该药的离子形式难以被肾小管重吸收。当血药浓度高于 80mg/dL 或临床严重中毒的情况下,可使用血液透析来加速药物排出。

(8)焦谷氨酸中毒:焦谷氨酸,也被称为 5-羟脯氨酸,是谷胱甘肽代谢的中间产物。由焦谷氨酸所致的阴离子间隙性酸中毒曾在极度危重的患者接受对乙酰氨基酚治疗后被罕见的报道。患者表现为严重的阴离子间隙性代谢性酸中毒伴神志状态改变,其程度可轻至意识错乱,重至昏迷。血和尿中会出现高浓度的焦谷氨酸。在这种情况下,谷胱甘肽的浓度会因与极度危重状态相关的氧化应激和对乙酰氨基酚的代谢而降低。谷胱甘肽的减少进一步引起焦谷氨酸产生增加。在不能解释的阴离子间隙性酸中毒和近期使用对乙酰氨基酚的患者中应考虑焦谷氨酸中毒的诊断。

3.酸中毒的补碱治疗

酸中毒的治疗常包括碳酸氢钠或柠檬酸盐。$NaHCO_3$ 可以药片、药粉的形式口服或以高渗或等渗溶液的形式静脉注射。该溶液可用于既需要扩张容量又需要补碱的治疗中。

柠檬酸盐可以柠檬酸钠、柠檬酸钾、柠檬酸或三者联合的形式通过液体口服。许多患者觉得含柠檬酸的溶液较碳酸氢钠溶液口感更好,作为补碱治疗的药物具有更好的耐受性。口服柠檬酸盐治疗不能与含铝的药物联用。在正常环境下带有 3 个负电荷的柠檬酸盐在肠道中可与铝离子(Al^{3+})结合,形成不带电荷的化合物,可很快通过肠道吸收,随后又可分解释放出自由铝离子。这可急剧增加铝的吸收,在一些患者,特别是重度 CKD 的患者中,可导致急性铝中毒脑病。

补碱的量取决于总的碳酸氢盐缺乏量和期望的纠正酸中毒速度。在正常情况下,碳酸氢盐的体积分布(VD)约为 0.5L/kg 总体重。因此,碳酸氢盐的缺乏可通过以下公式计算(单位为 mmol):

$$碳酸氢盐缺乏＝(0.5×LBWkg)×(24－HCO_3^-)$$

其中 LBWkg 是以千克为单位的净体重,24 是期望达到的碳酸氢根浓度。

关于此公式有几点需要特别说明。首先,水肿的体液也对碳酸氢盐的体积分布有贡献。所以在进行计算时,要包括估计的水肿液量。其次,随着酸中毒的加重,碳酸氢盐的分布体积增加。当血清$[HCO_3^-]$为 5mmol/L 或更少时,分布体积可增至 1L/kg 或更多。

当需要快速治疗时,碳酸氢盐缺乏的 50% 应在开始 24 小时内补足。若输注的是高张的 $NaHCO_3$,血清$[HCO_3^-]$的增加是通过血清$[Na^+]$的增加来反映的。在开始 24 小时过后,应重新评估患者对治疗的反应和患者目前的临床情况,然后再决定如何行下一步治疗。单纯为纠正代谢性酸中毒进行的而不是因肾衰竭而进行的急诊血液透析很少能带来获益。

四、代谢性碱中毒

代谢性碱中毒是由过多的碱潴留所致,其定义为静脉总二氧化碳浓度[总 CO_2]大于 30mmol/L 或动脉二氧化碳浓度$[HCO_3^-]$大于 28mmol/L。由$[HCO_3^-]$升高所致的 pH 升高引起低通气,产生继发性动脉 CO_2 分压升高($PaCO_2$)。所以代谢性碱中毒的特点是同时存在的血清$[HCO_3^-]$升高,动脉血 pH 升高,$PaCO_2$ 升高。因为正常情况下肾脏对$[HCO_3^-]$升高的反应是快速地排出多余的碱,所以持续存在的代谢性碱中毒只出现在有额外的影响碳酸氢根排泄的因素存在时。

(一)肾脏碳酸氢根的转运

碳酸氢根离子通过肾小球自由滤过,在正常情况下碳酸氢根离子必须被肾小管全部重吸收以维持身体的碱储备。此外,必须有泌酸来重新补充因缓冲内生酸而消耗的 HCO_3^-。上述两个过程都是通过肾小管泌氢来实现的。碳酸氢根离子通过与肾小管分泌的氢离子结合产生 CO_2 和水而被重吸收并从尿中移除。泌酸过程发生在集合管中,分泌的 H^+ 与滤过的磷结合,将 HPO_4^{2-} 转化为 $H_2PO_4^-$ 或与氨(NH_3)结合,形成铵(NH_4^+),所形成的这些离子将从尿中排出。当服用或输注了过多的碱时，HCO_3^- 除从肾小球滤过外，还将被分泌至小管液中，泌酸也会减少，所有这些变化都将导致碳酸氢根的快速排泄。

参与 HCO_3^- 重吸收和分泌的主要为上皮转运体和转运通道。在大部分滤过的 HCO_3^- 被重吸收的近端小管内，H^+ 通过 Na^+ 相关转运体（Na^+-H^+ 交换体，NHE3）和 H^+-ATP 酶被分泌至小管液中。在髓袢升支粗段（TAL），H^+ 通过 NHE3 分泌，而在集合管，H^+ 则通过顶端膜 H^+-ATP 酶分泌。该集合管质子泵的活性是由醛固酮和此处 Na^+ 的转运速率和重吸收来调节的。当体内 K^+ 储备很低时，皮质集合管顶端膜 H^+-K^+-ATP 酶被激活，进一步促进与 K^+ 重吸收相关的 H^+ 分泌。多余的碳酸氢盐在皮质集合管通过顶端膜 Cl^--HCO_3^- 交换子被分泌至小管液中。该转运子在碱血症时被激活，需要重吸收 Cl^- 来交换分泌的 HCO_3^-。被该转运体分泌出去的 HCO_3^- 会被集合管下游分泌的氢离子结合而再次重吸收入血，所以要排出多余的碱既需要 Cl^--HCO_3^- 交换体的激活，也需要抑制集合管 H^+-ATP 酶的正常活性。

（二）代谢性碱中毒的病理生理机制

当没有严重肾功能损害（GFR＞30mL/min）的情况下给患者补碱时，持续性的代谢性碱中毒一般都是由肾脏调控碳酸氢根重吸收和酸分泌的转运体功能异常所引起的。这种异常的主要特点是集合管离子转运体的异常激活。这种激活一般是继发于在尿液到达集合管前发生的 Na^+、Cl^- 的重吸收异常。一种更为罕见的情况是由异常信号传导或遗传异常所致的原发性集合管离子转运体激活引起代谢性碱中毒。

氯丢失代谢性碱中毒最常见的临床表现是由 Cl^- 丢失产生的。虽然有时用浓缩性碱中毒作为 Cl^- 丢失性碱中毒的代称，这一名称还是存在一定的误导性，因为它暗示碱中毒是因容量减少所致。但其实该名称特指由一种特定的因 Cl^- 丢失致细胞外液（ECF）容量减少引起的血清［HCO_3^-］升高。此外，容量减少对引起血清［HCO_3^-］的变化并不是必需的，也起不到促进其变化的作用。

由呕吐或胃肠减压引起的特定性 Cl^- 丢失使得血清［HCO_3^-］增加。同时有 H^+ 丢失时，产生的碱中毒程度会更重，但即使使用质子泵抑制剂最大程度的减少 H^+ 丢失，也还是会出现碱中毒。无论在哪种情况下，代谢性碱中毒的维持需依赖体内 Cl^- 储备的持续性丢失。当给予足够的 Cl^- 补充其丢失时，血清［HCO_3^-］将恢复正常。氯丢失性代谢性碱中毒常通过肾脏排钾引起伴随的 K^+ 丢失，但即使刻意维持 K^+ 补足的状态，补充 Cl^- 也还是可以纠正碱中毒。虽然实验室有这样的结果，但继发性的 K^+ 缺乏在维持碱中毒中还是起到了关键的作用。当 K^+ 缺乏持续存在时，需要补充更大量的 Cl^- 来完全纠正碱中毒。因胃肠道丢失 Cl^- 引起的代谢性酸中毒可以很严重，有报道血清［HCO_3^-］可高过 60mmol/L。噻嗪类或袢利尿剂可在两种遗传性疾病中产生 Cl^- 重吸收异常，Bartter 综合征和 Gitelman 综合征患者中产生程度较轻的 Cl^- 依赖性代谢性碱中毒，且不合并明显的 H^+ 丢失。

当代谢性碱中毒是由 Cl^- 丢失所致，且限制了饮食中的 Cl^- 摄入时，将会出现一系列特征性的电解质分泌变化。Na^+ 和 HCO_3^- 分泌一过性升高，随后快速降至低水平，伴随 K^+ 分泌的异常升高。K^+ 分泌的升高是一过性的，但仍可引起 K^+ 的显著不足。在新的稳态下，虽然体内 K^+ 储备不足，尿 K^+ 分泌量仍与摄入量相匹配。结果使得低钾血症成为 Cl^- 丢失性碱中毒的一个主要特征。钾离子丢失刺激集合管 H^+ 分泌(通过 H^+-K^+-ATP 酶)及 HCO_3^- 在髓袢升支粗段的重吸收。钾不足也会下调 Na^+-K^+-$2Cl^-$ 共转运体和 Na^+-Cl^- 共转运体,增加转运至集合管的丢失促进 NH_4^+ 的产生,激活 H^+-K^+-ATP 酶,进一步促进泌酸。钠潴留导致血压升高和持续性的 Na^+ 向集合管转运,维持 Na^+ 重吸收增加和 K^+、H^+ 分泌增加的循环。代谢性碱中毒中增加 $PaCO_2$ 对 pH 的改善。虽然 $PaCO_2$ 升高可减轻碱血症,但若持续升高则会直接刺激肾脏重吸收 HCO_3^-,使得血清$[HCO_3^-]$进一步升高。该效应在临床情况下作用很小且不重要。

(三)病因学

根据病理生理学,将代谢性碱中毒的主要病因分为三组。最常见的病因是由肠道或肾脏丢失氯所引发和维持的代谢性碱中毒。第二组,是罕见的病因,包括由过多皮质类固醇或类似过多盐皮质激素作用的集合管转运体异常所引发和维持的代谢性碱中毒。第三组包括由注射或服用碱所致的代谢性碱中毒。这种新的分类方法取代了过去依据治疗反应(氯反应性和氯抵抗性),用一种更加直观和更具有包容性的分类方法将具有相同病理生理过程的代谢性碱中毒病因有逻辑的分为一类(例如,Bartter 和 Gitelman 综合征及利尿剂诱导的代谢性碱中毒)。

1.继发性集合管离子转运体激活

(1)呕吐或鼻胃管引流:上消化道失氯常伴有 H^+ 丢失,会产生代谢性碱中毒,而这种碱中毒将一直持续存在,直到体内 Cl^- 储备恢复。当有持续性的呕吐或鼻胃管吸引而不补充丢失的 Cl^- 时,血清$[HCO_3^-]$可能升至极高的水平。

(2)利尿剂的使用:抑制肾脏 Cl^- 转运蛋白的利尿剂是最常见的引起代谢性碱中毒的原因。噻嗪类利尿剂和美托拉宗抑制前段远曲小管的 Na^+-Cl^- 共转运体,而袢利尿剂抑制髓袢升支粗段的 Na^+-K^+-$2Cl^-$ 共转运体。这些利尿剂都会损害 Cl^- 重吸收,引起选择性的 Cl^- 丢失,通过增加转运至集合管的 Na^+ 来刺激 K^+ 分泌。除在持续摄食过多盐且肾脏对 Na^+ 吸收能力特别强的患者中,利尿剂引起的碱中毒一般为轻度(血清$[HCO_3^-]$<38mmol/L)。由 K^+ 丢失导致的低钾血症表现更为明显且为主要需要解决的问题。

(3)Cl^- 相关 Na^+ 转运的基因异常:Bartter 和 Citelman 综合征是两种以代谢性碱中毒、低钾血症不合并高血压为特征性表现的遗传异常。Bartter 综合征是由数种突变引起的,这些突变都对髓袢升支粗段的 Cl^- 相关 Na^+ 重吸收有影响(通过 Na^+-K^+-$2Cl^-$ 共转运体)。Bartter 综合征的患者通常在生命早期就会发病,表现为代谢性碱中毒和容量丢失,相似的特征性表现也出现在滥用袢利尿剂的个体中。Gitelman 综合征是由使得前段远端小管上噻嗪类敏感的 Na^+-Cl^- 共转运体失活的基因突变引起的,会产生类似于噻嗪类利尿剂导致的低钾血症和代谢性碱中毒。Gitelman 综合征在生命后期出现较明显的临床表现,与 Bartter 综合征不同,低镁血症和低钙血症为其突出特点。

(4)慢性高碳酸血症恢复后:肾脏对于持续性的高碳酸血症的反应是 HCO_3^- 重吸收的增加和 Cl^- 重吸收的减少。结果是血清$[HCO_3^-]$升高,体内 Cl^- 储备减少。当 $PaCO_2$ 恢复正常后,肾脏排出多余的 HCO_3^- 就需要先补充在适应高碳酸血症时丢失的 Cl^-。若这些丢失未被补充则高碳酸血症的恢复会导致持续性的代谢性碱中毒。

(5)先天性氯性腹泻:这种罕见形式的腹泻是由"腺瘤下调"(DRA)基因沉没突变引起的。该基因编码小肠顶端膜上的 Cl^- HCO_3^- 交换体。其结果是出现富含氯的大量腹泻,导致选择性氯离子丢失伴 H^+、K^+ 丢失。补充 K^+ 和 Cl^- 可减轻继发的代谢性碱中毒,但难以将其完全纠正,因为还是有这些离子的持续性丢失。有趣的是,质子泵抑制剂可大幅减少腹泻量,可能是因为质子泵抑制剂可以减少胃分泌 Cl^-,从而减少运输至小肠的 Cl^- 量。

(6)其他导致氯过度丢失的原因:远端结肠的绒毛状腺瘤常分泌 $1\sim3L/d$ 富含 Na^+、Cl^- 和 K^+ 的液体。因为分泌的液体量相对较少,这些肿瘤只是偶尔与代谢性碱中毒有关,其出现的碱中毒也只是轻度。囊性纤维化是以汗液中高[Cl^-]为特点,当汗液大量分泌时,Cl^- 丢失量可大到足以引起代谢性碱中毒。在儿童和成人中,可以代谢性碱中毒作为临床症状。回肠造口术后患者高容量的失液有时可引起严重的代谢性碱中毒,丢失的液体中包含异常高的[Na^+]和[Cl^-]。使用胃组织来增加膀胱容积(胃膀胱成形术)有时可因胃泌素诱导的向尿液中分泌 Cl^- 导致一过性代谢性碱中毒。

严重的钾缺乏在 K^+ 严重缺乏的患者中(血清[K^+]$<2mmol/L$),即使予以补充 Cl^-,代谢性碱中毒仍可持续存在。这种情况下的氯抵抗可能是由 K^+ 缺乏所致的肾脏 Cl^- 重吸收受损引起的。即使部分补充 K^+ 储备也可以快速逆转该情况使得碱中毒转变为 Cl^- 反应性碱中毒。

2.原发性集合管离子转运激活

(1)盐皮质激素过多:醛固酮和其他盐皮质激素通过直接刺激集合管 H^+-ATP 酶和 ENaCs 促进保钠排钾引起代谢性碱中毒。产生的代谢性碱中毒一般为轻度(血清[HCO_3^-]在 $30\sim35mmol/L$ 之间),与严重低钾血症($K^+<3mmol/L$)的关系较失氯性碱中毒关系更为密切。原发性高醛固酮血症目前是该类代谢性碱中毒的最常见原因。但它也可由更为罕见的皮质激素合成或调节醛固酮分泌的遗传异常引起。糖皮质激素可治性醛固酮增多症(GRA)是由一个可导致促肾上腺皮质激素而不是血管紧张素刺激醛固酮分泌的基因突变引起的遗传异常。口服的盐皮质激素氟氢可的松和吸入 9α-氟泼尼松龙若使用不当可导致代谢性碱中毒。当高剂量的使用皮质类固醇时,肾脏非特异性的增加排钾,产生轻度的血清[HCO_3^-]升高。

(2)表象性盐皮质激素过多综合征:几个遗传异常可产生临床表现类似醛固酮增多症引起的代谢性碱中毒,但检测醛固酮水平却不高。LiddLe 综合征是由阻止集合管上皮细胞管腔面 ENaCs 移除的基因突变引起的,结果是 Na^+ 重吸收不能被下调,导致和醛固酮增多症中一样的连锁反应。Na^+ 重吸收被持续性的激活,细胞外液容量也增多,但醛固酮水平却难以察觉的低。在被称为"表象性盐皮质激素过多综合征"的另一个罕见的家族性异常中,一个基因突变使得 11β-羟类固醇脱氢酶失活,该酶邻近盐皮质激素受体,可将皮质醇转化为可的松,减少皮质醇与该受体的结合。当该酶失活时,皮质醇则激活盐皮质激素受体,促进 Na^+ 重吸收和 K^+ 排泄,产生代谢性碱中毒和高血压而血醛固酮水平低。甘草酸(天然甘草的一种成分)、甘草次酸和棉子酚(一种抑制精子产生的药物)抑制 11β-羟类固醇脱氢酶的活性,也可导致相同的临床情况出现。

3.碱的使用

肾功能正常的个体内只有当体内 K^+ 或 Cl^- 储备不足时,外源性的补碱才可导致代谢性碱中毒,因为 K^+ 或 Cl^- 储备不足会损伤肾脏分泌 HCO_3^- 的功能。在急性或慢性肾脏病中,若病情严重到损伤肾脏排泄多余碱的功能,那么输注或口服碱就可不依赖 K^+ 和 Cl^- 储备的产生代谢性碱中毒。乳碱综合征是由服用 $NaHCO_3$ 及过多的钙(牛奶或 $CaCO_3$)诱发的一组综合征,其特点是同时存在代谢性碱中毒和肾损伤。在该病中,肾损伤是由钙沉积和碱性尿所致。肾损伤又反过来通过持续摄入碱时限制 HCO_3^- 的分泌来协助维持代谢性碱中毒。除非同时合并呕吐,该综合征中的代谢性碱中毒程度相对来说一般较轻。在肾衰竭的住院患者中,许多种碱来源或碱的前体物质可引起代谢性碱中毒。虽然现在已很少使用氢氧化铝,当联合使用该药和聚苯乙烯磺酸钠时,因铝与树脂结合交换出 Na^+,可产生代谢性碱中毒。在服用上述两种药物时,正常情况下应分泌至十二指肠的 HCO_3^- 不被 H^+ 中和,因为 H^+ 已被氢氧化铝所中和,且碳酸氢根也不与铝形成不溶性的盐而是被肠道完全重吸收,导致血清[HCO_3^-]升高。

4.其他原因

饥饿后的再进食可引起饥饿状态下特征性的血清的[HCO_3^-]突然升高。在一些患者中,血清[HCO_3^-]-过性升高超过正常范围,引起轻度代谢性碱中毒。其原因是多重的,包括由累积的有机酸代谢产生 HCO_3^- 及体内 K^+ 和 Cl^- 不足。补充维生素 D 或甲状旁腺激素可引起血清[HCO_3^-]小而显著的升高。与该实验室结果不同,在临床上,甲状旁腺激素与显著的代谢性碱中毒无关。高钙血症和维生素 D 中毒与代谢性碱中毒有关,但在多数情况下,碱中毒可用与这些疾病伴随出现的呕吐来解释。在肾血管性高血压或恶性高血压中由高肾素血症引起的高醛固酮水平与低钾血症有关,偶尔也可引起血清[HCO_3^-]很轻微的升高。

(四)临床表现

轻至中度的代谢性碱中毒可被很好地耐受,很少出现临床上的不良反应。血清[HCO_3^-]高达 40mmol/L 的患者常无临床症状。最常引起关注的不良反应为低钾血症,因其可能增加冠心病患者出现心律失常的可能性。在更严重的代谢性碱中毒中(血[HCO_3^-]>45mmol/L),动脉氧分压(PaO_2)常因低通气降至低于 50mmHg(<6.6kPa),离子钙也减低(因碱血症所致)。血清[HCO_3^-]高于 50mmol/L 的患者可能发生癫痫、手足抽搐、谵妄或昏迷。这些精神状态的改变可能是由多种因素导致的,包括碱血症、低钾血症、低钙血症和低氧血症。

(五)诊断

代谢性碱中毒的诊断包括三个步骤。第一步是检测,最常见的是基于检测到升高的静脉血[总 CO_2];第二步是评估继发的反应(低通气),排除同时合并呼吸性酸碱失衡的可能性。该步骤需评估动脉血 pH 和 $PaCO_2$;第三步是判断病因。与低钾血症有关的大于 30mmol/L 的血清[总 CO_2]实际上可以确定代谢性碱中毒的诊断。唯一的可引起该值升高的另一个原因是慢性呼吸性酸中毒,而低钾血症不是该病的特点。因为一般来说该诊断都是显而易见的,且代谢性碱中毒基本不会伴有其他并发症,所以在大多数患者中测量动脉血 pH 和 $PaCO_2$ 都不是必需的。若碱中毒严重(血清[HCO_3^-]>38mmol/L),且引起[HCO_3^-]升高的原因不明,或怀疑存在混合性的酸碱平衡紊乱,那么此时临床医师就应该测量 pH 和 $PaCO_2$ 来全面的评估存在的代谢紊乱。这些测量可以确认碱中毒的存在且可判断低通气的程度是否与血清[HCO_3^-]水平相匹配。偏离预计值太多的 $PaCO_2$ 提示合并存在呼吸性的酸碱失衡,可能为呼吸性酸中毒或呼吸性碱中毒。阴离子间隙,$[Na^+]-([Cl^-]+[HCO_3^-])$,在轻度至中度代谢性碱中毒中不会升高,但当碱中毒严重时,可升高 3～5mmol/L。若阴离子间隙大于 20 mmol/L,代谢性碱中毒很有可能合并叠加的代谢性酸中毒。

第三步中明确病因,在多数患者中都是很简单的。大于 95％的代谢性碱中毒是由使用利尿剂或胃肠道 Cl^- 丢失引起的。这些信息都可以从患者的病史中很容易获得,然后可做出对应的正确治疗。若根据病史不能明确病因,测量$[Cl^-]$可帮助判断。除非患者近期服用了利尿剂,若代谢性碱中毒是由 Cl^- 丢失引起,尿$[Cl^-]$应该低于 10mmol/L。一个易引起混淆的问题是患者自己诱导的呕吐(易饿病)或患者私自服用利尿剂,这会产生更大的诊断上的困难,因为持续性的利尿剂诱导的 Cl^- 排泄可能导致医师进行更为精密的对更为罕见形式的代谢性碱中毒的排查。筛查尿中特殊的利尿剂成分对建立正确的诊断是必需的。在易饿病的患者中,尿 Cl^- 排泄应该偏低(尿$[Cl^-]$<10mmol/L)。若经过该分析病因还是不明确,那么要考虑由小管转运功能异常导致的更为罕见的代谢性碱中毒,此时尿$[Cl^-]$常高于 30mmol/L。

在有高血压及足够氯摄入且未服用利尿剂的患者中,代谢性碱中毒的最常见的病因是原发性醛固酮增多症。测量血肾素和醛固酮水平可区分盐皮质激素过多综合征和更为罕见的表象性盐皮质激素过多综合征。对未服用利尿剂的正常血压或低血压且有足够氯摄入的代谢性碱中毒的患者,要考虑 Bartter 或 Gitelman 综合征的诊断。醛固酮和肾素的水平对这些综合征的诊断没有帮助,因为它们的水平会依据测量时患者的细胞外液容量情况而变化。家族性的基因诊断可特异性的诊断这些综合征。

(六)治疗

1.失氯性碱中毒

在由鼻胃管引流或呕吐引起的代谢性碱中毒患者中,实际上常伴有细胞外液容量不足,治疗也很简单。静脉输注 NaCl 可同时纠正碱中毒和容量不足。钾不足也应由口服或静注 KCl 来补充。在上消化道 Cl^- 丢失引起的轻至中度代谢性碱中毒中,一般 K^+ 缺乏在 200～400mmol 之间。当必须持续进行鼻胃管引流时,可通过使用抑制胃酸分泌的药物来减少 H^+ 和 Cl^- 丢失。在由利尿剂引起的代谢性碱中毒患者中,一般不需要补充 NaCl,除非有容量不足的临床表现,应补充氯化钾来减轻 K^+ 不足和代谢性碱中毒的严重程度。使用保钾利尿剂,如阿米洛利、氨苯蝶啶、螺内酯或依普利酮,可协助减轻这些异常。因为存在持续性的 Cl^- 和 K^+ 丢失,利尿剂诱导的代谢性碱中毒难以完全缓解。幸运的是,在大多数患者中都不需要达到这样的治疗目标。轻度的代谢性碱中毒可以被很好地耐受,因为并不会出现明显的临床不良反应。若可能,应停用利尿剂,随后只要饮食中含有足够的 K^+ 和 Cl^-,代谢性碱中毒就将缓解。

Bartter 和 Gitelman 综合征中的代谢性碱中毒和低钾血症是最难治疗的。除口服 KCl 补钾(及 Gitelman 综合征患者补镁)外,使用非甾体类抗炎药可有一定疗效,因为它可以减少肾脏 Cl^- 丢失。

2.皮质激素和表象性皮质激素诱导的代谢性碱中毒

由皮质激素引起的或由小管转运功能异常引起的类似盐皮质激素过多所致的代谢性碱中

毒的治疗取决于潜在的病因。若碱中毒是由肾上腺腺瘤引起的,手术摘除肿瘤可纠正碱中毒。在其他形式的原发性醛固酮增多症中,限制 NaCl 饮食及积极地通过 KCl 来补钾可减轻碱中毒。醛固酮的竞争性抑制剂,螺内酯或依普利酮,也可纠正碱中毒。在 GRA 患者中,输注地塞米松可纠正碱中毒,因为地塞米松可以抑制 ACTH 分泌从而减少醛固酮分泌。在遗传性的表象性盐皮质激素过多综合征(LiddLe 综合征和 11β-羟类固醇脱氢酶缺乏)中,阿米洛利是最为有效的治疗。

3.碱的补充

治疗补充碱引起的代谢性碱中毒的患者需辨明和停用致病的碱。在 ICU 中要小心地寻找外源性碱的来源。一个常见的碱就是在肠内营养溶液中替代 Cl^- 的乙酸盐。

五、治疗中的特殊问题

有严重充血性心力衰竭或肾功能不全的患者的代谢性碱中毒的治疗更为困难。在有充血性心力衰竭和容量超负荷而肾功能依然正常的患者中,可使用乙酰唑胺来降低血清[HCO_3^-]。该碳酸酐酶抑制剂抑制 H^+ 相关的 Na^+ 重吸收,导致 Na^+ 和 HCO_3^- 的分泌。乙酰唑胺降低细胞外液容量和血清[HCO_3^-],但促进 K^+ 排泄,使得低钾血症恶化。使用时应合用强有力的补钾治疗。血清[HCO_3^-]也可通过使用调整[HCO_3^-]至 23mmol/L 的透析液进行持续性缓慢,低效的透析来降低。标准血液透析或腹膜透析的作用较小,因为这些治疗是被设计为向血液中增加碱的,透析液中的碱浓度被设置为 35～40mmol/L。但新型的机器允许将透析液中的[HCO_3^-]调整至低达 30mmol/L,这种方案曾成功的治疗过严重的代谢性碱中毒患者。

若不能使用肾替代治疗,那么使用盐酸来中和是替代方案。该方案受到注射的盐酸浓度需不能引起溶血或静脉凝血的限制。虽然有人使用过较高浓度的盐酸,但推荐的 H^+ 安全水平是 100mmol/L(0.1NHCl)。即使在这个浓度,HCl 也必须通过中心静脉注射。因为 HCO_3^- 的分布容积约为 50% 体重,所以在一个 70kg 的患者中,需要 350mmol 的 H^+ 来使血清[HCO_3^-]下降 10mmol/L。那么使用 HCl 来中和碱所需要的液体量则为 3.5L。

因为分别存在致命性的氨中毒及严重高钾血症合并症风险,故不推荐使用氯化铵和精氨酸盐酸盐来治疗代谢性碱中毒。

第二章　原发性肾小球疾病

第一节　急性感染后肾小球肾炎

一、定义

急性感染后肾小球肾炎(APIGN)是由不同病原微生物感染导致的一组以急性肾炎综合征(血尿、蛋白尿、水肿、高血压及不同程度肾损害)为临床表现的肾脏疾病。

二、病因

APIGN 以往多发生于儿童,致病菌多为 A 族溶血性链球菌,常在上呼吸道感染、皮肤感染、猩红热等链球菌感染后发生,高峰年龄为 2～6 岁,2 岁以下或 40 岁以上患者仅占所有患者的 15%左右,病程常呈自限性。

在过去的数十年,随着基础疾病的增加,环境条件的改善和生活水平的提高,以及抗生素的早期和广泛使用,APIGN 的流行病学特点发生了很大的变化。近年来 APIGN 儿童典型病例在发达国家已极少见,在发展中国家则仍常见,每年每一百万人群(PMP)患病率大于 200例。但无论发达国家或者发展中国家,老年 APICN 患者较以往明显增加,可能与糖尿病、酗酒、肿瘤等相关,严重病例常与耐甲氧西林金黄色葡萄球菌(MRSA)感染相关。

APIGN 中最常见的是急性链球菌感染后肾小球肾炎(APSGN)。

2005 年,Carapetis 等利用 11 个研究评估了全球 APSCN 的发病率,最后得出发展中国家的发病率大约为成人 24.3 例/10 万,儿童 2 例/10 万;而在发达国家为成人 6 例/10 万,儿童 0.3例/10 万。全球每年 APSCN 的新发人数约为 472000 例,其中 456000 例发生在发展中国家,每年约有 5000 例因病情严重而死亡。但由于大部分研究仅仅包含了出现症状的患者,而亚临床表现的患者例数是有症状患者的 4～19 倍,因此这些统计数据很可能被低估。

三、发病机制

APSCN 在感染相关急性肾小球肾炎中最早被认识,早在 18 世纪认为猩红热与肾脏病变相关,但尽管发现历史悠久,其发病机制目前仍未研究清楚。从概念上讲,APSGN 可以继发于链球菌细胞壁蛋白的直接毒性作用,或是链球菌代谢产物引起的免疫复合物介导的损伤。

其机制包括:①直接原位种植抗原至肾脏:链球菌抗原带正电荷的成分通过电荷反应与肾小球结构相结合形成"抗原种植",激活补体,使炎症细胞聚集,诱导白细胞介导的损伤;②链球菌抗原及其抗体形成循环免疫复合物沉积于肾脏,聚集炎症细胞,同时也通过非免疫机制启动炎症反应产生炎症介质;③肾脏正常抗原转变为自身抗原诱导自身免疫反应:有研究表明链球菌神经氨酸酶可使唾液酸从血液免疫球蛋白或肾小球组织中释放,导致自身免疫,或使正常的 IgG,抗原决定簇暴露,从而产生抗自身 IgG 的抗体,形成 IgG-抗 IgG 免疫复合物;④通过模拟自身抗原诱导自身免疫反应:有研究表明链球菌可溶性成分与人类肾小球成分如板层素、胶原及基底膜本身之间结构的相似性可能导致免疫的分子模拟。

肾炎相关链球菌纤溶酶受体(NAPIr),作为可能的肾炎致病抗原,目前认为可能参与了 APSCN 的发病过程。NAPIr 是具有甘油三磷酸脱氢酶活性的纤溶酶原结合蛋白,有研究发现 NAPIr 通过激活补体途径,从而促进内皮下免疫复合物的沉积,引起肾脏的损伤。

补体激活是发病的重要环节,特别是上皮下免疫复合物激活补体后形成 C5b-9 膜攻击复合物,在发病过程中起重要作用。另外,在发病过程中,可能不止一种抗原诱导发病,也存在多种机制同时作用。

四、临床表现

典型的 APSGN 表现为血尿、蛋白尿、水肿、高血压及不同程度的肾功能损伤,临床表现轻重不一,轻者可为一过性镜下血尿,重者可为少尿型急性肾损伤。

病程一般分为三个阶段:潜伏期、急性期和恢复期,大部分患者有前驱感染史,潜伏期长短不一。咽部感染者潜伏期为 7～21 天,平均 10 天,皮肤感染者潜伏期可能较长,平均 14～21 天。潜伏期超过 3 周者极少见,若潜伏期少于 1 周,则需怀疑是否存在潜在的 IgA 肾病可能。

几乎所有患者均出现血尿,约 30%～40%患者表现为肉眼血尿,尿色呈茶色或洗肉水样,但无血凝块,持续 1～2 周后消失。

大部分患者表现为轻到中度的蛋白尿,常为非选择性蛋白尿,约不到 20%患者的尿蛋白在 3.5g/L 以上,多为成年患者。血尿和蛋白尿可能持续数个月,但大部分会在 1 年内缓解,病程迁延提示预后不良。

约 75%患者出现轻到中度的高血压,高血压的原因主要与水钠潴留、血容量扩张有关,利尿剂的降压效果明显,如血压持续升高 2 周以上无下降趋势者,表明肾脏病变严重。持续的高血压亦加重肾功能损害,应及早治疗。

水肿也是起病早期症状,常与高血压的程度平行一致,并随着利尿剂的使用恢复。轻者可表现为局部水肿,常在眼睑、四肢出现;重者全身水肿及腹水,儿童发生率较高。水肿的原因也与水钠潴留、血容量扩张有关,全身毛细血管病变引起毛细血管通透性增加、低白蛋白血症及心力衰竭等因素均可加重水肿。

大部分患者可有短暂的少尿表现,可由少尿引起氮质血症,血肌酐和尿素氮升高,较严重者出现急性肾损伤。约2周后尿量逐渐恢复,肾功能即可恢复正常。只有极少数患者由少尿发展为无尿,提示新月体性肾小球肾炎可能。

并发症:①心力衰竭:不同程度的心力衰竭多发生于成年及老年患者,可表现为颈静脉怒张、奔马律、呼吸困难及肺水肿等,其原因可能是循环血量急剧增加,而不是心肌病及高血压,因为病理解剖提示心肌病变轻微,而急性肾炎时的高血压一般可以耐受。多发于成年及老年患者。可能与原有潜在心脏基础疾病有关。当合并有急性心力衰竭时,常掩盖肾炎综合征的临床表现,此时需重视尿液检查,否则易误诊漏诊。②脑病:表现为恶心、呕吐、认知障碍、癫痫发作及视觉障碍等,原因考虑与高血压、尿毒症毒素及脑血管炎有关,目前机制尚不明确,儿童的表现比成人更突出。

老年APIGN:近年来报道老年人APIGN的发病率升高明显,40年前成人APIGN中仅4%~6%的患者年龄在65岁以上,而近年来占了34%。在老年人群中,APICN多发生于免疫缺陷的患者,尤其合并有糖尿病、肿瘤、弥漫血管病变或者酗酒患者。而前驱皮肤感染较咽部感染发生率高,也包括肺部、上呼吸道、口腔和泌尿道感染。老年患者发病常常没有潜伏期,往往APIGN与感染同时诊断,因为老年人感染的症状和表现经常不典型甚至不表现。

五、肾脏病理

(一)光学显微镜

APSGN光镜下最显著的表现为弥漫细胞增多,包括中性粒细胞、单核细胞、系膜细胞和内皮细胞等,其中炎细胞和内皮细胞在毛细血管内增生明显,故又称为毛细血管内增生性肾小球肾炎。这种增生可导致毛细血管袢堵塞,引起肾小球滤过功能下降。少数病例可见局部新月体形成,弥漫的新月体形成非常罕见。Masson染色可见上皮下免疫复合物沉积。间质可有水肿和炎性细胞浸润,以单核细胞浸润为主,病情较重并有新月体形成时间质的病变常较明显且常伴随小管上皮细胞扁平化。

病程呈自限性,在病情缓解期(约发病2周后)浸润的中性粒细胞和单核细胞开始减少,但仍有不同程度的系膜细胞增多,这种系膜细胞增多可持续存在至患者临床病情缓解,但最终APSGN的病理改变可完全逆转。

(二)免疫荧光

APSGN免疫荧光可见肾小球毛细血管壁和系膜区免疫复合物沉积,主要成分是 C_3 和IgG,IgM和IgA少见,但病程不同的阶段其表现各不相同。C_3 的沉积可见于各个阶段,而IgG的沉积大部分见于疾病早期活检组织,若起病1个月后仍有较强IgG沉积,则可致病程迁延不愈。免疫复合物按颗粒状沉积分布可分为三型。

1.花环型

毛细血管袢可见大量免疫复合物紧密排列,系膜区沉积较少,常见于成年男性,并伴随有肾病水平的蛋白尿,可能提示预后较差。重复肾活检可见肾小球系膜增生硬化、小纤维性新月体。

2.星空型

免疫复合物弥漫、不规则地分布于毛细血管袢及系膜区,多见于疾病早期。

3.系膜型

免疫复合物主要沉积在系膜区,几乎以 C_3 沉积为主,且出现在疾病的恢复期,星空型的恢复期可转为本型,持续存在数月或数年。

(三)电子显微镜

APSGN 电镜下的特点是上皮下驼峰样电子致密物沉积,但内皮下和系膜区往往也可以发现小的致密物沉积,这些沉积可能比驼峰样致密物在发病机制中起更重要的作用。驼峰可被上皮足突覆盖并在其周围形成一层包含细胞骨架(包括肌动蛋白)的隔离层。在疾病缓解期(约起病 6~8 周),上皮下的驼峰逐渐淡化呈一透明区并逐渐消失。

电子致密物的分布与免疫荧光显微镜下沉积类型有关,花环型以大量上皮下沉积为特点,星空型以内皮下沉积为主,伴有上皮下、系膜区及基底膜内沉积,系膜型以系膜区及近系膜区的内皮下沉积为主。

六、诊断与鉴别诊断

起病前 1~3 周咽部或皮肤感染史,临床表现为血尿、蛋白尿、水肿、高血压及少尿等典型表现,伴血清 C_3 的动态变化,8 周内病情减轻至缓解,即可临床诊断 APSGN。链球菌病原学、血清学检查可帮助确诊。临床表现不明显时需多次尿常规检查,根据尿常规、血清补体动态改变做出诊断。持续少尿 1 周或进行性尿量下降、肾小球滤过功能进行性损害者或者起病后 2~3 个月病情无明显好转,持续的低补体血症大于 6 周应行肾活检明确诊断。

急性肾小球肾炎应与以下疾病鉴别:

(一)系膜增生性肾小球肾炎(IgA 肾病和非 IgA 系膜增生性肾小球肾炎)

约 20%患者可以急性肾炎综合征起病,潜伏期短,多于前驱感染后数小时至数日内出现症状,但前驱感染不是链球菌,无链球菌病原学及血清学依据,C_3 无下降,且病情反复,IgA 肾病时血清 IgA 水平升高。

(二)急进性肾炎

发病过程及临床表现与本病相似,但患者进行性少尿或无尿,迅速发展为急性肾衰。确诊有困难或急性肾炎综合征 1 个月无缓解时需行肾活检鉴别。

(三)膜增生性肾小球肾炎

临床表现与本病相似,可有呼吸道感染甚至链球菌感染史,约 40%患者呈典型急进性肾炎综合征表现并合并低补体血症,但该病无自愈倾向,蛋白尿明显,补体持续低下 8 周内不恢复,故急性肾炎患者 2 个月无缓解需考虑本病。

（四）系统性疾病肾损害

狼疮性肾炎、冷球蛋白血症、C_3肾病、IgA肾病及抗中性粒细胞胞质抗体（ANCA）相关性小血管炎均可表现为急性肾炎综合征，可合并持续低补体血症，但多伴有其他系统受累情况，且不能自行缓解。

（五）其他感染引起的肾损害

急性全身感染性疾病在高热时可有一过性蛋白尿和镜下血尿，但随着高热缓解而好转，一般无高血压、水肿等表现，较易鉴别。泌尿系统感染亦可表现为蛋白尿和镜下血尿，但同样无肾炎综合征表现，且一般有尿路刺激症状、尿中大量白细胞、尿培养阳性等表现。

七、治疗及预后

APSGN的治疗主要以支持治疗为主，主要为预防和治疗水钠潴留、控制血容量，减轻水肿和高血压，同时预防各种并发症：

（一）一般治疗

急性期须卧床休息，直至肉眼血尿消失、水肿消退及血压恢复，往往在发病7～10天会出现自发性的多尿期；适当控制饮食，控制水钠摄入，肾功能正常者蛋白质入量以$1g/(kg \cdot d)$为宜，过高的蛋白质摄入会增加肾脏负担，肾功能损害、氮质血症者须限制蛋白质入量并予优质蛋白饮食。

（二）感染的治疗

一般不预防性使用抗生素，因其对于病情及预后无明显作用，上呼吸道或皮肤感染，尤其是病灶细菌培养阳性时，应选用无肾毒性的抗生素治疗，有预防病菌传播的作用。与病情反复发作相关的慢性扁桃体炎可在病情稳定〔无临床症状体征、尿蛋白＜（＋）、尿沉渣RBC＜10个/高倍视野〕时行扁桃体摘除术，但其对急性肾炎的病程发展无肯定效果。

（三）对症治疗

由于水钠潴留，适当使用袢利尿剂可预防高血压、肺水肿的发生，若利尿处理后血压仍控制不佳，须予降压治疗，一般采用钙通道阻滞剂及肼屈嗪、哌唑嗪以达扩张血管效果，也有应用血管紧张素转化酶抑制剂（ACEI）类，虽降低了肾血浆流量，但仍能降压及改善肾小球滤过率。

（四）透析治疗

需要透析治疗的情况有：患者血容量明显扩张，伴有明显肺水肿，利尿剂治疗效果不明显；少尿性急性肾衰竭尤其是高血钾时，经透析治疗一段时间后肾功能可恢复正常。

目前不支持使用糖皮质激素、非甾体类消炎药，对患者有害无益，免疫抑制剂亦常应用于急进性肾炎。

本病的近期预后较好，儿童优于成人，有研究统计临床与病理完全恢复的儿童占92％，成人60％。肾脏预后不良的表现有：①持续少尿和氮质血症；②持续的高血压；③持续大量蛋白尿；④血纤维蛋白持续升高，尿中大量纤维蛋白降解产物；⑤病理提示新月体肾炎。但及时透析治疗后患者生存率极高。

本病的长期预后目前存在争议，最常见的远期不良预后为遗留尿常规异常和轻度的高血压,部分患者在疾病发病后 10～40 年出现蛋白尿、高血压和肾功能损害。也有研究认为临床上不少慢性肾炎是由急性肾炎经过 10～20 年长期隐匿发展而来,但仍存在争议。目前认为影响本病预后的因素有:①流行发病较散发者好;②年龄:成人尤其是老年人较儿童差;③持续的高血压、大量蛋白尿及肾功能损害预后较差;④光镜下广泛新月体形成,肾组织增生病变重者预后差。而相对无关的因素有:前驱感染史及严重程度、肉眼血尿的严重性、血清补体下降程度、ASO 滴度。

第二节　急性肾小球肾炎

急性肾小球肾炎(AGN)简称急性肾炎,多见于 β-溶血性链球菌 A 组感染后,也可见于其他细菌或病原微生物感染,如细菌(肺炎球菌、脑膜炎球菌、淋球菌、伤寒杆菌等)、病毒(水痘病毒、腮腺炎病毒、EB 病毒等)、支原体、立克次体(斑疹伤寒)、螺旋体(梅毒)、真菌(组织胞浆菌)、原虫(疟疾)及寄生虫(旋毛虫、弓形虫),故又称急性感染后肾小球肾炎(APGN)。通常急性起病,突然出现血尿、蛋白尿、水肿、少尿、一过性高血压和短暂氮质血症,即急性肾炎综合征,多见于 5～14 岁儿童和青年,男、女比例为 2∶1。

一、诊断

(一)临床表现

1.前驱症状

链球菌感染与急性肾小球肾炎的发病有一定潜伏期,通常为 1～3 周,平均为 10 天,呼吸道感染者的潜伏期较皮肤感染者短。感染的程度与病变的轻重不一致。

2.肾损害的表现

起病急,病情轻重不一。

(1)轻症者呈隐匿性肾炎综合征,仅有尿检及血清 C_3 异常。

(2)典型者呈急性肾炎综合征,即突发的血尿、蛋白尿、高血压、水肿为主要临床表现,可伴有一过性肾功能受损。

(3)重症者呈少尿型急性肾衰竭。

(二)辅助检查

1.实验室检查

(1)血常规:可有轻度贫血,白细胞计数可正常或升高;红细胞沉降率(血沉)急性期常加快。

(2)尿常规:患者几乎都有肾小球源性血尿,约 30% 的患者呈肉眼血尿;程度不等的蛋白尿,约 20% 的患者表现为大量蛋白尿;可见白细胞、上皮细胞,颗粒管型和红细胞管型等。

(3)肾功能检查:①可有肾小球滤过功能降低,出现一过性的氮质血症。②肾小管功能多正常。

（4）血清补体测定：动态观察 C_3 的变化对诊断急性肾小球肾炎非常重要，起病初期血清补体（C_3 和 CH5O）下降，并于起病 8 周内逐渐恢复正常，血清补体的这一变化在急性肾小球肾炎诊断及鉴别诊断上意义重大。

（5）病原学检查

①咽拭子和细菌培养：急性链球菌感染后肾炎自咽部或皮肤感染灶培养细菌，结果可提示链球菌的感染，但阳性率仅 $20\%\sim30\%$。

②抗链球菌溶血素 O 抗体（ASO）：链球菌感染后 3 周，ASO 滴度开始上升，$3\sim5$ 周达高峰，持续 6 个月或更长才逐渐恢复正常。ASO 滴度上升 2 倍以上，高度提示近期有链球菌感染。

2.影像学检查

双肾 B 超急性期示增大。

3.病理检查

（1）大体解剖：急性肾炎肾小球急性期肾肿大，色灰白而光滑，故又称"大白肾"。

（2）光镜：急性肾小球肾炎的病理类型为毛细血管内皮增生性肾炎，可见肾小球内皮细胞及系膜细胞弥漫增生，急性期可有中性粒细胞及单核细胞浸润；肾小管病变多不明显。

（3）免疫荧光：可见 IgC 及 C_3 呈粗颗粒于系膜区及毛细血管壁沉积。

（4）电镜：上皮下可见驼峰样大块电子致密物。

（三）诊断要点

（1）链球菌感染后 $1\sim3$ 周突发血尿、蛋白尿、水肿及高血压，伴或不伴肾功能损害，均应怀疑急性肾小球肾炎。

（2）血清补体 C_3 动态的变化（起病初期下降，8 周内逐渐恢复正常），急性肾小球肾炎的临床诊断即可成立。

（3）临床表现欠典型，则需行肾穿刺活检明确诊断，其病理类型为毛细血管内增生性肾炎。

（四）鉴别诊断

1.隐匿性肾小球肾炎

轻型急性肾小球肾炎需与隐匿性肾小球肾炎鉴别。隐匿性肾小球肾炎患者血清补体应正常；肾活检病理类型常为肾小球轻微病变、轻度系膜增生性肾小球肾炎或局灶阶段性增生性肾小球肾炎，均与急性肾小球肾炎不同。

2.慢性肾小球肾炎急性发作

见表 2-2-1。

表 2-2-1　慢性肾小球肾炎急性发作与急性肾小球肾炎的鉴别

	慢性肾小球肾炎急性发作	急性肾小球肾炎
感染到发病的间期	不到 1 周	$1\sim3$ 周
血清补体	$50\%\sim75\%$ 的系膜毛细血管性肾炎患者血清补体 C_3 亦下降，但为持续性，8 周内不恢复正常；系膜增生性肾小球肾炎患者血清补体 C_3 正常	血清补体起病初期 C_3 下降，8 周内逐渐恢复正常

续表

	慢性肾小球肾炎急性发作	急性肾小球肾炎
病理表现	多为系膜毛细血管性肾炎及系膜增生性肾小球肾炎	毛细血管内增生性肾炎
疾病过程	慢性进展性疾病自限性疾病	

3.急进性肾小球肾炎

重型急性肾小球肾炎临床酷似急进性肾小球肾炎,鉴别要点如下。

(1)免疫学检查:Ⅰ型急进性肾小球肾炎抗肾小球基底膜(GBM)多阳性、Ⅲ型急进性肾小球肾炎抗中性粒细胞胞质抗体(ANCA)多阳性,且Ⅰ型、Ⅲ型急进性肾小球肾炎血清补体C_3多正常,这可与急性肾小球肾炎鉴别;而Ⅱ型急进性肾小球肾炎患者血清补体C_3也可降低,这与急性肾小球肾炎较难鉴别。

(2)病理表现:急进性肾小球肾炎为新月体肾炎,而急性肾小球肾炎为毛细血管内增生性肾炎,肾穿刺活检是二者鉴别的关键。

4.过敏性紫癜肾炎或系统性红斑狼疮肾炎

过敏性紫癜肾炎或系统性红斑狼疮肾炎均可出现急性肾炎综合征,但这二者有各自的全身系统疾病的临床表现和实验室检查,可与急性肾小球肾炎鉴别。

二、治疗

本病治疗以休息及对症治疗为主,改善肾功能,预防和控制并发症,促进机体自然恢复,不宜应用糖皮质激素及细胞毒类药物。

(一)祛除病因及诱因治疗

(1)有明确感染灶时应选用无肾毒性抗生素治疗,但一般不主张长期预防性使用抗生素。

(2)若病程已达3~6个月,尿化验检查仍异常,且考虑与扁桃体病灶相关时,在肾炎病情稳定的情况下(无水肿及高血压、肾功能正常,尿蛋白少于+,尿沉渣红细胞少于10个/HP),可行扁桃体摘除术,术前后2周均需注射青霉素。

(二)对症治疗

1.休息

急性肾小球肾炎卧床休息十分重要。当水肿消退、肉眼血尿消失、血压恢复正常,可适量增加活动量,防止骤然增加。

2.饮食

水肿明显及高血压患者应限制饮食中水和钠的摄入;肾功能正常者无须限制蛋白质的摄入,肾功能不全者应以优质低量蛋白质为主。

3.利尿消肿

轻度水肿无须治疗,经限盐和休息即可消失。明显水肿者,可用呋塞米、氢氯噻嗪等。一般不用保钾利尿药,尤其少尿时,易导致高钾血症。

4.降压治疗

降压药首选利尿药,利尿后血压仍控制不满意者,再选用血管扩张药、α受体阻滞药、钙通道阻滞药。急性肾小球肾炎血浆肾素水平常降低,故β受体阻滞药或ACEI降压效果常不佳,且后者尚可引起高血钾,一般不用。

(三)替代治疗

少数急性肾衰竭有透析指征者,应给予透析治疗以帮助渡过急性期,本病具有自愈倾向,肾功能多可逐渐恢复,一般不需长期透析。

三、病情观察

(1)治疗时应观察患者的尿量变化、水肿是否缓解,评估治疗疗效;定期检查尿常规、血常规、血补体及ASO测定,以及肾功能和血电解质的变化,以观察、追踪患者的病情进展;定期测量血压,如有高血压脑病、充血性心力衰竭或肾功能损害,则应给予相应治疗。

(2)诊断明确者,即给予相应治疗,治疗中注意观察患者的尿量、呼吸、脉搏、血压等变化;治疗过程中,患者应连续行尿常规检查3次,以后每周2～3次;咽拭子培养连送3次,如为阳性,以后则每周复查1次,直至阴性。常规检查肾功能及内生肌酐清除率,血清ASO试验、血补体(C_3、C_4、CH50)、抗透明质酸酶以及抗脱氧核糖核酸酶B测定可每2～3周1次。如患者尿量<500mL/d,有呼吸困难、脉速,血压>180/120mmHg(24/16kPa),或有急性心力衰竭征象、剧烈头痛、呕吐甚至抽搐时,应立即报告上级医师,并给予吸氧、调整体位、限制活动和绝对安静,以及相应的药物治疗。患者卧床休息至水肿、肉眼血尿消退、血压及肾功能基本恢复正常后,才可起床逐步活动。

四、病历记录

(一)急诊病历

记录患者就诊时间及就诊时的主要症状,是否有咽痛、皮肤感染等,有无发热、水肿、少尿、咳嗽、关节疼痛等症状。体格检查记录水肿部位、性质、程度,咽喉部扁桃体是否肿大,记录血压升高程度,心律是否紊乱,有无心脏杂音,两肺可否闻及湿啰音。辅助检查记录尿常规、血常规、红细胞沉降率、ASO、C-反应蛋白、肾功能及双肾B超检查的结果。

(二)住院病历

应详尽记录患者门(急)诊或外院的诊疗经过、所用药物及效果如何。首次病程记录应提出相应的诊断依据、与继发性肾病的鉴别诊断要点、诊疗计划等。应记录入院治疗后患者的病情变化,如尿量、水肿、蛋白尿、血尿、血压、肾功能变化以及治疗效果。需肾活检者,应记录与患者或其亲属的谈话经过,并由患者或亲属签署知情同意书。

五、注意事项

(一)医患沟通

诊断明确时,应告知患者及家属有关本病的临床特点,尤其是要告知行肾活检的重要性、临床意义;一旦出现高血压脑病、急性心力衰竭或急性肾衰竭时,要及时与患者或其家属沟通,告知病情的严重性;需行肾活检或需行血液净化等特殊治疗的,均应有患者或亲属签署的知情同意书。成年人、持续大量蛋白尿、高血压和(或)肾功能损害者预后较差;肾组织增生病变重、有广泛新月体形成者的预后差,要及时告知患者及其家属。

(二)经验指导

(1)典型的患者出现咽峡部、皮肤等处链球菌感染后发生水肿、血尿、蛋白尿等症状,诊断多无困难,而丹毒、脓疱病等链球菌感染者,潜伏期则有 2~4 周,然后突然起病。

(2)一般链球菌感染后急性肾小球肾炎的诊断至少有下列三项特征中的两项:①在咽部或皮肤病变部位检出可致肾炎的 M 蛋白型 B 溶血性链球菌 A 组;②对链球菌胞外酶的免疫反应——抗链球菌溶血素"O"(ASO)、抗链球菌激酶(ASK)、抗脱氧核糖核酸酶 B(ADNAaseB)、抗辅酶 I 酶(ANADase)、抗透明质酸酶(AH),有一项或多项呈阳性,咽部感染后 ASO 增高,皮肤感染后 AH、ADNAasce 和 ANADase 反应阳性;③C_3 血清浓度短暂下降,肾炎症状出现后 8 周内恢复正常。

(3)目前认为,有下述情况应行肾活检:急性期出现大量蛋白尿;少尿持续 1 周以上或进行性尿量减少,血肌酐水平持续上升;低补体血症持续超过 1 个月。

(4)临床上判断抗"O"滴度其临床意义时应注意,其滴度升高仅表示近期有过链球菌感染,与急性肾小球肾炎的严重性无直接相关性。

(5)急性肾小球肾炎大多可自愈,一般在 4~6 周逐渐恢复,因此对轻症的病例不必过多用药,以免造成药源性肾损害。

(6)休息对防止症状加重、促进疾病好转很重要。水肿及高血压症状明显者应注意卧床休息。应避免受寒受湿,以免寒冷引起肾小动脉痉挛,加重肾缺血。发病初期的饮食控制甚为重要,原则上给予低盐饮食并限制水摄入,若血压较高、水肿显著,应给予无盐饮食,每日摄水量限制在 1000mL 以内。

(7)对尚留存在体内的前驱感染灶如咽峡炎、扁桃体炎、脓疱病、鼻窦炎、中耳炎等应积极治疗。由于前驱感染病灶有时隐蔽,不易发现,故即使找不到明确感染病灶的急性肾小球肾炎,一般也主张用青霉素(过敏者用林可霉素或红霉素)常规治疗 10~14 天,使抗原不至于继续侵入机体,以防止肾小球肾炎反复或迁延发展。应避免应用对肾有损害的抗生素。

(8)以往认为,蛋白尿及镜下血尿持续 6 个月至 1 年以上即已转入慢性,近年来肾活检及临床资料发现,尿异常及肾活检组织活动性表现在 2~3 年的随访中仍可逐渐消失。因此,临床上宜综合临床资料及疾病发展过程进行分析,不应单以时间为界限来判断区分急性或慢性肾小球肾炎。

(9)与尿异常相关、反复发作的慢性扁桃体炎,可在病情稳定(尿蛋白小于＋,尿沉渣红细胞数<10 个/HP)后行扁桃体摘除术,手术前后使用抗生素 2 周。

第三节　急进性肾小球肾炎

急进性肾小球肾炎(RPGN,简称急进性肾炎)是一组病情发展急骤,伴有少尿、蛋白尿、血尿和肾功能进行性减退的肾小球疾病,预后差,如治疗不当,经数周或数月即进入尿毒症期,其病理特点为广泛的肾小球新月体形成。

一、诊断

(一)临床表现

1.肾损害的表现

(1)急进性肾小球肾炎综合征:患者除有血尿、蛋白尿、水肿、高血压外,肾功能急剧减退,数周至数月内出现少尿或无尿,进入终末期肾衰竭,是本病的主要临床表现。

(2)肾病综合征:多数Ⅱ型及部分Ⅲ型患者,除急进性肾小球肾炎综合征外,常伴有肾病综合征的临床表现,但Ⅰ型少见。

2.肾外表现

(1)Ⅰ型急进性肾小球肾炎:青、中年多见,起病多急骤,部分患者有明显的咯血、咳嗽、呼吸困难、发热及胸痛。

(2)Ⅱ型急进性肾小球肾炎:中、老年男性多见,多起病急骤,肾外无特异性表现,血中循环免疫复合物多阳性。

(3)Ⅲ型急进性肾小球肾炎:中、老年男性居多,起病多隐匿。

①小血管炎常有咯血、咳嗽、呼吸困难,X线胸片见两肺中下部炎症改变。

②韦格纳肉芽肿病多有先侵犯肾外器官,如鼻、鼻旁窦、咽、软腭及肺等炎症性病变(包括坏死性血管炎及肉芽肿),可有发热、皮疹、紫癜、关节肌肉疼痛、腹痛及单神经炎症状。

③变应性肉芽肿性血管炎多有过敏性哮喘、过敏性鼻炎,血嗜酸粒细胞增多,常伴有脑、心及皮肤等小血管炎表现。

(二)辅助检查

1.血常规

78%～100%的患者有重度贫血。

2.尿常规

血尿(几乎均为肾小球源性血尿,部分呈肉眼血尿)、蛋白尿。

3.肾功能

血清肌酐及尿素氮逐周增高,内生肌酐清除率下降,早期即可有肾小管功能受损。

4.免疫学及其他检查

(1)Ⅰ型 RPGN 血清中抗 CBM 抗体阳性,约有 30% 的患者 ANCA 阳性。

(2)Ⅱ型 RPGN 可有血清循环免疫复合物及冷球蛋白阳性,血清 C_3 水平下降。

（3）Ⅲ型 RPGN 除 50％～80％为 ANCA 阳性外,常有红细胞沉降率增快(超过100mm/h)、C 反应蛋白阳性、类风湿因子阳性。

5.影像学检查

腹部 X 线片及肾超声可发现肾正常或增大而轮廓整齐,但肾皮质、肾髓质交界不清。

6.病理检查

（1）大体解剖:肾体积通常增大。

（2）病理表现:见表 2-3-1。

表 2-3-1 三型 RPGN 的病理表现

	Ⅰ型	Ⅱ型	Ⅲ型
光镜	新月体形成,肾小球内皮细胞和系膜细胞无明显增生	新月体形成,肾小球内皮细胞和系膜细胞常显著增生	新月体形成,常有肾小球节段性纤维素样坏死
免疫荧光	IgG 和 C_3 沿基底膜呈线样沉积	IgG 和 C_3 沿系膜区或毛细血管壁呈颗粒样沉积	肾小球内无或仅有微量的免疫复合物沉积
电镜	无电子致密物沉积,基底膜断裂明显	系膜区和内皮下电子致密物沉积,基底膜断裂较轻	无电子致密物沉积,基底膜断裂较轻

（三）诊断要点

对呈急性肾小球肾炎综合征表现(急性起病、尿少、水肿、高血压、蛋白尿、血尿)且以严重血尿、明显少尿及肾功能进行性衰竭为表现者应考虑本病,该病为进行性进展,肾进行性缩小,临床若怀疑为 RPGN 应紧急行肾穿刺,肾穿刺前 Scr＞400μmol/L 者,应透析治疗以确保肾穿刺顺利进行。诊断包括两大方面:组织病理学诊断和病因诊断。

1.组织病理学诊断

新月体肾炎的病理诊断标准强调两点:①新出现的新月体为闭塞肾小囊腔 50％以上的大新月体,不包括小型或部分新月体;②伴有大新月体的肾小球必须超过全部肾小球数的 50％。

2.病因诊断

RPCN 是一组临床表现和病理改变相似但病因各异的临床综合征,因此在诊断 RPGN 时应做出病因诊断。详细询问病史,积极寻找多系统疾病的肾外表现,并进行有关检查(如抗核抗体、抗 ds-DNA 抗体、ANCA、ASO 等)。只有确定病因、免疫类型、疾病的发展阶段及活动性后,方可进行合理治疗,权衡治疗的利弊与风险,并做出预后评价。

（四）鉴别诊断

1.急性肾小管坏死

本病有以下特点:常有明确的发病原因,如中毒因素(药物中毒、鱼胆中毒等)、休克、挤压伤、异型输血等。病变主要在肾小管,故尿少且尿比重低于 1.010,肾小管重吸收钠功能受损,尿钠常超过 20～30Eq/L(急进性肾小球肾炎时因原尿生成少,尿钠排出很少),可见特征性的大量肾小管上皮细胞。

2.肾后性急性肾衰竭

常见于肾盂或输尿管双侧性结石,或一侧无功能肾伴另一侧结石梗阻,膀胱或前列腺肿瘤压迫或血块梗阻等。本病特点为:如原来尿量正常而骤减以至无尿者,以梗阻可能性大;有肾绞痛或明显腰痛史。超声波检查发现膀胱或肾盂积水;X 线片可有结石及肾增大。膀胱镜及逆行肾盂造影可发现梗阻病损与部位。

3.急性间质性肾炎

亦可以急性肾衰竭起病,但常伴发热、皮疹、嗜酸粒细胞增高等过敏表现,尿中嗜酸粒细胞增高,常可查出药物过敏源。

4.重型链球菌感染后肾小球肾炎

本病多数为可逆性,少尿和肾功能损害持续时间短,肾功能一般在病程 4～8 周后可望恢复,肾活检或动态病程观察可助两者鉴别。

二、治疗

早期诊断和及时强化治疗是提高 RPGN 治疗成功的关键。

(一)祛除病因治疗

1.抑制免疫及炎症反应治疗

(1)肾上腺皮质激素联合细胞毒药物:首选甲泼尼龙冲击治疗。甲泼尼龙 0.5～1.0g/24h,静脉滴注,每日或隔日 1 次,3～5 次为 1 个疗程,必要时隔 3～5 天再用 1～2 个疗程。早期治疗疗效较好,晚期则疗效欠佳。该法需辅以常规泼尼松及环磷酰胺治疗,口服泼尼松1mg/(kg·d),连服 6～8 周,以后缓慢减量,减至 0.4～0.5mg/(kg·d),维持 6～12 月,然后减量至停药;环磷酰胺 100mg/d 口服或 200mg/d 静脉注射,冲击疗法(每次 0.5～1.0g/1.73m^2,每个月 1 次,共 6 次),累积量达 6～8g 停药。该疗法主要适用于Ⅱ、Ⅲ型,Ⅰ型疗效较差。应用甲泼尼龙和(或)环磷酰胺冲击治疗时,一定要注意感染等不良反应,定期检查血常规和肝功能。

(2)四联疗法:即糖皮质激素、细胞毒类药物、抗凝血药、抗血小板聚集药物联合治疗,因疗效差,现多不推荐使用。

2.血浆置换疗法

(1)作用机制:血浆置换可清除血浆中的抗原、抗体、免疫复合物、补体及纤维蛋白原,尚可去除血浆中的炎性递质、细胞因子和生长因子。

(2)用法:①每日置换血浆 2～4L,每日或隔日 1 次,一般需持续治疗 10～14 天或至血清抗体(如抗 CBM 抗体、AN-CA)或免疫复合物转阴为止;②血浆置换术必须同时联合应用激素和细胞毒药物强化疗法。

(3)血浆置换治疗 RPGN 的时机:①Ⅰ型急进性肾小球肾炎患者合并肺出血时首选。②Ⅲ型急进性肾小球肾炎患者,血肌酐高于 600μmol/L 时,是使用血浆置换的强指征;合并肺出血的为有效的治疗手段。

(二)对症治疗

控制感染和纠正水、电解质及酸碱平衡紊乱等。

(三)保护残肾功能

采用积极降压、减少尿蛋白、调节血脂、改善肾微循环等延缓肾病进展的一体化治疗措施。

（四）替代治疗

1.血液透析

急性期患者血肌酐>530μmol/L，应尽早开始血液透析，因为许多患者除肾内纤维化病变之外，尚存在部分活动性病变，早期进行血液透析为免疫抑制疗法创造条件，尤其是Ⅱ型和Ⅲ型患者仍有可能改善肾功能及免疫炎症病变，使患者脱离透析。

2.肾移植

不宜过早进行，病情稳定6～12个月，血清抗GBM抗体阴性者，考虑肾移植，否则复发率较高。

三、病情观察

（1）诊断明确者，患者应立即收住院治疗，根据其肾功能状况，决定是否进行急诊透析治疗或血浆置换治疗，其间主要观察患者治疗后的病情变化，尤其是病情有无恶化、加重的征象，以便及时处理，须注意监测患者的尿量、血压变化，观察症状是否控制、改善，肾功能是否恢复，评估治疗疗效。

（2）临床上本病进展快，预后差。诊断明确时，即应根据患者的血尿素氮和肌酐水平、每天尿量情况及肾活检结果，选用上述的治疗方案；对病情危重、年龄大、心功能差、有出血倾向者，则不必行激素冲击、免疫抑制药和肝素治疗。治疗中应重点观察患者的每天尿量、肾功能变化以及血清抗GBM和抗ANCA水平的动态变化等，以便及时调整治疗用药；如治疗需要，可重复.肾活检，以判断急性病变是否缓解及肾小球病理是否以硬化为主。如活动性病变控制，病情进入慢性期，则治疗的重点转为保护残余肾功能的慢性期治疗。完全缓解的指标是尿蛋白<0.3g/d，连续3天，临床表现完全消失，血浆清蛋白>35g/L，肾功能正常。

四、病历记录

（一）门（急）诊病历

记录患者有无前驱感染史，是否有血尿和（或）蛋白尿及尿量的变化情况。有无发热、疲乏、皮疹等症状。体格检查记录血压变化，有无水肿及水肿部位，肾区有无叩痛，有无贫血等；辅助检查记录血常规、尿常规、肾功能、电解质、血抗GBM和抗ANCA等检查结果。拟诊急进性肾小球肾炎者应收住院治疗。

（二）住院病历

入院病历应详尽记录患者门（急）诊或外院的诊疗经过、所用药物及效果如何。首次病程记录应提出本病的诊断依据与继发性肾病的鉴别诊断要点、详尽的诊疗计划。病程记录应记录入院治疗后的病情变化，如尿量、血压、肾功能变化以及治疗效果等。记录肾活检的结果。需肾活检、血浆置换或甲泼尼龙冲击治疗者或予以血液透析治疗者，均应有患者及其亲属签署的知情同意书。

（三）注意事项

1.医患沟通

拟诊急进性肾小球肾炎后应及时与患者或其家属沟通,告知病情特点,如发展急骤、预后差、治疗后完全治愈者罕见、临床上往往会遗留不同程度的肾功能损害、尿常规化验也不可能完全恢复正常等,并告知患者及其家属,应积极准备急诊肾活检,以明确诊断。需行激素冲击治疗的,要及时告知可能出现的不良反应,以取得患者的配合。行肾活检、血浆置换、透析治疗及激素冲击治疗时,事先都要征得患者及其家属的同意,并以签字为据。

2.经验指导

(1)急进性肾小球肾炎治疗时机的掌握是改善预后的关键,原则上对需要确诊者,肾穿刺应尽早进行。当诊断明确后,亦应区别为特发性或继发性,重视本病的基本病因诊断甚为重要,因为各种疾病引起急进性肾小球肾炎的预后不同,且治疗方法和效果也异。

(2)某些慢性肾小球疾病患者由于各种限制忽略了有关病史,又缺乏正规的体检记录,直至感染、劳累、水和电解质平衡紊乱等诱因导致肾功能迅速恶化而出现肾功能不全的症状时方来就诊,有时难以与急进性肾小球肾炎区别。此时应用 B 超等测量肾的大小是一项有用的无创伤性辅助检查,与急进性肾小球肾炎不同,此类患者于诱因纠正后肾功能可能有部分恢复。大部分慢性肾小球疾病发生、肾功能不全时肾体积多已缩小,鉴别确有困难者,肾活检有助于鉴别。

(3)部分药物如青霉胺、肼屈嗪、别嘌醇及利福平等也可引起 RPGN,临床上诊断本病时,应仔细询问患者可能有服药的病史,这有助于本病病因的诊断。

(4)本病患者临床上多出现血尿、蛋白尿,迅速出现少尿,甚至无尿和氮质血症。由于该病常发生在坏死性肾小球肾炎的基础上,病变进展快,肾小球毛细血管坏死,基底膜缺损和出血,因此血尿常比较明显,蛋白尿相对较轻,水肿不明显。大量新月体形成后,阻塞肾小球囊腔,血浆不能滤过,方出现少尿甚至无尿,最后可导致肾衰竭。

(5)早期诊断、治疗对预后有重要影响。8 周之内 RPGN 病理表现大部分为细胞新月体或细胞纤维新月体,积极强化治疗后肾功能仍有恢复或部分恢复的机会;8 周后 RPGN 病理表现以纤维新月体为主,此时失去治疗时机。病理改变与预后存在密切的关系,肾小球新月体形成的数量和程度,肾小管萎缩及间质纤维化程度均与预后密切相关。

(6)一旦疑及此病,应动员患者尽早行急诊肾活检;血尿素氮、肌酐升高者,检查前患者应予以充分准备,Cr>442μmol/L 时连续透析几次后再行肾活检,以防术后大出血。

(7)肾移植后 RPGN 患者有可能复发,但难以确定每一个病例究竟有多少复发的可能性,循环中存在抗基底膜抗体的患者,在开始血液透析治疗后观察 3～6 个月,然后再进行肾移植。在肾移植前,先行双肾切除术能否降低复发并无定论。

(8)对继发性急进性肾小球肾炎,还需针对病因进行治疗,感染后肾炎要给予充分有效的抗感染治疗,但观察 1 周肾功能仍进行性下降者,还应采用冲击疗法;对韦格纳肉芽肿病及其他血管炎所致的新月体肾炎,首选环磷酰胺及泼尼松治疗,对肾功能持续恶化者仍应用冲击疗法。

第四节 慢性肾小球肾炎

慢性肾小球肾炎是指各种病因引起的不同病理类型的双侧肾小球弥漫性或局灶性炎症改变,临床起病隐匿,病程冗长,病情多发展缓慢的一组原发性肾小球疾病的总称,其临床表现复杂,有水肿、血尿、高血压等表现,尿常规检查以蛋白尿、管型、红细胞为主。治疗困难,预后相对较差。

一、诊断

(一)临床表现

本病大多数隐匿起病,病程冗长,病情多缓慢进展。由于不同病理类型,临床表现不一致,多数病例以水肿为首发症状,轻重不一,轻者仅面部及下肢微肿,重者可出现肾病综合征,有的病例则以高血压为首发症状而发现为慢性肾小球肾炎,亦可表现为无症状蛋白尿和(或)血尿,或仅出现多尿及夜尿,或在整个病程无明显体力减退直至出现严重贫血或尿毒症为首发症状。

1.水肿

在整个疾病的过程中,大多数患者会出现不同程度的水肿。水肿程度可轻可重,轻者仅早晨起床后发现眼眶周围、面部肿胀或午后双下肢、踝部出现水肿。严重的患者,可出现全身水肿。然而,也有极少数患者,在整个病程中始终不出现水肿,往往容易被忽视。

2.高血压

有些患者是以高血压症状来医院救治的,医师通过尿液检查诊断为慢性肾小球肾炎引起的血压升高。对慢性肾小球肾炎患者来说,高血压的发生是一个迟早的过程,其血压升高可以是持续性的,也可以间歇出现,并以舒张压升高为特点。

3.尿异常改变

尿异常几乎是慢性肾小球肾炎患者必有的现象,包括尿量变化和镜检的异常。有水肿的患者会出现尿量减少,且水肿程度越重,尿量减少越明显,无水肿患者尿量多数正常。当患者肾受到严重损害,尿的浓缩-稀释功能发生障碍后,还会出现夜尿量增多和尿比重下降等现象。几乎所有的慢性肾小球肾炎患者都有蛋白尿,尿蛋白的含量不等,可以从(±)到(++++)。在尿沉渣中可见到程度不等的红细胞、白细胞、颗粒管型、透明管型。当急性发作时,可有明显的血尿,甚至出现肉眼血尿。除此之外,慢性肾小球肾炎患者还会出现头晕、失眠、精神差、食欲缺乏、不耐疲劳、程度不等的贫血等临床症状。

(二)辅助检查

1.实验室检查

(1)血常规:肾功能减退时可有不同程度的贫血。

(2)尿常规:尿液检查可表现为轻重不等的蛋白尿(1~3g/d)和(或)血尿、管型尿等。

(3)肾功能:早期正常,后期可有不同程度的血肌酐(Cr)、尿素氮(BUN)的升高,内生肌酐清除率(Ccr)下降;尿浓缩稀释功能减退。

2.影像学检查

双肾 B 超示肾早期双肾大小、形态多属正常,或见双肾弥漫性损害,回声不均匀;后期随肾功能下降,双肾对称性缩小,皮质变薄。

3.病理检查

(1)慢性肾小球肾炎可由多种病理类型引起,常见类型有系膜增生性肾小球肾炎、系膜毛细血管性肾小球肾炎、膜性肾病、微小病变性肾小球硬化及局灶性节段性肾小球肾炎。

(2)病变进展至后期,所有上述不同类型的病理变化均可转化为程度不等的肾小球硬化,相应肾单位的肾小管萎缩,肾间质纤维化。晚期病理类型均可转化为硬化性肾小球肾炎。

到目前为止,无法从慢性肾小球肾炎的临床表现推论其确切病理变化如何,因此只能依靠肾穿刺活检,才能做出病理诊断。

(三)诊断要点

(1)起病隐匿,进展缓慢,病情迁延,临床表现可轻可重或时轻时重。随着病情发展,肾功能逐渐减退,后期可出现贫血、电解质紊乱、血尿素氮升高、血肌酐升高等情况。

(2)尿检查异常,常有长期持续性蛋白尿、血尿(相差显微镜多见多形态改变的红细胞),可有管型尿,不同程度的水肿、高血压等表现。

(3)病程中可因呼吸道感染等原因诱发慢性肾小球肾炎急性发作,出现类似急性肾小球肾炎的表现。

(4)排除继发性肾小球肾炎后,方可诊断为原发性肾小球肾炎。

(四)鉴别诊断

1.原发性肾病综合征

慢性肾小球肾炎与原发性肾病综合征在临床表现上可十分相似,但慢性肾小球肾炎多见于青壮年,常有血尿,出现高血压和肾功能减退也较多,尿蛋白的选择性差;而原发性肾病综合征多见于儿童,无血尿、高血压、肾功能不全等表现,尿蛋白有良好的选择性。对激素和免疫抑制药的治疗,原发性肾小球肾病患者非常敏感,而慢性肾小球肾炎患者效果较差。最后,肾活检可帮助诊断。

2.慢性肾盂肾炎

慢性肾盂肾炎的临床表现可类似慢性肾小球肾炎,但详细询问有泌尿系感染的病史(尤其是女性),尿中白细胞较多,可有白细胞管型,尿细菌培养阳性,静脉肾盂造影和核素肾图检查有双侧肾损害程度不等的表现,这些都有利于慢性肾盂肾炎的诊断。

3.结缔组织疾病

系统性红斑狼疮、结节性多动脉炎等胶原性疾病中肾损害的发生率很高,其临床表现可与慢性肾小球肾炎相似,但此类疾病大都同时伴有全身和其他系统的症状,如发热、皮疹、关节痛、肝脾大,化验时可以发现特征性指标异常(如狼疮肾炎血液化验可见血细胞下降,免疫球蛋白增加,可查到狼疮细胞,抗核抗体阳性,血清补体水平下降,肾组织学检查可见免疫复合物广泛沉积于肾小球的各个部位。免疫荧光检查常呈"满堂亮"表现)。

4.恶性高血压病

多见于患有高血压病的中年人,常在短期内会引起肾功能不全,故易与慢性肾小球肾炎并发高血压者相混淆。恶性高血压病的血压比慢性肾小球肾炎为高,常在 200/130mmHg 或更高。但起病初期尿改变大多不明显,尿蛋白量少,无低蛋白血症,无明显水肿。由于恶性高血压病时的小动脉硬化坏死是全身性的,故常见视网膜小动脉高度缩窄、硬化,并常伴有出血和渗血、视盘水肿、心脏扩大、心功能不全也较明显,这些均可作为鉴别诊断的依据。若慢性肾小球肾炎并发高血压而演变为恶性高血压者,则是有长期慢性肾炎病史的患者,病情突然恶化,出现血压明显升高,肾功能迅速恶化,并出现视网膜出血、视盘水肿,甚则出现高血压脑病等症状。

二、治疗

慢性肾小球肾炎的治疗应以防止或延缓肾功能进行性恶化、改善或缓解临床症状,以及防治严重并发症为主要目标,因此常强调综合性防治。

(一)一般治疗

1.休息

因劳累可加重高血压、水肿和尿检异常,因此注意休息、避免劳累在疾病的慢性进程中非常重要。

2.饮食

(1)蛋白质摄入:慢性肾小球肾炎患者应根据肾功能减退程度决定蛋白质摄入量。轻度肾功能减退者宜 0.6g/(kg·d),以优质蛋白(牛奶、蛋类、瘦肉等)为主,适当辅以 α-酮酸或必需氨基酸。低蛋白饮食时,可适当增加糖类(碳水化合物)的摄入,以满足机体能量需要,防止负氮平衡。如患者肾功能正常,则可适当放宽蛋白入量,一般不宜超过 1.0g/(kg·d),以免加重肾小球高滤过等所致的肾小球硬化。对于慢性肾小球肾炎、肾功能损害的患者,长期限制蛋白摄入势必导致必需氨基酸的缺乏,因此,补充 α-酮酸是必要的。α-酮酸含有必需氨基酸(赖氨酸、苏氨酸、色氨酸),还含有相应的酮酸(异亮氨酸、亮氨酸、苯丙氨酸、缬氨酸及蛋氨酸的酮酸),此外,尚含组氨酸和酪氨酸。酮酸以钙盐形式存在,摄入后经过转氨基作用,形成相应的氨基酸,可使机体既获取必需氨基酸,又减少了不必要的氨基,还提供了一定量的钙,对肾性高磷酸盐血症和继发性甲状旁腺功能亢进起到良好作用。

(2)盐的摄入:有高血压和水肿的慢性肾小球肾炎患者应限制盐的摄入,建议<3.0g/d,特别应注意食物中含盐的调味品,少食腌制食品及各类咸菜。

(3)脂肪摄入:高脂血症是促进肾病变加重的独立危险因素。慢性肾小球肾炎,尤其是大量蛋白尿的患者更易出现脂质代谢紊乱,临床表现为高脂血症。因此,应限制脂肪的摄入,尤其应限制含有大量饱和脂肪酸的肉类。

(二)药物治疗

1.积极控制高血压

高血压是加速肾小球硬化、促进肾功能恶化的重要危险因素,积极控制高血压是十分重要的环节。治疗原则:①力争把血压控制在理想水平:蛋白尿≥1g/d者,血压应控制在125/75mmHg以下;尿蛋白<1g/d者,血压控制可放宽到130/80mmHg以下。②选择能延缓肾功能恶化、具有肾保护作用的降压药,如血管紧张素转化酶抑制药(ACEI)、血管紧张素Ⅱ受体拮抗药(ARB)等。③平稳降压,避免血压大幅度波动。

高血压患者应限盐(<3.0g/d);有钠、水潴留的容量依赖性高血压患者可选用噻嗪类利尿药,如氢氯噻嗪12.5~50mg/d,1次或分次口服。对肾素依赖性高血压则首选ACEI,如贝拉普利5~20mg,每日1次;或ARB,如氯沙坦(洛沙坦,LoSartan)50~100mg,每日1次。其次,也可选用钙通道阻滞药,如氨氯地平5mg,每日1次。此外,β受体阻滞药,如阿替洛尔12.5~25mg,每日2次。血管扩张药,如肼屈嗪10~25mg,每日3次。难治性高血压可选用不同类型的降压药联合应用。

近年研究证实,ACEI具有降低血压、减少尿蛋白和延缓肾功能恶化的肾保护作用,但肾功能不全患者应用ACEI要防止高钾血症,血肌酐>350μmol/L的非透析治疗患者则不宜再应用。ARB的实验研究和已有的临床观察结果显示,它具有与ACEI相似的肾保护作用。最近,有报道认为,长效二氢吡啶类钙通道阻滞药和非二氢吡啶类钙通道阻滞药,如维拉帕米具有一定的延缓肾功能恶化的肾保护作用,值得进一步验证。

2.减少尿蛋白

大量研究表明,蛋白尿是慢性肾损害进程中的独立危险因素,在临床实践中也发现控制蛋白尿可以延缓肾病的进展。

(1)ACEI和ARB的应用:目前,已有不少实验观察到ACEI(如依拉普利等)和(或)ARB(如氯沙坦等)减少尿蛋白的作用并不依赖于其降压作用,因此,对于非肾病综合征范围内的蛋白尿可使用ACEI和(或)ARB用于减少蛋白尿,使用这类药物治疗蛋白尿和保护肾的作用在一定范围内与剂量相关,往往需要加大剂量如依拉普利20~30mg/d和(或)氯沙坦100~150mg/d,才发挥较好地降低蛋白尿和肾保护作用。

(2)糖皮质激素和细胞毒药物的应用:慢性肾小球肾炎是否应使用糖皮质激素和(或)细胞毒药物,目前国内外尚无一致的看法。由于慢性肾小球肾炎为一临床综合征,其临床表现、病理类型有所不同,因此应综合分析后予以考虑。①有大量蛋白尿伴或不伴肾功能轻度损害者可考虑用糖皮质激素,如泼尼松1mg/(kg·d),治疗过程中密切观察肾功能和血压,一旦有肾功能损害加重应酌情撤减;②肾功能进行性减退者,不宜继续使用常规的口服糖皮质激素治疗;③根据肾穿刺活检病理结果,若为活动性病变为主(细胞增生、炎症细胞浸润等),伴大量蛋白尿则应积极治疗,可选择糖皮质激素[泼尼松1mg/(kg·d)]及细胞毒药物[环磷酰胺2mg/(kg·d)];若肾穿刺活检病理结果已提示为慢性病变为主(肾小管萎缩、间质纤维化),则不考虑糖皮质激素等免疫抑制药治疗;倘若病理结果表现为活动性病变与慢性病变并存,临床有可能肾功能已有轻度损害(Scr<256μmol/L),伴有大量蛋白尿,这类患者也可考虑应用糖皮质激素和细胞毒药物治疗(剂量同上),但必须密切监测肾功能。

3.抗凝血药和血小板解聚药物

抗凝血药和血小板解聚药有一定的稳定肾功能和减轻肾病理损伤的作用,但目前尚无对这类药物使用的统一方案。常用于:①有明确高凝状态和一些易于引起高凝的病理类型(膜性肾病,系膜毛细血管性肾炎);②经糖皮质激素治疗长期效果不佳,肾活检显示为局灶性节段性肾小球肾炎型;③血浆纤维蛋白降解产物(FDP)明显增高,D-二聚体阳性患者。

常用的抗凝血药有口服的华法林,应用时注意个体化,初始剂量为 4～20mg/d,根据凝血酶原时间以 1mg 为阶梯调整剂量。药物使用期间应定期检测凝血酶原时间(至少 3～4 周 1 次),以防出血。此外,皮下注射低分子肝素,该药的抗凝活性在于与抗凝血酶Ⅲ的结合后肝素链上的五聚糖抑制凝血酶和凝血因子 Xa,结果抗栓效果优于抗凝血作用;而且临床应用时,生物利用度较好,出血倾向少,半衰期比普通肝素长 2～4 倍。常用制剂有达肝素钠(法安明)5000U/d,腹壁皮下注射;低分子肝素钠(依诺肝素钠,enoxaparinesodium)4000U/d,皮下注射。常用的血小板解聚药双嘧达莫 200～300mg/d,分 3～4 次口服;阿司匹林 50～100mg/d。新近尚有西洛他唑 50～200mg/d,口服;盐酸噻氯匹定(抵克立得)250～500mg/d。以上药物除具有血小板解聚作用外,还有扩张血管及抗凝血作用,有出血倾向者慎用或禁用。

4.降血脂药的应用

他汀类药物(β-羟-β-甲基戊二酸单酰辅酶 A 抑制药)不仅可以降血脂,更重要的是可以抑制与肾纤维化有关分子的活性,减轻肾组织的损伤和纤维化。因此,有高脂血症的患者应积极治疗,常用普伐他汀 10～20mg/d、辛伐他汀 5～10mg/d 等药物。在应用降血脂药过程中,应注意避免他汀类药物与贝特类降血脂药(如非诺贝特,300mg/d)联合使用,以免导致横纹肌溶解等严重不良反应。

5.环氧化酶抑制药的应用

环氧化酶(COX)在肾病时升高,通过促进前列腺素增加和激活 RAS 系统加速肾功能恶化。目前有学者研究采用 COX 选择性抑制药 SCS8236 可以显著减轻实验动物的肾小球硬化,但目前在临床的实际运用经验尚需积累。

6.导致肾损害的其他因素的防治

(1)感染:慢性肾小球肾炎患者应尽可能避免上呼吸道及其他部位的感染,对已有的感染则应积极治疗,治疗时应避免使用肾毒性药物及易于诱发肾功能损害的药物,如氨基糖苷类抗生素、磺胺类及非固醇类消炎药。

(2)高尿酸血症:慢性肾小球肾炎患者肾功能减退往往伴有高尿酸血症,血尿酸升高易在肾形成尿酸盐结晶且 pH 过低也易造成肾损害。因此,应严格限制富含嘌呤的食物摄入量,必要时给予抑制尿酸合成的药物,如别嘌醇 0.1～0.3/d,口服。

三、病情观察

(1)主要观察患者的症状是否控制,如血压是否控制,尿蛋白是否减少,水肿是否减轻或消失,以便及时调整治疗用药。

(2)诊断明确时,即可根据患者的具体情况给予积极的治疗,以保护肾功能、延缓肾衰竭的进展,主要内容是控制血压、休息和对症治疗。治疗中根据治疗的效果,随时调整治疗用药。注意复查尿常规、肾功能等,以评估治疗疗效。如需明确何种原因引起的,往往需行肾活检检查,以明确病理性质,指导临床治疗及估计患者预后。治疗有效的患者血压控制较理想,尿蛋白下降至<1.0g/24h。

四、病历记录

(一)门(急)诊病历

如实记录患者的水肿部位、程度、发生先后、持续时间,记录有无乏力、腰酸等伴随症状。记录患者的尿量变化,有无夜尿、多尿等。有无高血压,以往是否诊疗过,如有,应记录其诊疗经过,具体用药及效果如何等。体格检查记录有无贫血,四肢有无出血点,水肿部位及是否为凹陷性,血压测定结果,有无肾区叩击痛、可否触及包块等。辅助检查记录患者尿常规、尿蛋白电泳、双肾 B 超、血肌酐值等检查结果。

(二)住院病历

详尽记录患者门(急)诊或外院的诊疗经过、所用药物及效果如何。记录应列出本病的诊断依据、与继发性肾病的鉴别诊断要点、诊疗计划。病程记录应详尽反映患者入院治疗后的病情变化、治疗效果。如行肾活检,则应记录肾活检的操作过程,是否有并发症,检查的病理结果。若行肾活检,应有患者或家属签署的知情同意书。

五、注意事项

(一)医患沟通

诊断本病后,经治医师应向患者及其家属如实告知控制血压的重要性,以使患者及其家属能理解,治疗中有关本病的复查项目、治疗药物选用,亦应交代清楚,以保证患者能定期随访、复查。诊断有困难、需行肾活检时,应向患者讲明操作过程、意义、可能的并发症,操作应在患者或其亲属签字同意后进行。应嘱患者避免感染、劳累,避免使用肾毒性药物,尤其是含马兜铃酸的中药关木通、广防己等,以免加重肾损害。

(二)经验指导

(1)大部分慢性肾小球肾炎患者并无急性肾小球肾炎的病史,故多数学者认为慢性肾小球肾炎与急性肾小球肾炎之间并无肯定关联,本病可能是由于各种细菌、病毒或原虫等感染,继而通过免疫机制、炎症介质因子及非免疫机制等引起。

(2)慢性肾小球肾炎的病理改变:因病因、病程和类型不同而异,可表现为弥漫性或局灶节段系膜增生、膜增生、膜性、微小病变、局灶硬化、晚期肾小球纤维化或不能定型等。对未能施行肾活检做出病理分型的病例,可根据临床表现特点做出肾炎、肾病综合征、高血压的分型;结合肾功能测定,可作为粗略估计病情程度、制订治疗方案和判定预后的参考。

(3)对第一次出现血肌酐明显升高的慢性肾小球肾炎患者应认真寻找可逆性因素,对有肾病综合征的膜性肾炎、膜增生病变等伴有高凝状态的患者则应排除肾静脉血栓形成。行肾CT 检查常可发现肾静脉血栓形成,这对选择合适的治疗方法显得很重要。

(4)血管紧张素转化酶抑制药对慢性肾小球肾炎患者具有降低血压、减少尿蛋白和延缓肾功能恶化的肾保护作用。对中、重度高血压并有心肌肥厚的患者使用血管紧张素转换酶抑制药,尚可减少或抑制血管紧张素Ⅱ促心肌、血管平滑肌增生肥大和血管壁中层增厚的作用,对防止慢性肾小球肾炎高血压患者血管壁增厚和心肌细胞增生肥大十分有帮助。但注意,血管紧张素转化酶抑制药可引起肾小球出球小动脉张力降低,有时可使肾小球滤过率下降,故慢性肾小球肾炎有氮质血症时,使用血管紧张素转化酶抑制药剂量不宜过大,且应密切观察肾功能,更不宜使用保钾利尿药,以免发生高钾血症。

(5)少数慢性肾小球肾炎合并氮质血症者可合并存在高尿酸血症。血尿酸增高,使用别嘌醇降低血尿酸可改善肾功能,但剂量宜小,用药时间要短,减药要快。

(6)大量蛋白尿可试用糖皮质激素及其他免疫抑制药治疗,但糖皮质激素须用足量,疗程宜长,且应两者并用或再加中药;但血压甚高或合并有氮质血症者,应慎用或不用糖皮质激素。

(7)慢性肾小球肾炎病情迁延,病变均为缓慢进展,最终将发展至慢性肾衰竭。病变进展速度个体差异很大,主要取决于其病理类型,但也与是否重视保护肾及是否合理治疗密切相关。

第五节 肾病综合征

一、肾病综合征病因分类

肾病综合征根据病因分为原发性和继发性,原发性肾病综合征只有在排除掉继发性的原因后才能诊断。肾病综合征病因的明确对于其本身治疗及预后的判断非常重要,由于诊断技术的进步,很多原本诊断为原发性的肾病综合征都找到了继发性的原因,从而对患者产生了比较正面的影响。继发性的原因很多,临床常见的原因有感染、风湿免疫系统疾病、肿瘤、代谢性疾病及药物等。

二、肾病综合征临床表现及病理生理

(一)大量蛋白尿

大量蛋白尿指每日从尿液中排泄蛋白质超过 $3.5g/1.73m^2$,儿童为 $50mg/kg$。这是肾病综合征的主要诊断依据,这也是肾病综合征临床和病理生理表现的基础。首先,大量蛋白尿的产生主要是由于肾小球滤过膜通透性异常所致。正常肾小球滤过膜对血浆蛋白有选择性滤过作用,可以阻止绝大部分血浆蛋白从肾小球滤过,只有很少部分血浆蛋白进入肾小球滤液。肾小球病变引起选择性滤过屏障作用损伤,导致大分子和中分子蛋白等大量漏出。如膜性肾病时机械屏障损伤,导致大分子的蛋白(一般大于 150kD)漏出。其次,肾小球疾病时,肾小球基底膜结构功能异常,泌酸成分明显减少,导致肾小球阴离子电荷屏障损伤,使带阴离子电荷的白蛋白滤过增加,从而导致蛋白尿。如微小病变时,电荷屏障损伤,导致小分子量的白蛋白漏出。此外,肾小球血流动力学改变也能影响肾小球滤过膜的通透性。血液增高,蛋白尿增多;

血压降低,蛋白尿减少。血管紧张素Ⅱ主要作用于出球小动脉,导致球内压增加,从而导致蛋白漏出。使用血管紧张素转化酶抑制剂或血管紧张素Ⅱ受体拮抗剂扩张出球小动脉,降低球内压可以减少尿蛋白的产生。

足细胞病变近年来被认为与肾病综合征的蛋白尿有很密切的联系,尤其与微小病变型与局灶节段性肾小球硬化型的蛋白尿形成密切相关,微小病变中足细胞具有黏附作用的dystroglycan蛋白表达减少,其减少的程度与尿蛋白量密切相关;原发性局灶节段性肾小球硬化。患者中可见足细胞脱落、凋亡。早在50年前就发现肾病综合征存在广泛足突融合的现象。足细胞中nephrin、podocin的基因及蛋白表达在遗传性肾病综合征患者中缺失。在动物肾病综合征模型中,维生素D被发现通过减少足细胞的凋亡,增加nephrin、podocin、$\alpha_3\beta_1$整合蛋白及dystroglycan蛋白表达,从而减少蛋白尿的产生。

大量蛋白尿可导致患者显著的负氮平衡,但肌肉耗损的程度被水肿掩盖,直到患者水肿消退才能完全体现出来。增加蛋白质摄入量并不能提高白蛋白的代谢,因为增加摄入量可通过影响血流动力学增加肾小球压力,并增加尿蛋白质丢失。低蛋白饮食反而会减少蛋白尿,但也减少了白蛋白合成率,从长远来看可能增加负氮平衡的风险。

(二)血浆蛋白浓度的改变

1.低蛋白血症

肾病综合征的特征之一,即血浆白蛋白低于30g/L。低白蛋白血症主要由尿液丢失所致。除此之外,低蛋白血症还受以下因素的影响:①肝脏白蛋白合成代偿性增加,但这代偿机制似乎被肾病综合征削弱。在低蛋白血症时,白蛋白分解率的绝对值是正常的,甚至于下降,肝脏合成白蛋白增加,如果饮食中能补充足够的蛋白,每日肝脏合成的白蛋白可达到20g以上。在部分肌肉发达,摄入蛋白较多的肾病综合征的患者中,可不出现低蛋白血症;但在部分仅中度蛋白尿的肾病综合征患者也可出现低蛋白血症,这部分患者往往肝脏合成功能较差,常伴有低胆固醇血症;也可能由于血管壁对白蛋白的通透性增加,使白蛋白向间质中漏出,而血浆中蛋白减少。指甲盖上的白线(马克尔线)是低蛋白血症的临床典型特点。②肾小管分解白蛋白的能力增加。肾病综合征时,肾小管摄取和分解白蛋白明显增加,肾内白蛋白代谢可以达到16%~30%,而正常人只有10%左右。③严重水肿导致胃肠道吸收能力下降。④胃肠道白蛋白的丢失增加,这可能与病情的严重程度相关。

肾病综合征患者常呈负氮平衡,年龄、病程等均可影响白蛋白水平。低蛋白血症时,与药物结合的白蛋白减少,导致药物游离浓度增加,此时,常规剂量药物也可产生不良毒副作用。低蛋白血症和蛋白异常血症使红细胞沉降率(ESR)显著增加,因此ESR不再作为肾病患者急性期反应的标志。

2.其他蛋白浓度的改变

肾病综合征时,除了血浆白蛋白的改变外,还有其他蛋白浓度的改变,有些增加有些减少,主要取决于合成和分解的平衡。如血清蛋白电泳中α_2和β球蛋白升高,而α球蛋白正常或降低;IgG下降,而IgA和IgE升高。蛋白浓度的改变导致了肾病综合征患者其他临床症状,如B因子的缺失,使肾病综合征患者容易感染;纤维蛋白原、凝血因子Ⅴ、Ⅶ升高,抗凝血因子减少加重了血栓形成的可能。

（三）水钠潴留

水肿是肾病综合征的一个主要临床表现,当组织间液增加超过 5kg,即可出现临床可察觉的水肿。目前其发病机制仍不太明确。100 多年前对于肾病综合征水肿的发生提出了低充盈假说:尿中大量蛋白丢失,导致血浆白蛋白下降,使血浆胶体渗透压下降,根据 Starling 定律使水分从血管渗透到细胞外间隙的液体增加所致。随之而来的循环血容量减少(容量不足)产生继发性刺激肾素-血管紧张素系统(RAS),导致醛固酮诱导的远端小管钠潴留。这种对血容量减少的代偿加重了水肿,因为较低的胶体渗透压改变了静水压下的跨毛细血管壁压力的平衡,迫使更多的液体进入细胞间隙而不是储存在血管内。此即"低充盈学说"者的水肿的方法很清晰:扩张有效循环血量,增加血管内的胶体渗透压,比如输注白蛋白。该学说在临床上存在很多证据:如部分肾病综合征患者的血浆量、血压和心输出量都减少,特别是儿童的 MCD 患者,并且可以通过输注白蛋白扩充血容量进行纠正。

但是"低充盈学说"并不能很好地解释所有的肾病综合征患者的临床表现。①根据"低充盈学说",临床上肾病综合征患者会出现低血容量的表现如低血压、脉压小、脉搏细弱等症状。但是在临床上,低血容量患者只见于 7%～38% 的患者,成人肾病综合征患者中血容量大多为正常甚至增加。这些肾病综合征患者,肾脏钠水排泄障碍可能才是其水肿的主要原因,低蛋白血症只是加重的原因。②单独使用白蛋白并不能增加患者的尿量。相反,单独使用利尿剂却可以使患者利尿。③螺内酯或者 ACEI 等药物能抑制肾素-醛固酮轴的活性,但是使用这些药物并不能增加钠的排泄。④很多肾病综合征患者病情缓解时最初的表现即尿量增加,此时血浆白蛋白并未增加。⑤很多血浆白蛋白减少的患者并未出现水肿。Ichikawa 等制作了微小病变的大鼠模型进行实验,实验结果提供了强有力的证据证明"低充盈学说"并不能完全解释肾病综合征水肿的原因。

因此,最近关于肾病综合征水肿的机制又提出了"高充盈学说"。Ichikawa 等证明肾脏集合管与肾病综合征的水钠潴留密切相关,并且发现集合管上皮细胞的钠离子通道(ENaC)是钠离子重吸收的关键通路。在很多肾病综合征的动物模型中发现 ENaC 表达明显增加,同时这些集合管节段的 Na^+-K^+-ATP 酶活性也明显增加,而一些蛋白酶(如纤溶酶)可以调节并激活这些钠离子通道。因此根据"高充盈学说",肾病综合征患者的水肿是由于尿蛋白增加,同时尿液中各种蛋白酶增加,导致集合管系统的 ENaC 被激活,导致钠水重吸收增加,从而导致钠水潴留。最近,Svenningsen 等发现肾病综合征患者的尿液确实导致活化的 ENaC 增加,在使用纤溶酶抑制剂后可以抑制活性 ENaC 的表达。

但是对于"高充盈学说"仍然不能完全解释所有肾病综合征患者的临床表现,如部分肾病综合征患者尤其是小儿患者容易出现低血容量症状:低血压、心跳加速、四肢冰冷及血液浓缩。同时,如果所有的肾病综合征患者水肿都是可以用"高充盈学说"解释,那么,单用阿米洛利(ENaC 竞争性抑制剂)应该可以利尿及减轻水肿,但是临床上很少单独使用阿米洛利来治疗肾病综合征患者的水肿,而是经常和袢利尿剂合用来利尿。

综上所述,目前还没有哪种学说能完全解释肾病综合征患者水钠潴留的机制,包括最早提出"高充盈学说"的 Meltzer 在文章中也提到,临床上一些患者的水肿可以用"低充盈学说"解释,另一部分可以用"高充盈学说"解释。在临床上确认是什么原因导致的水钠潴留又非常重要，因为它与患者药物的使用及治疗效果密切相关。仅根据其中一种学说来治疗水肿，而不是根据患者的实际情况出发，对于患者来说都是一件很危险的事情。

（四）高脂血症

高脂血症在大量蛋白尿的患者十分常见，因此它被认为是肾病综合征的一个主要特征。肾病综合征患者几乎所有脂蛋白成分均增高，血浆总胆固醇、低密度脂蛋白胆固醇明显增高；甘油三酯和极低密度脂蛋白胆固醇升高。高密度脂蛋白胆固醇可以升高、正常或降低，且高密度脂蛋白 3（HDL3）有成熟障碍。载脂蛋白也出现异常，如 ApoB 明显升高，而 ApoC 和 ApoE 轻度升高。尽管血清甘油三酯水平容易变化，但血清胆固醇浓度通常高于 500mg/dL。现在普遍认为，肾病综合征患者因为高凝状态合并高脂血症，发生冠心病的风险增加，且冠心病死亡风险增加了 5 倍，但微小病变型肾病患者除外，这可能是因为微小病变型肾病不会存在长期的高脂血症。

肾病综合征的血脂异常可能的机制包括肝脏低密度脂蛋白（LDL）和极低密度脂蛋白（VLDL）的合成增加，缺陷的外周脂蛋白脂肪酶的激活导致 VLDL 增加，及尿液中高密度脂蛋白（HDL）的丢失。

实验证据表明，通过降脂治疗可以延缓各种机制导致的肾脏疾病的进展，然而，支持他汀类药物延缓 CKD 进展的临床证据并不太明确，在这个问题上仍需做充分的前瞻性临床研究。

三、肾病综合征并发症

（一）感染

肾病综合征常见的并发症。肾病患者容易发生细菌感染。在皮质类固醇被证明对儿童肾病综合征治疗有效之前，脓毒症是其最常见的死亡原因。在儿童肾病综合征患者，原发性腹膜炎尤其是由肺炎双球菌引起的腹膜炎也并不罕见。因此有研究者建议，对于激素抵抗或者激素依赖的小儿肾病综合征患者进行肺炎双球菌疫苗接种。但原发性腹膜炎发病率随着年龄增长越来越低。蜂窝织炎最常见的致病菌为 β-溶血链球菌，特别是严重水肿部分的蜂窝织炎。感染产生的原因有：①尿中丢失大量免疫球蛋白。②免疫抑制剂的大量长期使用导致机体免疫功能低下。③IgG 和补体因子 B（旁路激活路径）在尿液中的丢失，削弱了机体对细菌免疫调理作用（如清除肺炎双球菌等荚膜生物的能力）。④长期营养不良，机体非特异性免疫应答能力减弱。⑤大量转铁蛋白和锌从尿中丢失。转铁蛋白是维持正常淋巴细胞功能所必须，锌离子与胸腺素合成有关。⑥高度水肿导致局部体液因子稀释，防御能力减弱，导致感染。⑦大量积液的组织是易于细菌生长的场所，且水肿的皮肤很脆弱，给了细菌侵入的入口。

感染发生的部位常见呼吸道、泌尿道、皮肤和腹腔等。一般不主张预防性使用抗生素，但一旦发生感染应积极抗感染治疗。

（二）高凝状态和静脉血栓形成

肾病综合征患者常常处于高凝状态，容易血栓形成，如深静脉血栓形成、肾静脉血栓形成及肺栓塞等。不仅是静脉血栓形成较常见的，自发性动脉血栓栓塞也可发生。动脉血栓不仅发生于有动脉粥样硬化的成年人,也发生于儿童肾病。但成年肾病综合征患者血栓形成的风险是儿童的7～8倍。不同的肾脏病理类型发生血栓的风险不同,有研究表明膜性肾病患者的血栓形成发生率是FSGS患者的2倍,是IgA肾病患者的19倍。

血栓形成的机制目前仍然没能完全清楚,但是肾病综合征时,参与凝血级联的多个蛋白质水平发生变化,包括抗凝血酶Ⅲ从尿液中丢失过多及在肾病综合征患者中亚临床血栓形成状态下消耗过多;Ⅸ、Ⅺ因子下降;Ⅴ、Ⅷ、Ⅹ因子增加;纤维蛋白原增加;S蛋白活性改变及纤溶酶丢失增加等。而且肾病综合征患者血小板常增多及血小板活性增加。这些导致肾病综合征患者高凝状态。同时患者长期的静止状态、手术、肥胖、深静脉置管及脑卒中等都是血栓形成的高危因素。而低白蛋白血症是血栓形成的另一个高危因素,特别是白蛋白低于20g/L的患者是血栓形成重要的高危因素。

(三)急性肾损伤

急性肾功能不全是除感染和血栓栓塞外的肾病综合征患者另一常见并发症。导致AKI的机制有很多,包括:①有效循环血量的不足,利尿剂及ACEI/ARB类药物的过量使用,可导致低血压及肾前性少尿,尿渗透压升高是其特点;②感染致急性肾小管坏死;③肾静脉血栓形成,双侧或一侧急性血栓形成对侧血管痉挛;④肾毒性药物如甘露醇、非甾体类消炎药等;⑤激素抵抗也被发现是急性肾功能不全发生的风险。此外,部分患者肾间质水肿压迫肾小管也可能导致急性肾功能不全。

(四)慢性肾损伤

肾病综合征可能发展为慢性进行性肾功能损害。其中大量蛋白尿是导致肾功能进行性损害最主要的风险。肾功能进展风险的增加与蛋白尿的严重程度成正比,持续性蛋白尿小于2g/d时肾脏进行性损害的风险降低,当蛋白排泄率超过5g/d时肾脏损害存在明显的风险。这种风险是因为蛋白尿本身提示患者存在严重的肾小球损伤,同时蛋白尿本身也是有害的,特别是对肾小管间质,减少蛋白尿(如ACEI的使用)可防止肾小管间质损伤和肾功能损害的进展。

(五)骨和钙代谢异常

维生素D结合蛋白在尿液中丢失,导致血清25-羟维生素D水平低下,但血清游离维生素D通常是正常的,在肾病综合征没有肾损伤的情况下明显的骨软化或不受控制的甲状旁腺功能亢进是很少见的。

(六)内分泌及代谢异常

肾病综合征患者甲状腺结合球蛋白在尿液中丢失,导致总结合甲状腺素减少,但游离的甲状腺素和促甲状腺激素却又是正常的,且没有临床甲状腺状态的改变。皮质激素结合蛋白的丢失,使血中17-羟皮质醇减少,游离和结合皮质醇比值改变,组织对皮质醇药物的反应也相应改变。由于铜蓝蛋白、转铁蛋白和白蛋白在尿中丢失,导致出现铜、铁或锌的缺乏,继而发生由于缺铁引起的贫血、缺锌导致的感染和味觉改变等。

药物结合可能因血清白蛋白下降而改变。大多数药物剂量不需要改动,然而氯贝丁酯是一个重要的例外,它的常规剂量可使肾病患者产生严重的肌肉病变。降低蛋白质的结合也可以减少达到充分抗凝作用的华法林(香豆素)的剂量。

四、肾病综合征治疗

(一)治疗原则

肾病综合征的临床诊断并不困难,如需进行肾活检、获得病理学资料也相当方便,那么最考验肾脏科医师的就是治疗。在推崇循证医学的现代,出现了越来越多的临床指南,似乎明确诊断之后按图索骥即可,降低了当医师的难度。实际上并非如此,基于证据的临床指南可以提供参考,避免原则上的错误,但不能机械地遵守,在治疗过程中患者的情况千变万化,如何做出合理的调整更能体现一个医师的水平。肾病综合征病因繁多,并发症复杂,其治疗可谓是一个系统工程,方方面面都要考虑周全。继发性肾病综合征首要的是治疗原发疾病,原发性肾病综合征则应根据其病理类型制定相应的治疗方案。

1.一般治疗

(1)休息:一般推荐肾病综合征患者以卧床休息为主,有利于增加肾脏血流量、利尿及减少尿蛋白。严重水肿的患者本身也行动不便,不宜过多活动以防止意外。但仍应保持适当的床上及床旁活动,以减少发生感染及血栓的机会。蛋白尿缓解后再逐渐增加活动量,应监测尿蛋白变化作相应的调整,无论什么情况都不应剧烈运动。

(2)饮食:肾病综合征患者常常因为胃肠道黏膜水肿和腹水而导致胃肠道症状,包括食欲下降、恶心、呕吐乃至厌食。因此饮食应以清淡、易消化为主要原则,同时保证足够的营养。

①水、钠摄入:肾病综合征是继发性高醛固酮血症的重要原因,尿钠排泄会下降到极低的水平,这导致严重的水钠潴留。限水和限钠是一个最基本的饮食要求。但过于清淡的饮食会影响食欲,不利于患者摄入足够营养。而且临床上对患者水、钠平衡的评价也存在一定的不确定性,因此具体的限制有赖于个体状况。一般成人患者推荐每天摄入 2～3g 的食盐(约 50～70mmol 的钠),味精、酱油等含钠较多的调料也应尽量少用。限盐是治疗的基本措施:重度水肿的患者每日盐入量 1.7～2.3g(75～100mmol),轻、中度水肿患者每日 2.3～2.8g(100～120mmol)每天摄入液体一般不超过 1.5L,少尿的患者可以根据前一日的尿量加上约 500mL 不显性失水来粗略估计液体摄入量。需要注意这个液体摄入量不仅是指饮水,还包括其他食物中所含的水分。

②蛋白摄入:在肾功能受损的患者,低蛋白饮食的治疗作用已经得到公认,被认为有助于保护肾功能。但肾病综合征患者应该摄入多少量的蛋白还存在争议。在肾病综合征患者存在蛋白丢失、高分解代谢等病理生理改变,尽管肝脏合成蛋白量是增加的,仍不能保证机体需要。患者整体上处于负氮平衡状态,理论上应该增加饮食蛋白的摄入才能弥补。但研究表明,摄入太多蛋白并不能改善低蛋白血症,甚至可能导致肾小球高滤过和蛋白尿进一步增加,加重肾脏损伤。相反,低蛋白饮食[<0.8g/(kg·d)]可以减轻蛋白尿。但这可能加重肾病综合征患者的肌肉消耗和营养不良。看来蛋白摄入过多、过少都有不足之处。大多数情况下医师选择维持接近正常水平的蛋白摄入,以求在治疗需要、营养及患者口味间达成相对平衡。因此尽管目前没有足够的循证医学证据支持,还是推荐正常水平的蛋白摄入[0.8～1g/(kg·d)]。摄入的蛋白应以优质蛋白为主。此外国内报道黄芪、当归等中药可以有效增加肝脏蛋白合成,改善肾

病综合征患者蛋白代谢紊乱。

一般情况下不主张静脉输注白蛋白，在严重低白蛋白血症导致低血容量甚至肾功能不全的情况下，从静脉输入适量白蛋白是有益的。但这种疗法的效果非常短暂，输入的白蛋白大多数在48小时内经尿排泄，补充白蛋白不能有效改善低蛋白血症。而且静脉输入过多白蛋白还可能加重肾小球滤过负担及损伤肾小管，引起所谓的"蛋白超负荷肾病"，甚至导致急性肺水肿等并发症。所以除非存在严重的血流动力学问题（低血容量甚至肾功能不全）和（或）难治性水肿，否则不推荐静脉使用白蛋白，这从医疗和经济上考虑都是明智的。

③脂肪摄入：肾病综合征患者往往合并高脂血症，因此需要控制脂肪摄入，尤其是饱和脂肪酸。适当摄入不饱和脂肪酸是有益的，一项动物试验研究表明，鱼油可以降低血脂、减少尿蛋白及减轻肾小球硬化。

④其他营养成分：尿中丢失的铁、锌等微量元素可以通过正常的饮食得到补充。由于肾病综合征患者常应用糖皮质激素治疗，故建议常规补充钙和活性维生素 D_3，以减少骨质疏松发生的可能。

2.蛋白尿的治疗

肾小球滤过屏障受损导致蛋白尿是肾病综合征的基本病理生理改变，如何减少尿蛋白是治疗肾病综合征的关键。

(1)免疫抑制治疗：这是目前肾病综合征最主要的治疗手段，常用药物有三类，包括糖皮质激素（泼尼松、泼尼松龙）、细胞毒类药物（环磷酰胺、苯丁酸氮芥）及免疫抑制药（霉酚酸酯、环孢素 A、他克莫司及来氟米特等）。目前并没有一个统一的治疗方案，所用药物的组合、剂量及疗程等依具体病因及病理类型而异，儿童和成人也有很大差别。

(2)血管紧张素转换酶抑制药（ACEI）和血管紧张素 I 型受体拮抗药（ARB）：肾素-血管紧张素系统（RAS）的激活是蛋白尿的核心发病机制之一。在动物和人类试验都已经证实抑制RAS可以有效减少蛋白尿。因此在蛋白尿疾病中 ACEI 和 ARB 被推荐作为降尿蛋白的一线药物使用，而不管患者是否存在高血压，肾病综合征也不例外。一般认为这两类药物通过扩张出球小动脉降低肾小球内压力，减少蛋白尿。也有研究证实它们有直接保护肾小球滤过屏障的作用。此外，大量临床研究证实了 ACEI 和 ARB 的肾保护作用，不管是在糖尿病还是非糖尿病肾病，这种保护和其降蛋白尿作用是相关的。但是在肾病综合征患者应用 ACEI 和 ARB也需要谨慎。它们可能导致暂时的血肌酐上升，30％以内的升高是可以接受的，超过这个程度要考虑暂时停药并且寻找可能的原因，例如肾动脉狭窄或低血容量。此外要警惕高钾血症，当血钾超过 5.5mmol/L 时要考虑减量或停药。同时应用 β受体阻滞药、保钾利尿药和环孢素 A可能增加高血钾的风险。ACEI 和 ARB 的降蛋白尿效果和剂量关系密切，国外研究证实大剂量应用有更好的降蛋白尿作用，例如厄贝沙坦可以用到 900mg/d，但国人很难耐受。在使用ACEI 和 ARB 时应定期监测血压、血肌酐及血钾水平，在可以耐受的情况下逐步增加剂量以达到最佳疗效。合用 ACEI 和 ARB 理论上会有更好的效果，最近的一个荟萃分析也显示两者联用确实有额外的降蛋白尿效果，尽管有高钾血症的趋势。但是从"Ontargen"多中心研究来看，两者合用并没有体现出期望的优势，合用后尽管蛋白尿进一步减少，但是在生存和肾脏终点（肾衰竭或开始透析时间）上并没有显示益处，在有些患者甚至是有害的，低血压、高血钾及血肌酐上升的风险增加。

(3)其他药物:还有一些药物也用来治疗蛋白尿,但其效果和安全性有限或还没有足够的证据,这些药物一般不作为常规,但可试用于常规治疗无效的难治性肾病综合征。①非类固醇抗炎药(NSAIDs):据报道吲哚美辛有减少蛋白尿的作用,可能与抑制前列腺素生成,降低肾小球滤过率有关。但这类药物疗效难以持久,停药后易复发,且可能会影响肾脏血流及引起肾外副作用,因此应用受限。②免疫球蛋白:有报道静脉使用免疫球蛋白可以治疗膜性肾病的大量蛋白尿,但未得到更多研究的证实。③免疫刺激药:有报道使用左旋咪唑治疗儿童肾病综合征及激素抵抗的肾病综合征有一定的疗效,与其刺激 T 细胞功能,调节免疫作用有关。④醛固酮受体拮抗药:螺内酯作为一种醛固酮受体拮抗药,除了利尿作用,也有潜在的抗蛋白尿作用。研究证实,螺内酯加上 ACEI 和(或)ARB 在减少糖尿病肾病蛋白尿上有叠加效果。但此项观察为时较短,没有监测肾功能,还需要进一步研究。应用时需严密监测血钾变化。⑤肾素抑制药:直接抑制肾素活性的药物 Aliskiren 已经上市,近来的研究显示在 2 型糖尿病肾病 Aliskiren 和氯沙坦合用可以更好地减少蛋白尿。它与 ACEI 及 ARB 两者合用是否有更好的疗效目前还没有相应数据,作为一个新药,其疗效还需要更多研究证实。⑥雷公藤:作为传统中药使用多年,其治疗蛋白尿的效果已经得到肯定,但在肾病综合征一般不作为首选,因其治疗剂量和中毒剂量较为接近,使用时应谨慎。⑦利妥昔单抗:是一种针对 CD20 的人/鼠嵌合单抗,多用于治疗 CD20 阳性的 B 细胞非霍奇金淋巴瘤、急慢性淋巴细胞白血病、多发性骨髓瘤等。目前已试用于一些难治性肾病综合征,取得了一些效果,但鉴于患者数量和随访时间不足,还有待进一步研究。

(4)肾脏切除:在少数顽固性大量蛋白尿、常规治疗无效而可能引起不良后果的肾病综合征患者,有时候不得不接受肾脏切除手术以减轻蛋白尿对人体的危害。较常用于先天性肾病综合征,因为患儿大量蛋白从尿中丢失引起严重营养不良及发育障碍。也用于局灶节段性肾小球硬化的年轻患者及肾淀粉样变的老年患者,罕见用于 IgA 肾病、膜性肾病及膜增殖性肾炎。单侧肾切除对部分患者有效,但有些患者因为未切除的肾出现代偿性高滤过而失败。现在也有"内科切除"的方法,包括使用高剂量的非甾体类抗炎药等肾毒性药物及介入栓塞的方法。可以根据患者的具体情况选用。

(二)症状及并发症的治疗

1.水肿

肾病综合征的水肿在有些患者只是轻微的不适,对另一些患者来说可能是极大的痛苦,因此水肿的正确治疗非常重要。肾病综合征患者发生水、钠潴留的机制仍然存在争议,患者的血容量状态也没有定论,因此临床上要根据患者的具体情况决定治疗方案。限制水、钠摄入和卧床休息是最基本的要求,轻度水肿患者采取这两项措施就可能明显缓解,中重度水肿的患者往往要服用利尿药,更严重者需要住院治疗,直至水肿缓解。

使用利尿药前首先要评估患者的血容量状态和电解质平衡,低血容量不宜快速利尿。在单纯肾病综合征而没有高血压和肾功能异常的儿童患者,使用钠通道阻滞药阿米洛利有较好的疗效。如果肾功能正常,可选用阿米洛利、噻嗪类利尿药、螺内酯及袢利尿药。噻嗪类利尿药和醛固酮拮抗药常联合使用,在难治性水肿可以考虑加用袢利尿药等其他药物。使用利尿药应从小剂量开始,逐步增加,以避免造成血容量不足和电解质紊乱。水肿的消除速度不能太快,每天体重减少以 0.5~1.0kg 为宜。过度利尿的患者可能出现严重的血容量不足,出现四肢血管收缩、心动过速、直立性低血压、少尿甚至肾功能不全等症状,需要引起足够的重视。通过停止利尿、补液等手段一般可以解决。在血清白蛋白水平较低的患者单纯使用利尿药效果不佳,可以考虑在静脉输注白蛋白的同时使用利尿药。有一些因素可降低利尿药的作用。例如,肠黏膜水肿会减少药物吸收,肾小球滤过受损会减少水分的滤过,尿蛋白量过大也会降低利尿药效果。在利尿药效果不佳时要仔细分析原因,不能盲目加大剂量。在药物难以控制的水肿或出现急性肺水肿等紧急情况时,即使肾功能正常,也可以考虑进行临时透析治疗,清除水分。

2.预防和控制感染

严重感染一直被认为是肾病综合征最主要的、危及生命的并发症之一。因为肾病综合征患者存在免疫球蛋白丢失、补体丢失、淋巴细胞功能异常等因素,其免疫力远不如正常人,使用激素等免疫抑制药物,尤其不合理滥用更可能进一步降低免疫力。在抗生素和激素广泛应用之前,败血症占肾病综合征患者死亡病因的 1/3,肺炎链球菌引起的败血症在儿童患者中占很大比例,腹膜炎、蜂窝织炎及尿路感染也是常见感染并发症;成人患者败血症相对少见,但细菌谱更广。在抗生素广泛使用的今天,感染仍然是肾病综合征患者的严重并发症,而且不限于普通细菌感染,各种罕见的耐药细菌、真菌及病毒感染都有可能引起感染。保持对肾病综合征患者感染的足够警惕是预防感染的重要前提。一般建议患者卧床休息,减少外出被感染的机会,必要时可采取戴口罩等防护措施。在正常人,接种疫苗是预防某种疾病的常规手段,但在肾病综合征患者这一存在免疫异常的特殊人群如何合理接种疫苗仍然不清楚,相关的研究非常缺乏。这对儿童患者尤其重要,因为儿童在成长过程中需要接种多种疫苗。一般认为肾病综合征儿童仍应根据年龄接种相应的疫苗,但应避免接种减毒活疫苗。在接受大剂量激素或其他免疫抑制药治疗的患者使用疫苗接种应格外谨慎。肺炎链球菌感染的发病率在降低,但在严重蛋白尿和低蛋白血症患者仍推荐注射肺炎链球菌疫苗进行预防。研究表明在儿童微小病变肾病患者使用肺炎链球菌疫苗后反应基本正常,尽管其抗体滴度低于正常水平并且快速下降,不到 50% 患者维持 1 年的有效免疫状态。英国指南推荐儿童肾病综合征患者每年注射流感疫苗,研究证实是有效的。此外,在儿童肾病综合征患者使用水痘疫苗也有一定的效果。许多肾脏科医师对肾病综合征患者预防性使用青霉素等抗生素,但迄今为止,没有任何循证医学证据支持这一做法。免疫球蛋白、胸腺肽及中药在预防感染上的作用也有报道,但缺乏更多的研究证实。

3.降脂治疗

肾病综合征时常伴有高脂血症,表面上它不如感染和血栓等并发症紧急,但不能因此而忽视。高脂血症是心血管疾病的高危因素,蛋白尿不能有效缓解的患者将长期面临这种风险。肾病综合征高脂血症的治疗非常困难,实际上,蛋白尿的缓解是最好的治疗方法。限制饮食作用有限,Gentile 等研究发现富含不饱和脂肪酸的大豆素可降低血脂 25%~30%,加上鱼油并不能进一步提高疗效。所有降脂药物都可用于肾病综合征患者,但最常用的仍然是他汀类药物及抑制胆汁酸的药物(降脂树脂)。降脂树脂单独使用最多可降低总胆固醇 30%,他汀类药物可使低密度脂蛋白胆固醇降低 10%～45%,同时降低三肽甘油。两者合用效果更好。纤维酸类降脂药主要降低三肽甘油,同时升高高密度脂蛋白水平,但发生肌病的风险增加。烟酸类药物也有降脂作用,但可能导致头痛及脸红,使用也受到限制。在普通人群长期使用小剂量阿司匹林有预防心血管疾病的作用,但在肾病患者的作用还不确定。

4.抗凝治疗

肾病综合征血栓-栓塞性疾病发生率报道很不一致,推测至少 35% 患者受到影响。静脉血栓-栓塞性疾病比冠状动脉病更常见,外周动脉也可能发生。常见的有深静脉血栓、肾静脉血栓和肺血栓-栓塞性疾病。膜性肾病患者特别容易出现血栓-栓塞性疾病的并发症,原因还不清楚,但这类患者大多年龄较大,可能血管本身存在一定的问题。通常认为肾病综合征患者的高凝状态是因为抗血栓因子从尿中丢失,而促凝血因子和纤维蛋白原水平常增加。在血清白蛋白浓度降到 25g/L 以下时高凝倾向尤其严重。但是需要指出凝血异常与血栓-栓塞性疾病之间的联系是不确定的,临床上没有合适的指标来指导医师何时需要预防性抗凝治疗。一些时候患者出现了深静脉血栓甚至肺栓塞都没有任何临床症状。目前也没有可靠的循证医学证据支持预防性抗凝治疗。一般认为高危患者应进行预防性抗凝治疗,常见的高危因素包括血清白蛋白浓度<20g/L、低血容量、长期卧床及膜性肾病等。抗凝治疗时间也没有明确规定,但蛋白尿缓解后即可考虑停止抗凝治疗。肾病综合征时易发生血栓栓塞性并发症的情况:①肾病综合征的严重程度(一般认为血浆白蛋白<20～25g/L);②基础的肾脏病(如狼疮肾炎伴抗磷脂抗体综合征);③既往出现过血栓栓塞事件(如深静脉血栓);④家族中存在血栓栓塞患者(血栓形成倾向),可能与遗传因素有关;⑤同时存在其他血栓形成的因素(如充血性心力衰竭、长期不能活动、病态的肥胖、骨科、腹部或妇科术后)。研究指出,膜性肾病患者使用抗凝治疗的益处要大过出血风险。住院期间皮下使用肝素或低分子肝素是常用的方法,口服华法林也可以选择,但应监测凝血酶原时间,国际标准化比值(INR)应控制在 1.8～2.0。也可使用抗血小板药物,其使用方便且出血风险小,但预防血栓-栓塞性并发症的作用不确定。对于已经出现的深静脉血栓,可以应用标准的治疗方案进行溶栓及抗凝治疗,应密切监测患者是否有出血情况。

5.降压治疗

血压的控制对于减少蛋白尿和保护肾功能都是至关重要的,肾病综合征患者的血压应尽可能控制在 130/80mmHg 以下。也要注意避免过度降压,尤其是在低血容量的患者,有时候需要 24 小时动态血压监测来调整药物剂量。在没有特别禁忌证时,所有类型降压药都可以用于肾病综合征,有时需要 2 种及 2 种以上的降压药才能控制血压。因为 ACEI 和 ARB 有独立于降压之外的肾保护作用,在没有高血钾、肾功能不全等禁忌的情况下无疑是首选。钙离子拮抗药因其降压效果好、有心血管保护作用,故常用。

6.保护肾功能

肾病综合征患者有相当一部分会出现肾功能受损,乃至进展到终末期肾病,这和患者本身的病因有很大关系,但是通过积极的预防和治疗可以减少这种进展的机会,因此在治疗蛋白尿的同时,不应忽视对肾功能的监测。一方面降蛋白尿、降脂及降压等治疗都有助于保护肾功能,应用其他治疗时也应考虑到对肾功能的影响;另一方面应根据患者肾功能水平调整治疗方案,如果患者出现肾功能受损则应仔细查找原因,有可逆因素的尽可能通过去除诱因及对症治疗等手段使其逆转,不可逆转的则按慢性肾脏病治疗指南的要求作相应调整。

(三)治疗策略

1.综合治疗

肾病综合征影响的并不仅仅是肾脏,由于大量蛋白从尿中丢失可影响全身多个系统,继发性肾病综合征更要考虑原发疾病的影响。减少蛋白尿是首要的治疗目标,但不能因此而忽略其他方面,这可能带来不利的后果。例如有一种常见的情况,医师为了更好地控制蛋白尿而使用很强的免疫抑制治疗,有可能控制住了蛋白尿,但引起了致命的感染,这显然是不合适的。要根据患者的具体情况全面考虑,在减少蛋白尿的同时维护机体的整体平衡。

2.合理选择药物

用于治疗肾病综合征的药物种类繁多,可能的不良反应也有轻有重,应用前应详细了解这些药物的适应证、禁忌证、不良反应及注意事项等,再根据患者的身体情况来合理选择。主要的药物如激素、环磷酰胺及环孢素 A 等均要长期使用,有较强的副作用,使用时更应慎重考虑。

3.规范化与个体化相结合

肾病综合征的病因及病理类型有很多,相应也有很多不同的治疗方案。以往肾病综合征的免疫抑制治疗多以经验性治疗为主,药物的剂量、疗程带有较大的随意性。但随着循证医学的发展,随机对照临床试验的增多,也出现了越来越多的指南与推荐。在临床实践中,应根据患者的临床及病理表现选择比较成熟的治疗方案,治疗过程中如需调整均应遵循一定的规范。切忌随意更改治疗方案,常犯的错误是一种药物疗程未满,马上换另一种药物,实际上前一种药物作用尚未完全显现出来。同时也应注意,每个患者的情况都是不一样的,不能机械地遵循前人的规范,必要时需作相应调整。

4.儿童和成人肾病综合征

儿童肾病综合征患者病理类型以微小病变肾病为主,因此临床上儿童诊断为肾病综合征时,可以先不进行肾穿刺活检即可使用足量糖皮质激素治疗,以争取时间。如果患者蛋白尿迅速缓解可继续治疗;如果出现对激素无反应或频繁复发等情况再考虑肾穿刺活检并调整治疗方案。成人肾病综合征病理类型较分散,虽可根据临床表现、年龄等作粗略估计,但并不准确,还是主张尽快进行肾穿刺活检,根据病理类型结合临床表现制订治疗方案。

5.肾病综合征的治疗前景

各种引起原发性肾病综合征的肾小球疾病的发病机制与免疫介导的炎症反应过程有关:如膜性肾病,与某些抗原性并不清楚的自身免疫发病机制有关;IgA 肾病、微小病变肾病,与 T 淋巴细胞的过度活化有关;局灶节段性肾小球硬化,与肾脏固有细胞的异常活化与转分化有关。因此,对于原发性肾病综合征治疗前景基本能上市针对免疫抑制与细胞增生的抑制。这方面的治疗措施在自身免疫性疾病(如类风湿关节炎药物)、移植免疫抑制剂及抗肿瘤药物方面有很大的进展,对于原发性肾病综合征的治疗可以借鉴这些方面的进展,包括:①一些新型的免疫抑制药物在本综合征中应用,如霉酚酸酯、来氟米特及他克莫司(FK506)等。②从细胞生物学的角度抑制 B 细胞;组织各种细胞因子(肿瘤坏死因子 α-inflixiamB、etanercept、白介素

l-anakina)针对补体成分的治疗(C_3-TP-10、C5-eculizumab)、针对信号转导途径的治疗及具有免疫抑制作用的细胞因子的应用,如白介素 10 等。根据相关学者对初发成人微小病变型肾病综合征患者的研究数据发现,成人微小病变肾病的单独采用他克莫司治疗的方法,与传统的激素治疗方法相比,疗效相当,但副作用发生次数更少,这为肾病综合征的治疗提供了新思路。目前针对原发系膜性肾病应用 C_5 抑制剂的前瞻、随机对照研究正在进行中。

第六节　膜性肾病

膜性肾病(MN)是一种免疫复合物相关肾小球疾病,免疫沉积物 IgG 和补体主要或只沉积在肾小球毛细血管壁上皮表面的足细胞下,是成人肾病综合征中常见病理类型。西方国家膜性肾病约占原发性肾病综合征的 30%～40%。我国膜性肾病约占原发性肾小球疾病的9.9%～13.5%,但近年来膜性肾病发病率有上升趋势。膜性肾病可在任何年龄发病,高峰年龄为 30～50 岁,男女比例约为 2∶1,儿童和青少年中膜性肾病发病率低。膜性肾病作为一个病理诊断,其特征为肾小球基底膜上皮细胞下免疫复合物沉积伴基底膜弥漫增厚。膜性肾病主要表现为蛋白尿,约 60%～80%患者表现为肾病综合征,镜下血尿可发生于部分膜性肾病患者中,但几乎不发生肉眼血尿。

一、病因

膜性肾病根据病因可分为特发性、家族性和继发性,继发性膜性肾病常见于系统性红斑狼疮等自身免疫性疾病、乙型肝炎等感染性疾病、实体或血液系统肿瘤、摄入药物和毒物。

二、发病机制

目前膜性肾病的确切机制仍不十分明确,不同病因膜性肾病发病机制存在差异。人们认识到膜性肾病是肾小球上皮侧免疫复合物沉积并激活补体引起损害所致。早期人们对膜性肾病发病机制的认识主要来源于 Heymann 肾炎模型,此模型通过诱导大鼠体内产生针对足细胞膜蛋白 megalin 的自身抗体而产生类似人类膜性肾病的病理表现。

2002 年 Ronco 领导的小组发现新生儿膜性肾病的发生是由于母亲体内缺乏中性内肽酶(NEP),妊娠过程中母体产生的抗 NEP 抗体通过胎盘进入胎儿体内与足细胞上的 NEP 结合形成免疫复合物并沉积于上皮下,导致膜性肾病。这一研究提示体内产生针对足细胞的自身抗体可能是膜性肾病的发病机制。2009 年,人们发现约 70%特发性膜性肾病源于患者体内产生了抗 M 型磷脂酶 A_2 受体(PLA2R)的自身抗体。这一现象目前已被广泛证实,检测PLA2R 已成为临床诊治特发性膜性肾病的重要方法。2014 年又发现 9.7%原发性膜性肾病患者靶抗原为 1 型血小板反应蛋白 7A 域(THSD7A)。这些研究表明 PLA2R 和 THSD7A 等足细胞抗原是多数特发性膜性肾病的致病靶点。

除足细胞靶抗原外,体内产生了针对非足细胞抗原的自身抗体也可引起膜性肾病。部分儿童膜性肾病患者体内发现了高水平的阳离子化牛血清白蛋白和抗牛血清白蛋白抗体。阳离子化牛血清白蛋白沉积于富含阴离子的肾小球基底膜,形成原位免疫复合物进而导致膜性肾病。乙肝和丙肝病毒抗原也可能通过类似机制导致乙肝、丙肝病毒相关性膜性肾病。

虽然膜性肾病不是遗传性疾病,但基因背景可能在其发生中起一定的作用。近来全基因组关联研究(GWAS)表明 HIA-DQA1 和 PIA(2)R1 位点与欧洲白人膜性肾病发病高度相关。

免疫复合物如何引起肾脏损害是膜性肾病发病机制研究的另一重要方面。目前比较明确的是补体激活和C5b-9膜攻击复合物形成是导致膜性肾病肾脏损伤的非常重要的机制。无论在 Heymann 肾炎模型还是人类膜性肾病的肾脏病理切片和尿液中都可发现 C5b-9 膜攻击复合物,且与病变活动度及预后呈正相关。C5b-9可能通过诱导足细胞释放氧自由基和启动脂质氧化、破坏足细胞内质网、促进足细胞产生转化生长因子β(TGF-β)和金属蛋白酶、引起足细胞 DNA 损伤等形式导致局部结构破坏、重塑和蛋白尿形成。

三、临床表现

膜性肾病一般起病隐匿,多数表现为逐步加重的水肿和蛋白尿。约60%～80%膜性肾病患者表现为肾病综合征,其余患者表现为不同程度蛋白尿。25%～50%膜性肾病患者合并镜下血尿,肉眼血尿罕见,如血尿量较多需排查继发性膜性肾病或肾静脉血栓可能。约20%～50%患者起病即伴有高血压,约20%患者起病时就合并肾功能不全,少数患者以深静脉血栓形成等并发症为首发表现。

膜性肾病自然病程和对治疗反应差异悬殊,约30%患者可出现自发缓解。自发缓解多出现于蛋白尿量较少、女性和儿童患者。多数膜性肾病经过免疫抑制或非免疫抑制治疗后缓解并长期稳定,少数患者对治疗不敏感但肾功能和蛋白尿量长期稳定,极少数患者对治疗无反应且肾功能持续恶化或持续严重低蛋白血症不能纠正需要肾脏替代治疗。多数膜性肾病患者进展缓慢,5年肾存活率约为75%,10年肾存活率接近60%。但是大量蛋白尿(>10g/24h)的患者预后显著差于蛋白尿较少的患者。

膜性肾病患者可出现肾病综合征的各种并发症,其中深静脉血栓和栓塞并发症发生率明显高于其他肾病综合征类型。肾静脉血栓和下肢静脉血栓可出现于10%～60%患者中,多数临床症状不明显,偶可出现肺栓塞、颅内静脉窦血栓形成等严重并发症危及患者生命。

四、肾脏病理

(一)光学显微镜

早期膜性肾病肾小球基本正常,毛细血管袢可略显扩张和开放僵硬,可见局部基底膜增厚(空泡变性),毛细血管袢内常见较多红细胞淤积。早期膜性肾病光镜下易漏诊,须结合免疫荧光和电镜表现予以确诊。随着病程进展,肾小球基底膜增厚(PAS、PASM染色),毛细血管袢开放僵硬,可见上皮侧嗜复红物沉积(Masson、PASM染色)和钉突形成(PASM染色)。进一步进展表现为基底膜明显增厚,可呈链环状改变,毛细血管袢受压肾脏闭塞,系膜基质增加,出现节段或球性硬化。膜性肾病偶有伴发新月体形成,肾小管间质病变程度不一,肾小管上皮细胞内常可见蛋白吸收滴,肾间质偶见泡沫细胞,随着病程进展逐步出现肾小管萎缩和肾间质纤维化。狼疮性肾炎、乙肝病毒相关性肾炎等继发性膜性肾病除上述表现外,常伴有系膜细胞增殖、较多炎性细胞浸润,甚至出现坏死性病变和新月体。

(二)免疫荧光和免疫组织化学

免疫荧光和免疫组织化学可见 IgG 沿肾小球基底膜呈细颗粒状、弥漫性沉积。大部分患者合并 C_3 沉积,少部分患者合并 IgM 和(或)IgA 沉积。原发性膜性肾病以 IgC_4 亚型沉积为主,而狼疮性肾炎 V 型以 IgG1 亚型沉积为主。出现 Clq 沉积常提示继发性膜性肾病可能。特发性膜性肾病抗 PLA2R 抗体免疫组化染色可见沿毛细血管袢弥漫阳性。

(三)电子显微镜

膜性肾病电镜下主要特征为上皮下和基底膜内颗粒状电子致密物沉积。电镜检查可帮助确诊早期膜性肾病,并可对膜性肾病进行分期:

1.Ⅰ 期

肾小球基底膜(GBM)无明显增厚,足突广泛融合,GBM 外(上皮侧)有小块电子致密物沉积。

2.Ⅱ 期

GBM 弥漫增厚,上皮侧有较大块的电子致密物沉积,基底膜成分插入电子致密物之间,形成光镜下所谓"钉突"结构,局部偶见基底膜包绕电子致密物。

3.Ⅲ 期

GBM 进一步增厚,电子致密物多被 GBM 包绕,处于 CBM 内部。电子致密物密度出现分化,部分电子致密物从边缘向内部渐次出现密度下降,GBM 可见电子致密物吸收后形成的透亮区。光镜下基底膜显著增厚,PASM 染色下基底膜呈现多样、复杂的结构。

4.Ⅳ 期

GBM 明显增厚,电子致密物被吸收而表现为与 GBM 密度接近。

5.V 期

毛细血管袢塌陷、与鲍曼囊粘连,局灶系膜细胞增生,新月体形成,肾小球硬化。

五、诊断和鉴别诊断

疾病早期表现为肾病综合征时,鉴别诊断包括微小病变型(MCD)、局灶节段性肾小球硬化(FSGS)、损伤所致的膜增生性肾小球肾炎(膜增生性肾小球肾炎Ⅰ型或致密沉积物病)、淀粉样变性、轻链沉积病、狼疮肾炎及糖尿病肾病。20%~25%患者早期表现为无症状非肾性蛋白尿,鉴别诊断更加广泛。尽管临床提示蛋白尿能提高一种特定组织学类型的可能性,可确定膜性肾病是否是肾病综合征的潜在病因仍需要肾活检。但是当不能行肾活检时,血清学检查 PLA2R 阳性高度提示膜性肾病;另一方面,PLA2R 阴性并不能排除特发性膜性肾病。

继发性膜性肾病占所有病例的 20%~30%。最常见的病因有系统性红斑狼疮、乙型病毒性肝炎(HBV)、恶性肿瘤及药物相关性。除了仔细询问病史及体格检查,还需要适当的实验检查评估继发性病因,包括补体、抗核抗体、肝炎检查、胸片、粪便隐血实验、女性乳房X线、男性直肠指检及前列腺特异性抗原检测。在20~50岁女性中要高度怀疑隐匿性狼疮。由于大部分患者没有临床征象并且缺乏全身性系统性红斑狼疮的血清学标志物,使该病很难诊断。膜性红斑狼疮占狼疮肾炎的8%~27%。

在成年人,除去年龄,恶性肿瘤是继发性膜性肾病的重要病因。结肠、肾脏和肺是最常见的原发病灶,有些患者肾脏疾病中可能没有发现肿瘤。尽管有假设认为肿瘤来源的抗原导致免疫沉淀物形成及肾小球损伤,但是几乎没有发现肿瘤相关抗原。

在HBV流行的国家,乙型病毒性肝炎相关性膜性肾病也是常见的继发性病因。它可以感染那些HBV慢性携带(HBsAg、HBcAg、HBeAg阳性)的成年人和儿童,伴或不伴随明显的肝脏疾病。在儿童,HBV相关膜性肾病常常表现为肾病综合征并且呈良性发展;在成年人中,进行性肾脏损伤是最常见的结果。大约50%HBV相关膜性肾病患者表现出低补体综合征。

继发于药物的膜性肾病在停止药物伤害时常常可得以缓解,但是缓解时间不同,从1周(如非甾体抗炎药)到几年(如金、青霉胺)不等。膜性肾病常常伴随其他肾脏疾病,如IgA肾病、FSGS、新月体性肾小球肾炎(抗基底膜病、抗中性粒细胞胞质抗体血管炎)、急性间质性肾炎及糖尿病肾病。

初步数据显示,活检时肾小球缺乏PLA2R自身抗体和PLA2R抗原表达倾向于继发性膜性肾病。

六、治疗及预后

膜性肾病患者临床表现和预后差异悬殊,宜对膜性肾病进展风险进行评估,以选择不同的治疗方案。目前常用24小时尿蛋白量为主要依据进行划分:低度风险者为尿蛋白≤4.0g/24h者;中度风险者为尿蛋白>4.0g/24h≤8.0g/24h者;高度风险者为尿蛋白>8.0g/24h者。对于低度风险者,首先选择非免疫抑制剂治疗,随访观察6个月如治疗无效或出现肾功能损害加用免疫抑制剂治疗。对于中度风险者,根据患者水肿和肾功能状况选择非免疫抑制剂治疗或直接开始免疫抑制剂治疗。对于高度风险者,一般需要免疫抑制剂治疗。患者出现以下情况时不推荐使用免疫抑制剂治疗:血肌酐水平>3.5mg/dL或估计肾小球滤过率[eCFR<30mL/min];肾脏萎缩(长径<8.0cm);伴随严重或潜在危及生命的感染。

特发性膜性肾病患者抗PLA2R阳性者约占70%。研究表明患者血清抗PLA2R滴度与疾病的活动度及治疗反应有很好的相关性。动态监测血清抗PLA2R滴度和尿蛋白量可作为选择和调整治疗方案的依据。

(一)非免疫抑制治疗

膜性肾病非免疫抑制治疗主要包括控制血压、纠正脂质代谢紊乱和预防静脉血栓等。患者血压建议控制在125/75mmHg以下,降压药物首选血管紧张素Ⅱ受体拮抗剂(ARB)或血管紧张素转化酶抑制剂(ACE-Ⅰ)。纠正高脂血症可选用他汀类药物,膜性肾病患者易发生肾静脉血栓,可引起急性肾损伤、血尿、肺栓塞等并发症。目前对膜性肾病患者是否需预防性抗凝治疗尚缺乏循证医学证据。对于伴发较严重低蛋白血症(血清白蛋白<28g/L)和高脂血症的患者,可预防性地给予抗凝治疗。

(二)免疫抑制治疗

对于膜性肾病是否需要免疫抑制治疗一直存在争议,原因在于膜性肾病自然病程长,部分患者可出现自发缓解。改善全球肾脏病预后组织(KDIGO)指南指出,免疫抑制剂仅应该用于持续大量蛋白尿、肾功能恶化或出现严重并发症者,仍推荐烷化剂联合糖皮质激素作为一线治疗药物,钙调磷酸酶抑制剂作为替代治疗药物。

1.糖皮质激素联合细胞毒药物

糖皮质激素联合细胞毒药物对降低特发性膜性肾病患者尿蛋白水平和延缓肾功能下降有效。目前较为经典的是 PonticelliC 等提出的甲泼尼龙(MP)联合苯丁酸氮芥(CH)(MP+CH)和甲泼尼龙联合环磷酰胺(CTX)(MP+CTX)方案,其中甲泼尼龙联合环磷酰胺方案疗效相对较好,副作用相对较小。具体治疗方案为甲泼尼龙 1.0g/d 静脉点滴 3 天,接着口服0.4mg/(kg·d)连续 27 天,继以口服苯丁酸氮芥 0.2mg/(kg·d)(MP+CH 组)或环磷酰胺2.5mg/(kg·d)(MP+CTX组)连续 30 天。上述治疗循环 3 次,总疗程 6 个月。

2.钙调磷酸酶抑制剂

目前临床应用的钙调磷酸酶抑制剂包括环孢霉素 A 和他克莫司。Cattran 等发现环孢霉素 A[(3.7+2.0)mg/(kg·d)]联合低剂量泼尼松[0.15mg/(kg·d),最大不超过 15mg/d]治疗膜性肾病显著有效。

他克莫司的免疫抑制能力是环孢霉素 A 的 10~100 倍,肾毒性低于环孢霉素 A。目前已有不少研究证实他克莫司治疗膜性肾病有效。Praga 等证实单用他克莫司[0.05mg/(kg·d),连续 12 个月,然后在 6 个月内逐渐减量]与安慰剂相比显著有效。根据研究数据显示应用他克莫司联合半剂量激素治疗膜性肾病 9 个月后缓解率高达 90%(完全缓解率达 46.7%)。我国一项多中心随机对照研究表明激素联合他克莫司方案与激素联合环磷酰胺方案相比短期疗效更好,总体疗效相似。

3.雷公藤

大量临床实践证实雷公藤制剂(雷公藤多苷片等)对膜性肾病治疗有效。在应用雷公藤多苷片(浙江产)20mg,3 次/天,联合泼尼松 0.5mg/(kg·d)治疗膜性肾病缓解率达 86.9%(完全缓解率 52.2%)。值得注意的是,雷公藤对部霍奇金病分环磷酰胺、钙调磷酸酶抑制剂均不敏感的患者依然有效,提示其治疗膜性肾病的机制不同于上述药物。

4.利妥昔单抗

利妥昔单抗是一种针对 CD20 的单克隆抗体。已有不少临床报道和小规模研究证实利妥昔单抗对部分膜性肾病患者有效。Ruggenenti 等应用利妥昔单抗(375mg/m²,每周 1 次,连续 4 次)治疗 8 例膜性肾病,1 年后 2 例完全缓解,4 例部分缓解。Fervenza 等采用利妥昔单抗(375mg/m²x4 次,6 个月后重复 1 次)治疗尿蛋白>5.0g/24h 的膜性肾病患者,平均尿蛋白起始为 11.9g/24h,12 个月后下降至 4.2g/24h,24 个月后降至 2.0g/24h,2 年随访结束时 18 例完成的患者中 4 例完全缓解,12 例部分缓解。目前比较利妥昔单抗和环孢霉素 A 治疗膜性肾病的多中心随机对照研究(MENTOR)正在进行中。

5.霉酚酸酯

霉酚酸酯联合糖皮质激素治疗膜性肾病已有不少报道。Branten 等应用霉酚酸酯(1.0mg,2 次/天)联合糖皮质激素治疗 32 例膜性肾病患者,随访 12 个月平均尿蛋白量从 8.40g/24h 降至 1.41g/24h,但是与口服环磷酰胺[1.5mg/(kg·d)]联合激素组相比从疗效到副作用都没有优势。Choi 等应用霉酚酸酯或联用糖皮质激素治疗 17 例膜性肾病患者,患者中位尿蛋白/肌酐比值从 7.3 降至 1.5。Miller 等应用霉酚酸酯治疗 16 例激素、环孢霉素 A 或细胞毒药物抵抗的膜性肾病患者,结果 6 例患者尿蛋白减少 50% 以上,2 例取得部分缓解。霉酚酸酯联合糖皮质激素不失为治疗膜性肾病的一种选择,特别是对于不能耐受其他免疫抑制治疗的患者。

6.其他治疗

单用糖皮质激素虽对部分膜性肾病患者有效,但总体疗效不佳,目前不推荐。

Goumenos 等和 Ahuja 等应用硫唑嘌呤联合激素治疗膜性肾病,随访多年均未能取得减少蛋白尿、改善预后等获益,目前不推荐。

Eculizumab 是抗 C5 单克隆抗体,对阵发性睡眠性血红蛋白尿、非典型溶血尿毒综合征等补体相关性疾病有效。而 C5b-9 膜攻击复合物在膜性肾病肾脏损伤中起了重要作用,Eculizumab 治疗膜性肾病存在理论可行性,但尚缺乏临床依据。

尽管大部分膜性肾病患者长期合理管理,膜性肾病仍是肾小球疾病终末期肾病第二或第三大病因。西方有研究通过纳入 1189 例膜性患者进行肾脏存活率的研究发现,5 年肾脏存活率达 86%,10 年为 65%,15 年存活率为 59%。其中,大量蛋白尿和病程持续时间是最重要的因素,尿蛋白>4g/d 病程超过 18 个月、尿蛋白 6g/d 病程>9 个月、尿蛋白 8g/d 病程>6 个月或是起病时尿蛋白>10g/d 者,发展至 ESRD 的概率明显升高。30% 以上的蛋白尿患者可以自行缓解,但随着病程进展、蛋白尿加重,自发缓解率下降,且高自发的缓解率与女性和非肾病水平蛋白尿两个因素有关。同时,有研究报道非肾性水平蛋白尿患者的 15 年肾脏存活率可达 90%。有报道称 100 个未诊治患者中 72% 的患者肾存活时间达 8 年,但是其中 37% 没有肾病表现,而且 50% 以上每天蛋白尿<5g/d。即便如此,8 年后有 25% 转为终末期肾脏病(ESRD),15 年后几乎 50% 转为 ESRD。因此,蛋白尿低于 3.5g/d、无红细胞、无高血压、肾功能正常、没有系统性继发性因素的患者都有相对良好的预后。如果不行肾活检,这些患者需要监测,因为 50% 以上可能会在疾病进展中的某些时刻发生肾病性蛋白尿,且多在临床症状出现后的最初 2 年内。

第七节 局灶节段性肾小球硬化

一、定义

局灶节段性肾小球硬化(FSGS)是一病理形态学诊断名词,FSCS 表现为肾小球硬化性病变及累及部分(局灶)肾小球或受累的肾小球只有部分毛细血管袢(节段)发生病变。FSGS 因其病变局灶化的特性,使其诊断受组织取材的影响较大。加之 FSGS 样病变可以出现在其他一些肾脏疾病和肾小球疾病组织受损的代偿过程中,因此,特发性 FSGS 的诊断必须首先排除这些继发因素。FSGS 组织学分类适用于原发性和继发性 FSGS。根据 FSGS 的病变性质的不均一和不同组织病变类型在临床表现、对治疗反应及预后上的差异,近来主张把特发性 FSGS 依据其组织形态学改变特点分为 5 类型:①经典型或称非特异型(NOS)指节段性硬化分布在肾小球血管极;②门周型累及血管极周围毛细血管袢,表现为透明变性;③细胞型,局灶性系膜细胞和内皮细胞增生同时有足细胞增大;④塌陷型,至少有一个肾小球全球崩塌,微皱毛细血管袢皱缩,塌陷呈节段或球性分布;⑤尖端型,累及小管(尿)极的局灶损伤。这种分类很适用于回顾性和前瞻性肾活检。而其他具有争议性的 FSGS 的组织学变异包括 FSCS 伴有弥漫性的内皮细胞增殖和 Clq 肾病。有些人认为这些是有着独特临床病理特点的不同疾病,而一些则认为这些只是 FSGS 的亚型。

二、发病机制

发病机制尚不清楚,有学者提出两种假说:一是损伤—瘢痕学说,即认为 FSGS 是肾小球受损后修复反应的结果,与机体其他部位损伤后出现瘢痕的本质是一样的,是一被动过程(这在继发性 FSGS 的病变形成过程中更突出);另一假说是主动致病学说,即认为 FSGS 是肾小球固有细胞受某些致病因子的刺激后被激活,进而主导病变的形成,是一主动过程,足细胞的演变是其中的一个非常关键的环节。值得注意的是,这两个假说并不是完全对立的。实际上,原发性 FSGS 更可能是病因及发病机制不同、病理相似的一组疾病,上述两种机制可能在不同程度上都参与了病变的形成。只是在不同的亚型、病变的不同阶段发挥作用的程度大小不同而已。

目前认为以下几个方面在其发病全过程中可能起着十分重要的作用:

(一)遗传背景

本病在不同人种间的发病率具有显著差异,特别是美国黑种人发病率高、预后差,提示遗传背景在其发病机制中起重要作用。目前发现的遗传性 FSGS 有常染色体隐性遗传和显性遗传两种方式,前者相对常见,多由位于染色体 1q25～31 内的编码足细胞膜上 podocln 的基因-NPHS2 突变所致。podocin 由 383 个氨基酸组成,位于足细胞裂隙附近的细胞膜上,与足突裂膜上的 nephrin 相连。而 nephrin 是裂隙膜上的重要功能蛋白,其病变可引发肾病水平蛋白尿,其基因 NPHSl 的突变见于先天性肾病综合征芬兰型。因此推断,podocin 的病变可能通过影响 nephrin 的功能来致病。

(二)循环因子

最早人们又将其称为血管通透因子,该观点的提出得益于一些非常有价值的临床观察。FSGS 患者在接受肾移植手术后可以复发。典型的病例表现为术后 24 小时内出现大量蛋白尿,若在肾移植 1~4 周行肾活检,绝大多数患者肾组织病理基本正常,仅在电镜下观察到足突融合。如果患者术后蛋白尿持续不缓解,在术后 2~11 个月再次肾活检,肾小球表现出 FSGS 样病变,其中部分患者表现为塌陷型 FSGS。将肾移植术后复发 FSGS 患者的血清注射入大鼠体内能诱导蛋白尿,提示循环因子在 FSGS 发病中的作用。

(三)FSGS 的形成

在致病因素作用下,肾小球内各种固有细胞都受到不同程度的刺激,产生出大量的细胞因子介导同有细胞的活化,造成细胞外基质产生增多、血浆渗出,进而使毛细血管袢塌陷、闭塞,硬化逐渐形成。在这一过程中,肾小球脏层上皮细胞——足细胞,是主要的参与细胞。经典 FSGS 的病变形成过程可能为,足细胞受到损伤后,出现变性并与肾小球基底膜分离(脱落),引起毛细血管袢扩张和微血管瘤样改变,裸露的肾小球基底膜与鲍曼囊随即发生粘连,而在此处滤过的血浆成分直接进入到壁层上皮细胞与鲍曼囊壁之间,通过进一步撕开、延展,使得病变向整个肾小球及其连续的肾小管进展;同时,在病变局部,细胞外基质产生不断增多,压迫毛细血管袢闭塞,最终导致肾小球节段硬化形成,可伴有足细胞、内皮细胞增生(细胞型)。

(四)FSGS 的进展、恶化至终末期肾脏病

这包括两方面的内容:①单个肾单位内节段性硬化的进展:如何从节段性硬化进展为全球硬化及如何从肾小球病变发展到灶状肾小管萎缩、肾间质纤维化;②有哪些外部因素加快了终末期肾脏病。当局灶节段性硬化形成后,在致病因素的持续作用下,将逐步进展为弥漫性球性硬化(即终末期肾脏病)。在同一肾小球内有两种病理演变过程较常见:①节段性硬化不断增多,扩大,融合导致球性硬化;②球囊粘连处尚能继续滤过的血浆成分不再像正常状态下进入鲍曼囊腔,而是直接进入到壁层上皮细胞与鲍曼囊壁之间,在囊壁的束缚下,滤过液进一步剥离壁层上皮细胞直至血管极,并通过系膜区再进入到该肾小球尚未硬化的部分,使之硬化。这两种演变可同时出现。在后一种情况下,当滤过液沿鲍曼囊壁剥离到肾小球尿极时,滤过液可通过剥离肾小管上皮细胞及肾小管基底膜,沿肾小管向下游肾单位侵犯,导致灶状肾小管萎缩,并刺激周围肾间质纤维化。这可能是为什么在 FSGS 患者的病理标本中常易见到灶状肾小管萎缩和肾间质纤维化。而在同样大量蛋白尿的 MCD 患者中却难以见到的主要原因之一,因此成为两者鉴别的重要线索。另外,除上述机制以外,在患者身上还常存在着加速病变进展的其他因素,如劳累、盐摄入过多、高血压、高血脂、健存肾单位的高动力状态等。

三、临床表现

临床表现无特征性,大多数特发性 FSGS 以起病隐匿的肾病综合征为首发,10%~30% 的

患者为非肾病性蛋白尿。成人FSCS可表现为无症状性蛋白尿可伴有镜下血尿常见(约占2/3左右),可有肉眼血尿。疾病早期就出现血压升高、肾小管功能受损和急性肾损伤,但多数患者在病程中逐渐发生。上呼吸道感染、预防接种等因素均可加重临床症状。

四、实验室检查

80%以上的患者尿蛋白呈非选择性,即尿中以分子量较大的蛋白质(如 IgG、C_3、α_2,巨球蛋白)为主,见多形性红细胞尿。常有肾小管功能异常的表现,如肾小管性酸中毒,低分子量蛋白尿、糖尿,尿浓缩稀释功能异常等。常见低蛋白血症和高胆固醇血症,血清 IgG 降低,补体正常,20%～30%的患者循环免疫复合物阳性。

五、病理表现

(一)光镜检查

1.肾小球

FSGS 的病理形态学特点是部分肾小球毛细血管袢受累,节段病变表现为不同程度的硬化和瘢痕,细胞增多,透明滴形成。节段病变主要累及毛细血管袢外周,并常与鲍曼囊壁粘连。病变常累及肾小球的 1 个或多个小叶,侵袭肾小球毛细血管袢,使正常结构毁损。部分病例病变较轻微,仅很少的毛细血管袢出现塌陷,或透明滴形成。未累及的肾小球基本正常,但肾小球体积增大,成为特发性 FSGS 的特点。FSGS 的节段病变既可累及血管极,也可累及尿极,或两者均受累。在绝大多数病例常同时存在,节段病变处增多的细胞包括肾脏固有细胞和浸润的白细胞。节段硬化处常伴足细胞的增殖,有学者将它与肾小球新月体增殖的壁层上皮细胞进行了区分。FSGS 肾小球壁层上皮细胞的增殖表现为节段或球性,受累肾小球毛细胞血管袢可出现塌陷或瘢痕形成。45%～78%的 FSGS 患者肾小球内可出现泡沫细胞,这些泡沫细胞具有单核细胞的特点(非特异性酯酶和溶菌酶阳性),主要位于硬化区域,有时也位于其他部位,如毛细血管袢内。此外,白细胞、泡沫细胞和细胞碎屑聚集在节段硬化处可引起细胞增殖。肾小球内的透明样变是指无定形的,细胞外的 PAS 阳性沉积物,不同于节段硬化处的胶原沉积。首先它是内皮下和 GBM 之间沉积,随着沉积物增多,突破内皮细胞进入毛细血管袢腔。袢腔内透明样栓塞与纤维素的区别在于前者具有均质性结构,而纤维素具有 HE 染色特性。随着瘢痕的进展,肾小球的正常结构毁损,并出现粘连。进入这一阶段,要准确区分透明样变的位置较困难,可位于整个硬化区。

2.肾小管间质

FSGS 患者肾小管损伤的程度与肾小球受累的程度和范围有相关性,随着肾小球病变进展为慢性肾功能不全,肾小管萎缩的范围明显增加。然而在没有肾小球病变时,也常见到局灶性肾小管萎缩。因此肾病综合征患者出现肾小球正常和局灶性肾小管萎缩时应高度怀疑FSGS。肾小管萎缩和间质纤维化也是 FSGS 与微小病变性肾病进行鉴别的要点之一。血管病变与高血压相关,常表现为动脉和小动脉硬化,小动脉的透明样变常位于内皮下,染色特点类似于肾小球透明样变。有时可见人球动脉透明样变延续入肾小球。有学者研究 60 例 FSGS 患者发现 36 例存在透明样变,这些患者足细胞损伤严重,血清肌酐水平和尿白蛋白排泄均较高。有报道 FSGS 表现为肾功能快速进展者肾活检发现肾小动脉平滑肌增生肥大,这些患者也较易出现高血压。

(二)免疫病理检查

免疫病理检查可见 IgM 和 C_3 在肾小球内呈局灶节段性分布,多位于节段硬化区域及透明滴部位。足细胞和肾小管上皮细胞的胞质吞噬滴内可见免疫球蛋白和血清白蛋白。FSGS 主要是 IgM 和 C_3 沉积于节段硬化区域,而免疫复合物性疾病除 IgM 外,还伴其他免疫球蛋白的弥漫沉积。如果出现弥漫性系膜区颗粒状的 IgG、IgA 沉积,同时电镜下,系膜区可见电子致密物沉积,要注意排除继发性 FSGS。

(三)电镜检查

足突融合是 FSGS 最常见的超微结构特点,表现广泛足突融合,伴足细胞肥大。光镜下正常的肾小球或节段硬化肾小球未受累部分足突融合非常普遍。非硬化肾小球足突融合呈节段或弥散分布,胞质微绒毛化,可见空泡和电子致密物膜样小囊泡。足细胞呈节段区域变性,足突剥离处可见 GBM 裸露,裸露处可见细胞碎屑,GBM 致密层见基底膜样物质增多,提示足细胞损伤严重。FSGS 节段硬化区 GBM 增厚,毛细血管襻闭锁、塌陷,有时出现 GBM 分层,可见泡沫性巨噬细胞、细胞碎屑、脂滴、颗粒样基质等。病变后期,硬化处无细胞结构,与鲍曼囊壁粘连,进展为非特异性瘢痕。足细胞胞质内可见空泡和吞噬滴,胞质微绒毛化,靠近 GBM 的足突内微丝斑聚集。

1. 经典型 FSGS(未作另行规定的 FSGS)

经典的 FSGS 是最常见的类型,需要与其他类型区分,更多具体的亚型将在后面描述。它定义为细胞外基质(ECM)聚集使得肾小球毛细血管闭合,使其形成不连续的局灶固缩,同时可能出现透明变性(血浆内无定形的透明物质在 GBM 下的蓄积),毛细血管内层泡沫细胞,GBM 的皱缩。鲍曼囊的粘连是常见的,上覆盖的脏层细胞(足细胞)通常出现肿胀,形成一个细胞"帽"覆盖在硬化段。在光镜下,未受到局灶硬化影响的肾小球小叶表现正常,除了轻微的足细胞肿胀。小管萎缩和间质纤维化和肾小球硬化的程度是相称的,肾小管萎缩和间质纤维化呈片状分布,多位于节段硬化肾小球周围。近端肾小管胞质中含脂质和蛋白吸收滴,部分病例间质泡沫细胞呈孤立性和聚集性分布。肾小管间质损伤不一定与肾小球硬化性病变平行,但肾小管间质病变重的病例常伴大量蛋白尿,且对治疗不敏感。免疫荧光(IF)通常显示局灶肾小球硬化区域有 IgM、C_3 和更多可变的 Cl^- 等颗粒的局灶节段沉积。非节段硬化的肾小球可能是弱 IgM 和 C_3 系膜染色。在电镜下(EM),节段性硬化损伤表现为 ECM 增多,CBM 皱缩,膜下透明物质的沉积,导致肾小球毛细血管腔的狭窄或闭塞,无免疫类型的高电子密度物质沉积。在节段硬化肾小球,足突细胞通常与基底膜分离。相邻的非硬化肾小球毛细血管显示出足突的消退伴随微绒毛形成(覆盖在足细胞表面类似绒毛的细长突出部分)。这是原发性和继发性 FSGS 最常见的变异。

2. 门周型 FSCS

门周型 FSGS 指近血管极处毛细血管襻出现节段硬化和透明变性,这种类型需要与细胞型,尖端型以及塌陷型相鉴别,足细胞增生不常见。虽然门周型也可发生在原发性 FSCS,但主要出现在适应结构-功能变化的继发性 FSGS,通常伴有肾小球肥大和轻微的足突消失。在这种情况下,反射性的入球小动脉的扩张以致肾小球毛细血管床承受过大的滤过压力促进血管极损伤的进展。

3.细胞型 FSGS

细胞型的特点是局灶节段的毛细血管内皮细胞增生,类似于局灶增生的肾小球肾炎的表现。肾小球毛细血管被增生的细胞填塞,这些细胞成分主要为泡沫细胞、浸润的白细胞、破裂的核碎片及透明物质。通常伴有足细胞的增生,出现肿胀和拥挤,有时会形成伪新月体。与真性新月体的区别在于前者不与鲍曼囊壁粘连,其次是该细胞呈圆胖状,细胞间连接不紧密,胞质内含蛋白吸收滴,包囊壁完整,足突的消失通常很严重。这种变异型需要与尖端型和塌陷型损伤鉴别。细胞型 FSGS 被认为是局灶损伤进展的早期阶段,而且通常是原发的。细胞型 FSGS 患者起病较急,这类患者重复肾活检证实其可进展为经典型 FSGS。移植肾复发 FSCS 者重复肾活检也证实细胞型 FSGS 可以进展为经典型 FSCS。

4.塌陷型 FSGS

塌陷型定义为至少一个肾小球局灶或全球塌陷,足细胞肥大增生,在这些区域,毛细血管腔堵塞,GBM 塌陷。而且塌陷型损伤往往是全球性多于局灶性。GBM 上覆的脏层细胞(足细胞)显著增生肥大。肾小球上皮细胞通常包含有胞浆内蛋白,可能会填满鲍曼囊,形成伪新月体。虽然脏层细胞增生在塌陷型和细胞型 FSCS 都可见,但是塌陷型肾小球病因为没有内毛细血管的细胞增生从而得以区分。研究显示异常的足细胞、处于鲍曼囊的活化壁细胞(表达 claudin 蛋白和 CD44)和祖细胞(表达干细胞标志 CD133 和 CD24)构成肾小球上皮细胞的增生成分。体内显微镜也观察到在 FSGS 壁细胞能迅速阻塞使得足细胞剥脱和损耗,而一个主要的未解决的问题是原始的鲍曼囊细胞是否有能力分化和补充成熟足细胞。

塌陷型 FSGS 有显著的小管间质性疾病,包括小管萎缩、间质纤维化、间质水肿和免疫损伤。肾小管退行性变和再生同时存在,退行性变包括肾小管细胞扁平,核深染,核仁增大,有时出现肾小管上皮细胞有丝分裂象和局灶性细胞凋亡。一个很特别的特征是扩张小管内可形成疏松的蛋白管型。在 EM 下,存在严重的足突消退,影响到塌陷和非塌陷的肾小球,而塌陷型肾小球病可能是 FSGS 的最初形式。这种类型同样可以出现在由 HIV 病毒感染、尖端病毒 B19 感染、干扰素治疗或帕米膦酸二钠毒性引起的继发性 FSGS 中,而内皮细胞网状包涵体的出现可以鉴别塌陷型肾小球病与 HIV 相关性肾病或干扰素治疗相关的继发性 FSGS。

5.尖端型 FSGS

尖端病变型被定义为至少有一处尖端区域或靠近近端小管的外周 25% 区域局灶性损伤。在细胞簇和鲍曼囊间或肿胀足细胞与小管管腔和颈部上皮细胞间有吸附力。局灶损伤是细胞性的或是硬化性的。这些病变可能会更集中的发展。若出现门周的硬化或塌陷型硬化,则排除尖端病变型。在 FSGS 尖端病变型的一项研究中,肾活检标本中仅有尖端病变型肾小球损伤的占 26%,而肾小球尖端病变型合并其他外周 FSGS 损害的占 74%。足突消退的程度通常很严重。在突发性肾综中许多情况表现为原发性和类似 MCD,提示它们有同样的渗透因素。小管极的高剪切力和细胞簇脱垂可能在损伤的形态形成起作用。

6.其他类型的 FSCS

组织学异常通常包括 FSGS 光镜下显示弥散性系膜细胞增多和 Clq 肾病。有弥漫性系膜细胞增多的 FSCS 在普遍细胞增生的背景下有 FSGS 损伤。通过免疫荧光，弥漫性系膜细胞有 IgM 阳性，伴有可变异的系膜 C_3 染色；EM 表现为没有肾小球电子致密物沉积的广泛的足突消退。这种变异在幼儿中几乎是专有的。

特发性肾小球病，Clq 肾病被定义为显性或共显性免疫荧光 Clq 染色，系膜电子致密物沉积，光镜下表现为伴有变异的系膜细胞增生的类似 FSGS 或 MCD。除了 Clq 染色外，活检标本可能表现为其他免疫球蛋白（尤其是 IgC）和补体成分（C_3）沉积，排除其他临床重要疾病，包括狼疮性肾病和膜性增生性肾小球肾炎（MPGN）。在 Clq 肾病中，电子致密沉积物通常位于 CBM 下的系膜区伴有变异的足突消退。研究也指出多数 Clq 肾病表现为原发性 FSGS 或 MCD 亚型，部分表现为特发性免疫复合物肾小球肾炎。

7.继发性 FSGS 的鉴别

病理特点虽然一些继发性 FSGS 的病理表现与原发性 FSGS 很类似，但是仍然有一些意义重大的鉴别点。例如，虽然光镜下 HIV 相关性肾病与原发性塌陷型 FSGS 类似，小管囊尤其相似，但在 EM，HIV 相关性肾病在肾小球内皮细胞中有大量的管网状包涵体。这些"干扰素印记"包含有位于扩张的内质网池中的 24nm 的内交通小管结构，管网状包涵体在经过高效抗反转录病毒治疗后减少。

在继发性自适应形式的 FSGS，肾活检通常显示肾小球肥大和主要门周的局灶节段性硬化和透明变性损伤。在因肾单位减少造成的继发性 FSGS，例如回流性肾病或高血压动脉硬化性肾病，FSGS 通常会出现广泛的全球硬化，小管萎缩，间质纤维化和动脉硬化。在镰状细胞病相关继发性 FSGS，肾小球肥大和硬化与镰状细胞阻塞毛细血管以及类似于在慢性血栓性微血管病中的双轮廓 GBM 有关。重要的是，自适应性形式的 FSGS，足突消退的程度趋向于轻度，影响到少于 50% 的肾小球毛细血管袢，相应的足突的宽度更短。在一项研究中，足突的平均宽度超过 1500nm 是鉴别原发性和自适应性 FSGS 的高灵敏度和高特异度指标。

六、FSGS 肾病治疗

（一）临床表现为 NS 的特发性 FSGS 的治疗

1.激素治疗特发性 FSCS

患者临床表现以 NS 多见，约占 55%，在美国已位于 NS 的首位。过去认为其对激素治疗的反应差。仅 20% 患者敏感，其余患者不是对激素依赖就是耐药。近年来，大量的回顾性研究结果显示，延长激素疗程可增加 FSGS 的缓解率达 40% 以上。荟萃分析发现其与延长激素治疗的间期有关。泼尼松的初期治疗剂量与 20 世纪 80 年代前相似[0.3～2mg/(kg·d)]，但总疗程不同。在完全缓解率<30% 的研究中，Pred 疗程≤2 个月；而在完全缓解率≥30% 的研究中，Pred 疗程在 5～9 个月。必须注意的是，在缓解率高的研究中，其 Pred 的初始剂量为 1mg/(kg·d)（最高 80mg），一般维持 2～3 个月后逐渐减量。获得完全缓解的平均时间为 3～4 个月。因此，目前认为成人 NS 在经过 6 个月的 Pred 治疗[1mg/(kg·d)]后仍未缓解者，才称

为激素抵抗。在老年患者,大部分学者主张隔日 Pred 治疗。经隔日 Pred[1.0～1.6mg/(kg·d)]治疗 3～5 个月后,超过 40%的患者获得完全缓解,并且耐受性好,无并发症。

2.免疫抑制剂

应用最多的为环磷酰胺(CTX)和环孢素 A(CsA)。主要用于对激素依赖、抵抗或复发的病例。

(1)环磷酰胺(CTX):治疗可增加 NS 的缓解率、降低复发率,并可减少激素用量及其副作用。CTX 的一般剂量为 2mg/(kg·d),口服 2～3 个月或 600～1000mg/次,静脉滴注,每月 1 次。CTX 的主要副作用为骨髓抑制、肝功能损害、性腺抑制、脱发、出血性膀胱炎、感染加重及消化道反应,少数患者可出现第二肿瘤。这些副作用多与剂量相关,如在治疗过程中能注意预防监测并采取相应保护措施,患者大多耐受良好,CTX 是目前应用最多的制剂。

(2)环孢素 A:CsA 5～6mg/(kg·d),大部分患者在治疗的 1 个月内起效,但当 CsA 减量或停用时,超过 75%的患者会复发。有报道 CsA 疗程超过 12 个月时,可能会减少复发。一些治疗激素抵抗型 NS 前瞻性对照研究发现,CsA 剂量 3.5～6mg/(kg·d),血浓度维持在 100～200ng/mL 时,患者的完全缓解率≤20%,但总缓解率(完全＋部分)明显高于对照组(P<0.001),进展至 ESRD 的患者是安慰剂的 1/3。CsA 的副作用主要为齿龈增生、多毛、肝损,最严重且限制其应用的是它的肾毒性。CsA 有明显增加小管萎缩及间质纤维化的作用,这一副作用的发生与肾组织的节段硬化比例及 CsA 的剂量[CsA>5.5mg/(kg·d)]呈明显正相关。因此,有肾功能不全及小管间质病变严重的 FSGS 患者,CsA 可加快其进展。为减少 CsA 肾毒性,其剂量必须<5.5mg/(kg·d),疗程<12 个月。

(3)霉酚酸酯(MMF):是近年来用于治疗原发性 NS 的新型免疫抑制剂。在治疗 FSGS-NS 方面尚缺乏随机对照研究资料,治疗起始剂量在 1.0～2.0g/d,疗程大于 3 个月。国内外现有的小样本研究结果提示其对 FSGS-NS 的疗效不明显,缓解率低于 30%。MMF 较其他免疫抑制剂的副作用小。在 NS 用其他药物治疗疗效差或出现严重副作用不能耐受时,可考虑用 MMF 治疗。

(4)他克莫司(普乐可复,FK506):在原发性肾病中的应用报道不多,Segarra 等对 25 例用 CsA 治疗无效的表现为 NS 的 FSGS 患者,用 FK506 加 Pred 治疗 6 个月后,蛋白尿减少者占 68%.其中 NS 完全缓解为 40%,部分缓解为 8%,24 小时蛋白定量小于 3g 者为 20%。获得缓解的平均时间为(112±24)天。提示对于 CsA 治疗无效的 FSGS 患者,亦可考虑使用 FK506。但停药后复发率亦较高。本组资料中 FK506 的主要副作用为急性可逆性肾衰竭,其发生率为 40%,副作用的发生与患者年龄、基础肌酐水平和 FK506 的血浓度有关。

3.血浆置换和免疫吸附

此项治疗手段最早作为移植肾 FSGS 复发的主要治疗,并取得了一定的疗效,其作用可能与循环渗透因子的清除有关。近年来已被用于难治性特发性 FSGS-NS 的治疗,与激素、免疫抑制剂合用,约可使 50%的患者获得完全或部分缓解。

(二)临床表现为非 NS 的特发性 FSGS 的治疗

1.血管紧张素转换酶抑制剂(ACEI)和血管紧张素Ⅱ受体拮抗剂(ARB)

ACEI 被广泛用于治疗肾脏疾病。它能较好地控制血压、降低肾小球囊内压。许多临床试验证实,ACEI 可减少蛋白尿达 45%,并能延缓肾衰竭的进展。近几年来 ARB 也被用于治疗慢性肾小球疾病,目前的一些临床试验已证实其同样具有减少蛋白尿及保护肾功能的作用。一组随机对照研究资料显示,用"科素亚"50mg/d 治疗 FSGS(NS 占 38.4%)1 年,24 小时尿蛋白约可下降 50%。由于应用时间较短,远期疗效尚不明确,但它较 ACEI 的副作用少,尤其是 ACEI 所致的咳嗽。

2.其他

饮食控制、鱼油、维生素 E、降脂、抗凝治疗等对 FSGS 也有益处,长期疗效有待临床观察研究。

七、小结

特发性 FSGS-NS 患者在激素治疗 6 个月[0.5～2mg/(kg·d)]后仍未缓解者,才能称为激素抵抗;细胞毒药物(CTX 等)与激素合用可增加缓解率、延长缓解时间;CsA 治疗 FSGS-NS 有效,减药或停用后易复发,需注意剂量、血浓度的监测及疗程;MMF、FK506 治疗 FSGS-NS 尚需循证医学依据;血浆置换、免疫吸附主要用于移植肾 FSGS 复发,难治性 FSGS-NS 亦可试用;ACEI、ARB 联合应用或剂量翻倍可降低蛋白尿、延缓肾衰竭进展。

第八节 IgA 肾病

一、概述

IgA 肾病为免疫病理诊断,是指具有相同免疫病理特征的一组疾病。于 1968 年由 Berger 首先提出,该病不伴有系统疾病,系膜区可见以 IgA 为主的免疫球蛋白沉积,临床表现为以血尿为主的肾小球肾炎。本病在日本、韩国、东南亚较常见(肾活检阳性率达 25%～40%);在我国其发病率占原发性肾小球肾炎的 26%～34%。男性尤为多见,是女性的 6 倍。IgA 肾病是一种进展性疾病,只有 5%～30% 的 IgA 肾病患者尿检异常能完全缓解,大多数患者呈慢性进行性发展。起病后每 10 年约有 20% 发展到 ESRD。IgA 肾病是我国 ESRD 的首要原因。IgA 肾病进展的危险因素主要有肾小球硬化、肾间质纤维化、高血压、大量蛋白尿和肾功能减退。

原发性 IgA 肾病的病因尚未完全阐明。继发性 IgA 肾病的常见原发病包括:过敏性紫癜、病毒性肝炎、肝硬化、系统性红斑狼疮、强直性脊柱炎、类风湿关节炎、混合性结缔组织疾病、结节性多动脉炎、结节性红斑、银屑病、溃疡性结肠炎、克罗恩病、肿瘤、艾滋病等。

二、临床表现

(一)临床病程特点

1.潜伏期

本病潜伏期较短,常于呼吸道或消化道感染后数小时即出现肉眼血尿,一般不超过3天。

2.腰痛及腹痛

腰痛常较重,呈双肾区痛;有肉眼血尿时更明显。少数可见不同程度的腹痛。

3.血尿

(1)发作性肉眼血尿:在上呼吸道感染后即出现肉眼血尿,发作后尿红细胞可消失或转为持续性镜下血尿;肉眼血尿有反复发作的特点。

(2)镜下血尿间或有蛋白尿:持续性镜下血尿约占63.5%,多无症状;可合并蛋白尿。

其血尿呈肾小球性血尿,亦可为混合性血尿。因部分IgA肾病肾小球外小血管如尿路黏膜小血管也可有IgA沉积及继发性炎症、出血,故可形成混合性血尿。

4.蛋白尿

可为轻度蛋白尿,亦可呈肾病范围蛋白尿。

5.其他

尚有部分病人可有以下临床表现。

(1)急性肾炎综合征。

(2)肾病综合征。

(3)急性肾衰竭等。

(二)临床分型

1.肉眼血尿型

反复发作型(病史中有2次以上的发作史,不伴大量蛋白尿和高血压)和孤立型(病史中仅有1次血尿发作史,不伴大量蛋白尿)。

2.大量蛋白尿型

发生率占7%~15%。

3.高血压型

舒张压>12kPa,是IgA肾炎恶化的标志。

4.亚临床型

临床症状不明显,仅有镜下血尿和轻度蛋白尿。

5.急性肾衰竭型

不到10%的患者,其中仅20%~25%需透析治疗。

(三)实验室检查

1.尿常规

蛋白尿一般不重,但约15%的病例可呈现大量蛋白尿。尿沉渣检查,红细胞尿几乎占100%,亦可见白细胞尿及管型尿。

2.血清免疫学

(1)约40％的患者IgA升高。

(2)IgA类风湿因子(1gA-RF)可呈阳性。

(3)IgA-纤连蛋白聚合物(IgA-FN)可呈阳性。

(4)IgA型免疫复合物亦可增高。

3.肾功能

可有不同程度减退。主要表现为内生肌酐清除率降低,血BUN和Scr缓慢增高。

三、病理

1.光镜

主要累及肾小球,病理类型主要为系膜细胞增生,系膜区增宽,系膜基质增加。

2.电镜

典型改变为肾小球系膜细胞增生、系膜基质增多。系膜区易见电子致密物沉积,有时呈巨大团块状。

3.免疫荧光

IgA或以IgA为主的免疫球蛋白、补体C_3呈颗粒状沉积于肾小球系膜区。伴有毛细血管壁沉积者,临床表现重于单纯系膜区沉积者。

四、诊断

(一)诊断标准

(1)前驱感染发生后数小时至3天出现血尿(或肉眼血尿或镜下血尿,多为肉眼血尿)。

(2)伴或不伴蛋白尿者,应考虑IgA肾病的可能。

(3)肾活检呈系膜增生性肾炎。

(4)免疫病理检查,在系膜区见以IgA为主的免疫球蛋白呈颗粒状沉积。

(5)能除外其他继发性IgA疾病。

(二)鉴别诊断

1.链球菌感染后急性肾炎

多在感染后2～3周出现急性肾炎综合征,血补体C_3降低而IgA正常。鉴别困难者可依靠肾活检。

2.薄基底膜肾病

以血尿为主,有家族史,呈良性过程,需靠肾活检鉴别。

3.继发性肾炎

(1)过敏性紫癜肾炎:除有与IgA肾病类似的临床和病理改变外,尚有皮肤紫癜、关节肿痛、腹痛及黑便。

(2)慢性酒精性肝病:50％～100％的酒精性肝硬化病人的肾活检病理表现与IgA肾病相

同。但该病有长期饮酒的病史,有肝硬化的相应临床表现:尿常规仅轻度异常或无异常改变可作鉴别。

(3)狼疮性肾炎:其病理改变大多与 IgA 肾病有明显区别。其免疫病理特点为"满堂亮"(IgG、IgA、IgM、Clq、C_3 及纤维蛋白相关抗原全阳性),且 Clq、C_4 呈强阳性。少数免疫病理相似者可由其具备全身多系统损害表现而区别。

五、治疗方案及原则

IgA 肾病的临床表现多种多样,使 IgA 肾病的治疗面临不少困难。由于 IgA 肾病的发病机制尚未完全阐明,目前尚无针对病因的治疗手段。正是因为临床表现的多样性,在一些有关 IgA 肾病治疗的循证医学研究和分析预后影响因素的工作中,患者的纳入标准将 IgA 肾病作为均一的独立疾病,这可能是造成不同学者的研究结果差别较大的原因,从而使很多问题长期不能达到共识和解决。因此近年来,已有一些专家明确指出:"IgA 肾病"在病因及发病机制不明确的情况下,不能将其作为一个独立的疾病来对待,而应该作为一组具有相同肾脏免疫病理特征的临床症候群。因此,应该以 IgA 肾病的不同临床表现类型作为决定治疗方案的指南,具体如下:

(1)单纯性血尿,应该积极寻找并控制诱因,如控制感染,摘除扁桃体。关于扁桃体摘除对 IgA 肾病患者肾脏的保护作用,日本学者和欧洲学者的临床研究结果不完全相同,我国的学者大多主张如果确诊 IgA 肾病的发作、复发与扁桃体感染相关,则主张摘除扁桃体,但并不主张所有 IgA 肾病的患者摘除扁桃体,特别是终末期 IgA 肾病的患者。

(2)少量蛋白尿($<1.0g/24h$):应用 ACEI/ARB,控制血压在 125/75mmHg(1mmHg$=$0.133kPa)以内,定期随访观察。已有研究证实,ACEI/ARB 对肾脏的保护作用是独立于降压效果之外的,可以有效地降低蛋白尿,减轻肾间质纤维化,阻断 IgA 肾病的进展。

(3)中等量蛋白尿($1.0\sim3.5g/24h$):应用 ACEI/ARB 控制血压在 125/75mmHg 以内,同时加用标准剂量的糖皮质激素治疗,可以显著减少蛋白尿,稳定肾功能,若 2 个月内病情不能完全缓解,则需要加用细胞毒类药物,包括 CTX 和 MMF。

(4)大量蛋白尿($>3.5g/24h$):病理表现较轻者使用标准剂量糖皮质激素,病理变化较重,发现有细胞性新月体或纤维新月体则使用甲泼尼龙 0.5g/d 冲击治疗 3 天,以 MMF 维持治疗 6~9 个月,联合应用 ACEI/ARB;或采用甲泼尼龙 0.5g/d 冲击治疗 3d+CTX 每月 1g 静脉滴注共 6 个月,之后改为每 3 个月 1 次+小剂量泼尼松维持+ACEI/ARB。

(5)肾功能不全:对于合并肾功能不全的 IgA 肾病,我国侯凡凡院士已证实使用 ACEI/ARB 的安全性及有效性。但关于是否应用激素,应该审慎。一般建议 Scr$<$3mg/dL,可试用半量激素,短期内复查肾功能,若无明显改善或急骤上升则停用激素;当 Scr$>$3mg/dL,病程呈慢性病变,应按慢性肾衰竭处理,不主张使用糖皮质激素及细胞毒类药物。

(6)对反复发作性肉眼血尿者,在发作期应及时用抗生素以控制感染,在静止期可考虑做扁桃体摘除术。

(7)对于以急性肾炎、急进型肾炎、肾病综合征或慢性肾炎起病的 IgA 肾病,治疗原则与相应疾病相同。

第三章 继发性肾小球疾病

第一节 糖尿病肾病

糖尿病肾病(DN)又称糖尿病性肾小球硬化症,以肾小球肥大、系膜区无细胞性增宽或结节性病变、毛细血管基底膜增厚为病理特征,是糖尿病全身性微血管并发症之一,出现持续性蛋白尿则病情不可逆转,往往进行性发展直至终末期肾衰竭,是糖尿病患者致残、致死的重要原因。

一、诊断

(一)临床表现

1.肾外表现

典型病例有多尿、多饮、多食、消瘦、皮肤瘙痒的症状,但轻者可以无症状,起病和发展缓慢,且常有糖尿病的其他并发症,如动脉硬化、冠心病、视网膜病变、白内障、对称性以及多发性周围神经病变等。诊断完全依靠实验室检查。

2.肾损害的表现

糖尿病肾病,临床表现与肾小球硬化程度呈正相关。按 Mogensen 建议,根据糖尿病患者肾功能和结构病变的演进及临床表现分为如下 5 期。

Ⅰ期:为肾小球高滤过期,特点为肾小球肥大,肾血流量增加,肾小球灌注压及肾小球内压增高。在使用胰岛素治疗后部分患者可以恢复,肾小球滤过率亦可部分降低。

Ⅱ期:为无临床症状的肾损害期,即正常清蛋白尿期。此期在糖尿病确诊后 2 年即可发生,并可持续多年。此期主要的病理学表现是 GBM 增厚,常有肾小球系膜区扩张。肾小球滤过率显著增加,肾体积也相应明显增大,但尿清蛋白排泄率在 $20\mu g/min$ 以下。

Ⅲ期:为微量清蛋白尿期,也称为早期糖尿病肾病。常发生于糖尿病发病 10～15 年后,微量清蛋白尿是在非酮症、非感染状态下,3 次尿白蛋白排泄率(UAE)检查至少有 2 次位于30～300mg/24h。无论是胰岛素依赖型(1 型)糖尿病还是非胰岛素依赖型(2 型)糖尿病,尿中排出的清蛋白量每年增加 20％。

此期可发生高血压,高血压的发生率随着微量清蛋白尿的增加而增加。正常清蛋白尿、微量清蛋白尿及大量清蛋白尿时高血压发生率分别为 19%、30% 和 65%。肾小球滤过率（GFR）可为正常或稍高于正常，若不出现临床肾病表现，则此水平的 CFR 可维持 5 年。此期肾的主要病理学表现仍是 GBM 增厚及系膜区扩张，但较 Ⅱ 期时更为显著。

Ⅳ 期：临床糖尿病肾病或显性糖尿病肾病。此期常发生于 1 型糖尿病发病后 15～25 年，尿蛋白排出量>0.5g/24h，UAE>200μg/min 或>300mg/24h。大多数患者为持续性中等量至大量蛋白尿，约 30% 的患者为肾病综合征。水肿在此期早期即可出现，随着病情进展，几乎所有患者都合并高血压。GFR 已降到正常以下，并呈持续下降趋势。

此期形态学改变也更显著，GBM 明显增厚，肾小球硬化更为普遍，间质小管病变也更明显，约 36% 的肾小球已荒废。

Ⅴ 期：即终末期肾衰竭，糖尿病患者一旦出现持续性蛋白尿发展为临床糖尿病肾病，由于肾小球基底膜广泛增厚，肾小球毛细血管腔进行性狭窄和更多的肾小球荒废，肾滤过功能进行性下降，导致氮质血症和肾衰竭，最后患者的 GFR 多<10mL/min，血肌酐和尿素氮增高，伴严重的高血压、低蛋白血症和水肿。患者普遍有氮质血症引起的胃肠反应、食欲减退、恶心、呕吐和贫血，并可继发严重的高血钾、代谢性酸中毒和低钙搐搦，还可继发尿毒症性神经病变和心肌病变。这些严重的并发症常是糖尿病肾病尿毒症患者致死的原因。

（二）辅助检查

1.血糖的测定

达到糖尿病的标准。

2.尿沉渣

尿蛋白主要为清蛋白，有较多白细胞时，提示并发尿路感染；若有大量红细胞，提示可能为其他原因的肾小球疾病。

3.尿清蛋白排泄率（UAE）

测定 UAE<20μg/min，为正常清蛋白尿期；若 UAE20～200μg/min，即微量清蛋白尿期，临床诊断为早期糖尿病肾病。目前主张采过夜晨尿标本比留 24 小时尿更精确和方便。

4.GFR 测定

糖尿病肾病早期，GFR 可升高。

5.B 超

糖尿病肾病早期，B 超检查示肾体积增大。

（三）诊断要点

(1)患者有多年糖尿病病史。

(2)有微量清蛋白水平或以上的蛋白尿（一般>5 年以上才出现应激状态微量清蛋白尿，>10 年以上才出现持续性微量清蛋白尿），并排除高血压或其他肾病所致的蛋白尿。

(3)伴有糖尿病其他器官受损的表现（如糖尿病眼底损害）。

(4)诊断困难时肾穿刺活检可显示糖尿病肾病的病理表现。

（四）鉴别诊断

1.与其他肾小球疾病鉴别

病史很重要，糖尿病肾病必须是在糖尿病的基础上出现肾损伤，而其他肾小球疾病患者无糖尿病。

2.与糖尿病合并其他肾小球疾病鉴别

(1)糖尿病与肾病起病的时间间隔不同:糖尿病肾病多见于糖尿病后 10～20 年,糖尿病 5 年内出现肾损伤一般不考虑糖尿病肾病。

(2)血尿:糖尿病肾病可能会有轻微血尿,如果有较多异形红细胞则考虑合并其他肾小球疾病。

(3)有无糖尿病的其他靶器官损坏:有其他靶器官的损害,考虑糖尿病肾病的可能性大;如果没有其他靶器官的损害,则考虑糖尿病合并其他肾小球疾病,最主要的是是否有眼底病变。

(4)有无高血压:约 80% 的糖尿病肾病患者血压升高,如显性糖尿病肾病时血压仍正常,考虑糖尿病合并其他肾小球疾病。

(5)急性肾衰竭:如患者出现急性肾衰竭,则考虑合并其他肾病。

二、治疗

糖尿病肾病的治疗是个综合治疗,关键在于早期诊断和防治,一旦进入临床蛋白尿期,肾损害难以逆转,最终进入终末期肾病,有效防治糖尿病肾病成为学者们面临的重要课题。

(一)血糖控制

大量的研究表明,当糖尿病血糖和代谢紊乱纠正后,糖尿病肾病早期出现的肾小球高滤过和肾小球肥大可以恢复正常。所以,控制血糖对于糖尿病肾病早期患者非常重要。目前很多学者将糖尿病肾病的血糖控制分为 3 级预防。①一级预防,即正常清蛋白尿至微量清蛋白尿期的防治。正常清蛋白尿期间应分为两个阶段:糖耐量减退期即应控制餐后血糖;糖尿病诊断已成立,严格控制血糖可延缓或制止发生微量清蛋白尿。②二级预防,是指糖尿病Ⅲ期发展到Ⅳ期的防治,控制血糖仍可延缓微量清蛋白尿向大量清蛋白尿发展。③三级预防,是指糖尿病肾病Ⅳ期发展至Ⅴ期的防治,此期即使血糖得到有效的控制,蛋白尿仍有增无减,肾病继续进展。

1.饮食治疗

除应当继续糖尿病本身要求的糖分摄入控制,在糖尿病肾病早期就应当限制蛋白质的摄入,高蛋白饮食可增加肾小球的血流量和压力,加重高血糖引起的肾血流动力学改变。低蛋白饮食[0.8g/(kg·d)]可使肾小球滤过率下降,延缓肾损害速度。对已有大量蛋白尿、水肿和肾功能不全者,应注意具体情况,给予相应的对症处理,并应在饮食上限制钠盐摄入,蛋白饮食限量、保质,0.6g/(kg·d),必要时静脉应用血浆、全血、氨基酸。因过度限制蛋白质[0.5g/(kg·d)]摄入,可能导致营养不良、低蛋白血症,现不建议应用。在应用胰岛素控制血糖的情况下可适当增加糖类的量,以防蛋白质、脂肪分解增加。

2.降血糖药

(1)磺脲类

①格列喹酮:为第二代磺脲类口服降血糖药,吸收快而完全,主要在肝代谢,代谢产物只有 5% 由肾排出,对肾影响小,日剂量范围大(15～200mg),但 GFR<30mL/min 者慎用。

②格列吡嗪:也属于第二代磺脲类口服降血糖药,其代谢产物多数由肾排出,但其代谢产物活性弱,不易引起低血糖反应,比较安全。剂量为 2.5mg,每日 2～3 次,最大剂量 30mg/d,当 GFR＜60mL/min 时禁用。

③格列本脲、格列齐特、格列美脲:半衰期较长,易致顽固性低血糖反应,糖尿病肾病不适合应用。

④氯磺丙脲:半衰期长,而且有 20％～30％由肾以原型排出,糖尿病肾病禁用。

(2)双胍类:可原型由肾排出,增加周围组织肌细胞内无氧酵解,引起乳酸性酸中毒,对已有蛋白尿的临床糖尿病肾病患者不适用。

(3)α-糖苷酶抑制药:可抑制小肠内 α-糖苷酶,延缓糖类的吸收,控制餐后血糖效果较好,仅少量吸收入血,可在糖尿病肾病时应用,但终末期肾病时减少剂量应用。

(4)胰岛素增敏剂:能提高胰岛素敏感,控制血糖,并且有研究显示曲格列酮还能显著降低糖尿病大鼠尿清蛋白排泄率,减少系膜区基质增多,对肾具有保护作用。

(5)胰岛素:对于单纯饮食和口服降血糖药控制不佳并已有肾功能不全的患者,应尽早应用胰岛素治疗,对血糖波动大、不稳定的 1 型糖尿病患者甚至需用胰岛素泵或胰岛素注射笔进行胰岛素强化治疗,使血糖控制良好,糖化血红蛋白＜7％。当肾功能不全时,由于食欲欠佳、进食减少,且胰岛素降解减少、排泄延迟,需要随时监测血糖,根据病情调整胰岛素用量,以防低血糖发生。此情况下应选用短效胰岛素为宜。

3.血糖控制标准

血糖控制的标准目前推荐是:空腹血糖＜6.0mmol/L,餐后 2 小时血糖＜8.0mmol/L,糖化血红蛋白＜7％。但应注意:过于严格控制血糖,易导致低血糖症发生率提高,尤其是老年人及肾功能不全者。

(二)血压控制

糖尿病肾病患者多发生高血压,高血压可加重肾小球的高灌注和高滤过,加速糖尿病肾病的进展和恶化。纠正高血压能够降低糖尿病肾病早期蛋白尿,延缓 CFR 的下降,延缓肾病进展。

1.药物治疗

(1)血管紧张素转化酶抑制药(ACEI)和血管紧张素 Ⅱ 受体拮抗药(ARB):几个大规模、多中心、随机对照研究结果证实,ACEI 在延缓 1 型糖尿病伴高血压并以大量蛋白尿为标志的肾病进展时比其他降压药有效。目前糖尿病肾病伴高血压的治疗用药首选 ACEI,但应注意ACEI 可能引发咳嗽、高钾血症、血肌酐升高等不良反应。也有研究结果证实,ARB 在延缓2 型糖尿病伴高血压并以大量蛋白尿为标志的肾病进展时比其他降压药有效。单独应用ACEI 和 ARB,比较两者的疗效无明显差异;糖尿病肾病进入临床蛋白尿期,ARB 为首选药,可根据病情,联合应用 ACEI,其疗效优于两者单独应用。

(2)钙通道阻滞药:钙通道阻滞药除降低血压外,还具有扩张血管作用而使肾血流增加,减少钠潴留,利于糖尿病患者肾血流动力学和尿蛋白排出的改善。与 ACEI 合用有明显降低血压和减少蛋白尿的效果,但不宜再与 ARB 三者合用。

(3)β 受体阻滞药:可能会影响糖代谢。一般选择用于心率快的年轻的糖尿病高血压患者或合并有冠心病的糖尿病高血压患者,有严重充血性心力衰竭的患者不宜应用。

(4)α受体拮抗药:对糖尿病高血压有效,且不影响糖和脂肪代谢,适用于糖尿病肾病患者,但应注意本药易致直立性低血压。

(5)利尿药:糖尿病高血压肾功能正常者可选用噻嗪类利尿药,但其有引起低血钾、影响糖和脂肪代谢等不良反应,宜小剂量应用(25~50mg/d),对肾功能不全者可选用襻利尿药。

2.其他

在应用药物控制血压的同时也应限制钠盐摄入,禁止吸烟、限制饮酒、减轻体重(肥胖的2型糖尿病患者)和适当运动,这些均有利于高血压的控制。

(三)蛋白尿的处理

糖尿病一旦出现尿清蛋白排泄率增高要想完全阻止肾病进展是不可能的,但可以明显减缓疾病进程。应低蛋白饮食、控制血糖、控制血压,并降低肾小球囊内压。肾小球囊内压的增高是糖尿病肾病的标志,也是其进展的主要因素,ACEI和ARB具有非血压依赖性血流动力学效应,直接降低肾小球内"三高",以及非血流动力学效应,改善肾小球滤过膜的通透性及减少细胞外基质蓄积,从而有效减少尿蛋白及保护肾功能达到保护糖尿病肾病作用。除了在合并高血压的糖尿病肾病患者应首选ACEI和ARB治疗外,血压正常的糖尿病肾病患者,在除外ACEI和ARB的应用禁忌证后,这两类药物应作为糖尿病肾病的预防和延缓发展的常规治疗。在应用过程中应注意检测血钾及血肌酐,若血肌酐上升幅度>50%且2周内未能自行恢复者,提示肾缺血,应停用。

(四)调整异常的脂代谢

糖尿病患者多伴有脂代谢异常,高脂血症除引起动脉硬化外,还直接损伤肾,低密度脂蛋白可促进肾间质纤维化改变。血脂控制目标为总胆固醇<4.5mmol/L,低密度脂蛋白<2.5mmol/L,高密度脂蛋白>1.2mmol/L,三酰甘油<1.5mmol/L。以胆固醇升高为主者首选他汀类降血脂药,以三酰甘油升高为主者首选贝特类调脂药。他汀类药物除降低血脂外,还可减少纤维化因子的产生,从而延缓糖尿病肾病进程。

(五)其他药物治疗

糖尿病肾病的治疗是一个重大的临床课题,迫切需要更有效的治疗措施和新药的研发,现有一些药物的研究仅限于动物实验、体外实验或短期的人体试验,如醛糖还原酶抑制药、前列腺素合成抑制药、血栓素合成抑制药、血管紧张素转化酶-2、抗氧化剂、内皮素受体阻断药和内皮素基因转录抑制药、一氧化氮合成底物左旋精氨酸及一氧化氮合酶抑制药等,给众多的糖尿病肾病患者带来了曙光。

(六)肾替代治疗

糖尿病肾病经过以上治疗,部分患者终将进入终末期肾病,需要替代治疗。

1.透析治疗

对于终末期糖尿病肾病患者,目前比较理想的治疗措施是同时进行胰-肾移植,但只有很少的患者能得到这种治疗,多数终末期糖尿病肾病患者只能接受透析治疗来延长生命。目前主要是两种透析方式:即长期血液透析(HD)和不卧床持续腹膜透析(CAPD)。透析时机的选择宜早于非糖尿病患者,并发症严重者应于血肌酐400μmol/L左右时透析,无严重并发症者

也应在肌酐 $528\mu mol/L$ 左右开始透析,老年人及消瘦患者应以肌酐清除率为准,可在肌酐清除率 $15\sim 20mL/min$ 时接受透析,以改善预后。在透析方式的选择上,因终末期糖尿病肾病患者多合并有高血压、心血管病,CAPD 不增加心脏负荷和应激,能较好地控制细胞外液量和高血压,且无建立动静脉内瘘不易成功的问题,所以透析方式已由血液透析向 CAPD 倾斜,但糖尿病肾病患者感染概率大,必要时 CAPD 仍需转为血液透析。血液透析患者中 1 型糖尿病患者、有心血管并发症者、年龄>60 岁者预后不良。

2.肾或胰-肾联合移植

肾移植是目前终末期糖尿病肾病患者有效的治疗方式,但已有报道单纯肾移植不能防止糖尿病肾病再发生,也不能使糖尿病其他并发症改善,目前选择可行胰-肾联合移植,效果优于单纯肾移植。但心脑血管病和感染易发生,尤其在移植后 6 个月内,是移植患者的主要死亡原因。尽管胰-肾联合移植是有效的糖尿病肾病终末期患者的治疗方法,但由于移植脏器的来源很困难及经济原因,得到此治疗的患者少。因此,对糖尿病肾病最根本的措施还是尽早控制好糖尿病,防止糖尿病肾病的发生、发展。

三、病情观察

(1)应注意病情的监测,尤其是临床症状的变化、改善与否,并应定期检查实验室指标,以了解病情控制情况,包括血糖、血脂、血压、尿常规、尿糖、血电解质、肾功能、尿微量清蛋白测定,以评估治疗效果和监测病情变化。

(2)诊断本病,应严密观察病情的变化,以便及时处理,尤其要严格控制血糖、血压,同时也要注意糖尿病的其他并发症。门诊治疗的,应嘱患者每 $2\sim 4$ 周随访 1 次,可应用血管紧张素抑制药、血管紧张素Ⅱ受体拮抗药或两者联合应用,以控制血压、降低尿蛋白。另需定期检查 24 小时尿蛋白定量、肾功能以评估疗效;当病情加重、治疗无效时,应积极寻找原因,必要时行肾活检,以明确病理类型;如药物治疗无效,可行腹膜透析、血液透析或肾移植等治疗。

四、病历记录

(一)门(急)诊病历

记录患者就诊时间及就诊的主要症状,记录患者水肿发生时间、初起的部位、程度、发展过程,记录有无头痛、视物模糊等高血压表现,记录患者糖尿病的起病时间、诊断方法,以及使用降血糖药物的种类、剂量、用法等。记录有无肾炎、皮肤紫癜史,有无应用肾毒性药物和毒物接触史。体格检查记录患者水肿部位、血压、眼底改变等,辅助检查记录尿液检查及肾 B 超检查、眼底检查、肾功能检查等结果。

(二)住院病历

记录患者糖尿病的诊断、治疗情况,以及血糖、尿液检查和肾功能检查等结果。重点记录患者入院后的病情控制情况,尤其是肾功能、血压等变化,需行肾活检、透析、肾移植等特殊检查及治疗的,应有患者或其家属签署的知情同意书。

五、注意事项

(一)医患沟通

糖尿病的病程＞5年者,要经常检查肾功能、尿蛋白定性、24小时尿蛋白定量,并注意测量血压、做眼底检查;有条件时应做尿微量蛋白测定和β-微球蛋白测定,以早期发现糖尿病肾病;应将预防本病的重要性告知患者,一旦出现且诊断为临床糖尿病肾病,就应告知患者及其家属本病的严重性,以便能得到理解和配合,如需行肾活检或透析、肾移植等特殊治疗,均应有家属或其亲属签署的知情同意书。

(二)经验指导

(1)当患者出现持续性蛋白尿、高血压、水肿及肾衰竭表现时,虽诊断十分明确,但肾病已为不可逆改变,往往失去了治疗时机,因此,早期诊断非常重要。目前,微量清蛋白尿仍是本病诊断的金标准,临床上应将尿清蛋白浓度折算为每分钟尿清蛋白排出率($\mu g/min$),尿清蛋白量可有波动,本病早期尤其如此。因此,一般应至少连测3次,用3次的平均值来判断本病的严重程度。

(2)如无条件进行尿微量清蛋白测定,也可用24小时尿清蛋白定量代之,24小时尿清蛋白300mg或24小时尿总蛋白500mg,即相当于微量清蛋白200$\mu g/min$。

(3)一般情况下,糖尿病患者如能除外其他原因引起的肾损害,出现持续性或间歇性蛋白尿、肾功能障碍,就应考虑本病的可能,如有糖尿病并发的特异性视网膜病变,则本病诊断成立。

(4)糖尿病时血肌酐常不能准确反映患者的肾功能状态,主要原因是营养不良和肌肉量减少,使肌酐产生量下降,引起血肌酐上升与GFR下降不平行,而酮体则可使肌酐测定值升高。

(5)本病尚无特效的治疗方法,临床一旦出现蛋白尿,就为不可逆性变化,不管何种治疗,肾损害将持续发展,因此,治疗的关键是早期在肾病可逆阶段进行干预和治疗。

(6)严格控制血糖对本病的控制和延缓其发展至关重要,有报道证实,1型糖尿病患者强化治疗,发生糖尿病肾病的危险性降低35%～56%。因此,糖尿病的良好控制有利于肾病的防治。

(7)有效地控制高血压是治疗的关键。有效地控制高血压可使尿蛋白排出减少,可使肾功能降低的速度减慢,从而延长患者寿命。当血压＞140/90mmHg时,须进行降压治疗,应使血压控制在130/80mmHg以内;如有肾损害,且每天尿蛋白定量达1.0g,血压应降至125/75mmHg以下。降压药物首选血管紧张素转化酶抑制药、血管紧张素Ⅱ受体拮抗药或两者联合应用,或在这两药的基础上,加用钙离子阻滞药或β受体阻滞药。

第二节 狼疮肾炎

系统性红斑狼疮(SLE)是由多种复杂因素共同作用,个体差异明显、病程迁延反复的器官非特异性自身免疫性疾病。血清中出现以抗核抗体(ANA)为代表的多种自身抗体和多个器官、系统受累是 SLE 的两大主要临床特征。SLE 累及肾脏即称为狼疮肾炎(LN),LN 是 SLE 较常见且严重的并发症,也是我国继发性肾小球疾病的首要原因。

一、病因和发病机制

SLE 的病因及发病机制至今仍未完全明确,可能与遗传、环境因素、激素异常及免疫紊乱等有着密切关系。SLE 发病机制中,T 细胞过度活跃和不耐受自身成分,促使 B 细胞增殖、产生一系列自身抗体,由此形成的自身免疫复合物沉积及多器官炎症反应决定了 SLE 及 LN 病变的性质和程度。

(一)遗传、环境因素及激素异常

SLE 存在显著的家族聚集性和种族差异性,同卵双胞胎同患 SLE 的几率超过 25%,而异卵双胞胎只有 5%。SLE 患者家庭成员的自身抗体阳性率及其他自身免疫疾病均高于普通人群,提示 SLE 有非常明显的遗传倾向。

SLE 流行病学研究发现缺乏补体成分(Clq、C_2、C_4)的纯合子,及 $Fc\gamma R \, III$ 受体基因多态性与 SLE 发病易感性相关。采用全基因组关联分析(GWAS)方法确定了一些 SLE 易感基因,这些基因与 B 细胞信号转导、Toll 样受体和中性粒细胞功能相关。

环境因素在 SLE 与 LN 的发生上也起到重要的作用,阳光或紫外线照射均能诱导和加剧 SLE 和 LN。激素异常在 SLE 及 LN 发病中的作用体现在 SLE 女性患病率高,怀孕或分娩后不久有些患者 SLE 症状加重以及某些情况下激素对 SLE 的治疗作用。虽然某些药物会导致 SLE 或狼疮样症状,但这些患者很少出现 LN。目前病毒导致 SLE 的证据尚不充分。

自发性和诱导性 SLE 小鼠模型包括 NZBB/WFl 杂交鼠,BXSB 和 BRL/lpr 模型鼠等。SLE 动物模型研究发现细胞凋亡异常,导致缺陷的细胞克隆清除障碍以及 B 细胞的异常增殖;在动物模型上注射抗 DNA 抗体、抗磷脂抗体或平滑肌抗原(SMA)多肽类似物可诱导动物的 SLE。

(二)SLE 的自身免疫异常

SLE 起始于自身免疫耐受性的丧失和多种自身抗体的产生。抗体针对与转录和翻译机制有关的核酸和蛋白质,如核小体(DNA-组蛋白)、染色质抗原及胞质核糖体蛋白等。多克隆性 B 细胞增生,合并 T 细胞自身调节缺陷是自身抗体产生的基础。免疫异常机制包括机体不能消除或沉默自身免疫性 B 细胞及 T 细胞自身抗原的异常暴露或呈递,T 细胞活性增加、B 细胞激活细胞因子增加;机体不能通过凋亡清除或沉默自身反应性细胞(即免疫耐受),这些细胞克隆性增生导致自身免疫性细胞和抗体生成增加。SLE 自身抗原异常暴露的原因可能是由于自身抗原在凋亡细胞表面聚集,并致幼稚细胞突变而发生自身免疫性细胞的克隆性增殖。此外与自体细胞有相似序列的病毒或细菌多肽可充当"模拟抗原",诱导类似的自身免疫性细胞增殖。抗原呈递过程中,某些核抗原能作用于细胞内的各种 Toll 样受体而触发免疫反应。

(三)LN 的发病机制

狼疮肾炎被认为是免疫复合物介导的炎症损伤所致,SLE 自身抗体与抗原结合形成抗原抗体复合物,如果没能被及时清除,免疫复合物就会沉积于系膜、内皮下及血管壁,从而导致弥漫性炎症。LN 肾小球受累的特点是循环免疫复合物沉积和原位免疫复合物的形成。LN 患者体内会有抗 ds-DNA、SMA、Clq 及其他各种抗原的抗体,但每种抗体在免疫复合物形成中的确切作用仍不清楚。一般情况下,系膜和内皮下的免疫复合物是由循环免疫复合物沉积所致,而上皮下免疫复合物往往由原位免疫复合物形成。免疫复合物在肾小球内的沉积部位与复合物大小、所带电荷、亲和力、系膜细胞清除能力及局部血流动力学有关。免疫复合物在肾小球内沉积可激活补体并导致补体介导的损伤,使促凝血因子活化、白细胞浸润并释放蛋白水解酶,并可激活与细胞增殖和基质形成有关的一系列细胞因子。有抗磷脂抗体(APA)的 LN 患者,肾小球内高压和凝血级联反应的活化也导致肾小球损伤。LN 的其他肾脏损伤还包括程度不等的血管病变,从血管壁免疫复合物沉积到罕见的坏死性血管炎损害。LN 还常见有肾小管间质病变。

二、流行病学

SLE 和 LN 的发病率和患病率各国报道结果不一致,与年龄、性别、种族、地理区域、所用诊断标准和确诊方法有关。SLE 高发年龄为 15～45 岁,成年女性患病率约为 110.3/10 万,成年 SLE 患者中 90％为女性。SLE 患者中,LN 患病率在男女性别间没有显著差异;但儿童和男性 LN 患者的病变更严重,老年人 LN 相对病变较轻。非裔美国人、加勒比黑人、亚裔及西班牙裔美国人 SLE 和 LN 的患病率是高加索人的 3～4 倍。导致 LN 的其他危险因素包括青年人、社会经济地位较低、有多条美国风湿病学会(ACR)SLE 诊断标准、SLE 患病时间长、SLE 阳性家族史和高血压等。

三、临床表现

(一)肾脏临床表现

30％～50％SLE 患者确诊时有肾脏受累,常出现程度不同的蛋白尿、镜下血尿、白细胞尿、管型尿、水肿、高血压及肾功能不全等。临床可表现急性肾炎综合征、慢性肾炎综合征、肾病综合征、急进性肾炎以及镜下血尿和(或)蛋白尿,少数表现为间质性肾炎及肾小管功能障碍、肾小管酸中毒(RTA)等。

1.蛋白尿
几乎所有的 LN 患者都会出现程度不等的蛋白尿,常伴有不同程度的水肿。

2.血尿
出现率可达 80％,以镜下血尿为主,罕有肉眼血尿。血尿罕有单独出现,均伴有蛋白尿。

3.肾病综合征
约 50％患者可表现为肾病综合征,多见于肾脏病理表现重者。

4.高血压
约 20％～50％的患者可出现高血压。肾脏病理表现重者出现高血压的几率大,高血压一般程度不重,罕有表现为恶性高血压者。

5.肾功能不全

约20%的患者在诊断LN时即有肌酐清除率的下降,但表现为急性肾衰竭(ARF)者少见。LN致ARF的原因有新月体肾炎、严重的毛细血管腔内微血栓形成、急性间质性肾炎及肾脏大血管的血栓栓塞等。

6.肾小管功能障碍

很多患者常可表现为肾小管功能障碍,如肾小管酸中毒与低钾血症(RTAⅠ型)或高钾血症(RATⅣ型)。

临床上两种特殊类型的LN应引起重视,分别为亚临床型(静息)LN及隐匿性红斑狼疮。亚临床型指病理检查有LN的活动性增生性表现,但临床上没有提示疾病活动的临床症状或尿沉渣变化(但如仔细检查可能会发现微量血尿和红细胞管型,无肾功能损害、抗dsDNA及血清补体水平正常。亚临床型LN极为罕见,常发生于SLE的早期,随SLE病程延长,逐渐出现肾脏病的临床表现及实验室异常。

隐匿性红斑狼疮指少数SLE患者,以无症状性蛋白尿或肾病综合征为首发症状,在相当长的病程中无SLE的特征性表现;ANA及抗双链DNA(ds-DNA)抗体往往阴性,往往误诊为原发性肾炎。这些患者在有肾脏病临床表现后数月到数年出现SLE肾外表现及自身抗体阳性,肾活检多为膜性LN,无肾外表现可能与抗DNA抗体的低亲和力和低滴度有关。

(二)肾外临床表现

活动性SLE患者常有一些非特异性主诉,如乏力、低热、食欲不振及体重减轻等。其他常见表现包括口腔溃疡、关节痛、非退行性关节炎及各种皮肤损害;包括光过敏,雷诺现象和经典的面部"蝶形红斑"。皮肤网状青斑可能与流产、血小板减少和存在APA有关。SLE神经系统受累表现为头痛、肢体瘫痪、精神症状甚至昏迷。SLE浆膜炎包括胸膜炎或心包炎。SLE血液系统异常包括贫血、血小板和白细胞减少。贫血可能与红细胞生成缺陷、自身免疫性溶血或出血有关;血小板和白细胞减少可能是SLE所致或者与药物有关。其他器官、系统受累还包括肺动脉高压、Libman-Sacks心内膜炎和二尖瓣脱垂等,SLE患者脾和淋巴结肿大也很常见。

四、肾脏病理

LN肾脏病理表现多样,肾小球、小管间质、肾血管均可累及。循环或原位免疫复合物在肾脏沉积,诱导补体介导的炎症反应,导致肾脏不同程度的损伤;沉积部位不同,临床表现各异。如系膜区沉积,临床多表现为血尿、少量蛋白尿;内皮下沉积可导致血尿、蛋白尿及肾小球滤过率的下降;上皮下沉积和肾病范围、蛋白尿及膜性肾病相关。

(一)病理分型

LN以肾小球病变为主要的病理改变,目前多采用国际肾脏病学会和肾脏病理学会联合制订的国际标准(ISN/RPS分型),ISN/RPS根据光镜(LM)、免疫荧光(IF)和电镜(EM)结果,将LN分为6型。

LN(尤其是Ⅳ型)免疫荧光检查常可见大量IgG和Clq,并且有IgG、IgA和IgM及早期

补体成分如 C_4,和 Clq 与 C_3 共同存在。三种免疫球蛋白及 Clq 和 C_3 的共同沉积被称为"满堂亮"现象,高度提示 LN 诊断,Clq 强阳性也常提示 LN。IL 肾小球毛细血管襻还可见纤维蛋白沉积,新月体病变处更为明显。电镜下免疫沉积物的分布与免疫荧光表现相符合,一些电子致密物呈指纹样,由微管状或纤维样结构组成,直径 10~15nm。LN 患者肾活检标本中,在内皮细胞扩张的内质网中有时还可见 24nm 的管网状物。

(二)肾间质和血管病变

LN 肾小管间质病变多伴发于较严重的肾小球病变。在增生性 LN 患者,沿着肾小管基膜可见免疫复合物沉积,可见 CD^{4+} 和 CD^{8+} 淋巴细胞和单核细胞间质浸润。活动性病变中有细胞在肾小管浸润和肾小管炎表现;慢性非活动性期患者,主要表现为肾间质纤维化。间质性肾炎往往与肾功能不全及高血压有关,有报道沿肾小管基膜免疫复合物沉积与高滴度的抗 ds-DNA 和血清补体水平降低相关。个别情况下,LN 可表现为突出的肾小管间质炎症而肾小球病变很轻,并出现急性肾衰竭或肾小管酸中毒。

LN 还可见到一系列血管病变,血管炎很少见。通常情况下,IF 和 EM 下血管壁有免疫复合物沉积;有时在严重增生性 LN 患者可见纤维素样非炎症性血管坏死,或者有血栓性微血管病。血栓性微血管病患者可出现血清 APA 阳性,既往有血栓事件病史,并常与增生性 LN 同时存在。

(三)临床和病理的相关性

LN 的临床症状与 ISN 病理类型有关。

(1) I 型患者通常没有临床肾脏病表现,尿检及肾功能均正常。

(2) II 型患者可能有抗 ds-DNA 升高和补体水平降低,尿沉渣往往阴性,高血压发生率不高,可出现轻度蛋白尿(<2g/24h),肾功能往往正常。 I 型和 II 型患者预后良好,但有微小病变或狼疮足细胞病的患者例外,这些患者可出现肾病综合征。

(3) III 型患者临床表现差别较大,活动性 III(A)或(A/C)患者常有血尿、高血压、低补体血症和蛋白尿,严重者可出现肾病综合征,1/4 的患者会有血清肌酐水平升高;III(C)患者几乎均有高血压和肾功能下降,而无活动性尿沉渣。增生性病变肾小球比例不高的患者对治疗反应良好,肾损害进展缓慢;而受累肾小球数目在 50% 左右,或有坏死性病变及新月体形成的患者,其临床表现及预后与 IV(A)患者无明显差异。是否重度局灶节段增生性 III 型患者比弥漫性增生性 IV 型患者预后更差,尚存在争议。

(4) IV(A)型患者临床症状往往较重,常有大量蛋白尿、高血压、活动性尿沉渣,多有肾病综合征和不同程度的肾功能损害。有明显的低补体血症和较高的抗 ds-DNA 水平。多数情况下弥漫增生性 IV 型患者肾脏预后很差,增生严重者或伴大量新月体形成的患者可发生 ARF。 IV S 型患者预后是否较 IV G 型更差尚有争议。

(5) V 型患者表现为蛋白尿和肾病综合征。其中 40% 的患者为非肾病性蛋白尿、20% 的患者尿蛋白可小于 1g/24h。少数患者可有活动性尿沉渣,SLE 血清学异常不明显,肾功能往往正常。有些患者在发展为 SLE 前表现为特发性肾病综合征。 V 型患者易出现血栓性并发症,如肾静脉血栓形成和肺栓塞。

(6) VI 型患者常是 III 或 IV 型 LN 的终末期阶段,许多患者持续有血尿、蛋白尿,并伴有高血压和肾小球滤过率下降。

（四）病理分型的转换与预后

病理分型对于估计预后和指导治疗有积极的意义。通常Ⅰ型和Ⅱ型预后较好,部分Ⅲ型,Ⅳ型和Ⅵ型预后较差。LN的病理类型是可以转换的,一些临床表现近期加重的患者,病理会从一个较良性或增生不明显的类型(Ⅱ型或Ⅴ型)转变为增生活跃的病变类型(Ⅲ型或Ⅳ型);而活动性Ⅲ型或Ⅳ型患者经过免疫抑制剂治疗,也可以转变为主要为膜性病变的类型(Ⅴ型)。

肾脏病理提示LN活动性(可逆性)指数包括:肾小球细胞增生性改变、纤维素样坏死、核碎裂、细胞性新月体、透明栓子、金属环、炎细胞浸润,肾小管间质的炎症等;而肾小球硬化、纤维性新月体,肾小管萎缩和间质纤维化则是LN慢性(不可逆性)指数。活动性指数高者,肾损害进展较快,但积极治疗仍可以逆转;慢性指数提示肾脏不可逆的损害程度,药物治疗只能减缓而不能逆转慢性指数的继续升高。研究发现高活动性和慢性指数(活动指数＞7及慢性指数＞3)的患者预后不良,这些患者有细胞性新月体及间质纤维化。病理标本显示广泛的肾小球硬化或肾间质纤维化提示肾脏预后极差。

五、诊断和鉴别诊断

（一）诊断

SLE的基础上,有肾脏病变的表现则可诊为LN(表3-2-1)。SLE的诊断多采用美国风湿病学会(ACR)1997年更新的标准(见表3-2-1),11项标准中符合4项或以上诊断该病的敏感性和特异性可达96%。对于一个有典型临床表现和血清学标志物的年轻女性患者,SLE的诊断容易确定;但ACR诊断标准是SLE分类标准,是为SLE临床研究确保诊断正确性而制订的,临床上有些非典型的或早期狼疮患者并不符合上述标准。由于疾病的表现会随着SLE的进展而有所变化,可能需要较长时间的观察才能确定诊断,如膜性LN患者早期可能并不符合4项确诊标准,这些患者病情进展一段时间后才具备典型的SLE的临床表现。

表 3-2-1　美国风湿病学会修订的系统性红斑狼疮诊断标准(1997 年)

标准	定义
颧部红斑	颧部的扁平或高出皮肤的固定性红斑,鼻唇沟无皮损
盘状红斑	隆起红斑上覆有角质性鳞屑和毛囊栓塞,陈旧病灶可有萎缩性瘢痕
光过敏	日光照射引起皮肤过敏
口腔溃疡	口腔或鼻咽部的无痛性溃疡
关节炎	非侵蚀性关节炎,累及2个或以上周围关节,特征为关节肿、痛或渗液
浆膜炎	①胸膜炎:胸痛、胸膜摩擦音或胸膜渗液或
	②心包炎:心电图异常、心包摩擦音或心包渗液
肾脏病变	①蛋白尿:大于0.5g/天或定性大于(＋＋＋)或
	②细胞管型:可为红细胞、血红蛋白、颗粒管型或混合性管型

标准	定义
神经系统异常	抽搐或精神症状。但应首先除外药物、代谢紊乱及感染等因素
血液学异常	①溶血性贫血伴网织红细胞增多或
	②白细胞减少<4000/μl(至少2次)或
	③淋巴细胞减少<1500/μl(至少2次)或
	④血小板减少<100000/μl,除外药物影响
免疫学异常	①抗ds-DNA抗体阳性或
	②抗Sm抗体阳性或
	③抗磷脂抗体阳性(包括抗心磷脂抗体或狼疮抗凝物阳性,或至少持续6个月的梅毒血清试验假阳性三者之一)
抗核抗体	病程中抗核抗体滴度异常,排除药物诱导的"狼疮综合征"

(二)鉴别诊断

典型的LN诊断困难不大,但有些情况下,LN需与以下疾病相鉴别:

1.与SLE相似的多系统受累的疾病

如干燥综合征、原发性抗磷脂抗体综合征、ANA阳性的纤维肌痛症及血栓性微血管病等,这些疾病可以有肾损害。需注意的是SLE可以和一些多系统或器官特异性自身免疫性疾病重叠存在。

2.其他风湿免疫性疾病肾损害

如皮肌炎、系统性硬化症、混合性结缔组织病、小血管炎等均可表现为全身多系统受累及ANA阳性,当累及肾脏时应与LN鉴别。类风湿关节炎也可伴系膜增生性肾小球肾炎及淀粉样变性肾病。临床上可根据特征性皮损、关节受累特点、特异性的血清学指标(如ANCA)并行自身抗体检查进行鉴别,有困难时需行肾穿刺活检根据病理鉴别。

3.其他继发性肾小球肾炎

如过敏性紫癜可有紫癜样皮疹、全身症状、关节炎、腹痛和肾小球肾炎,但肾活检免疫荧光主要为IgA在系膜区沉积;而多数增生性LN肾活检免疫荧光呈"满堂亮"现象。细菌性心内膜炎和冷球蛋白血症累及肾脏可致急进性肾小球肾炎,患者往往有血清补体水平降低,需与LN鉴别。

六、治疗

LN的治疗要个体化,因人而异,应根据病理类型、SLE肾外表现等选择治疗方案。LN治疗的目的是要达到疾病的缓解,防止复发,避免或延缓不可逆的脏器病理损害,并尽可能减少药物不良反应。目前肾上腺皮质激素(简称激素)和免疫抑制剂仍是治疗LN的基本药物。

(一)Ⅰ型、Ⅱ型患者

不需要针对肾脏的治疗,治疗以控制SLE的肾外症状为主。大多数患者远期预后良好,Ⅱ型微小病变肾病综合征和狼疮足细胞病患者与微小病变肾病类似,应予短期大剂量激素治疗。

(二)活动局灶增生性 LN(ⅢA 和ⅢA/C)和活动弥漫增生性 LN(ⅣA 和ⅣA/C)

需采用激素和免疫抑制联合治疗。活动增生性 LN 的治疗分为诱导治疗及维持治疗两个阶段。诱导治疗是针对急性的、危及生命或器官功能的病变,需迅速有效地控制住病情,从而减轻组织的破坏和随后的慢性损伤。患者的病情经过诱导治疗得到缓解后,需转入维持治疗阶段;维持性治疗则需要长期用药,以减少病变复发,延缓终末期肾脏疾病(ESRD)发生。

1.诱导治疗

使用大剂量激素联合其他免疫抑制剂(主要为环磷酰胺或吗替麦考酚酯)。诱导治疗的目标是达到肾炎缓解。完全缓解指蛋白尿小于 0.5g/d 或尿蛋白肌酐比值小于 0.5g/g,无肾小球性血尿或红细胞管型,肾功能正常或基本稳定;同时血清学标志物会有改善(抗 DNA 抗体水平升高、血清补体水平下降)。诱导治疗的时间应至少 3 个月,可延长至 6 个月甚至更长(取决于疾病严重程度),6 个月无效患者需考虑强化治疗。

(1)口服泼尼松或泼尼松龙[1mg/(kg·d)或 60mg/d],持续 4～6 周,若病情开始缓解可逐渐减少用量;或甲泼尼龙静脉冲击治疗(0.5～1g/d,1～3 天),之后口服泼尼松[0.5mg/(kg·d)],3～6 个月后,口服剂量逐步减少到约 10mg/d。

甲泼尼龙静脉冲击治疗指征为:狼疮活动致急进性肾炎综合征,病理表现为肾小球活动病变明显、有广泛的细胞性新月体、襻坏死,狼疮脑病,系统性血管炎,严重血小板减少,溶血性贫血或粒细胞缺乏,严重心肌损害致心律失常等。一些非对照性试验提示甲泼尼龙静脉冲击疗法比口服足量激素更加有效且毒副作用小。激素的不良反应包括水钠潴留、易患感染、消化道溃疡、高血压、高脂血症、神经心理障碍、类固醇性糖尿病、向心性肥胖、白内障、青光眼、伤口愈合延迟、儿童生长发育迟缓、骨坏死及骨质疏松等。长期使用激素需逐渐减量,尤其是每日用量小于 15～20mg 时,不可骤停药物。

(2)环磷酰胺(CTX)可静脉注射或口服。对于肾功能恶化迅速的弥漫增生性 LN,病理显示广泛的细胞性新月体、襻坏死;推荐应用美国国立卫生研究院(NIH)方案:CTX(0.5～1g/m²),每月 1 次,连用 6 个月,然后改为每 3 个月 1 次,直至完全缓解。但该方案副作用较大,可能出现严重感染、出血性膀胱炎、性腺功能损害、脱发等,这些副作用限制了 NIH 方案在临床上的应用。为避免大剂量 CTX 的副作用,对于轻中度增生性 LN 患者,推荐欧洲风湿病协会(ELNT 试验)的方案(EURO-Lupus):CTX(0.5mg),每 2 周 1 次,连用 3 个月,然后转为硫唑嘌呤(Aza)维持治疗[2mg/(kg·d)]。增生性 LN 患者诱导治疗也可口服 CTX[1～1.5mg/(kg·d),最大 1.5mg/(kg·d)],连用 2～4 个月。

(3)吗替麦考酚酯(MMF):一般 1.5～2g/d,连用 6～12 个月。最近一项国际多中心、开放性、前瞻性的随机对照临床试验(ALMS)的结果显示,MMF 和静脉用 CTX 在诱导治疗 LN 的疗效方面无差异,在不良事件发生率及病死率方面也基本相当。虽然 MMF 的疗效并不优于CTX,但是它对 LN 能起到有效的诱导缓解作用。临床上对于不能耐受 CTX 或 CTX 治疗后复发的 LN 患者,MMF 仍可作为有效的替代药物。MMF 的副作用常见有胃肠道反应,包括恶心、呕吐、腹泻、口腔及肠道溃疡;其次为骨髓抑制(如白细胞减少);长期应用导致感染增加、尤其是病毒感染(如 CMV 感染)及卡氏肺孢子菌感染(如卡氏肺孢子菌肺炎),须引起警惕。

(4)难治性增生性 LN 的治疗:部分增生性 LN 患者使用激素联合 CTX 或 MMF 诱导治疗仍不能缓解,可考虑应用二线或三线药物,包括利妥昔单抗、静脉注射用人免疫球蛋白及他克莫司等。

①利妥昔单抗是一种嵌合鼠/人的单克隆抗 CD20 抗体。它可以通过抗体及补体介导的细胞毒作用,诱导细胞凋亡的途径来清除体内异常增生的 B 细胞。每次 1g 静脉输注 4 小时以上,2 周后可重复给药。一些临床试验结果显示,利妥昔单抗对难治性 LN 患者疗效较好。但是治疗时间、合并用药等需要进一步规范,用于 LN 治疗的长期疗效还有待进一步证实。

②静脉注射用人免疫球蛋白可抑制补体介导的损害,调节 T 细胞和 B 细胞功能,下调自身抗体产生。可作为重症 LN 的辅助用药,但目前尚缺乏标准化的用药方案。

③他克莫司:免疫抑制机制与环孢素(CsA)相似。他克莫司与胞质内结合蛋白(FKBP12)相结合,抑制钙调神经磷酸酶的活性,阻断钙离子依赖的信号转导通路,抑制 T 细胞活化有关的细胞因子,抑制 T 细胞及 B 细胞的活化和增殖。该药联合激素能控制弥漫增殖性 LN 的病情活动,复发率低。他克莫司推荐起始剂量为 $0.1\sim0.3mg/(kg \cdot d)$,每 12 小时空腹服用一次,不良反应与 CsA 相似,其多毛、牙龈增生、高血压、高尿酸血症及肾毒性发生率均小于CsA;而糖尿病及震颤的发生率高于 CsA。

④多靶点治疗:联合应用作用于不同靶点的药物,如激素+MMF+他克莫司或 CsA。这种联合用药治疗,可将 Ⅴ+Ⅳ型、Ⅴ+Ⅲ型及 Ⅳ型病变都有效地控制。多靶点疗法虽然应用了多种药物,但每种药物的剂量减小(常用药物剂量的一半),减少了免疫抑制剂的不良反应,初步结果尚满意,长期疗效和安全性有待进一步观察。

⑤其他治疗方法:有报道血浆置换用于难治性及迅速进展性 LN 患者的辅助治疗,但尚无临床试验说明血浆置换在患者生存率、肾脏存活率、尿蛋白减少和改善肾小球滤过率方面有显著效果。造血干细胞移植已经成功地用于治疗部分 SLE 患者,显示干细胞移植可能是治疗难治性 LN 的有效手段。此外,还有一些有望治疗 LN 的生物制剂正处于临床研究阶段,如CTLA4-1g(阿巴西普)、抗 CD22 单抗(依帕珠单抗)等。

2.维持治疗

一般应用口服激素联合免疫抑制剂,激素在维持治疗中起主要作用。通常使用最低有效量的激素(如泼尼松或泼尼松龙 $5\sim10mg/d$),以减小长期激素治疗的副作用。免疫抑制剂首选 MMF 或 Aza,其他可选免疫抑制剂包括 CTX、CsA、他克莫司、来氟米特及雷公藤多苷等。维持治疗 MMF 可予 $1\sim1.5g/d$,病情稳定 2 年后可减至 1g/d 以下;Aza 根据患者个体反应可予 $1\sim2mg/(kg \cdot d)$,Aza 副作用较轻,可长期维持用药;最常见不良反应是骨髓抑制,其他不良反应包括肝功能损害、黄疸、脱发等。目前维持阶段的持续时间尚无定论,多数临床试验的维持时间在 2 年以上。

(三)膜性 LN(Ⅴ)

对于存在增生性病变的混合型(Ⅴ+Ⅲ或Ⅴ+Ⅳ型)患者,治疗同Ⅲ或Ⅳ型。可用激素联合免疫抑制剂,如 MMF(治疗 6 个月)、CsA[$4\sim6mg/(d \cdot kg)$],治疗 $4\sim6$ 个月)、CTX 或他克莫司等。对于单纯膜性 LN,尚无最佳治疗方案,Ⅴ型肾病综合征很少自发缓解,可予激素联合 CsA 治疗。CsA 副作用包括肾毒性、肝脏副作用、高血压、胃肠道反应、多毛、牙龈增生、高尿酸血症及痛风、骨痛、血糖升高、震颤、高钾血症、低镁、低磷血症、肾小管酸中毒,以及引起肿瘤和感染等。

(四)LN 的一般治疗

如果没有禁忌证,所有患者应服用羟氯喹 200~400mg/d,该药可预防 LN 复发,并可减少血管栓塞并发症。其他支持治疗包括应用血管紧张素转化酶抑制剂或血管紧张素 Ⅱ 受体拮抗剂控制高血压及蛋白尿,使用抗骨质疏松药物,预防心血管事件及 SLE 其他并发症。

(五)LN 终末期肾病及肾移植

多数 LN 致终末期肾病为 Ⅵ 型 LN,表现为肾小球硬化、肾间质纤维化、肾小管萎缩。但也有些迅速进展至肾衰竭的 LN 患者,甚至已经透析治疗,肾脏病理仍可能有活动性病变;这些患者仍需免疫抑制治疗,有些患者治疗效果较好。但注意不能治疗过度,以免出现严重副作用。

终末期肾病的 LN 患者,如果全身病变稳定,可考虑肾移植。由于移植后机体处于免疫抑制状态,LN 在移植后较少复发(复发率为 3%~30%)。LN 复发引起移植肾失功的病例罕见,大多数复发病例的病理表现与自体肾 LN 病变相同,加大免疫抑制剂用量可控制复发的 LN。

七、预后

SLE 目前尚不能根治,近年随着 LN 诊治水平的显著提高,LN 的生存率已得到显著的改善。急性期 LN 患者的死亡原因主要是肾脏以外的重要器官受累及重症感染,后期主要死因包括终末期肾衰、感染、心肌梗死等心脑血管事件。影响 LN 预后的临床指标包括肾脏病理表现、基线血清肌酐及尿蛋白水平、高血压、重度贫血、血小板减少、低补体血症和高抗 ds-DNA 水平。此外,是否及时治疗、治疗后蛋白尿下降的程度及肾病复发情况也是影响 LN 预后的主要因素。

第三节　过敏性紫癜肾炎

过敏性紫癜(HSP)属于系统性小血管炎,主要侵犯皮肤、胃肠道、关节和肾脏。病理特点为含有 IgA 的免疫复合物沉积在受累脏器的小血管壁引起炎症反应。肾脏受累表现为免疫复合物性肾小球肾炎。过敏性紫癜的皮肤损害 1801 年由 Heb-erden 首次描述,1837 年后 Schonlein 陆续将这种皮肤损害与关节炎、胃肠累及、肾累及联系起来,提出综合征的概念。目前认为过敏性紫癜是一种儿童最常见的血管炎,发病率 1‰~2‰。几乎所有的患者均出现皮肤紫癜,75%患者出现关节症状,60%~65%的患者出现腹痛,40%~45%的患者发生肾病。少数患者可以出现肺、中枢神经系统、泌尿生殖器官受累。一旦出现过敏性紫癜肾炎(HSPN)往往是一个长期持久的过程。存在自发缓解,起病年龄与病情轻重等因素决定其预后。

一、过敏性紫癜肾炎的发病机制

由于过敏性紫癜的致病因素错综复杂,机体可因致敏原性质、个体反应性的差异以及血管炎累及的脏器和病变程度的不同,在临床病理改变上呈现不同的表现。很多研究已证明过敏性紫癜肾炎的肾脏损害程度、对免疫抑制剂的反应及预后与种族、年龄密切相关,但是产生这种差别的本质仍不明。半数患者起病前有诱因存在,比如病毒感染、细菌感染、寄生虫感染、药物因素、毒素、系统性疾病或者肿瘤。现有研究表明,过敏性紫癜肾炎与IgAN在肾小球内沉积的IgA都主要是多聚的IgA1,B细胞B-1,3-半乳糖基转移酶(B-1,3-GT)的缺陷导致IgA1绞链区O型糖基化时,末端链接的半乳糖减少,这一改变可能影响IgA1与肝细胞上的寡涎酸蛋白受体(ASGPR)结合而影响IgA的清除,而且能增加其与肾脏的结合。血清IgA1分子铰链区糖基化异常可能在过敏性紫癜肾炎和IgA肾病中发挥了同样的作用,糖基化异常的IgA1分子容易自身聚合,不容易被肝脏清除,从而容易沉积在肾脏致病。补体活化也有重要作用。IgA-CC沉积在系膜区后,与系膜细胞作用,引起系膜细胞增生、细胞外基质产生增加、趋化因子MCP-1和IL-8合成增多,引起多形核白细胞和单核细胞浸润。趋化因子还能够与足细胞作用,影响其生物学功能,参与蛋白尿形成。

二、过敏性紫癜肾炎的病理分型

国际儿童肾脏病研究组(ISKDC)制订了过敏性紫癜的肾脏组织病理分型,肾小球病变与临床表现有关。Ⅰ型为肾小球轻微病变;Ⅱ型仅仅表现为系膜增生;Ⅲ型为系膜局灶或弥漫增生,但是50%以下的肾小球形成新月体,或节段血栓形成、襻坏死或硬化;Ⅳ型中系膜病变同Ⅲ型,但50%~75%的肾小球新月体形成;Ⅴ型,75%以上肾小球新月体形成;Ⅵ型为假膜增生型。

三、过敏性紫癜肾炎的临床表现和预后

由于研究人群差异,过敏性紫癜肾炎的发病率报道不一。有报道在儿童中为33%,在成人中为63%。最常见的临床表现是肉眼血尿,也可以有镜下血尿,可以一过性,持续性或者反复发作。血尿可以伴随皮疹复发而出现,也可以在肾外表现消退后很长时间以后再发。一般伴随有不同程度的蛋白尿,肾病综合征的发病率报道不一。也有表现为肾小球滤过率下降、氮质血症或者进展到终末期肾脏病。

一般而言,过敏性紫癜肾炎起病的临床表现与远期患者是否发展为慢性肾脏病有良好相关性。根据Goldstein等的研究,起病初期患者仅表现为血尿/少量蛋白尿,远期发展到慢性肾脏病的可能不到5%;临床表现蛋白尿量明显但是不够肾病综合征水平,远期发展到慢性肾脏病的为15%;如果达到肾病综合征水平,该可能性增加到40%;如果患者同时表现肾病综合征和肾炎综合征,可能性超过50%。鉴于针对过敏性紫癜肾炎治疗策略和手段的文章的异质

性,和过敏性紫癜肾炎是发展为慢性肾脏病的一个重要原因,强调临床长期随访的重要性。在起病 3 年时如果患者的肌酐清除率低于 $70mL/(min \cdot 1.73m^2)$ 和蛋白尿水平较起病时增加也是远期慢性肾脏病进展的危险因素。

ISKDC 的病理分期主要的指标是新月体的比例和系膜增殖的程度。实际上,肾脏活检病理检查中小管损伤程度、间质纤维化、肾小球和间质炎症程度、新月体的特点(大新月体或者小新月体,纤维化的程度等)、有无局灶硬化、动脉粥样硬化这些因素都和预后相关。与儿童患者相比,成人发病的过敏性紫癜肾炎预后较差。

四、过敏性紫癜肾炎的鉴别诊断

过敏性紫癜肾炎与 IgA 肾病的病理表现均为肾小球系膜区有 IgA 为主的免疫球蛋白的沉积和系膜增生,临床表现突出为有血尿或伴有不同程度的蛋白尿。过敏性紫癜肾炎发病多见于儿童,IgAN 发病高峰则在 15～30 岁,有关研究表明在儿童中两者临床表现、病理和发病机制仍存在很大的差异。比如在过敏性紫癜肾炎患者中,患者血 IgG 水平较 IgA 肾病患者更高,循环中含 IgA 复合物(IgA-CC)的体积更大,血 IgE 水平更高。与 IgAN 相比,新月体的出现更常见于过敏性紫癜肾炎,它的数量与疾病的严重程度和预后有关;常与襻坏死、毛细血管内细胞增生并存。

五、过敏性紫癜肾炎的治疗决策

临床中有严重起病患者未经特异治疗而自愈,也有起病初期仅有少量血尿,但长期进展到终末期肾脏病的个例报道。鉴于目前缺少大宗临床资料的随机对照研究,以往的认识是在患者起病时是否给予和给予什么强度的治疗非常棘手。基于一些回顾性研究和经验,目前认为在起病初期及时有效的治疗能够减少慢性肾脏病发生和进展。我们需要根据预先判定患者的长期预后怎样来选择治疗措施的轻重和可能的严重副作用。这种权衡需要根据患者对治疗的反应随时调整。在过敏性紫癜肾炎的治疗中,使用大剂量激素冲击治疗大量新鲜新月体形成,使用血浆置换短时间内有效清除血 IgA1 和复合物,使用激素或免疫抑制剂包括环磷酰胺、硫唑嘌呤、钙调磷酸神经酶抑制剂、利妥昔单抗减少 IgA 产生,使用依库珠单抗抑制补体激活,使用华法林、双嘧达莫或者阿司匹林对抗纤维蛋白,使用 ACEI/ARB 减少尿蛋白。

对于起病时仅有血尿或者少量蛋白尿的患者,强调长期随访。

有限的随机对照研究发现,短期糖皮质激素治疗对于预防儿童过敏性紫癜肾炎的发生和进展无效。也有研究结论表明在一成人过敏性紫癜肾炎患者的队列研究中,环磷酰胺＋糖皮质激素治疗与单用糖皮质激素治疗没有更多益处。笔者认为,这些观点还需要更长时间和更多文献加以证实。

第四节　系统性血管炎肾损害

系统性血管炎是指以血管壁的炎症和纤维素样坏死为病理特征的一组系统性疾病。根据受累血管的大小分为大血管炎、中等血管炎和小血管炎。在原发性小血管炎中，部分疾病与抗中性粒细胞胞质抗体(ANCA)密切相关，因而称为 ANCA 相关性小血管炎(AASV)，它包括韦格纳肉芽肿病(WG)、显微镜下型多血管炎(MPA)和变应性肉芽肿性血管炎。临床上可累及多个器官，肾受累多表现为免疫沉积性坏死性新月体肾小球肾炎。临床上肺、肾可同时或先后受累，多进展迅速，严重者可危及生命，但早期诊断、及时合理治疗可逆转病情，挽救患者的生命。

AASV 是西方国家最常见的自身免疫性疾病之一，尤其以中、老年人多见。在欧洲，肾血管炎每年的发病率和患病率分别为$(10\sim20)/10^6$和$(150\sim200)/10^6$。我国对于 AASV 的认识始于 20 世纪末，目前尚无确切的流行病学资料。随着 ANCA 在我国的推广应用，人们对该类疾病的认识得以大幅提高。

本病的病因尚不十分清楚，多见于有遗传易患性或免疫异常的患者。环境中的病原微生物具有超抗原特性，可通过促发 T、B 淋巴细胞的活性而致病。中性粒细胞、巨噬细胞、内皮细胞、淋巴细胞及其各自分泌的细胞因子都参与血管炎的发病过程。

一、诊断

(一)临床表现

系统性血管炎可以发生于各个年龄段，但以中、老年人为主。$50\sim60$ 岁为发病高峰期，男性多见。国内报道显示，患者的男、女比例基本一致，大多数患者有上呼吸道感染或药物过敏样的前驱症状，好发于冬季。常有发热、疲乏、关节肌肉疼痛和体重减轻等全身非特异性症状；可以累及全身多系统，肾和肺是最常受累的器官，肾受累常表现为肾衰竭，肺受累可以发生大量肺出血而危及生命，病情常进展迅速，预后凶险。

1.肾外表现

(1)发热(占 39%)。

(2)肌肉痛(占 26%)。

(3)关节痛(占 44%)。

(4)皮肤表现(占 20%~40%)：皮肤受累多表现为各类皮疹、溃疡和坏疽。

(5)肺部表现(占 50%)：肾外表现中最值得注意的是肺部病变，临床上主要表现为咳嗽、呼吸困难和咯血，重症因肺泡广泛出血发生呼吸衰竭而危及生命。肺出血占原发性小血管炎的 30%~50%。WG 患者中弥漫性肺泡出血不常见，临床上咯血与结节性病变及局部浸润有关。显微镜下型多血管炎主要表现为肺部浸润影、肺间质纤维化和肺出血，后者可以是痰中带血，也可以弥漫性肺泡出血引起Ⅰ型呼吸衰竭而危及患者生命。临床表现为过敏性哮喘、血嗜酸粒细胞增多和肉芽肿性血管炎。肺受累主要表现为肺部浸润影，有时为一过性肺部阴影。影像学检查最常见的表现是肺的结节影和浸润影，通常累及双侧中、下肺野。WG 患者的结节影通常大小不等，可以有空洞形成。弥漫性肺泡出血者可以表现为双侧肺门蝶形阴影，与急性肺水肿的征象类似。此外，显微镜下型多血管炎患者还可以肺间质纤维化为首发表现。

（6）耳鼻喉病变（占 35%）：约 25% 的患者发生咽鼓管炎或中耳炎，表现为耳鸣、听力下降和外耳道溢液。鼻受累则多表现为鼻塞、流涕、鼻出血和鼻痂形成。喉部受累可表现为声嘶，严重的 WG 可发生声门下狭窄。

（7）神经系统病变（占 57%）。

（8）胃肠道病变（占 33%~50%）：近 50% 的患者可有消化道受累，可发生反流性食管炎、胃炎、胃十二指肠溃疡出血；表现为食欲缺乏、恶心、呕吐、腹痛和便血。

（9）心血管病变。

（10）眼部病变：约 20% 的患者眼受累，可发生葡萄膜炎、结膜炎和巩膜炎等。临床上多表现为"红眼病"、畏光流泪和视力下降。严重的 WG 患者可发生球后视神经炎等，表现为眼痛或眼眶痛，甚至眼球突出，造成复视。

2.肾损害表现

78% 的患者有肾受累，表现为血尿、蛋白尿、管型尿，重者出现肾衰竭，50% 以上表现为急进性肾小球肾炎（RPCN），少数患者可以有少尿和高血压。

（二）辅助检查

1.ANCA

血清 ANCA 是诊断 AASV、监测病情活动和预测复发的重要的检测指标，特异度、敏感度均较好。ANCA 的检测方法包括间接免疫荧光（IIF）和酶联免疫吸附法（ELISA）。应用乙醇固定的正常人中性粒细胞可产生两种荧光形态：在胞质内呈粗大颗粒状、不均匀分布者称为胞质型 AN-CA（cANCA）；荧光沿细胞核周围呈线条状分布者称为核周型 ANCA（pANCA）。cANCA 的主要靶抗原是 PR3，pANCA 的主要靶抗原是 MPO。cANCA 或抗 PR3 抗体与 WG 密切相关，pANCA 或抗 MPO 抗体与显微镜下型多血管炎密切相关。AN-CA 目前已经成为国际上通用的原发性小血管炎的特异性血清学诊断工具。cANCA 合并抗 PR3 抗体阳性和 pANCA 合并抗 MPO 抗体阳性用于诊断 AASV 的特异度可达 99%。近年研究发现，在诱导缓解期限 ANCA 滴度的上升还可以用于预测患者血管炎的病情复发。

2.血常规

常有正细胞、正色素性贫血，白细胞总数和中性粒细胞计数增高，血小板计数增多。部分患者，特别是过敏性肉芽肿血管炎患者嗜酸粒细胞计数可增高。

3.尿常规

血尿、蛋白尿、管型尿。

4.血生化检查

大多有 BUN、Scr 升高。

5.其他指标

AASV 患者在急性期常有红细胞沉降率增快（多≥100mm/h），C 反应蛋白呈阳性，甚至强阳性。红细胞沉降率和 C 反应蛋白与病情活动相关,对诊断而言,虽不如 AN-CA 特异、敏感,但对判断病情活动、预测复发仍有较为重要的价值。

(三)诊断要点

对不明原因发热或肾损害的中、老年患者应尽早检查 AN-CA 及肾组织活检,以便早期诊断。

1.多系统受累

有非特异性症状如发热、乏力和体重减轻,肺、肾等多系统受累时应高度怀疑本病。

2.组织活检

典型的寡免疫沉积性小血管炎病变有助于确诊,如以小血管为中心的肉芽肿形成,小血管局灶节段性纤维素样坏死。肾活检典型的免疫病理表现为肾小球无或微量免疫球蛋白和补体沉积;光镜下可见肾小球毛细血管襻纤维素样坏死和(或)新月体形成,其特点为肾小球病变轻重不等。肾间质小动脉的纤维素样坏死较为少见。免疫荧光及电镜下一般无或仅有微量免疫复合物或电子致密物沉积。

3.分类诊断标准

目前应用较为广泛的两个诊断标准分别是美国风湿病学学院(ACR)1990 年制订的分类诊断标准和 1994 年美国 ChapelHill 会议制订的分类诊断标准。

(四)鉴别诊断

1.继发性血管炎

应注意除外由 SLE、过敏性紫癜、类风湿关节炎等引起的继发性血管炎。

2.Goodpasture 病

也可表现为急进性肾小球肾炎和肺出血,但无其他多器官血管炎的表现,其血抗肾小球基底膜(GBM)抗体阳性,肾免疫荧光显示 IgG 呈线条状沿基底膜沉积,而 ANCA 为阴性。

二、治疗

AASV 的治疗方案分为诱导治疗、维持缓解治疗以及复发的治疗。诱导期的治疗主要是应用糖皮质激素联合细胞毒药物,对于重症患者应采取必要的抢救措施,包括大剂量甲泼尼龙(MP)冲击治疗和血浆置换;维持缓解期主要是长期应用免疫抑制药物伴或不伴小剂量糖皮质激素治疗。

(一)诱导期的治疗

糖皮质激素联合细胞毒药物,特别是 CTX 可明显提高患者的生存率。显微镜下型多血管炎的 1 年生存率可达 80%～100%、5 年生存率达 70%～80%;WC 的 1 年生存率可达80%～95%。

1.糖皮质激素

(1)常规治疗:泼尼松,初始剂量为 1mg/(kg·d),顿服或分次口服,4～8 周病情控制后可逐步减量,治疗 6 个月可减到 10～20mg/d。糖皮质激素治疗的时间一般为 1.5～2.0 年。

(2)冲击治疗:对肺出血和(或)急进性肾小球肾炎的重症患者可应用甲泼尼龙冲击治疗,一般为每次 0.5～1.0g,每日 1 次,3 次为 1 个疗程,根据病情可应用 1～3 个疗程,继之口服泼尼松。

2.CTX

口服 CTX1～3mg/(kg·d)，持续 12 周；或静脉冲击治疗，初始每次 15mg/kg 或每次 1.0g，每个月 1 次，连续 6 个月。以后每 2～3 个月 1 次，总量 6～9g。

3.血浆置换

适用于肾功能急剧恶化或肺出血的重症患者，可改善症状。每次置换血浆 2～4L，每天 1 次，连续 7 天，其后可隔日或数日 1 次，直至肺出血或其他明显活动指标如高滴度 ANCA 等得到控制。

4.其他

如静脉注射大剂量免疫球蛋白、抗淋巴细胞抗体、特异性免疫吸附等。

5.透析与肾移植

经积极治疗病情无好转、肾功能持续恶化有透析指征者应行透析治疗，终末期肾衰竭者可考虑肾移植。

（二）维持缓解期的治疗

常用的维持缓解治疗是小剂量糖皮质激素联合免疫抑制药。AASV 患者完全停药后易于复发，因此，目前倾向于维持缓解治疗的时间可延长到 1～4 年。

1.CTX

在完成诱导缓解的基础上，每次静脉滴注 CTX0.6～1.0g，每 2～3 个月 1 次，总疗程 1.5～2.0 年。

2.硫唑嘌呤

在维持缓解治疗阶段，硫唑嘌呤是替代 CTX 证据最强的药物。常用剂量为 2mg/(kg·d)。

3.MMF

作为一种新型的免疫抑制药，已有应用其成功治疗难治性小血管炎的报道。但其长期应用的疗效和安全性还有待于进一步的研究证实。

4.来氟米特

已有学者应用来氟米特作为维持缓解治疗的药物成功用于 WG。但关于来氟米特治疗 AASV 的疗效和长期安全性还有待于进一步研究。

另外，WG 患者鼻部携带金黄色葡萄球菌较不带菌者复发率高，成为 WG 复发的重要原因。应用磺胺类药物可以预防卡氏肺囊虫的感染，推荐方案为磺胺甲噁唑 800mg 和甲氧苄啶 16mg，每周 3 次，口服。

（三）复发的治疗

尚缺乏循证医学证据。在病情出现小的波动时，可以适当增加糖皮质激素和免疫抑制药的剂量；病情出现大的反复时，则需要重新开始诱导缓解治疗。

（四）预后

5 年生存率为 38%～80%，主要死因为感染、肾衰竭和肺出血。

第五节　尿酸肾病

随着经济水平的提高及生活水平的改善,居民饮食结构发生了巨大的变化,高蛋白质和高嘌呤食物的不断摄入,使得高尿酸血症的发生率不断增加。高尿酸血症逐渐变成一种常见病,在西方国家的发病率平均为15%左右,我国发病率约10%,且近年发病率有增高趋势。高尿酸血症常伴随肾脏疾病和心血管疾病,因此目前对其的研究已成为热点。国外研究发现,高尿酸血症是肾脏疾病发生和发展的独立危险因素,其危险指数高于蛋白尿。为了真正认识高尿酸血症对肾脏的影响,国外已成功建立了高尿酸血症的实验动物模型,这为今后的研究打下了基础,有力地推进了该方面研究的进展。

一、定义及病因

(一)定义
血尿酸水平男性大于 $416\mu mol/L$,女性大于 $386\mu om/L$,诊断为高尿酸血症。

(二)病因
尿酸是嘌呤代谢的终产物,人体内尿酸总量的4/5由细胞内核酸分解代谢产生,其余的1/5是由人体摄入的含有丰富嘌呤的食物产生。尿酸生成过程中有谷酰胺磷酸核糖焦磷酸转移酶、次黄嘌呤核苷磷酸脱氢酶、腺嘌呤琥珀酸合成酶、次黄嘌呤鸟嘌呤磷酸核糖转移酶和黄嘌呤氧化酶五种酶的参与。人体每天生成并排泄的尿酸有600~700mg,其中1/3通过肠道排泄,另外2/3通过肾脏排泄。尿酸的排泄分为四步:首先100%通过肾小球滤过,然后98%~100%被近曲肾小管重吸收,随后50%左右的尿酸被肾小管重分泌,分泌后的约40%再次被肾小管重吸收。最终从尿中排出的尿酸是重吸收后的剩余部分,大约有10%左右。

二、发病机制

人类缺少尿酸分解酶,而其他大多数动物体内均存在尿酸分解酶,能使尿酸进一步分解成尿囊素,尿囊素为无毒物质,水溶性好,容易随尿排出,很少在体内蓄积,不产生结晶,也不会沉积在组织内形成痛风结石,因此高尿酸血症和痛风是人类特有的疾病,尿酸升高机制可分为产生过多和(或)尿酸经肾脏清除过少两种。

(一)尿酸升高机制
1.尿酸生成过多

(1)外源性的嘌呤摄入过多:血清尿酸含量与食物内嘌呤含量成正比,严格控制嘌呤摄入量可使血清尿酸含量降至 $60\mu mol/L$,尿中尿酸分泌降至 $1.2mmol/L$,正常人尿中尿酸排出量随血尿酸浓度增加而增加。正常成人进食低嘌呤饮食,每日尿中尿酸排出量可低于400mg;如进食高嘌呤饮食,每日尿酸排出量可大于1g;在正常饮食情况下,每日尿酸平均排出量为

700mg。可见,严格控制饮食中的嘌呤含量对降低血尿酸是非常重要的。

(2)内源性嘌呤产生过多:内源性嘌呤代谢紊乱较外源性因素更重要。嘌呤合成过程中酶的异常如磷酸核糖焦磷酸酸合成酶活性增加,次黄嘌呤-鸟嘌呤磷酸核糖转移酶缺乏,葡萄糖-6-磷酸酶缺乏,谷酰胺磷酸核糖焦磷酸转移酶和黄嘌呤氧化酶的活性增加,均可导致内源性嘌呤含量的增加。

(3)嘌呤的代谢增加:某些情况如横纹肌溶解,肿瘤的放化疗,过度运动等都可加速肌肉ATP的降解,产生过量的嘌呤。

2.肾脏对尿酸的清除减少

尿酸通过肾脏代谢的途径主要经过肾小球的滤过、近端肾小管对原尿中尿酸的重吸收、分泌和分泌后重吸收。肾功能减退使肾小球滤过率降低,或近端肾小管对尿酸的重吸收增加或(和)分泌功能减退时,均可导致血尿酸升高而致病。

3.尿酸生成过多和肾脏对尿酸的清除减少两种因素并存

(二)尿酸引起肾脏损伤机制

1.高尿酸血症引起肾脏内皮细胞的损伤

有研究发现,尿酸可通过抑制 NO 产生和刺激内皮细胞增殖而导致内皮细胞损伤。

2.高尿酸血症诱导高血压和肾小球肥大

有动物试验显示:高尿酸血症的大鼠解剖后发现肾小球肥大、纤维化甚至硬化。

3.高尿酸血症诱导产生肾小球血管病变

高尿酸血症大鼠模型肾脏病理显示:高尿酸血症导致肾脏损伤主要表现为入球小动脉增厚,肾皮质血管收缩,肾小球内高压,轻度小管间质纤维化和肾小球肥大,最终出现肾小球硬化。此外,尿酸可通过激活 P38MAPK 和 AP-1 途径,增加 MCP-1 的表达从而刺激炎症反应,引起血管平滑肌的损伤。

三、临床表现

(一)尿酸肾病

又称痛风性肾病,该病起病隐匿,多见于中老年患者,85%的患者在 30 岁后发病,男性多见,女性多在绝经后出现。早期表现为轻微的腰痛及轻度的蛋白尿,尿蛋白以小分子蛋白尿为主。由于尿酸结晶沉积于肾小管.肾间质,导致肾小管损伤,所以尿浓缩和稀释功能障碍为肾脏受累的最早指征。晚期,肾病变累及肾小球,使肌酐清除率逐渐下降。

(二)尿酸结石

原发性高尿酸血症发生尿酸结石的危险性高,是正常人的 1000 倍,尿酸生成增多且从肾脏排泄量增大,可促进高尿酸患者形成尿酸结石。结石大者可引起肾绞痛及肉眼血尿。大的结石可引起尿路梗阻致使尿流不畅,引起继发性尿路感染,在临床上表现为肾盂肾炎。

(三)急性尿酸肾病

起病急骤,由短时间内大量尿酸结晶堆积于肾脏集合管、肾盂和输尿管所致少尿型急性肾衰竭。

四、诊断及鉴别诊断

具备以下条件提示尿酸肾病的诊断：①男性患者有小至中等量的蛋白尿伴镜下血尿或肉眼血尿、高血压、水肿、低比重尿伴发关节炎症状；②血尿酸升高（＞390μmol/L），尿尿酸排出量增多（＞4.17mmol/L），尿呈酸性（pH＜6.0）；③肾脏病和关节炎并存或肾脏病前后出现关节炎者。肾活检为肾间质-肾小管病变，在肾小管内找到尿酸盐结晶可确诊。

鉴别要点：①尿酸肾病：血尿酸和血肌酐升高常不成比例，血尿酸/血肌酐＞2.5，而其他原因引起的慢性肾衰竭血尿酸/血肌酐＜2.5，并且高尿酸血症出现于氮质血症之前。②高尿酸血症：多为间质性肾损害，并常有尿酸性尿路结石。③排除肿瘤及化疗和利尿剂所导致的继发性高尿酸血症。

五、治疗

控制高尿酸血症是防治高尿酸血症肾病的重要措施。

（一）饮食控制
避免进食嘌呤含量丰富的食物如动物内脏、沙丁鱼等。避免过多的肉食，肉类含嘌呤多且使尿呈酸性。控制蛋白摄入量，不超过 1.0g/(kg·d)，多食新鲜蔬菜及水果和富含维生素的饮食。避免饮酒，乙醇可使血乳酸量增高，乳酸对肾小管排泄尿酸有竞争性抑制作用。

（二）多饮水
每日饮水 2000～4000mL，维持每日尿量 2000mL 以上，有利于排除尿酸，防止尿酸盐结晶形成及沉积。

（三）碱化尿液
有利于防止尿酸在肾间质沉积，将尿 pH 维持在 6.5～6.8 范围最为适宜。碱化尿可使尿酸结石溶解。但过分碱化有形成磷酸盐及碳酸盐结石的危险。常用的碱性药物为碳酸氢钠 1.0～2.0g，1 日 3 次，口服；或枸橼酸合剂 20～30mL，1 日 3 次，口服。

（四）促进尿酸排泄的药物
此类药物适用于血尿酸高但肾功能正常的患者。此类药物能阻止近端肾小管对尿酸的主动重吸收，增加尿酸的排泄从而降低血尿酸。常用的药物有：丙磺舒，开始用量为 0.25g，1 日 2 次，如果没有食欲下降、恶心、呕吐等不良反应，可将剂量增至 1g，1 日 3 次，口服；当血尿酸水平降至 360μmol/L 时改为维持剂量，0.5g/d。苯溴马隆适用于长期治疗高尿酸血症与痛风。

（五）抑制尿酸合成的药物
此类药物通过竞争性抑制尿酸合成过程中的酶来减少尿酸的生成。此类药物不增加尿酸的排泄，对肾脏无损害，适用于大多数血尿酸高的患者。主要有别嘌醇，起始剂量为 100～200mg，1 日 2 次，口服；必要时增至 300mg，1 日 2 次，口服；血尿酸水平降至 360μmol/L 时改为维持量 100～200mg/d。肾功能不全者,可酌情减量。常见的不良反应是肝功能损害。

（六）另外,高尿酸血症的患者特别是关节炎急性发作时,应避免应用水杨酸、噻嗪类利尿剂、呋塞米、依他尼酸等抑制尿酸排泄的药物

急性期控制关节炎疼痛的药物以秋水仙碱效果最好,起始剂量为 0.5mg,每小时一次或者 1mg,每日 2 次,直至有胃肠道反应如腹部不适、稀便即停药。

新近的一些研究提示高尿酸血症是肾脏病进展的一个独立危险因素。因此严格控制血尿酸是减少肾损害及降低心血管系统疾病发生率的重要措施。

第四章　肾脏感染性疾病

第一节　急性肾盂肾炎

急性肾盂肾炎起病急,临床表现有两组症状群:①泌尿系统症状,可有尿路刺激征,腰痛和(或)下腹部疼痛,肋脊角及输尿管点压痛,肾区压痛和叩痛。②全身感染症状,如寒战、发热、恶心、呕吐,血白细胞计数增高。一般无高血压和氮质血症。急性肾盂肾炎可侵犯单侧或双侧肾。肉眼所见:肾盂、肾盏黏膜充血、水肿,表面有脓性分泌物,黏膜下可有细小的脓肿;在一个或几个肾乳头可见大小不一,尖端指向肾乳头,基底伸向肾皮质的楔形炎症病灶。镜下所见:病灶内肾小管腔中有脓性分泌物,小管上皮细胞肿胀、坏死、脱落。间质内有白细胞浸润和小脓肿形成,炎症剧烈时可有广泛性出血,小的炎症病灶可完全愈合,较大的病灶愈合后可留下瘢痕,肾小球一般无形态改变。合并有尿路梗阻者,炎症范围常常很广泛。

一、诊断

(一)临床表现

1.全身症状

寒战、发热、腰痛,可伴有恶心、呕吐、纳差。

2.泌尿系统症状

可有或无尿频、尿急、尿痛。

3.体征

季肋角及输尿管点压痛,肾区压痛和叩痛。

4.肾乳头坏死

为急性肾盂肾炎的重要合并症,多发生在糖尿病患者,有肾绞痛、无尿、急性肾衰竭。

5.败血症

即尿路感染败血症,多数患者有插管和尿路梗阻的病史。

(二)辅助检查

1.血常规

偶有白细胞计数轻度增高,贫血不明显。

2.尿常规

血尿、白细胞尿,可见白细胞管型、红细胞管型,蛋白尿不常见。

3.清洁中段尿培养

杆菌细菌数$>10^5$/mL,球菌>1000/mL,即可诊断。

4.涂片找细菌

油镜下找到 1 个细菌可认为阳性。

5.其他

尿抗体包裹试验阳性,尿 NAG 酶、β_2-M 升高,血 Tamm-Hosfall 抗体阳性。

6.特殊检查

B 超、KUB、IVP 检查肾无形态学变化。

(三)诊断要点

(1)发热、寒战等全身症状及膀胱刺激症状。

(2)腰痛和肾区叩击痛。

(3)尿液细菌学检查阳性。

(四)鉴别诊断

1.急性膀胱炎

表现为尿频、尿急、尿痛等典型的膀胱刺激症状,有脓尿,约 30% 患者有血尿,但很少有发热、寒战等全身症状。疼痛以耻骨上区坠痛及压痛为主,且无腰痛和肾区叩击痛。检查多无蛋白尿和管型尿。

2.肾积脓

主要表现为脓尿,急性感染时有明显腰痛和肾区叩击痛,伴发热、寒战等全身症状。脓肾在腹部检查时多可扪及肿大的肾,而且肾区叩痛特别明显。肾 B 超检查可发现肾内有积液,IVU 患侧肾不显影。

3.肾周围炎及肾脓肿

主要表现为发热、寒战等全身症状,伴明显腰痛和肾区叩击痛。但通常无尿频、尿急、尿痛,尿中无脓细胞。KUB 平片可发现腰大肌影消失,B 超检查可发现肾周有液性暗区。

4.急性胆囊炎和急性阑尾炎

主要表现为腹痛、腹胀,可有寒战、发热。急性胆囊炎患者体检时 Murphy 征为阳性,急性阑尾炎患者体检时麦氏点有固定压痛或反跳痛,而且均无尿路刺激征,尿液检查常无脓细胞,B 超检查可发现胆囊增大或有结石。

二、治疗

(一)治疗原则

(1)有菌血症危险者应选用较强的广谱抗生素,待尿培养药敏试验后再调整抗生素的种类。

(2)无发热或治疗后 48 小时不发热者,可改用口服制剂。

（3）每年发作在 2 次以上者,应加强治疗。

（4）选用对肾损害小、不良反应也小的抗菌药,避免使用肾毒性的药物,尤其是肾功能不全者。

（二）一般治疗

卧床休息,多饮水、勤排尿。

（三）药物治疗

对急性肾盂肾炎的治疗经历了从长疗程到短疗程、再到长疗程这样一个学术发展过程,近来的 3 日疗法或大剂量单次治疗方法,已被证实有复发和转为慢性感染的缺点,既往国内外所规定的"尿路感染必须有足够疗程"的治疗原则重新广泛应用。

1.中等度严重的肾盂肾炎

（1）STS 疗法:因引起急性肾盂肾炎的细菌主要是革兰阴性菌,以大肠埃希菌为主,因此初发的急性肾盂肾炎可选用 STS14 天疗法(即成年人每次口服磺胺甲噁唑(SMZ)1.0g、甲氧苄啶(TMP)0.2g 及碳酸氢钠 1.0g,每日 2 次,14 天为 1 个疗程),SMZ 配用 TMP,其杀菌力可增加多倍,加用碳酸氢钠不仅可以碱化尿液,加强 SMZ 的疗效,且可防止长期应用 SMZ 后可能发生的结晶尿。

（2）诺氟沙星:0.2g,每日 3 次,疗程为 14 天。喹诺酮类抗菌药具有广谱、低毒、可以口服等优点,是治疗尿路感染的理想药物,对磺胺类药物耐药或过敏者,或反复复发而用其他药物疗效欠佳时用此类药。

一般抗菌治疗 2~3 天即有效,如已显效不需按药敏结果更换抗生素,因尿菌的药敏结果不及血培养的药敏结果可靠。如无好转,宜参考药敏试验结果更换抗生素,在 14 天的疗程后,通常尿菌的转阴率达 90％左右,如尿菌仍呈阳性,此时应参考药敏试验选用有效的和强有力的抗生素,治疗 4~6 周。

2.临床症状严重的肾盂肾炎

一般疗程为 2~3 周,先给予静脉用药,可选用药物有:①氨苄西林 1~2g,每 4 小时 1 次;②头孢噻肟 2g,每 8 小时 1 次,必要时联合用药。经过上述药物治疗后,如病情好转,可于退热后继续用药 3 天再改为口服抗菌药,以完成 2 周疗程。如未能显效,应按药敏结果更换抗生素。有复杂因素的肾盂肾炎患者,其致病菌多有耐药性,有时在治疗上会很有困难,按药物敏感试验结果可试用以下抗生素:①奈替米星 2mg/kg,每 12 小时静脉注射 1 次。②头孢曲松(菌必治)2.0g,每 24 小时静脉注射 1 次。③卡芦莫南(噻肟单酰胺菌素)2g,每 8 小时静脉注射 1 次。复杂性肾盂肾炎易发生革兰阴性杆菌败血症,应联合使用两种或两种以上的抗生素静脉注射治疗,在用药期间,应每 1~2 周做一次尿培养,以观察尿菌是否转阴,经治疗仍持续发热者,则应注意肾盂肾炎并发症的可能,如肾盂积脓、肾周脓肿等,应及时行肾 B 超等检查。

（四）中药治疗

急性肾盂肾炎应首选抗生素治疗,中医治疗为辅助治疗,此病属中医淋证范围。中医学认为,湿热之邪蕴结于下焦,膀胱受热郁结,不能宣行水道,治疗以清热利湿、通淋解毒为主。方剂选用八正散加减(木通、车前子、栀子、滑石、甘草、瞿麦、连翘、黄檗)。若发热加柴胡、黄芩;尿浑浊加草薢;血尿加鲜茅根、小蓟;小腹挛痛加乌药。如尿短赤涩痛,为热偏重,宜重用清热解毒药物,如尿浑浊、不痛者,为湿偏重,宜重用利湿通淋药(滋阴通淋方:生地黄 15g、沙参 10g、枸杞子 12g、苦参 15g、黄檗 12g、麦冬 10g、益母草 20g、白茅根 15g、当归 10g、柴胡 10g)。

三、病情观察

(1)患者畏寒、发热等全身毒血症状。
(2)尿频、尿急、尿痛等膀胱刺激症状变化。
(3)对抗感染药物治疗的反应。
(4)尿中脓细胞变化及尿培养结果。

四、病历记录

(1)记录有无膀胱刺激症状和体征。
(2)记录发热与膀胱刺激症状的先后关系。
(3)记录发病以来的治疗措施和治疗效果。
(4)记录医患沟通的情况。

五、注意事项

(一)医患沟通

(1)做好有关疾病知识的宣教,指导患者注意个人卫生。
(2)急性肾盂肾炎反复发作,治疗疗程要长,部分患者不易坚持,要交代清楚。

(二)经验指导

(1)急性肾盂肾炎临床症状典型,尿培养阳性,容易诊断。急性肾盂肾炎反复发作,迁延不愈超过 6 个月则为慢性肾盂肾炎。
(2)中段尿培养是诊断的重要依据。
(3)做影像学检查,寻找发病原因,如尿石症、输尿管反流等。
(4)根据药物敏感试验结果选用抗生素,以足量、足疗程为原则。
(5)如有明确病因存在,则需经过手术纠正方可治愈。
(6)在治疗结束时及停药后第 2、第 6 周应分别做尿细菌定量培养,以后最好能每个月复查 1 次,共 1 年,如追踪过程中发现尿路感染复发,应再行治疗。

第二节 慢性肾盂肾炎

一、定义

肾盂肾炎是指发生于肾盂和肾盏的炎症,大多由细菌感染所致,最常见的致病菌为大肠埃希菌等革兰阴性杆菌。其按起病的缓急和病程的长短分为急性和慢性肾盂肾炎。慢性肾盂肾炎通常是指病程超过半年或 1 年的肾盂肾炎。国内有学者将其分为三个类型:①伴有反流的慢性肾盂肾炎,又称反流性肾病;②伴有阻塞的慢性肾盂肾炎,又称梗阻性慢性肾盂肾炎;③特发性慢性肾盂肾炎。由于慢性肾盂肾炎常常隐匿发展,导致疾病迁延不愈,最终有一部分患者可发展至慢性肾功能不全,据报道由慢性肾盂肾炎所致者可达 20％左右。

二、病因及发病机制

(一)病原体

革兰阴性杆菌为尿路感染最为常见的致病菌,其中尤以大肠埃希菌最常见,约占全部尿路感染的 80％～90％,其次为变形杆菌和克雷伯杆菌。约 5％～10％的尿路感染由革兰阳性球菌引起,主要为粪链球菌和凝固酶阴性的葡萄球菌。在某些特殊人群中,如存在有尿路梗阻及复杂情况,或罹患糖尿病及长期应用免疫抑制剂等免疫功能低下患者,亦可出现尿路真菌及结核的感染。

(二)发病机制

慢性肾盂肾炎的发病机制与急性膀胱炎和急性肾盂肾炎等普通尿路感染的机制一致,但普通尿路感染最终发展至慢性肾盂肾炎,有其一定的特殊性。

1.尿路存在复杂情况

如患者存在泌尿系结石,输尿管狭窄或周围脏器压迫导致尿路梗阻情况下,细菌容易残留于泌尿道;同时尿流不畅,对细菌的冲刷作用减弱,使细菌易于繁殖而导致感染迁延不愈。另外,有些患者存在泌尿道解剖功能异常,如膀胱输尿管反流时,膀胱内细菌可逆行至肾盂而致肾盂肾炎。

2.患者机体存在的易感因素

患者免疫功能低下是导致感染迁延不愈,急性感染向慢性炎症发展的重要因素。某些患者如长期使用免疫抑制剂,罹患糖尿病,艾滋病等,由于机体抵抗力下降使病原菌不容易彻底清除,而使感染反复发作。

3.细菌致病力因素

某些致病菌株对抗生素有着较强的耐药性,使抗菌治疗效果欠佳,易使感染反复发作。另外,某些细菌定植能力强,易躲避宿主的自身清除,可使患者表现为长期细菌尿使感染发展至慢性。

三、临床表现

与急性肾盂肾炎典型的临床表现相比,慢性肾盂肾炎临床表现较复杂且病程经过较隐蔽,全身及泌尿系统局部表现均可不典型。

(一)尿路感染的表现

虽然有一半以上患者可有急性肾盂肾炎病史,但尿感的表现不明显,除有急性发作时可表现为典型的畏寒、高热、头痛及肌肉酸痛等全身症状及尿频、尿急、下腹部疼痛等尿路刺激症状,绝大多数患者往往平时没有特殊不适,偶尔表现为间歇性无症状性细菌尿或间歇性尿路刺激症状及低热。

(二)小管间质受损的表现

慢性肾盂肾炎除有尿路感染的表现外,最重要的一点是其到了后期可出现不同程度小管间质功能受损的表现,如高血压、尿浓缩稀释功能障碍导致夜尿增多及低比重尿等;肾小管重吸收功能异常可导致电解质紊乱,如低钠血症、低钾或高钾血症,肾小管性酸中毒等;小管间质损害还可导致促红素的生成障碍,使患者出现与肾衰程度不成比例的贫血,病情进一步发展可使患者最终进入 ESRD(终末期肾脏疾病)。

四、病理生理改变

慢性肾盂肾炎可出现双侧肾脏病变不一致,长期慢性炎症可导致肾脏体积缩小,表面不光滑,有肾盂,肾盏粘连,变形,肾乳头瘢痕形成。显微镜下可见肾实质内有大量浆细胞及淋巴细胞浸润,肾小管呈不同程度的退行性变,部分肾小管扩张,其内含蛋白质分泌物,受累的肾小球发生纤维变性和明显的透明样变,常有动脉和小动脉壁增厚,除瘢痕形成区和慢性炎症区外,还可见斑块急性炎症病灶,这样就是扩张肾盏之上的肾实质瘢痕变得不太典型。

五、并发症

(一)肾乳头坏死

肾乳头坏死指肾乳头及其邻近肾髓质缺血坏死,常发生于伴有糖尿病或尿路梗阻的肾盂肾炎,为其严重并发症。主要表现为寒战、高热、剧烈腰痛或腹痛和血尿等,可同时伴发革兰阴性杆菌败血症和(或)急性肾衰竭。当有坏死组织脱落从尿中排出,阻塞输尿管时可发生肾绞痛。静脉肾盂造影(IVP)可见肾乳头区有特征性"环形征"。宜积极治疗原发病,加强抗菌药物应用等。

(二)肾周围脓肿

肾周围脓肿为严重肾盂肾炎直接扩散而致,多有糖尿病,尿路结石等易感因素。致病菌常为革兰阴性菌,尤其是大肠埃希菌。除原有症状加剧外,常出现明显的单侧腰痛,且在向健侧弯腰时疼痛加剧。超声波、X线腹部平片及CT等检查有助于诊断。治疗主要是加强抗感染治疗和(或)局部切开引流。

六、诊断

除反复发作泌尿系感染的病史之外,慢性肾盂肾炎的诊断必须结合影像学及肾脏功能检查。

(1)肾脏外形凹凸不平,且双肾大小不等。

(2)静脉肾盂造影(IVP)可见肾盂肾盏变形,缩窄。

(3)持续性肾小管功能损害。

具备上述第(1)、(2)条的任何一项再加第3条可诊断慢性肾盂肾炎。

七、治疗

对于慢性肾盂肾炎的治疗,最关键的问题是应该积极寻找并治疗导致感染长期不愈的易感因素。如解除尿路复杂情况;积极提高患者的免疫力;在感染存在时选用有效的抗生素,足疗程使用,避免感染的复发及重新感染。在慢性肾盂肾炎急性发作时,需按急性肾盂肾炎方案治疗。由于尿路感染的致病菌80%～90%是由大肠埃希菌所引起,可在留取尿液标本行细菌培养后立即予以针对革兰阴性菌的抗生素治疗,72小时显效者无须更换药物,否则需根据药敏结果选择抗生素。对于病情较轻者可采用口服抗生素,如喹诺酮类,半合成青霉素类及头孢菌素类,疗程一般10～14天,疗程结束后若尿菌仍阳性,应参考药物敏感试验选用有效抗生素治疗4～6周。对于病情较重,全身中毒症状明显者,宜采取静脉给药方式,必要时可联合用药。

第三节　肾结核

一、定义

肾结核在泌尿生殖系结核中占有重要地位。泌尿生殖系其他器官结核,大多继发于肾结核。因此,既要把泌尿生殖系结核作为全身结核病的一部分,也要把泌尿生殖系某一器官结核作为整个泌尿系统结核病的一部分。结核杆菌侵入肾脏,首先在双肾毛细血管丛形成病灶,但不产生临床症状,多数病灶由于机体抵抗力增强而痊愈,此时称为病理性肾结核。

二、流行病学

结核病(TB)是一个重大的全球卫生问题。根据最近的一份世界卫生组织报告,在 2011 年,约有 900 万的新发结核病例,此外有 140 万人死于结核。从 1999—2020 年,如果控制措施没有改善,那么将会出现约 10 亿例新发病例。在发达国家,结核病通常发生于老年人和拥有高患病率国家的移民。人类免疫缺陷病毒(HIV)感染的患者结核的感染率为普通人的 100 倍,且结核是其最常见的机会性感染。在慢性肾脏疾病(CKD)患者中结核也很常见,尤其是当合并有解剖学异常或免疫抑制的情况时。有报道称,在一些流行地区,高达 9% 的血液透析患者、9% 的肾移植接受者及 12% 的肾病综合征儿童患有结核病。对于非 HIV 感染的活动性结核患者中,约 5% 可发生泌尿生殖器结核。它主要继发于有症状或无症状的基础的肺部病变。肾脏结核病的发生也可能是粟粒性肺结核(败血症型)并发症。

近年来,耐多药(MDR)结核病和广泛耐药(XDR)结核病的发病率有所上升。根据世界卫生组织估计,2001 年有 630000 例耐多药结核病患者。这种现象给消灭结核病带来了困难。

三、病因

结核菌为非孢子类严格需氧杆菌,它可在革兰染色中呈现弱阳性,并且能抗酸和抗乙醇脱色。分枝杆菌的脂质壳(血脂屏障)含有能够抗蛋白水解作用和吸收吞噬溶酶体作用的分枝菌酸。此外,分枝杆菌含有胞壁酸二肽,能够刺激 T 细胞反应,诱发特征性肉芽肿。其细胞壁糖脂类能够抑制巨噬细胞的功能。惰性脂质和表面蛋白的外周保护使得分枝杆菌能够生存于吞噬细胞内并且长期潜伏。

大多数结核包括生殖泌尿系结核是由结核分枝杆菌引起的,而其他分枝杆菌可能很少引起临床疾病,结核分枝杆菌包括鸟分枝杆菌、堪萨斯分枝杆菌、牛分枝杆菌、偶发分枝杆菌和斯氏分枝杆菌。

四、发病机制

肺结核的临床及病理表现取决于病原体的毒性和宿主免疫反应的有效性。宿主反应可能导致感染完全被抑制或不同程度的疾病。应变差异也决定受感染者是否发展为原发性结核病、TB 再激活或保持慢性无症状感染。低血清 25 羟维生素 D 水平可能会损害细胞免疫,并提高隐匿性结核病活化的风险。当 $1 \sim 5 \mu M$ 大小的感染液滴沉积在呼吸道、扁桃体窝或胃肠道,包含非特异的、无症状肉芽肿的病灶开始形成。结核菌可从原发灶引流到区域淋巴结,引起扩散,导致原发综合征。原发综合征常无症状并且有自限性。

区域淋巴结的杆菌也可以通过胸导管进入血液,导致其扩散到机体各种地方,包括肾皮质。结核杆菌引起的炎症反应,可导致肉芽肿形成,这些肉芽肿可能修复形成瘢痕,或多年保持休眠状态,或破裂进入肾单位的近曲小管。在肾单位杆菌被困在亨利袢平面,并在此繁殖。

肾髓质中相对较差的血流量、高渗性和高氨浓度可降低免疫反应,有助于髓质肉芽肿形成。这些含有巨噬细胞的肉芽肿(结核球),可能发生凝固性坏死,形成干酪样物质,并可偶尔破裂进入肾盂肾盏。

肾髓质是临床肾结核最常见的部位,通常累及单侧。当这种干酪病灶破裂进入集合系统,会形成空洞和溃疡,导致受累的肾乳头可能脱落、坏死。肾脏发生纤维化和瘢痕愈合时,导致肾脏狭窄和梗阻。由于核蛋白解体释放磷酸根离子及细胞膜损伤释放钙离子累积,细胞内出现钙化。这些病损可能含有活的分枝杆菌,这种营养不良性病变应考虑活动性疾病而不是一种愈合的表现。营养不良性结构损伤钙化可能导致无功能肾,也叫做"油灰肾"或"水泥肾"。结核病可能会蔓延到相邻的结构:输尿管炎较为常见,并可导致狭窄性和梗阻性尿路病。

生殖道的并发症也很常见。70%~80%的有泌尿道结核的男性伴有前列腺炎、附睾炎、精囊炎、睾丸炎或寒性脓肿。对于女性,生殖道并发症并不常见;但如果存在的话,通常表现为输卵管炎,常于诊断不孕症时确诊。肾移植也可以将结核病传播给受体。

五、临床表现

尿路结核可无症状或可表现为其他疾病。患者可也可出现全身症状或与下尿路、腹部或生殖器有关的症状。大多数患者年龄在 20~40 岁之间,其中男性和女性比例为 2∶1。因为活动性泌尿生殖系统结核常在原发感染后 5~15 年内出现,故在儿童中比较少见。结核病的危险因素包括密切与痰涂片阳性患者的个体接触、流浪者、免疫抑制、感染 HIV 或获得性免疫缺陷综合征(艾滋病)、糖尿病、慢性肾脏病、维生素 D 缺乏和其他消耗性疾病。

大致 25%的患者没有临床或实验室异常的证据,而是在诊断其他疾病、手术过程中或在尸检的调查研究时发现结核。另外,25%有无症状的尿检异常,通常表现为持续性无症状的脓尿或血尿。对于持续性脓尿的患者,常规的尿培养细菌不增长,且尿液通常呈酸性,因此被称为无菌酸性脓尿。对于有症状的患者而言,超过 75%的结核患者发生下尿路症状,如尿频、尿急、排尿困难、夜尿增多、脓尿和血尿。尿频是早期症状,常由膀胱炎症导致。而夜尿症则由尿浓缩机制的缺陷引起。

反复发作的无痛性肉眼血尿常提示泌尿系结核的可能。然而需要注意的是,肾小球疾病如 IgA 肾病也可出现该症状。泌尿系结核的肉眼血尿是由于溃疡病变出血、尿路上皮炎症或空腔附近的血管破裂而引起的。当泌尿系结核伴有结石、血块、乳头脱落或其他原因导致的急性梗阻时,可能出现绞痛。

在疾病晚期,膀胱容量减少的相关症状如尿频、尿急会出现。也可能伴有不完全排空、易感染和继发性膀胱输尿管反流(VUR)。在慢性输尿管梗阻中,肾肿大、肾周感染或肾紧缩都会导致腰部钝痛。严重的耻骨上疼痛、背痛及排尿困难提示急性结核性膀胱炎。由于纤维化和膀胱壁收缩是愈合过程的一部分,结核性膀胱炎患者在抗结核治疗后可出现尿频、尿急恶化,这并非治疗无效。脓尿发作也是肾结核的表现之一,它提示继发细菌感染或破溃的干酪病灶进入集合系统。适当抗结核治疗后仍存在持续性脓尿提示需要对泌尿系结核进行评估。高达 50%的长期肾结核患者可出现轻度肾小管性蛋白尿(1g/24h)。约 15%的肾结核患者的蛋白尿＞1g/24h，一些患者可发展成由淀粉样变引起的肾病综合征。肾结核患者发生系膜增生性肾小球肾炎也有报道，但较为罕见。

贫血在非粟粒型结核的患者中低于20％，但贫血在CKD患者的发生频率较高。少数患者有肾性尿崩症。肾小管性酸中毒也可能发生。继发于梗阻性尿路病的肾小管间质病变可引起低肾素醛固酮减少症。肾功能通常是正常的，但如果双肾被广泛破坏时可引起CKD持续进展。

一些有泌尿系结核的患者表现为肾小球过滤率降低、脓尿、镜下血尿和蛋白尿，但尿培养结核杆菌多次为阴性。这些患者对抗结核化疗联合糖皮质激素的治疗很敏感。泌尿系结核患者的肾脏大小正常但表现出弥漫性间质性肾炎，在75％的活检样本中含有带结核杆菌的干酪性肉芽肿。高血压在肾结核中并不常见，但在炎性病灶附近的血管内膜增生可导致局部缺血和肾素释放。当患者有无功能肾时，肾切除可改善高血压。约7％～18％泌尿系结核患者伴有肾结石，而20％～50％的患者中可有大肠杆菌继发感染。

男性泌尿系结核的生殖器受累较为常见。附睾炎可出现阴囊不适、出现包块或冷脓肿破溃，这些都会导致后阴囊窦不愈合。输精管的增厚可能造成"串珠"改变。前列腺结核可出现轻微的泌尿系症状和会阴部疼痛。患者的前列腺可能是硬的或宽松的。阴茎和尿道结核可出现狭窄、瘘管、溃疡或丘疹坏死性皮肤病变。血精、精液量减少和不孕等也是生殖系统受累的表现。结核分枝杆菌可对性伴侣直接传播。

女性中肾结核患者中只有5％有生殖器结核。在女性生殖器受累的主要表现是输卵管炎造成的不孕症。炎症也可能引起继发性闭经、阴道出血和盆腔疼痛。

不到20％的患者有全身症状，如发热、消瘦、盗汗、乏力和厌食，并提示在其他器官有活动性感染或泌尿系统的继发性细菌感染。在所有有症状的患者中，必须进行详细的检查，以确定肺、淋巴结或骨骼结核病。超过一半的病例中，胸片可显示是否有活动或治愈的结核病变。

六、病理学

泌尿系结核可能表现为粟粒性或溃疡性空洞状的病理过程。粟粒性结核病形式较为罕见，主要出现在免疫受抑制的个体中。肾脏的大体形态富有特征性，皮层布满黄白色针头大小的质硬结节，在显微镜显示为几个合并的肉芽肿，中央呈干酪样坏死。

在更为常见的溃疡性空洞样变中，肾脏最初外观正常的或在肾表面出现黄色结节。在切面中，在肾锥体或髓腔中可以看到肉芽肿和溃疡。较大的空腔容器也可能充满干酪样物质，并与集合系统相通。其他检查结果包括肾盏漏斗区的多发溃疡、与肾盏扩张有关的肾积水、伴尿道溃疡或狭窄的肾积水和肾盂积脓和肾周脓肿。膀胱可出现溃疡、严重纤维化和挛缩。

在疾病早期，显微镜下可观察到吞噬细菌的中性粒细胞浸润。随后的组织学改变取决于病原体的毒性和细胞介导的免疫功能。通过有效的细胞介导的反应，结核病灶可形成结核肉芽肿，它由上皮样细胞、朗格汉斯细胞包绕吞噬结核杆菌的巨噬细胞组成。在有效性较差的免疫应答中，常可伴有干酪样坏死，其特点是无定形、由奶酪状嗜酸性物质取代正常的组织结构。干酪样坏死病灶常提示结核病灶是活动性的。随后干酪样坏死病灶可能钙化。营养不良性钙化提示活动性结核,而非愈合的一种表现。

肾脏也可因淀粉样变性或弥漫性增生性肾小球肾炎导致扩大。在结核性间质性肾炎中,在正常大小和尿培养阴性的肾脏间质中也可伴有肉芽肿。

七、诊断

近期暴露于结核感染、老年人、免疫力低下个体和其他部位结核患者都是具有患泌尿系结核的高危因素。目前在50%的泌尿系结核患者有无菌性白细胞尿,故有无菌性白细胞尿也可怀疑。T结核菌素试验(结核菌素试验)可用于证明结核菌感染(或卡介苗前免疫),但不一定为结核病。阳性反应仅提示事先接触抗原,而不表示活动性感染。在结核病流行国家,无免疫抑制状态下测试阴性有助于排除结核感染。CKD4或CKD5的患者,尤其是在营养不良的状态下,可以表现为无反应性,出现假阴性结果。结核特异的酶联免疫吸附(ELISPOT)检测有助于快速确诊,在大多数国家正逐步取代结核菌素试验。

尿培养结核杆菌是泌尿系结核的确诊实验。连续3～5天完全排空的晨尿样本在两个标准的固体分枝杆菌培养基(以鸡蛋为基础的LJ培养基和MiddLebrook7H10琼脂培养基)培养6～12周。这些透明的媒介使菌落在早期肉眼可见。药敏试验可用于选择最佳化疗药物,但其需要额外的6～12周时间。用抗酸染色尿抗酸杆菌直接的诊断是不可靠的,因为一种腐生生物——耻垢分枝杆菌,可能很容易被误认为是结核杆菌。

结核病的快速诊断方法日渐增多。利用辐射培养基对抗酸杆菌进行分离,在9天内可获得阳性生长。可溶性抗原荧光抗体血清学试验和聚合酶链反应(PCR)可用于结核病的早期诊断。ELISPOT检测可以作为体外诊断测试和测定T细胞特异的结核分枝杆菌抗原。测试结果不受前结核菌素试验或低CD4细胞计数的影响。另一个简单可靠的测试是使用全血,通过接触过结核杆菌抗原的白细胞释放的干扰素测定来检测的,其优势是可在24小时内获得结果。采用侧流测定尿中脂肪阿拉伯甘露聚糖(LAM)是一种简单、快速的测试,并可用于晚期HIV感染且CD计数少于200个细胞/微升的结核病患者,该测试可在30分钟内取得结果。WTO认可的一种基于卡盘的、快速、可靠的自动化测试(XPERTMTB/RIF)可用于确定结核分枝杆菌的基因组中的靶核酸序列。该检测可通过PCR识别结核分枝杆菌的特异性DNA序列和利福平抵抗性,其结果可在2小时内产生。超声引导针吸细胞学检查在尿培养阳性的肉芽肿性病变患者可作为诊断工具。组织学诊断是通过干酪样坏死、上皮组织细胞松散的聚集体和朗汉斯巨细胞组成的病理三联征识别的。一旦作出泌尿生殖系结核的诊断,影像学检查评估疾病严重程度是必不可少的。中、晚期肾结核广泛的营养不良性钙化的可称为"积云钙化"。在60%～70%的患者中,胸部及脊柱X线平片显示活动或治愈的结核病变。排泄性尿路造影异常可见于70%～90%的患者。肾盂顶端受累导致的痉挛、不完全充填、畸形、漏斗部狭窄、多发输尿管狭窄、肾积水,输尿管积水或不显影肾都可能存在。肾盂最初表现为扩张,最终可被消除,并导致畸形的外观表现:肾盂上提。不规则或多发狭窄导致串珠状或螺旋状的输尿管或肾盂积水外观。而后输尿管全程可增厚和变直,呈"腊肠状""串珠状"改变。膀胱可表现得不规则、发生纤维化及膀胱输尿管反流。顺行或逆行肾盂造影可确定输尿管狭窄的数量、长度和位置,并协助越过狭窄段输尿管行支架置入术。高分辨率超声排除阻塞和进一步研究实质中的肉芽肿、小脓肿、增厚的膀胱黏膜和钙化很有效果。高分辨率超声最早发现是黏膜增厚和肾盏变形。

计算机断层扫描(CT)是识别肾实质瘢痕、钙化和空洞性病变的最敏感的方法。皮质变薄是一种常见的 CT 发现,可能是局灶性的或广泛性的。在全身麻醉下膀胱镜检查有助于显示黏膜病变、高尔夫球洞输尿管口或膏状的干酪样物质病变。由于结核病传播的风险,在疾病的急性期应避免活检。

八、鉴别诊断

结核病的临床表现和许多疾病相似。慢性非特异性泌尿系感染可能与肾结核相混淆,由于 20％的肾结核病例伴有继发的细菌感染,两者可能会进一步混淆。对普通抗生素治疗无效的尿路感染患者应引起怀疑是否存在泌尿系结核感染。在结核流行地区,导致反复无痛性血尿的疾病,如 IgA 肾病、血吸虫病及间质性膀胱炎可能被误诊为结核。对于间质性膀胱炎,类似于结核性膀胱炎的下尿路症状可能出现,但尿检不显示肉眼脓尿,且抗酸杆菌培养阴性。在放射学检查中,慢性肾盂肾炎、肾乳头坏死、髓质海绵肾、肾盏憩室、肾细胞癌、黄色肉芽肿肾盂肾炎和多个小的肾结石需要与泌尿系结核区分。在一些假结核性肾盂肾炎的报道中,在肾实质能发现类似结核病的干酪性肉芽肿,但在肾组织和尿培养没有检测到分枝杆菌和其他微生物。

九、治疗及预后

泌尿生殖系统结核通常可通过治疗控制。许多抗结核药物可在肾脏、输尿管、尿道和空洞病变时达到高浓度,所以与空洞型肺部病损相比,其结核菌量较少。针对结核杆菌,有多种抗结核药物。

结核分枝杆菌存在三个亚群。第一组主要存在于空洞型病变的细胞外,对链霉素、异烟肼和利福平敏感。第二组存在于巨噬细胞内,复制较慢,对吡嗪酰胺、异烟肼和利福平较敏感。第三组生物存在于封闭的干酪样病变内,适于生存在中性环境中,复制较慢,对利福平的反应最敏感,通常推荐短疗程治疗。治疗开始时,每天清晨顿服利福平(600mg)、异烟肼(300mg)和吡嗪酰胺(1500mg)。除非药敏培养显示其他结果,否则吡嗪酰胺应在 2 个月后停药,异烟肼和利福平则在停用吡嗪酰胺后持续使用 4 个月。如果患者病情较重,并有严重的膀胱刺激症状,可在治疗的前 2 个月增加每日 1g 剂量的链霉素。然而,如果患者年龄超过 40 岁,链霉素每日剂量应减少到 0.75g,并定期监测耳毒性和前庭毒性。如果提示耐药性高,可在前 2 个月每天服用 800～1200mg 乙胺丁醇。对于不耐受吡嗪酰胺的患者、对标准方案反应不敏感的患者、有粟粒性或中枢神经系统疾病的患者或多部位受累的儿童,9 个月至 2 年不等的长程抗结核治疗有一定疗效。

在治疗期间,纤维化愈合可能导致一侧或双侧输尿管梗阻、肾积水、实质损伤和肾衰竭。

肾小管间质损害导致的肾小管功能改变可能会发生脱水或缺盐。肾上腺受累可能加剧盐缺失。在接受间断性利福平治疗的患者中，可能会出现由过敏性间质性肾炎引起急性少尿型肾损伤。

（一）外科治疗

泌尿系统结核外科治疗的作用是有限的。当输尿管狭窄发生时，在狭窄段适时采用支架可避免犬型手术干预。重建手术包括肾盂成形术或输尿管输尿管吻合术去除输尿管梗阻，通过输尿管再植纠正输尿管反流、通过膀胱成形术增加膀胱容量。

消融手术可一同去除病损和含有休眠结核杆菌的感染灶。对于单侧无功能肾切除尚有争议。因为18～24个月的长期抗结核治疗可杀灭结核性水泥肾中干酪和钙化物质中的结核杆菌。仅在患者继发脓毒症、疼痛、出血、难以控制的高血压和持续尿培养阳性时才主张行肾切除术。结核性脓肿可在超声或CT引导穿刺抽脓，并可将抗结核药物直接注入空腔内。

（二）特殊情况下的治疗方案

1.妇女在妊娠和哺乳期间的治疗方案

在妊娠期间大多数抗结核药物是可以安全地使用。然而，链霉素对于胎儿有耳毒性，因此必须避免使用。如果要行四药联合治疗，可用乙胺丁醇代替链霉素。在母乳喂养期间这些药物无使用禁忌，也不需要将婴儿和母亲隔离。婴儿应接种卡介苗疫苗和预防使用异烟肼。因为利福平与口服避孕药能相互作用，同时服用这些药物时，建议服用更高剂量的雌激素或使用其他避孕方法。

2.肝功能受损

如果患者非慢性肝脏病患者、肝炎病毒携带状态者、既往无急性肝炎或饮酒过度史，即使有肝功能紊乱，也可应用常规短期治疗方案。在慢性肝病中，异烟肼和两种非肝毒性药物（链霉素和乙胺丁醇）可使用8～12个月。如果使用利福平，则应密切监测肝功能。吡嗪酰胺是禁忌药。伴发急性肝炎的泌尿系结核患者，应在急性肝炎缓解之后行抗结核治疗。如果在及时治疗急性肝炎期间必须立即治疗结核，建议先使用链霉素及乙胺丁醇治疗3个月，此后再使用异烟肼和利福平6个月。

3.慢性肾脏病患者

异烟肼、利福平和吡嗪酰胺等药物经由胆汁途径消除，因此CKD患者可以按常规剂量治疗。异烟肼治疗的同时也应给予维生素 B_6（50mg/d）以预防周围神经病变。因为链霉素和乙胺丁醇通过肾脏排泄，在肾衰竭的患者中，这些药物常需要进行剂量调整。为维持药物峰值在20～30μg/mL 的水平，GFR 是 10～50mL/min 时，链霉素（15mg/kg）给药为每 24～72 小时 1次；肾小球滤过率小于10mL/min 时，每 72～96 小时给药 1 次。服用链霉素的患者，如果有耳闷胀感或有耳鸣或年龄大于 45 岁时，需早期检测听力敏度图以明确是否有耳毒性。乙胺丁醇的剂量给药为：肾小球滤过率 10～50mL/min 时，每 24～36 小时给药 1 次；肾小球滤过率小于10mL/min 时，每 48 小时给药 1 次。每月对视觉功能障碍症状（视觉领域、改变视力及蓝绿色的视觉）的检查，及时至眼科检查可较早识别乙胺丁醇毒性，并具有潜在的可逆性。

4.肾移植受者

肾移植患者可推荐一种改进的治疗方案，即服用调整剂量的异烟肼和乙胺丁醇18个月，联合前 9 个月的氧氟沙星(200mg,2 次/天)和前 3 个月的吡嗪酰胺(750mg,2 次/天)。当患者接受过钙调磷酸酶抑制剂(CNI)应避免使用利福平,因为酶诱导将使它更难维持足够的 CNI 血液水平。如果在接受非环孢素为基础免疫抑制治疗方案的患者中使用利福平,泼尼松维持剂量应加倍。

5.获得性免疫缺陷综合征

对于艾滋病患者,9～12 个月疗程抗结核治疗是足够的。如果随访时培养仍为阳性,根据药敏结果可将治疗延长至 2 年。

十、监测

经过 2 个月的严格抗结核治疗,连续 3 天尿培养结核杆菌可为阴性。如果培养仍为阳性,应根据药敏实验调整治疗方案。疗程结束后,所有患者应连续 3 天检测晨尿样本并用于结核分枝杆菌培养,并在 3 个月和 1 年后复查。在 2 个月末和治疗结束时应复查静脉尿路造影或超声检查,以明确有无尿路梗阻。对于存在钙化的患者,应在十年内每年连续三天用晨尿行尿培养结核杆菌,并复查腹部平片。因为钙化灶有结核杆菌,并有进展为肾损害的可能。

泌尿生殖系统结核的预后取决于宿主的抵抗力和病原体的负荷量和毒力。在许多情况下,尿路中的结核灶保持休眠状态。结核性肉芽肿、干酪样坏死、溃疡和营养不良性钙化等表现出现时意味着疾病的进展。多数临床表现是由并发症导致的,当有症状时可通过适时的结核病化疗和适当的手术干预来预防并发症的发生。随着有效化疗措施的出现,结核的长期并发症和后遗症明显降低。过去的几十年,结核病诊断、抗结核药物和疫苗均有较大的进展。新的抗结核药物和疫苗正应用于临床试验的各个阶段。根除肺结核的全球计划正在展示越来越多的希望。

第四节　肾皮质感染

肾皮质感染为病毒经血供进入肾皮质引起的严重感染,形成脓肿时称为肾皮质脓肿。小脓肿融合扩大而成大块化脓组织称为肾痈,病变发展可从肾皮质向外破溃形成肾周围脓肿。其致病菌大多为金黄色葡萄球菌,亦有大肠埃希菌和变形杆菌。细菌可由体内其他部位脓性病灶经血液循环进入肾。偶可继发于尿路梗阻或先天性畸形,如儿童的膀胱输尿管反流。本病多见于男性,发病年龄在 25～50 岁,1/3 的患者为糖尿病患者。

一、诊断

(一)临床表现

(1)起病较急,多伴畏寒、发热、腰部疼痛、食欲缺乏。

(2)后期因为感染侵入肾盂可出现膀胱刺激症状。

（3）常先有其他部位的细菌感染病史，如口腔、肝、膀胱的感染。应了解患者是否有糖尿病史。

（4）患侧腰部有明显压痛及叩痛，可触及肿大的肾，有肌紧张，发展至肾周围感染时，可见肾区皮肤水肿。

（二）辅助检查

1.实验室检查

（1）血常规：血白细胞总数及中性粒细胞数上升；血细菌培养可呈阳性。

（2）尿常规：早期正常，晚期因感染扩展到肾盂可发现白细胞；尿培养的结果应与血培养相同。

（3）脓培养：B超引导下穿刺抽脓培养可发现致病菌。

2.特殊检查

（1）X线检查：①KUB示患肾增大或轮廓不清，感染向肾周扩散时脊柱可弯向患侧；②IVU显示肾盂、肾盏显影延迟。还可见肾盂、肾盏被压迫变形。

（2）B超检查：可见肾皮质有不规则的脓肿轮廓，肾窦回声偏移，稍向肾边缘凸出，脓肿为低回声区，穿刺获脓液可确诊。

（3）CT：肾扫描显示肾皮质腔内有脓液，CT值介于囊肿和肿瘤之间，但难与肿瘤内坏死相区别。增强扫描可较清楚地显示脓肿轮廓。

（4）放射性核素肾扫描：可显示占位病变，肾缺损区与肾囊肿相似，用^{67}Ga可提示感染组织。

（三）诊断要点

（1）畏寒、发热、腰部疼痛和肌肉紧张，局部压痛明显。

（2）B超或CT检查发现肾周脓肿形成。

（3）肾周穿刺抽出脓液可明确诊断。

（四）鉴别诊断

1.急性肾盂肾炎

两者症状、体征相似，但本病多有尿路刺激症状；IVU无肾盏受压或充盈缺损，B超和CT检查无肾实质性占位。

2.肾周围炎和肾周围脓肿

主要表现为畏寒、发热、腰痛。但患者有腰椎向患侧弯曲，肢体活动受限。KUB平片显示肾区密度增加，腰大肌阴影消失，B超和CT检查则可以鉴别是肾皮质还是肾周围的化脓性感染。

3.肾结核

主要表现为尿频、尿急、尿痛等膀胱刺激症状，伴有低热、盗汗、乏力、贫血等全身性结核中毒症状及不同程度的脓尿。但肾结核患者多无高热，而尿频较为严重，24小时尿中可查到抗酸杆菌，早期肾结核IVU表现为肾盏边缘不整齐，如虫蚀状；后期呈缺少一个或几个肾盏的征象。结核性脓肾时尿呈米汤样浑浊，伴低热；B超检查可见肾内有积液。

4.肾肿瘤

主要表现有腰痛及腰腹部肿块,CT 检查与 B 超检查显示肾实质内有占位性病变。肾肿瘤可出现间歇性无痛性血尿;IVU 显示肾盂肾盏变形、破坏或消失;注射造影剂后 CT 增强扫描示肾肿瘤有增强。

5.单纯性肾囊肿

主要表现为腰痛,可伴有高血压症状。通常无发热,B 超检查显示肾实质有圆形液性暗区,其边缘清楚;肾囊肿穿刺液呈草黄色透明液体。

二、治疗

(一)非手术治疗

1.一般治疗

卧床休息,多饮水,维持水、电解质平衡及能量代谢平衡,适当注意营养。必要时可使用解热镇痛药。

2.抗感染治疗

肾皮质化脓性感染一旦确诊为金黄色葡萄球菌引起,应立即应用耐青霉素酶的抗生素治疗,如羟苄青霉素,每日 4～6g,静脉滴注;或头孢菌素类的头孢呋辛,1.5g,每日 2 次,静脉滴注;或喹诺酮类药物,如环丙沙星 0.2g,每日 2 次,静脉滴注;左旋氧氟沙星 0.3g,每日 2 次,静脉滴注,疗程1～2周,体温正常后可改口服用药。也可根据血液、尿液细菌培养结果,选用敏感抗生素。

3.积极治疗原发病

对于引起本病的原发感染灶要积极处理,对糖尿病患者要积极治疗。

(二)手术治疗

若药物治疗无效,肾痈形成或并发肾周围脓肿,需施行切开引流术;若伴有尿路结石,则需行取石术;若脓肿引流不畅,且肾功能差,对侧肾功能又良好者,必要时可考虑行肾切除。

三、病情观察

(1)观察患者对抗感染治疗的反应。

(2)观察患者的血糖变化。

(3)观察一般情况及生命体征、术后肾窝引流量。

(4)应根据穿刺抽取脓液的细菌培养及药敏试验结果选用药物。

(5)体温及血常规、尿常规变化,如病情控制,体温应逐渐下降,患者精神好转,食欲改善。局部触痛减轻,皮肤红、肿、热消失。

(6)原发感染病灶的控制:如系糖尿病或艾滋病患者,一定要控制血糖,提高免疫能力。

(7)B 超、CT 检查:动态观察患肾脓肿大小、肾周水肿及反应性,胸腔积液、腹水变化,了解患肾功能状态。

四、病历记录

(1)记录抗生素的治疗效果。

(2)记录有无肾结石、肾结核、肾盂肾炎等病史。

(3)记录发病以来的治疗措施和治疗结果。

(4)记录医患沟通情况。

五、注意事项

(一)医患沟通

(1)此类患者,尤其是合并糖尿病时,病情急重,应告知家属。

(2)脓肿切开引流后,有时需做二次手术。

(3)诊断结果及治疗方案要及时告知患方,并取得患方的支持和配合。

(二)经验指导

(1)肾皮质感染临床少见,易漏诊或误诊为肾盂感染。

(2)该类患者多为糖尿病患者或体内存在感染病灶。

(3)CT诊断实用价值较高,镓扫描临床较少应用。

(4)抗生素应用对控制病情、改善症状意义很大,但不能忽视原发感染灶处理和控制糖尿病患者的血糖水平。

(5)肾皮质感染灶已形成脓肿且药物治疗无效时,要切开引流。

第五节 肾周围炎和肾周围脓肿

肾周围炎是指发生于肾包膜与肾周筋膜之间的脂肪组织中的炎症。如感染形成脓肿,则称为肾周围脓肿。致病菌以金黄色葡萄球菌及大肠埃希菌多见,大多由肾痈、肾表现脓肿破裂侵入肾周围组织而形成,少数也可由远处炎症通过血行感染直接到肾周围组织。以单侧性多见,右侧多于左侧,男性较多,年龄常见于20~50岁。

一、诊断

(一)临床表现

(1)畏寒、发热,腰部疼痛,发展为肾周围脓肿时症状加重。

(2)患侧腰部肌肉紧张,可触及痛性肿块,伴有腰部及下肢活动受限。

(3)过去史:常继发于严重慢性肾感染,有持续或反复的尿路感染病史。

（4）腰部肿胀，压痛，叩痛明显，肌紧张和皮肤水肿，腰大肌试验阳性，有时可触及痛性肿块。

（二）辅助检查

1.实验室检查

（1）血常规检查：血白细胞及中性粒细胞计数上升。

（2）尿常规：正常或可见脓细胞。

（3）血细菌培养：可阳性。

2.特殊检查

（1）X线检查：①腹部X线片示脊柱弯向患侧，腰大肌及肾轮廓不清；②X线胸部透视可见患侧膈肌抬高，活动受限。③排泄性尿路造影示患肾位置异常，显影差或不显影，呼吸时移动范围减少，甚至不随呼吸移动，有时可发现肾结石和上尿路梗阻征象。

（2）B超检查：可见患侧肾轮廓不清，肾周有边界不清的低回声光团。肾位置固定，不随呼吸活动。

（3）CT检查：可显示肾周有低密度的肿块，肾增大、移位，肾周筋膜增厚，脓肿中有时可见气体和气-液平面，是诊断本病的最佳方法。

（4）B超引导下穿刺：在B超引导下对肾周脂肪囊进行穿刺，抽出脓液，即可明确诊断。

（三）诊断要点

（1）畏寒、发热，腰部疼痛和肌肉紧张、局部压痛明显。

（2）B超或CT检查发现肾周围脓肿形成。

（3）肾周脂肪囊穿刺抽出脓液可明确诊断。

（四）鉴别诊断

1.急性肾盂肾炎

有全身感染表现及肾区叩击痛，尿中有白细胞，但本病有尿路刺激症状，无髋关节屈曲及下肢活动受限，超声波检查无液平面。

2.肾皮质化脓性感染

也表现为发热、腰痛，患侧腰部有明显的肌紧张和压痛。但体温较高，而局部症状无肾周围炎和肾周围脓肿明显。肾皮质化脓性感染，KUB平片显示肾影不清，但可见腰大肌阴影，且无脊柱侧弯。B超和CT检查可区别是肾内感染还是肾周围感染。

3.肾囊肿

主要表现为腰痛、腰腹部肿块等。但腰痛多为持续性钝痛，且肾区无叩击痛及腰大肌刺激征。B超检查示肾低回声区，密度较均匀。穿刺可抽出黄色透明液体。

4.肾乳头坏死

主要表现为突发性发热、腰痛、血尿，能迅速发展成感染性休克。患者通常有糖尿病病史或服用镇痛药史，但无患侧下肢活动受限表现，B超和CT检查可区别是肾内感染还是肾周围感染。

二、治疗

(一)非手术治疗

卧床休息,解热镇痛,局部热敷和理疗,补充体液及应用有效抗生素,加强全身支持疗法。可根据血培养或尿培养结果选用有效抗生素,疗程宜长。

(二)手术治疗

B超探及有液性暗区时,应立即行经皮穿刺引流。如有脓肿形成,则行穿刺或切开引流,并可用于手指打开脓肿分隔,充分引流。同时应积极处理引起肾周围脓肿的原因。患肾功能已丧失并伴有肾多处脓肿时,应考虑做患肾切除,彻底清创及术后引流。

三、病情观察

(1)患者对抗感染药物治疗的反应。

(2)外周血白细胞及中性粒细胞计数变化。

(3)腰部症状及体征。

(4)术后引流液体的性质和量。

(5)根据药敏试验结果选用敏感的抗生素,并观察药物治疗效果。

(6)B超检查见液性暗区,要及时切开引流。

①肾周围炎如抗感染治疗不积极、有效或患者抵抗力低下,可发展成肾周围脓肿,此时要及时切开引流,保护肾功能。

②若一侧肾已无功能,对侧肾功能良好,可行患肾切除术。

四、病历记录

(1)记录患者的发热情况,重点记录热型。

(2)记录患者的治疗效果。

(3)记录患者的病情动态变化及其相应的治疗措施。

五、注意事项

(一)医患沟通

(1)告知可能的诊断及病情变化。术前交代手术方案及手术并发症及结果,签字为证。

(2)对患者的病情变化要及时告知患方,稳定或缓解患者的紧张和焦虑。

(3)对患者尽可能给予鼓励,以帮助患者树立战胜疾病的信念。

(二)经验指导

影像学检查发现肾周围脓肿形成或穿刺抽出脓液,可确诊本病。肾周围炎一定要全身使用抗生素,根据血或尿培养结果选用药物。一旦脓肿形成,要切开引流,如患肾无功能,则可以切除。

第五章 急性肾损伤

第一节 急性肾损伤概述

急性肾损伤(AKI)是指不超过3个月的肾脏功能或结构异常,包括血、尿、组织学、影像学及肾损伤标志物检查异常。临床表现为由各种病因引起短时间内肾功能快速减退,肾小球滤过率(CFR)下降,同时伴氮质产物如肌酐、尿素氮等潴留;水、电解质和酸碱平衡紊乱,重者出现多系统并发症。AKI是涉及各科的常见危重临床综合征,其发病率在综合性医院为3%～10%.在重症监护病房为30%～60%.危重AKI死亡率高达30%～80%,存活患者约50%遗留永久性肾功能减退,部分需要终身透析,防治形势十分严峻。

AKI以往称为急性肾衰竭,近年来研究证实轻度肾功能急性减退即可导致患者病死率明显增加,故将急性肾衰竭改称为AKI,以期能在疾病早期识别,并进行有效干预。

一、病因

AKI有广义和狭义之分,广义AKI可分为肾前性、肾性和肾后性三类。狭义AKI仅指急性肾小管坏死(ATN),是AKI最常见类型,约占全部AKI的75%～80%,通常由缺血或肾毒性因素所致。

(一)肾前性 AKI 病因
肾前性AKI指各种原因引起肾脏血流灌注降低所致的缺血性肾损伤,约占AKI的55%,是ATN最常见病因。缺血性肾损伤分为四个阶段:起始期、进展期、持续期及恢复期,肾前性氮质血症是肾脏对轻、中度低灌注的反应,而缺血性ATN是长时间严重肾缺血的结果。常见病因包括有效血容量不足、心排血量降低、全身血管扩张、肾血管收缩和肾自主调节反应障碍等五大类。

(二)肾性 AKI 病因
肾性AKI由各种原因导致的肾单位和间质、血管损伤所致。以肾缺血和肾毒性物质导致肾小管上皮细胞损伤(如ATN)最为常见,其他还包括急性间质性肾炎、肾小球疾病、血管疾病和肾移植排异反应等五大类,约占AKI的40%。

肾毒性ATN由各种肾毒性物质引起,包括外源性及内源性毒素。肾脏血供丰富,且可通过逆流倍增机制及特殊转运子使肾髓质间质和小管腔内毒性物质浓度增高数十倍，小管上皮细胞代谢作用还可使某些毒素转化为毒性更强的代谢物，均易造成小管上皮细胞损伤。肾毒性 ATN 发生机制主要与直接小管损伤、肾内血管收缩、肾小管梗阻等有关。外源性肾毒素以药物最为常见，近年来一些新型抗生素和抗肿瘤药物引起的肾毒性 ATN 日益增多，其次为重金属、化学毒物、生物毒素及微生物感染等。

此外，感染性疾病如肾出血热综合征、钩端螺旋体病和大肠杆菌感染引起的溶血尿毒症综合征等也可引起 AKI。

（三）肾后性 AKI 病因

肾后性 AKI 是指急性尿路梗阻，双侧尿路梗阻或孤立肾单侧尿路梗阻均可致肾后性 AKI，约占 AKI 的 5%。梗阻可发生在从肾盂到尿道的尿路任何部位。常见原因包括结石、肿瘤、前列腺肥大、肾乳头坏死、血凝块及腹膜后疾病等，后者包括腹膜后纤维化、结肠癌、淋巴瘤等。尿路功能性梗阻主要是指神经源性膀胱。尿酸盐、草酸盐、阿昔洛韦、磺胺类、甲氨蝶呤及骨髓瘤轻链等均可在肾小管内形成结晶，导致肾小管梗阻。

二、病理生理

不同病因 AKI 的发病机制不同。缺血性 AKI 是肾灌注减少导致血流动力学介导的 GFR 降低，如果肾灌注减少能在 6 小时内纠正，则血流动力学所致损伤可以逆转，肾功能也可迅速恢复；若低灌注持续，则小管上皮细胞明显损伤，继而发展为 ATN。毒性物质所致 AKI，大多发生在多因素综合作用基础上，如老年、合并糖尿病等，常有缺血性因素参与。

（一）缺血性肾损伤

1.分期

缺血性 ATN 所致 AKI 理论上可分为始动期、进展期、持续期和修复期 4 个病理生理阶段。始动期的特征性改变是肾小管上皮细胞损伤，源于肾血流灌注不足、上皮细胞 ATP 耗竭导致细胞骨架结构改变所致。缺血的严重程度和持续时间将影响肾小管上皮细胞损伤的程度。缺血同时可以导致血管内皮细胞和平滑肌细胞损伤。上皮和内皮细胞的损伤促使一系列趋化因子和细胞因子的释放，导致炎症级联反应。上述因素共同导致 GFR 下降、损伤进行性发展。进展期的主要事件是持续的缺氧和炎症反应，主要发生于皮髓交界处或外髓部分，可见红细胞和白细胞的淤滞、聚集，肾脏血流进行性减少。这一阶段，血管内皮细胞损伤是导致肾小管上皮细胞持续缺氧和炎症反应的主要原因，可见皮髓交界处肾小管上皮细胞大量坏死、凋亡，趋化因子和细胞因子大量释放又促进炎症级联反应。干预炎症级联反应的放大对 AKI 有潜在的治疗意义。从这一角度讲缺血性 AKI 最佳干预时机是进展期，但这一阶段时间窗很短，在动物研究中发现缺血 24 小时内炎症细胞浸润最为明显，而白细胞浸润甚至在缺血后 2 小时就已经存在了。持续期肾小管上皮细胞经历修复、迁移、凋亡和再生等过程，试图重建上皮细胞和肾小管功能和结构的完整，而此时 GFR 下降趋于稳定，其严重程度取决于缺血的程度。细胞的再生和重建可促使肾功能缓慢改善，肾血流逐渐恢复，上皮细胞在细胞内和细胞间达到稳态。在修复期，随着细胞再生的持续，上皮细胞极性得以重建，细胞和器官的正常功能恢复。由此可见,AKI后肾功能与细胞损伤和损伤后再生情况直接相关。

2.GFR下降机制

缺血性ATN患者GRF显著降低的主要原因是肾小管损伤、血流动力学异常及炎症。肾脏灌注减少和炎症均可加重小管损伤,小管损伤引起小球滤过液反漏和小管内阻塞。肾内血管收缩降低肾小球内毛细血管静水压和血浆流量,从而直接导致GFR下降。

(1)肾小管阻塞学说:指坏死小管上皮细胞及微绒毛碎屑、细胞管型或血红蛋白、肌红蛋白等阻塞肾小管,导致阻塞部位近端小管腔内压升高,继而使肾小球囊内压升高,引起肾小球滤过停止。

(2)反漏学说:指小管上皮受损后坏死、脱落,肾小管管壁出现缺损和剥脱区,管腔与肾间质直接相通,致使小管腔中原尿液反流至肾间质,引起肾间质水肿,压迫肾单位,加重肾缺血,使CFR进一步降低。

(3)管-球反馈机制:缺血、肾毒素等因素引起急性肾小管损伤,致使该段肾小管重吸收钠、氯等明显减少,管腔内钠、氯浓度增加,经远端小管致密斑感应引起入球小动脉分泌肾素增多,继之血管紧张素Ⅰ、Ⅱ增加,使入球小动脉和肾血管收缩,肾血管阻力增加,GFR下降。肾小管血供显著减少,则使GFR进一步降低。

(4)肾血流动力学改变:严重血容量不足时,肾血流量明显减少,入球小动脉收缩,使肾灌注压明显降低,引起肾皮质缺血和ATN。此时即使迅速扩容使肾血流量增加,GFR仍不能恢复,提示在ATN早期,就存在肾内血流动力学改变和肾血流分布异常。缺血后肾血流动力学紊乱发生机制尚不清楚,可能与肾交感神经活性增强引起肾血管收缩、肾组织内肾素-血管紧张素系统激活、肾内前列腺素系统失衡、内皮损伤使内皮素产生增多及一氧化氮产生减少等有关。生理状况下,肾脏外髓氧分压较低,缺血再灌注后肾皮质和乳头部位氧分压有所改善,但外髓氧分压仍较低,故缺血性肾损伤以外髓部位最为严重。髓质淤血缺氧首先影响袢升支粗段肾小管细胞血供,由于袢升支粗段是高耗能区,对缺氧异常敏感。袢升支粗段损伤可使T-H糖蛋白易在粗段中沉积,引起远端小管腔阻塞及管腔液外溢,故髓质淤血可能也是缺血性ATN重要发病机制之一。

迄今尚难用一个学说来解释ATN的全部现象,各学说之间是相互联系和交错发生的。

(二)急性肾毒性损伤

肾毒性物质可引起肾小管直接及间接损伤。老年、糖尿病、低血压及有效血容量不足(如充血性心力衰竭、肝硬化和低白蛋白血症)、原先存在慢性肾脏病、同时合用其他毒性药物患者对肾毒性药物更为敏感。

对比剂、环孢霉素A、他克莫司、非甾体类抗炎药等可引起肾内血管收缩导致缺血性肾损伤。表现为肾血流量及GFR快速下降,严重者小管细胞坏死。对比剂还可通过产生活性氧和高渗刺激,直接损伤小管上皮细胞。

抗生素和抗肿瘤药物大多通过小管上皮细胞直接毒性作用和(或)小管内梗阻引起ATN。氨基糖苷类抗生素可蓄积在小管上皮细胞内,引起局部氧化应激及细胞损伤,最终引起ATN。两性霉素B可直接损伤近端肾小管上皮细胞及引起肾内血管收缩导致剂量依赖性AKI。顺铂、卡铂等可蓄积在近端肾小管引起AKI,常伴有低钾、低镁血症,潜伏期7~10天。异环磷酰胺可引起出血性膀胱炎、血尿及急、慢性肾功能减退。阿昔洛韦、磺胺类药物等可在小管内形成结晶,导致小管内梗阻。

内源性肾毒性物质包括钙、肌红蛋白、血红蛋白、尿酸盐、草酸盐及骨髓瘤轻链等。高钙血症可通过肾内血管收缩、强制利尿致使有效血容量不足等机制导致 GFR 下降。肌红蛋白、血红蛋白可引起肾内氧化应激,损伤小管上皮细胞,并形成小管内管型;还可抑制一氧化氮,引起肾内血管收缩导致缺血。低容量或酸中毒可促进小管内管型形成。某些化合物,如乙二醇(草酸钙代谢物)、甲氨蝶呤及多发性骨髓瘤轻链等,其原形或代谢产物可以凝结,造成小管内梗阻。

(三)急性肾间质损伤

急性肾间质损伤主要见于急性间质性肾炎(AIN)。主要病因有三大类,包括药物(青霉素类、头孢菌素类、磺胺类及非甾体类抗炎药等)、感染(细菌或病毒感染等)和自身免疫性疾病(系统性红斑狼疮、干燥综合征、冷球蛋白血症及原发性胆汁性肝硬化等)。药物所致 AIN 发病机制主要为Ⅳ型变态反应。

(四)肾后性 AKI 发病机制

尿路发生梗阻时,尿路内反向压力首先传导至肾小球囊腔,由于肾小球入球小动脉代偿性扩张,早期 GRF 尚能暂时维持正常。如果短时间内梗阻无法解除,GFR 将逐渐下降。梗阻持续 12～24 小时时,肾血流量、CFR、肾小管内压力均降低,肾皮质大量区域出现无灌注或低灌注状态。

三、病理

由于病因及病变严重程度不同,病理改变可有显著差异。肉眼见肾增大而质软,剖面可见髓质呈暗红色,皮质肿胀,因缺血而呈苍白色。典型缺血性 AKI 光镜检查见肾小管上皮细胞片状和灶性坏死,从基膜上脱落,小管腔管型堵塞。管型由未受损或变性上皮细胞、细胞碎片、Tamm-Horsfall 黏蛋白和色素组成。缺血性肾损伤时近端小管 S_3 段坏死最为严重,其次为亨利袢升支粗段髓质部分,基底膜常遭破坏。如基底膜完整性存在,则小管上皮细胞可迅速再生,否则上皮不能再生。肾毒性 AKI 形态学变化最明显部位在近端肾小管曲部和直部,小管细胞坏死不如缺血性明显。AIN 病理特征是间质炎症细胞浸润,包括 T 淋巴细胞和单核细胞,偶尔有浆细胞及嗜酸性粒细胞。嗜酸性粒细胞浸润是药物所致 AIN 的重要病理学特征。

四、临床表现

AKI 的临床表现差异大,与病因和所处病程不同阶段有关,包括原发疾病、AKI 所致代谢紊乱及并发症三个方面。

ATN 是肾性 AKI 最常见类型,其临床病程可分为三期:

(一)起始期

患者遭受缺血或毒性物质等打击,但尚未发生明显肾实质损伤。在此阶段,如能及时采取有效措施,常可阻止病情进展,一般持续数小时到数天,常无明显临床症状。

(二)维持期

此阶段肾实质损伤已经形成,GFR 降至 $5\sim10\mathrm{mL}/(\mathrm{min}\cdot1.73\mathrm{m}^2)$ 以下,一般持续 $1\sim2$ 周,也可长达数月。

多数患者由于 GFR 降低引起进行性尿量减少伴氮质血症。尿量$<400\mathrm{mL/d}$ 称为少尿,$<100\mathrm{m/d}$ 称为无尿,尿量始终在 $500\mathrm{mL/d}$ 以上者称为非少尿型 AKI。血清肌酐和尿素氮进行性升高,其升高速度与体内蛋白分解状态有关。不论尿量是否减少,随肾功能减退,临床上出现一系列尿毒症表现,主要是尿毒症毒素潴留(氮质血症)和水、电解质及酸碱平衡紊乱所致。AKI 全身表现包括消化系统症状,如食欲缺乏、恶心、呕吐、腹胀、腹泻等,严重者可发生消化道出血;呼吸系统表现主要是容量过多导致的急性肺水肿和感染;循环系统多由于尿量减少及水钠潴留,出现高血压及心力衰竭、肺水肿表现,因毒素滞留、电解质紊乱、贫血及酸中毒引起心律失常及心肌病变;神经系统受累可出现意识障碍、躁动、谵妄、抽搐、昏迷等尿毒症脑病症状;血液系统受累可有出血倾向及贫血。感染是 AKI 常见而严重的并发症。在 AKI 同时或在疾病发展过程中还可合并多个脏器功能衰竭,死亡率高。

水、电解质和酸碱平衡紊乱主要表现为水过多、代谢性酸中毒、高钾血症、低钠血症、低钙和高磷血症等。水过多常见于水分控制不严格,摄入量或补液量过多,出水量如呕吐、出汗、伤口引流量等估计不准确及液体补充时忽略计算内生水。在少尿期因尿液排钾减少,若同时存在高分解状态,可使细胞内钾大量释放,加之酸中毒使细胞内钾转移至细胞外,可在数小时内发生严重高钾血症。高钾血症可无特征性临床表现,严重者出现房室传导阻滞、窦性静止、室内传导阻滞甚至心室颤动。高钾血症心电图改变可先于高钾临床表现出现,故心电图监测甚为重要。当同时存在低钠、低钙血症或酸中毒时,高钾血症心电图表现更为显著。AKI 时由于肾小管泌酸和重吸收碳酸氢根下降,酸性代谢产物排出减少,致使阴离子间隙增高,血浆碳酸氢根浓度逐日下降,高分解状态时降低更多更快。

(三)恢复期

此阶段小管细胞再生、修复,肾小管完整性恢复,GFR 逐渐恢复正常或接近正常范围。进行性尿量增多是肾功能开始恢复的标志,达 $2.5\mathrm{L/d}$ 或以上称多尿。血清肌酐逐渐下降,但血清肌酐下降较尿量增多滞后数天。多尿期早期,肾脏仍不能充分排出血中氮质代谢产物、钾和磷,故此时仍可发生高钾血症,持续多尿则可发生低钾血症、失水和低钠血症。

根据病因、病情轻重程度、多尿期持续时间、并发症和年龄等因素,AKI 恢复时间可有较大差异。与 GFR 相比,肾小管上皮细胞功能(溶质和水重吸收)恢复相对延迟,常需数个月后才能恢复。部分患者最终遗留不同程度的肾脏结构和功能损害。

五、实验室检查

(一)尿液检查

不同病因所致 AKI 的尿检异常表现不同。肾前性 AKI 时无蛋白尿和血尿,可见少量透明管型。ATN 时可见少量尿蛋白,以小分子蛋白为主;尿沉渣检查可见肾小管上皮细胞、上皮细胞管型和颗粒管型及少许红、白细胞等,但在重金属中毒时常有大量蛋白尿和肉眼血尿。新鲜尿液镜检有助于发现一些具有重要诊断意义的细胞成分,如管型、嗜酸性粒细胞等。因肾小管重吸收功能损害,尿比重降低且较固定,多在 1.015 以下,尿渗透浓度<350mOsm/L。尿与血渗透浓度之比<1.1;尿钠含量增高;滤过钠排泄分数(FE_{Na})常>1%。应注意尿液诊断指标检测须在输液、使用利尿药前进行,否则影响结果。肾小球肾炎所致 AKI 常可见明显蛋白尿和(或)血尿,以变形红细胞为主,FE_{Na}<1%。AIN 时可有少量蛋白尿,以小分子蛋白为主;血尿较少,为非畸形红细胞;可有轻度白细胞尿,药物所致者可见少量嗜酸性粒细胞,当尿液嗜酸性粒细胞占总白细胞比例大于 5% 时,称为嗜酸性粒细胞尿;可有明显肾小管功能障碍的表现,FE_{Na}>1%。肾后性 AKI 尿检异常多不明显,可有轻度蛋白尿、血尿,合并感染时可出现白细胞尿,FE_{Na}<1%。

(二)血液检查

血液检查可有轻度贫血:血清肌酐和尿素氮进行性升高,高分解代谢者升高速度较快,横纹肌溶解者血清肌酐升高更快。缺血性损伤所致 ATN,血清肌酐常在 24~48 小时后升高。不同病因 AKI 患者的血清肌酐通常在 7~10 天内达峰,含碘对比剂所致 AKI,血清肌酐常在 2~3 天内达峰。氨基糖苷类抗生素或顺铂等肾毒性药物所致 ATN,则常在 7—10 天后才发病;血清钾浓度常升高,由于钾离子排泄受损,少尿患者血 K^+ 每日可升高 0.5mmol/(L·d)或更高。此外,低钾血症虽不常见于 AKI,但氨基糖苷类抗生素、顺铂、两性霉素 B 等所致非少尿型 ATN,由于肾小管上皮细胞损伤引起钾离子重吸收功能受损,也可合并低钾血症;血 pH 值和碳酸氢根离子浓度降低。膳食蛋白正常代谢每日可产生 50~100mmol 固定非挥发性酸(主要为硫酸、磷酸),并经由肾脏排泄。AKI 常合并代谢性酸中毒,通常伴有磷酸、硫酸及有机阴离子潴留所致血清阴离子间歇扩大。合并糖尿病、饥饿性酮症酸中毒、广泛组织灌注不足、肝病或脓毒症所致乳酸酸中毒、乙二醇代谢时,氢离子生成增多,碳酸氢根离子每日下降可>2mmol/L;血清钠浓度正常或偏低;血钙降低,血磷升高。

(三)尿路影像学检查

尿路影像学检查有助于急、慢性肾功能减退鉴别,并了解 AKI 病因,首选超声显像。超声显像或 X 线平片发现固缩肾或皮质变薄提示慢性肾功能减退,肾脏增大则提示 AKI 及急性炎症、浸润性病变和梗阻。双肾体积明显不对称应考虑肾大血管疾病。静脉尿路造影在 AKI 时易加重肾损害且显影效果差,应慎用。逆行性造影有助于进一步明确有无尿路梗阻,但并发症较多,应严格掌握适应证。疑有肾动脉栓塞、肾动脉或肾静脉血栓者,可行肾动静脉彩色超声显像、放射性核素检查、CT 或 MRI 肾血管成像,仍不明确者可行肾血管造影。

(四)肾活检

肾活检是 AKI 鉴别诊断的重要手段。在排除肾前性及肾后性病因后,拟诊肾性 AKI 但不能明确病因时,若无禁忌证,应尽早肾活检,以便及早实施针对性治疗,但需注意 AKI 患者即使无全身出血倾向,肾穿刺后仍可发生出血及动静脉瘘等并发症。

六、诊断与鉴别诊断

（一）诊断

根据原发病因、肾功能急性减退（血清肌酐和尿量），结合相应临床表现、实验室与影像学检查，一般不难作出诊断。首先判断患者是否存在肾损伤及其严重程度，是否存在需要紧急处理的严重并发症；其次评估肾损伤发生时间，是否为急性发生及有无基础慢性肾脏病；最后查明 AKI 病因，应仔细甄别每一种可能的 AKI 病因。

既往有关 AKI 诊断标准并不统一。近年来较多采用的是 2002 年美国急性透析质量组（ADQI）制定的 RIFLE 标准和 2005 年 AKI 网络制定的 AKIN 标准。2012 年，改善全球肾脏病预后组织（KDIGO）制定的 AKI 临床实践指南，提出 AKI 临床诊断标准为：48 小时内血清肌酐升高≥0.3mg/dL（≥26.5μmol/L），或者 7 天内血清肌酐较基础值升高≥50%，或者尿量减少［尿量<0.5mL/（kg·h），持续时间≥6 小时］。

需注意单独用尿量改变作为诊断与分期标准时，须考虑影响尿量的其他因素如尿路梗阻、血容量状态及利尿药使用等。而血清肌酐影响因素众多，且敏感性较差，故并非肾损伤最佳标志物。现已发现血液和尿液中某些分子可作为 AKI 早期诊断生物学标志物，如中性粒细胞明胶酶相关脂质运载蛋白（NGAL）、肾损伤分子-1（KIM-1）、血胱抑素 C、白介素 18（IL-18）、肝型脂肪酸结合蛋白（L-FABP）、金属蛋白酶组织抑制因子-2（TIMP-2）和胰岛素样生长因子结合蛋白 7（IGFBP7）等在早期诊断 AKI 中的价值已获得认可。但上述标志物的敏感性和特异性以及临床推广可行性等方面仍有待于进一步验证。

由于目前临床上诊断 AK1 及判断其分期的常用指标血清肌酐、尿量和 GFR 等只在肾功能严重减退时才出现异常，不利于早期诊断。因此，所有 AKI 高危患者尤其是伴有大手术、暴露于肾毒性药物等潜在 AKI 病因时均应密切监测肾功能变化，以及早发现并诊断 AKI。

（二）鉴别诊断

详细询问病史及体格检查有助于寻找 AKI 可能的病因。先筛查肾前性和肾后性因素，再评估可能的肾性 AKI 病因，确定为肾性 AKI 后，尚应鉴别是肾小球、肾血管抑或肾间质病变引起。不同病因、不同病理改变所致 AKI 的早期治疗存在很大差异。系统筛查 AKI 肾前性、肾性、肾后性病因有助于尽早准确诊断及针对性治疗。注意识别慢性肾功能减退基础上的 AKI。

1.是否存在肾功能减退

对 AKI 高危患者应密切监测尿量及血清肌酐。

2.是否存在需要紧急处理的严重并发症

肾功能减退常引起内环境紊乱，严重者可发生猝死，需及时识别。部分患者临床表现隐匿，故对于近期未行生化检查的少尿或无尿患者，初诊需常规进行心脏听诊、心电图及血电解质生化检查，快速评估其是否存在需要紧急处理的并发症如严重高钾血症等。

3.是否为 AKI

肾功能减退患者应明确是急性或慢性，慢性肾脏病各阶段均可出现各种病因导致的急性加重,通过详细病史询问、体格检查和相关实验室及影像学检查可资鉴别。

4.与肾前性少尿鉴别

肾前性氮质血症是 AKI 最常见病因,应详细询问病程中有无引起容量绝对不足或相对不足的诱因,包括出血、大量出汗、呕吐、腹泻、食欲缺乏、严重充血性心力衰竭、利尿药使用不当等。此外,还要注意询问近期有无血管紧张素转换酶抑制药、血管紧张素 Ⅱ 受体拮抗药、非甾体类抗炎药等药物使用史,有无口干等。心力衰竭或肝病患者即使全身容量过负荷,仍可合并肾脏灌注不足。体检时应注意有无容量不足的常见体征,包括心动过速、全身性低血压、直立性低血压(体位变化时舒张压下降>10mmHg)或心动过速(体位变化时心率增加>10/min)、黏膜干燥及皮肤弹性差等。肾前性 AKI 时,实验室检查可见血清肌酐和尿素氮升高,但氮质血症程度一般不严重。值得注意的是,如果细胞外液下降<10%~20%,上述体征常不明显。尿沉渣常无异常改变,尿液浓缩伴尿钠下降,肾衰指数常<1,尿钠排泄分数(FE_{Na})常<1%。肾衰指数及 FE_{Na} 计算公式如下:

$$肾衰指数 = \frac{尿钠}{尿肌酐/血肌酐}$$

$$FE_{Na} = \frac{尿钠/血钠}{尿肌酐/血肌酐} \times 100\%$$

FE_{Na} 有助于判断 AKI 病因。在碱中毒伴尿液中碳酸氢钠含量升高导致尿钠排泄增加时,可采用尿氯排泄分数(FE_{Cl})。服用利尿药的肾前性 AKI 患者,受利尿药利钠作用影响,FE_{Na} 也可>1%,可改用尿尿素排泄分数(FEurea),计算方法与尿钠排泄分数类似,FEurea<35% 提示肾前性 AKI。此外,当尿液中出现过量碳酸氢钠、葡萄糖、甘露醇等无法重吸收溶质时,FE_{Na} 也常>1%。慢性肾病、ATN、梗阻性肾病晚期,FE_{Na}、FEurea 也均不可靠。肾前性 AKI 时,血尿素氮(mg/dL)/血清肌酐(mg/dL)比值常大于 20:1,也有助于鉴别诊断。正常成人或无并发症的慢性肾功能减退者其比值为 10:1。肾后性 AKI 时由于肾小管功能未受损,低尿流速率导致小管重吸收尿素增加,使肾后性少尿时血尿素氮/血清肌酐不成比例增加,可超过(10~15):1,甚至更高。血尿素氮/血清肌酐比值增加还需排除胃肠道出血、糖皮质激素治疗、高分解代谢状态、其他应激伴有的尿素产生增多及肾功能减退蛋白质摄入过多。

精确的容量监测技术目前尚有待完善。临床上怀疑危重病患者容量不足或肾前性少尿时,需要评估患者的液体反应性,评估能否通过补液增加心输出量。可在早期谨慎试用补液试验,即输液(5%葡萄糖 200~250mL)并静脉缓慢注射利尿药(呋塞米 40~100mg),以观察输液后循环系统负荷情况。如果补足血容量后血压恢复正常,尿量增加,则支持肾前性少尿诊断。低血压时间过长,特别是老年患者伴心功能低下时,如补液后无尿量增多,则应怀疑过长时间肾前性氮质血症已过渡为 ATN。

近年来,被动抬腿(PLR)试验在评估危重病患者容量反应性中的作用日益受到重视。PLR 试验相当于自体模拟快速补液,在评价危重病患者容量和预测液体反应性方面,具有可逆性、可重复性、操作简单、无须额外增加容量、不受自主呼吸和心律失常等因素影响等优点,通过将静脉血从下肢和内脏转移到胸腔,一过性、可逆地增加静脉回流,进而增加心脏前负荷,起到快速扩容作用,同时监测循环系统反应,可判断容量状态和预测容量反应性。PLR 试验时将下肢被动抬高 45°,受重力影响,从下肢静脉回流至中心循环的血量将额外增加 150~300mL。PLR 试验前躯干位置包括平卧位和改良半卧位(45°),半卧位 PLR 试验的血流动力学效应较平卧位大,相当于输注 250~450mL 液体,更有利于预测患者容量反应性。对于个体化液体治疗,静态前负荷指标的动态监测仍是最基本手段,但存在扩容相对禁忌时,可尝试 PLR 以评估液体反应性,以降低容量过负荷加重风险。

5.与肾后性 AKI 鉴别

及时发现和解除梗阻可使肾功能迅速改善,长期梗阻则可造成不可逆性肾损伤。对于伴有泌尿系结石、盆腔脏器肿瘤或手术史、突然完全性无尿或间歇性无尿、肾绞痛病史者,更应警惕肾后性 AKI。膀胱导尿兼具诊断和治疗作用。超声显像、X 线摄片等泌尿系影像学检查可资鉴别,但对比剂可加重肾损伤。

6.与肾小球或肾微小血管疾病鉴别

主要依据肾小球疾病病史,临床常表现为 AKI 伴肾炎综合征或肾病综合征,部分患者可有相应的肾外表现(如光过敏、咯血、免疫学指标异常等),蛋白尿常较严重,多>1.5g/d,血尿及管型尿显著,肾功能减退相对缓慢,常需数周,很少完全无尿。常见于重症感染后肾炎、新月体肾炎、重症 IgA 肾炎及其他继发性肾小球疾病,如狼疮性肾炎、ANCA 相关性小血管炎、过敏性紫癜、亚急性感染性心内膜炎等。诊断困难者,应尽早行肾活组织检查。

7.与急性肾间质病变鉴别

主要依据引起 AIN 的病因,如药物过敏或感染史。药物引起者尚有发热、皮疹、关节疼痛、血和尿嗜酸性粒细胞增多等。本病与 ATN 鉴别有时困难,应尽早行肾活组织检查。

8.与双侧急性肾静脉血栓形成和双侧肾动脉栓塞鉴别

若患者原有慢性肾脏病或孤立肾者,则一侧肾脏大血管闭塞也可引起 AKI。急性肾动脉闭塞常见于动脉栓塞、血栓、主动脉夹层分离,偶由大血管炎所致。动脉栓塞常由于动脉造影、血管成形术或主动脉手术过程中主动脉粥样斑块脱落所致。胆固醇栓塞堵塞肾脏中小动脉,引起血管内膜增生、血管壁巨噬细胞浸润和纤维化及血管腔不可逆性闭塞。见于动脉粥样硬化患者接受血管腔内手术、介入、抗凝治疗后,临床表现除 AKI 外尚有皮肤网状青斑、嗜酸性粒细胞升高等,预后较差。心房颤动或心脏附壁血栓也是引起血栓栓塞常见原因,可导致急性肾梗死。急性肾静脉血栓罕见,常发生于成人肾病综合征、肾细胞癌、肾外伤或严重脱水的肾病患者,多伴有下腔静脉血栓形成,常出现下腔静脉阻塞综合征、严重腰痛和血尿。由肾动脉、静脉栓塞或血栓引起的 AKI 患者可完全无尿,有腰痛和腰部压痛,多同时有肺、脑等脏器栓塞,常有发热和外周血白细胞计数升高,可有蛋白尿和血尿,肾血管影像学检查有助于确立诊断。

七、治疗

AKI 的治疗原则是尽早识别并纠正可逆病因,及时采取干预措施避免肾脏受到进一步损伤,维持水、电解质和酸碱平衡,积极防治并发症,适时进行血液净化治疗。充足补液对于肾前性和对比剂肾损伤的防治作用已获肯定,其他药物(如小剂量多巴胺、袢利尿药、甘露醇、心房钠尿肽、非诺多泮及重组人胰岛素样生长因子等)对 AKI 的预防作用未获循证医学证据支持,故目前不推荐应用。所有 AKI 患者均应卧床休息。AKI 少尿期常因急性肺水肿、高钾血症、上消化道出血和并发感染等导致死亡,故治疗重点为调节水、电解质和酸碱平衡,控制氮质潴留,供给适当营养,防治并发症和治疗原发病,并根据肾功能调整药物剂量、用法、剂型或监测药物浓度。肾脏替代疗法(RRT)是 AKI 治疗重要组成部分。

(一)尽早纠正可逆病因

对于各种严重外伤、急性失血、心力衰竭、休克等都应积极治疗,包括扩容、纠正血容量不足、纠正休克性感染及腹腔内高压等。肾前性 AKI 早期需积极恢复有效血容量,包括静脉补液、降低后负荷以改善心输出量、调节外周血管阻力至正常范围。确保容量充分是任何治疗策略的基础。但 AKI 时如何确定最佳补液量较困难。既往有充血性心力衰竭史者,容量复苏时更需注意补液速度。容量复苏时补液选择需考虑丢失液体种类及继发的电解质、酸碱紊乱,临床上常用等张电解质溶液,无乳酸酸中毒者首选乳酸钠林格液等平衡盐液,出血性休克可输注少浆血。由于潜在肾毒性,应慎用人工胶体液如羟乙基淀粉、明胶和右旋糖酐等。脓毒性休克在早期复苏阶段及随后血管内容量扩充阶段,当需要大量晶体溶液时,可额外补充白蛋白。生理盐水等富含氯离子液体可通过刺激管-球反馈减少肾脏血流,使用需谨慎。

及时停用影响肾血流灌注或肾毒性的药物。前列腺肥大引起的肾后性 AKI 应及时通过膀胱留置导尿予以纠正。

(二)早期干预治疗

在 AKI 起始期及时干预治疗能最大限度地减轻肾脏损伤,促进肾功能恢复。临床上怀疑 AKI 时,应尽早请肾科医师会诊,以获得及时、妥当的处理。肾前性 AKI 必须尽快纠正肾前性因素。存在尿路梗阻时,则需及时解除梗阻。

肾性 AKI 常病情复杂,治疗困难。肾小球肾炎或小血管炎所致 AKI,常需使用糖皮质激素和(或)免疫抑制剂治疗。临床上怀疑 AIN 患者必须尽早明确并停用可疑药物,确诊为药物所致者,如无禁忌证,应及时给予糖皮质激素治疗,起始剂量为甲泼尼龙 250~500mg/d 静脉滴注,3~4 天后改为 2mg/(kg·d)口服,8~12 周内逐渐减量至停药。骨髓瘤肾病所致 AKI 患者可予硼替佐米等化疗药物促使骨髓瘤细胞凋亡,血浆置换清除游离轻链,而高截留量膜血液透析疗效则有待进一步验证。

重组尿酸氧化酶拉布立酶(0.05~0.2mg/kg)可通过催化尿酸降解,预防和治疗肿瘤溶解综合征及其所致 AKI。氨磷汀可减轻顺铂肾毒性.N-乙酰半胱氨酸早期(24 小时内)给药有助于减轻对乙酰氨基酚所致肾损伤,二巯基丙醇可防止重金属所致肾毒性,甲吡唑可抑制乙二醇生成毒性代谢产物,继而防止 AKI 发生。

(三)饮食及营养支持

维持机体营养状况和正常代谢,有助于损伤细胞修复和再生,提高存活率。优先通过胃肠道提供营养,重症 AKI 患者常胃肠道症状明显,可先从胃肠道补充部分营养让患者胃肠道适应,然后逐渐增加热量。酌情限制水分、钠盐和钾盐摄入。AKI 任何阶段总能量摄入应为20~30kcal/(kg·d),能量供给包括碳水化合物 3~5g(最高 7g)/kg、脂肪 0.8~1.0g/kg。无须仅为了避免或延迟开始 RRT 而限制蛋白质摄入,非高分解代谢、无须 RRT 的 AKI 患者蛋白质或氨基酸摄入量 0.8～1.0g/(kg·d),接受 RRT 者蛋白质或氨基酸摄入量 1.0～1.5g/(kg·d),接受连续性肾脏替代疗法(CRRT)及高分解代谢患者蛋白质或氨基酸摄入量最高可达 1.7g/(kg·d)。氨基酸的补充应包括必需和非必需氨基酸。静脉补充脂肪乳剂以中、长链混合液为宜。无高分解代谢状态患者,治疗数日后常见血钾、血磷降低,应适当补充。长时间肠外营养支持者需适时使用含谷氨酰胺的肠内营养剂。营养支持总量与成分要根据临床情况增减,以争取最佳治疗效果。危重病患者的胰岛素治疗靶目标为血浆葡萄糖 6.1～8.3mmol/L (110～149mg/dL)。

(四)并发症治疗

1.容量过负荷

对 AKI 预后产生不良影响。少尿期患者应严密观察每日出、入液量及体重变化。每日补液量应为显性失液量加上非显性失液量减去内生水量。非显性失液量和内生水量估计有困难时,每日进液量可大致按前一日尿量加 500mL 计算,但需注意有无血容量不足。肾脏替代治疗时补液量适当放宽。发热患者只要体重不增加可适当增加人液量,补液量合适的观察指标包括:①皮下无脱水或水肿现象;②每日体重不增加。若增加超过 0.5kg 或以上,提示体液过多;③血清钠浓度正常。若偏低且无失盐基础,提示体液潴留可能;④中心静脉压在 6～10cmH$_2$O 之间。若高于 12cmH$_2$O,提示容量过多;⑤胸部 X 片心血管影正常。若显示肺充血征象,提示体液潴留;⑥心率、血压、呼吸频率正常。心率快、血压升高、呼吸频速,若无感染征象,应怀疑体液过多。ATN 少尿患者在病程早期且合并容量过负荷时,可谨慎短期试用利尿药,以连续静脉滴注或缓慢推注为宜,呋塞米剂量以 40～200mg 为妥。利尿无反应且有透析指征时应早期透析。甘露醇作为渗透性利尿药可用于挤压伤病例的强制性利尿,但确诊为 ATN 的少尿或无尿患者应停用甘露醇,以免血容量过多,诱发心力衰竭和肺水肿。

2.高钾血症

是临床危急情况,血钾超过 6.5mmol/L。心电图表现为 QRS 波增宽等明显异常时,应予以紧急处理,以血液透析或腹膜透析最为有效(腹透 2L/h,可交换 5mmol 钾离子),其他包括:①停用钾:停用一切含钾的药物、食物,避免输库存血。此外,还应清除机体坏死组织。②对抗钾:10%葡萄糖酸钙 10mL 静脉注射,以拮抗钾离子对心肌毒性作用(1～3 分钟起效,作用持续 30～60 分钟)。③转移钾:伴代谢性酸中毒者可予 5%碳酸氢钠 250mL 静脉滴注(5～10 分钟起效,作用持续至滴完 2 小时),可通过 H$^+$-Na$^+$ 交换促使钾离子转移至细胞内;50%葡萄糖液 50～100mL 加胰岛素 6～12U 静脉注射或 10%葡萄糖液 500mL 加胰岛素 10U 静脉滴注(静脉滴注＞60 分钟),可促使葡萄糖和钾离子转移至细胞内合成糖原(血钾可下降 0.5～1.2mmol/L,10～20 分钟起效,30～60 分钟达到高峰,作用持续 4～6 小时)。④清除钾:阳离子交换树脂,通过离子交换作用,增加粪便钾离子排泄。聚苯乙烯磺酸钠 15～30g 溶于水或 70%山梨糖醇溶液(用于避免便秘),每日 1～4 次或 30～50g 树脂溶于 100mL 水后保留灌肠,每 6 小时一次。1g 聚苯乙烯磺酸钠可置换约 110～135mg 钾离子,聚苯乙烯磺酸钠 15g、30g、45g 和 60g 可分别降低血钾约 0.82、0.95、1.11 和 1.4mmol/L。聚苯乙烯磺酸钙降血钾存在剂量效应关系,1g 聚苯乙烯磺酸钙可置换约 53～71mg 钾离子,5g/d 的剂量服用可降低血钾 0.67mmol/L,10g/d 可降低 1.06mmol/L,15g/d 可降低 1.33mmol/L。由于离子交换树脂作用较慢,故不能作为紧急降低血钾的治疗措施,对预防和治疗轻度高钾血症有效。非少尿患者还可应用袢利尿剂,作用于亨氏袢升支,促使肾脏排钾。静脉缓慢推注呋塞米 40~160mg 或托拉塞米 20~80mg,30~60 分钟起效,作用持续 4~6 小时。

3.代谢性酸中毒

高分解代谢患者代谢性酸中毒发生早,程度严重,可加重高钾血症,应及时治疗。当血浆实际碳酸氢根低于 15mmol/L,应予 5% 碳酸氢钠 100~250mL 静脉滴注,根据心脏功能控制滴速,并动态监测血气分析。严重酸中毒,如 HCO_3^-<12mmol/L 或动脉血 pH<7.15~7.2 时,应立即开始透析。

4.急性左心衰竭

药物治疗以扩血管为主,减轻心脏后负荷。AKI 并发心力衰竭时对利尿药和洋地黄制剂疗效差,再加肾脏排泄减少及合并电解质紊乱,易发生洋地黄中毒。通过透析清除水分,治疗容量过负荷所致心力衰竭最为有效。

5.感染

是 AKI 常见并发症及少尿期主要死因。多为肺部、尿路、胆道等部位感染和败血症,应尽早根据细菌培养和药物敏感试验合理选用对肾脏无毒性抗生素,并注意调整药物剂量。

(五)肾脏替代疗法

AKI 时由于肾功能在短时间内快速减退,机体无法产生足够代偿反应,因此 RRT 指征与终末期肾病时有很大区别。例如在严重创伤、多器官功能障碍复苏时,常通过大量补液维持循环稳定,复苏成功后则常需要应用 RRT 来清除过多液体,而此时患者体内尿素氮可能并没有明显升高。又如在全身性炎症反应综合征、急性呼吸窘迫综合征、多脏器功能障碍综合征时,机体内有大量炎症物质,一方面引起各脏器损害,另一方面引起病情的恶性循环和不断加重。此时一些新的 RRT 技术可以部分清除炎症介质,对病情控制有一定的帮助。从这个角度看,RRT 目的不是传统意义上"肾脏代替",而是一种"肾脏支持"。

1.指征

①"肾脏支持"指征:营养支持;充血性心力衰竭时清除过多体液;脓毒血症时清除炎症介质;肿瘤化疗时清除由于肿瘤细胞坏死产生的大量代谢产物;急性呼吸窘迫综合征时减轻肺水肿和清除部分炎症介质;多脏器功能障碍综合征时容量控制和清除炎症介质;纠正严重钠失衡(Na^+>160mmol/L 或<115mmol/L);持续高热,T>39.5℃或持续低温时控制体温;药物过量,且药物可被透析清除。"肾脏支持"主要用于那些原发病重,估计肾功能下降较快且短时间内不能恢复的患者。②"肾脏替代"指征:当出现威胁生命的严重并发症时应紧急透析,如严重高钾血症,K^+≥6.5mmol/L 或已经出现严重心律失常;急性肺水肿且利尿效果不满意;严重代谢性酸中毒,动脉血 pH≤7.2,且由于急性左心衰竭和体液容量过多不能给予足量碱剂时。

2.模式

AKI 时 RRT 主要包括借助体外循环的血液透析或血液滤过等,以及无须体外循环的腹膜透析(PD)。前者根据单次治疗持续时间分为间歇性肾脏替代治疗(IRRT)、CRRT 及介于两者之间的延长 IRRT。方法的选择应综合考虑患者病情、医护人员对技术的掌握程度和当地医疗资源等多方面因素,以安全、有效、简便、经济为原则,并根据患者病情变化及时调整治疗模式。CRRT 的优势是血流动力学的稳定性,故血流动力学严重不稳定,同时合并急性肝损伤、急性脑损伤的 AKI 患者,可选择 CRRT。IRRT 主要优势是治疗灵活性、安全性、可操作性及经济性,尤其适用于需要快速平稳纠正的危急情况如严重高钾血症等。而延长的 IRRT(如持续低效每日透析等)兼具 CRRT 和 IRRT 两者优点,近年来临床应用日益增多。

对于危重 AKI 患者,其 RRT 持续时间主要取决于需要清除的总量(溶质和水分)和可能达到的清除速度两者间的平衡,当存在高分解代谢、严重电解质或酸碱紊乱(高钾血症、代谢性酸中毒等)、严重容量过负荷或需要大量补液、严重脓毒症时,提示需要清除的溶质和(或)水分总量增加,可酌情延长 RRT 持续时间;而当患者内环境紊乱程度较轻时,需要清除的总量减少,可适当缩短 RRT 持续时间。RRT 可能达到的清除速度则分为技术速度和耐受速度,技术速度受血流量、透析液/置换液流量、透析器/滤器清除效能等因素影响,而耐受速度受患者心血管功能、能耐受的高钾血症或代谢性酸中毒纠正速度等影响。此外,RRT 实际治疗时间还受人力、费用、长时间抗凝后出血风险等因素制约。

与血液透析相比,PD 优点是具有更好的安全性和易操作性,但对水和溶质清除可能不足,还可导致严重高糖血症和蛋白质丢失。由于价格较便宜,且不需要使用抗凝药,所以在发展中国家和地区,PD 仍是治疗 AKI 常用方法。此外,在某些临床情况下,PD 治疗有一定优势,如心、胸、血管等手术后并发 AKI,患者常有低血压等血流动力学不稳定情况,且术后早期不宜全身抗凝,施行 IRRT 和 CRRT 均有一定困难,可首选 PD 或先施行 PD 作为过渡,条件成熟时转为 IRRT 或 CRRT 治疗。

3.剂量

由于现有循证医学证据并不支持高剂量的强化肾脏支持疗法较低剂量肾脏替代治疗更具优势.2012 年 KDIGO 制定的 AKI 临床实践指南建议,AKI 患者接受间断或延长 RRT 时每周单室尿素清除指数(spKt/V)应达到 3.9,接受 CRRT 时透析液+滤出液的总量应达到 $20 \sim 25 mL/(kg \cdot h)$。考虑到处方剂量与实际剂量差异,RRT 处方剂量可增加 25%,以 $30 \sim 35 mL/(kg \cdot h)$ 为妥。对于严重感染、高分解代谢状态的患者,可考虑适当增加剂量。

4.开始及终止时机

AKI 患者存在危及生命的水、电解质及酸碱紊乱时,应紧急开始 RRT。此外,不应仅根据血尿素氮、血清肌酐阈值决定是否开始 RRT,而应综合考虑整体病情,是否存在可通过 RRT 改善的异常,尤其需关注病情包括实验室检查结果的变化趋势,预测容量过负荷或内环境紊乱将进行性加重,保守治疗可能无效时,应适当提早开始 RRT。AKI 不同临床分期均只是 RRT 开始的相对指征,是否开始 RRT 还需综合考虑下列因素,包括基础肾功能、AKI 基础病因的严重程度及持续时间、AKI 病情进展速度及可能的发展趋势、基础疾病严重程度、合并症及并发症严重程度、容量负荷及血流动力学状态、出血及其他 RRT 相关风险等。

由于 AKI 是涉及多种病因的临床综合征,不同亚型 AKI 及不同临床状况可能对 RRT 的要求不同,所需的 RRT 时机、剂量及模式也不尽相同。因此,对危重 AKI 患者的肾脏替代治疗应该采取早期目标导向的个体化肾脏替代疗法理念,即针对不同 AKI 病因、不同并发症、合并症和其他临床具体情况,首先明确患者治疗需求,确定 RRT 具体治疗靶目标,然后根据治疗靶目标决定 RRT 的时机、剂量、模式及抗凝方案,并在治疗期间依据疗效进行动态调整,实行个体化的早期目标导向 RRT。

AKI 后肾功能逐步恢复,可酌情下调肾脏替代治疗强度,肾功能恢复至能满足机体溶质和水清除需求,预估停止 RRT 后病情不再恶化,可考虑终止 RRT。但不宜通过利尿剂促进肾功能恢复,以求减少肾脏替代治疗时间和频率。

提示终止 RRT 的指征包括:①肾功能明显恢复,尿量≥1000mL/24h,出入液量平衡,无相对尿量不足。血清肌酐≤3mg/dL(267μmol/L),或肌酐清除率>20mL/min,或血肌酐恢复至基础水平。②电解质紊乱、酸碱失衡得到有效控制。③肾损伤病因包括原发疾病得到控制,预计肾功能不再恶化。④肾脏外脏器功能无严重受损等。

(六)恢复期治疗

在 AKI 恢复期早期,威胁生命的并发症依然存在。治疗重点仍为维持水、电解质和酸碱平衡,控制氮质血症,治疗原发病和防止各种并发症。恢复期早期即使尿量每日超过2500mL,尿素氮仍可继续上升。故已施行 RRT 者,仍应继续 RRT,直至血清肌酐稳定降至265μmol/L 以下。临床一般情况明显改善者可暂停 RRT 观察,病情稳定后停止 RRT。部分ATN 病例多尿期持续较长,补液量应逐渐减少(比出量每天少 500~1000mL),尽量经胃肠道补充,以缩短多尿期。不能起床的患者,尤应注意防止肺部感染和尿路感染。对 AKI 存活患者需按照慢性肾脏病相关诊治指南要求长期随访治疗。

八、预后

AKI 预后与原发病、合并症、年龄、肾功能损害严重程度、诊断治疗是否及时、有无多脏器功能障碍和并发症等有关。随着 RRT 广泛开展,直接死于肾衰竭的病例显著减少,而主要死于原发病和并发症,尤其是肾外脏器功能衰竭,多见于严重创伤、大面积烧伤,大手术等外科病因和脓毒症所致 AKI 患者。存活患者约 50%遗留永久性肾功能减退,主要见于原发病严重、原有慢性肾脏疾病、高龄、病情重笃或诊断治疗不及时者,部分需要终身透析。

九、预防

AKI 发病率及死亡率居高不下,预防极为重要。由于 AKI 散在分布于临床各科,多学科协作对于提升 AKI 防治效率极为重要。积极治疗原发病,及时发现导致 AKI 的危险因素并加以去除,是 AKI 预防的关键。AKI 防治应遵循分期处理原则:高危患者即将或已伴有潜在AKI 病因时,应酌情采取针对性预防措施,并需动态监测肾功能变化,AKI 早期应及时纠正病因并予对症支持治疗,预计 AKI 病情将进行性加重,则权衡利弊适当提早开始 RRT。

AKI 发病高危因素包括既往有慢性肾脏病史、老年人、糖尿病、高血压、肾病综合征、冠心病、周围血管疾病、心力衰竭、肝功能衰竭、存在绝对或相对有效血容量不足、同时存在多种肾损伤病因等。高危患者需根据临床具体情况,酌情采取下列预防措施:

(一)及时维持血流动力学稳定

每日评估患者容量及血流动力学状态,及时纠正有效血容量不足以避免肾脏低灌注;出血性休克扩容治疗首选补充等张晶体溶液而非人工胶体溶液;血管源性休克在扩容同时适当使用缩血管升压药物;腹腔室隔综合征患者及时纠正腹腔内高压;高危患者在围术期或发生脓毒性休克期间应设定血流动力学及氧合参数的靶目标值。

（二）药物肾毒性的防治

仔细评估高危患者暴露于肾毒性药物或诊断、治疗性操作的必要性,尽量避免使用氨基糖苷类药物、非甾体类抗炎药物、造影剂等肾毒性药物。必须使用上述药物时。在保证疗效的同时应注意降低肾毒性,如密切监测氨基糖苷类抗生素、钙神经蛋白抑制剂血药浓度,氨基糖苷类药物采用每日单次给药代替每日多次给药,或局部用药代替静脉用药,应用两性霉素 B 的脂质制剂、唑类或棘白菌素抗真菌药物代替两性霉素 B 传统剂型等;尽可能使用最低剂量、等渗或低渗的造影剂,或改用其他影像学检查方法。充足补液对于肾前性和造影剂肾损伤防治作用已获肯定。N-乙酰半胱氨酸、还原型谷胱甘肽、静脉输注碳酸氢盐溶液等可能对造影剂肾病有预防作用。住院高危患者分别在使用造影剂术前和术后予等张氯化钠溶液 $1mL/(kg \cdot h)$ 静滴 $6 \sim 12$ 小时,门诊高危患者等张氯化钠溶液 $3mL/(kg \cdot h)$ 术前静滴 1 小时,术后 $6mL/(kg \cdot h)$ 静滴 $4 \sim 6$ 小时。

当天可静脉予以水化(生理盐水 500mL)＋碱化(5％碳酸氢钠溶液 250mL)＋还原型谷胱甘肽(1.2g)以预防造影剂肾病。

（三）围生期

重度缺氧的高危新生儿,可予单剂量茶碱($1 \sim 5mg/kg$)以预防 AKI。

第二节　急性肾损伤的病理生理学和病因学

一、定义

急性肾损伤是以肾小球滤过率(GFR)急剧下降导致含氮代谢产物及其他尿毒症毒素清除减少为特征的一组临床综合征。临床可表现为血尿素氮(BUN)及血清肌酐(Scr)水平升高、水电解质和酸碱平衡失调及全身各系统症状,常伴有少尿($<400mL/24h$ 或 $17mL/h$)或无尿($<100mL/24h$)。急性肾损伤以往被称为急性肾衰竭(ARF),但近年来这一概念逐渐被 AKI 所代替。2005 年,由国际肾脏病学会(ISN)、美国肾脏病学会(ASN)、美国肾脏病基金会(NKF)及急诊医学专业的全球专家共同组成的专家组,将 ARF 更名为 AKI,以强调对这一综合征早期诊断、早期治疗的重要性。

尽管 AKI 概念明确,但国内并无明确统一的定义及诊断标准。过去对急性肾衰竭的定义使用较多的是改善急性肾脏疾病治疗计划(PICARD)研究小组使用的定义,即当基线血清肌酐(Scr)低于 1.5mg/dL($132\mu mol/L$)时,Scr 上升 $\geq 0.5mg/dL$($44\mu mol/L$),反映新发 AKI;当基线 Scr 介于 1.5mg/dL($132\mu mol/L$)$\sim$5.0mg/dL($440\mu mol/L$)时,Scr 上升 $\geq 1.0mg/dL$($88\mu mol/L$),反映了慢性肾脏病基础上的 AKI。2002 年,急性透析质量建议(ADQI)研究组提出的急性肾衰竭的定义和分期,也称为 RIFlE 标准:通过风险、损伤、衰竭、丧失和终末期肾衰竭(ESRD)五个阶段来进行分期。具体定义为肾功能在 48 小时内急剧下降,表现为 Scr 上升＞0.3mg/dL(26.4μmol/L)或 Scr 增加≥50%(达到基线水平 Scr 的 1.5 倍),或尿量减少＜0.5mL/(kg·h)持续时间超过 6 小时。由于该标准未考虑到年龄、性别、种族等因素对 Scr 的影响,故存在一定局限性。2005 年急性肾脏损害网络(AKIN)在 ADQI 提出的 RIFLE 分级诊断标准基础上,制定了新的 AKI 共识,将 AKI 定义为:肾脏功能或结构方面异常(包括血、尿、组织检测或影像学方面的肾损伤标志物异常),时间不超过 3 个月。AKIN 共识仍然使用 RIFLE 分级诊断标准,但只保留前 3 个急性病变期,分别对应 RIFLE 标准的 risk、injury 和 failure 期。AKIN 共识去掉了 L 和 E 两个级别,因为这与 AKI 的严重性无关,属于预后判断;并且强调了 Scr 的动态变化,为临床上早期干预 AKI 提供了可行性。2012 年 3 月,KDIGO 急性肾损伤指南中提出了迄今最新的关于 AKI 的诊断标准,即 48 小时内血清肌酐升高≥0.3mg/dL(26.4μmol/L)或血肌酐上升至基础水平的 1.5 倍及以上,且明确或经推断上述情况发生在 7 天以内;或尿量＜0.5mL/(kg·h),持续时间≥6 小时。该标准依据血清肌酐和尿量的变化对 AKI 进行分期。另外,KDIGO 在该 AKI 指南中,提出了 AKD 的概念,符合下述任何条件者即可被诊断为 AKD:①符合 AKI 标准。②3 个月内 GFR 下降超过 35% 或 Scr 升高超过 50%。③3 个月内 GFR 下降至 60mL/(min·1.73m²)以下。④肾脏损伤时间短于 3 个月。需要指出的是,AKI 是一组临床综合征,不同病因和不同临床情况下的 AKI 是否适用上述 KDICO 的指南,尚需大量临床研究进一步验证。

需要注意的是,应用 Scr 作为急性肾损伤的标志物时应谨慎分析患者的具体情况。因为在 AKI 早期,GFR 下降可由双肾残存的代偿功能及近曲肾小管上皮细胞排泌肌酐增强所代偿,因此,Scr 上升的程度较小、而肌酐清除率却可表现出较实际水平高(引起低估实际 GFR 损伤程度)。当 GFR 下降约 50% 之后,Scr 水平才开始超过正常范围,此后 Scr 水平的变化才能较好地反映 GFR 的损害。一般来讲,GFR 下降 1/2 时 Scr 倍增(RIFLE 的损伤阶段);而 Scr 达到 530～707μmol/L(6～8mg/dL)时 GFR 大约在 10mL/min 左右。另一方面,应注意 Scr 值是由产生、分布及肾脏排泄三个因素决定的。发生 AKI 时,肌酐不仅排泄受限,其产生及分布情况也是不稳定的,从而直接影响最终的 Scr 值:衰弱或老年 AKI 患者的 Scr 水平不能反映 GFR 损伤的严重程度,例如一位老年女性患者血肌酐为 265μmol/L(3.0mg/dL)时,其 CFR 可以为 16mL/min,而若是一位青年男性患者,其 GFR 值可为 35mL/min。在原有慢性肾脏病基础上发生 AKI 的患者中,其 Scr 上升程度常较 CFR 下降程度更明显,这可能与肾小管上皮细胞代偿性排泄肌酐的能力下降有关。血尿素氮在 AKI 的诊断中有一定参考意义,但不能单独作为诊断依据。通常,血尿素氮与肌酐比值大约是 15∶1。但是,急性肾损伤伴高分解状态(严重感染、高热、应用糖皮质激素或化疗药物等)或大量蛋白质摄入时血尿素氮的数值不成比例地升高,比值可＞15∶1;血容量不足、心搏出量下降等导致的肾前性 AKI 或梗阻性肾病引起的肾后性 AKI 均可通过肝脏摄取精氨酸及通过加快精氨酸酶的分解代谢,而使尿素生成增多及排泄下降而使得比值＞15∶1。而严重肝病、蛋白质营养不良可引起尿素生产减少致使比值＜15∶1;横纹肌溶解引起的 AKI 则因 Scr 大幅度上升引起比值＜15∶1。

单纯通过 Scr 值及其动态改变来判断 AKI 时肾小球滤过功能的变化,并不是灵敏度高且准确可靠的满意指标，探寻其他生物学指标是非常重要的研究方向。近年来，应用血清胱抑素C作为肾小球滤过功能的标志物已引起人们极大的关注。胱抑素C是半胱氨酸蛋白酶抑制剂，它由体内有核细胞以稳定速率产生，大小为13kD，可经肾小球自由滤过，并且通过肾小管摄取、分解，但肾小管不会重吸收和分泌胱抑素C。有关血清胱抑素C在评价GFR中作用的初步研究提示血清胱抑素C较Scr升高可早出现1～2天，尿的胱抑素C排出率是用来判断是否需行肾脏替代治疗的满意指标。因此血清胱抑素C有望作为急性肾损伤早期诊断的指标。

对于肾小管损伤时通过尿液排出的上皮细胞损伤产物能否作为急性肾小管坏死（ATN）的早期临床指标尚无定论，但近年来有关这方面的研究很多，且取得了一定进展。如肾损伤分子-1（KIM-1）是受损近曲小管上皮细胞表达的一种黏附因子，于缺血性肾损伤时从尿中排出；富含半胱氨酸的肝素结合蛋白（Cyr61）于近端肾小管直部合成，尿中Cyr61含量升高也是肾小管缺血性损伤的早期生物学标志；中性粒细胞明胶酶相关蛋白（NCAL）是一种调控肾小管上皮细胞凋亡的蛋白分子，分子大小为25kD，在肾缺血及顺铂引起肾损害时在肾组织及尿液中表达上调并从尿中排出。近年研究还发现，炎症因子白介素-18（IL-18）在肾小管损伤时表达上调，发生ATN时血清及尿液中浓度明显上升。一组对急性呼吸衰竭综合征患者的前瞻性观察研究发现，尿液IL-18可作为急性肾损伤及死亡的早期预测指标。钠/氢交换蛋白3（NHE3）位于近曲小管及袢升支厚壁段的腔面，与钠重吸收有关，在正常人尿液中不能检测到。但在缺血性肾小管坏死、肾后性急性肾损伤患者尿液中可检测到，且浓度随病情严重程度而增高。谷胱甘肽-硫-转移酶（GST）存在于近曲小管（α型）及远曲小管（π型），可能与多种引起急性肾损伤的疾病诊断与鉴别有关。其他还有一些反映肾移植后急性排斥反应的尿特殊蛋白成分。总之，尿液中可作为AKI理想的生物学指标应具有临床上应用方便、易于检测的特点，能准确并且及早地提示肾脏损害并反映病情严重程度的变化及治疗效果。近年来人们已开始就此进行积极的探索，上述已被报道的分子作为肾小管损伤的临床诊断意义仍有待于进一步验证。

二、病因

AKI可由众多病因引起，根据病因可分为肾前性、肾性及肾后性三类。但上述分类不是绝对的，如肾前性急性肾损伤和缺血性急性肾小管坏死（肾实质性急性肾损伤）可相继发生在一个连续的病理生理过程中，当严重或持续的肾脏血流低灌注时肾小管上皮细胞发生严重的损伤，即使纠正了低灌注也难以改善这些病变，临床上就是急性肾小管坏死。值得注意的是，同一致病因素可以引起不同类型的急性肾损伤。一些药物（如非甾体类消炎药）既可能引起肾前性、又可能引起肾实质性急性过敏性间质性肾炎；利尿剂既可引起急性过敏性间质性肾炎、又可因过度利尿导致血容量不足，造成肾前性肾损伤；抗肿瘤药物可引起急性肾小管坏死、溶血性尿毒症综合征，又常因溶瘤综合征时高尿酸血症、高钙血症等导致肾内梗阻。急性肾损伤常常是综合因素联合致病，有时临床上难以区分肾前性、肾性（及其中的任何一种病因）及肾后性因素。所有类型的急性肾小球肾炎可以表现为AKI，肾间质急性炎症及占位性病变也可表现为AKI（如药物性、感染、自身免疫性疾病、白血病、淋巴瘤、结节病等）。在院内，大多数

AKI 为肾前性 AKI 及急性肾小管坏死（ATN），通常是在慢性肾脏病（CKD）的基础上继发出现 AKI，称为"慢性肾脏病急性加重"。"肾小管坏死"这一术语是不准确的，因为病变并不仅限于肾小管，且在人 ATN 中真正的细胞坏死是很少的。然而，在临床上"急性肾小管坏死"这一术语很常用。更让人容易混淆的是，在文献中，"急性肾小管坏死""急性肾衰竭"及"急性肾损伤"这三个术语常互相替换使用。在合适的临床环境中，"急性肾小管坏死"一词应被用于以下情形的 AKI，在该 AKI 中，肾活检（若行肾活检）示特征性的肾小管细胞损伤改变，患者发现有肾小管损伤（如尿沉渣中有肾小管上皮细胞）。

（一）肾前性急性肾损伤的病理生理学

正常情况下机体对肾血流量在相当程度中的变动仍可维持稳定的肾小球滤过率，即肾脏的自身调节现象。在肾脏血流灌注下降超过自身调节的范围引起肾脏缺血、缺氧及肾小球滤过功能下降时，即出现肾前性急性肾损伤。在肾灌注受损的情况下，肾小管功能通常是正常的，肾脏重吸收水、钠增多，在不使用袢利尿剂的情况下，尿检常表现为尿钠减少（<20mmol/L），尿液浓缩（尿渗透压>500mOsm/kg）。肾灌注明显下降可能使肾脏自身调节机制受损，导致 GFR 急剧下降。肾灌注、肾小球滤过压、GFR 通过入球小动脉舒张（由舒张血管的类花生酸所介导）及出球小动脉收缩（由血管紧张素 II 所介导）共同维持。在这种前提下，减弱入球小动脉扩张（如 NSAIDs）或出球小动脉收缩（如 ACE 抑制剂及 ARBs）的药物均有可能导致 AKI。传统的肾前性致病因素已得到普遍的公认，如各种原因引起的血容量下降（胃肠道丢失、皮肤丢失、尿液丢失或体液向第三体腔重新分布）或心搏出量下降引起的对整个肾脏供血下降等。近年的一项荟萃分析表明，直立体位每分钟心率增快>30 次/分或收缩压下降>20mmHg 或舒张压下降>10mmHg、腋下干燥、口腔黏膜干燥、舌面纵行沟纹均是血容量不足的体检指征。而皮肤弹性下降、毛细血管再充盈减慢不是有用的指征。由于严重心力衰竭，心排出量下降引起的肾功能下降，称之为心肾综合征。应用 ACE 抑制剂、NSAIDs 或利尿剂后易发生。

对于肾脏（主要是肾小球）血管收缩、扩张调节失衡引起的肾脏血液供应下降导致的急性肾损伤应引起特别重视。肾小球血流受入球小动脉及出球小动脉两者流量的动态平衡所控制，从而影响滤过压及下游肾单位的血液供应。临床上，应用血管紧张素抑制药物（包括 ACE 抑制剂、血管紧张素受体 I 阻滞剂）后可引起肾小球滤过率下降，重者可达到急性肾损害程度。这种影响在原有疾病存在着高肾素、高血管紧张素状态时，如严重水肿、严重容量不足或原有慢性肾脏病、重度肾动脉狭窄、慢性心衰时，更为突出。非甾体类消炎药（NSAIDs）可选择性地阻断花生四烯酸的合成，导致具有扩血管活性的前列腺素合成减少，从而抑制入球小动脉扩张，引起肾小球滤过率下降，重者出现急性肾损害。当患者出现容量不足（特别是强利尿后）、低蛋白血症水肿、慢性肾脏病、NSAIDs 与 ACE 抑制剂合用时，老年患者均更易出现此不良反应。上述药物相关的急性肾损伤在及时停药后大部分患者肾功能可以恢复。失血性休克、革兰阴性杆菌败血症等重危病情时，肾脏调节入球小动脉收缩的多种因子发生变化，如交感神经张力上升，去甲肾上腺素、血管紧张素 II、内皮素、脂质来源介质（血栓素、白三烯、PGF2α 样复合物）等分泌增加，使入球小动脉收缩，也是引起肾前性急性肾损伤的重要因素。

另一类与治疗用药有关的不常见肾前性急性肾损伤是由血浆胶体渗透压过高引起的渗透性肾病。常见于过度应用甘露醇、右旋糖酐、蛋白制剂（如大剂量免疫球蛋白），淀粉代血浆、菊糖、甘油、明胶等,导致肾小球血液胶体渗透压增加,甚至超过肾小球毛细血管静水压,使肾小球滤过过程停止,引起无尿型急性肾损伤。对于神经科常用的治疗用药——甘露醇,建议用药前后应该密切监测血浆渗透压,使得用药后血浆渗透压<350mOsm/(kg·h$_2$O)或用药前后差值<55mOsm/(kg·H$_2$O)。具体用量不超过100～200g/d(20%甘露醇250mL,每8小时一次)。并应对应用甘露醇的老年、糖尿病肾病、合并用其他肾毒性药物等高危患者监测尿量、Scr及尿小分子蛋白。

如果导致肾脏灌注不足的肾外因素能迅速逆转,肾前性急性肾损伤可以得到纠正。如果在功能性肾前性 AKI 阶段不能恢复肾脏血流,最终将会导致缺血性 ATN 及肾小管细胞损伤。

(二)肾后性急性肾损伤

肾后性急性肾损伤是急性肾损伤中较少见的病因,国内、外的资料大约在 10% 以下。但当出现急性肾损伤时,应首先排除梗阻性因素,因为大部分肾后性梗阻可以经过干预后永久或暂时解除、从而使肾功能好转甚至使肾功能完全恢复。肾后性梗阻可被分为肾小管内梗阻或称肾内梗阻及肾外梗阻两种类型。

1.肾内梗阻

肾内梗阻随着各种治疗措施的进展而日趋多见,其防治更应引起重视。如白血病、淋巴瘤及其他肿瘤化疗后出现溶瘤综合征时的高尿酸血症造成肾小管液中尿酸浓度上升、在酸性环境中形成结晶、阻塞肾小管腔,如合并高钙血症时则形成混合性结石。因此,在化疗过程中应充分地水化、给予碱性药物及预防性应用黄嘌呤氧化酶抑制剂。大剂量应用化疗药物甲氨蝶呤(MTX)时,其不溶性代谢产物也可能在肾小管沉积,形成梗阻。其他如阿昔洛韦、茚地那韦及磺胺类等药物及蛋白类物质(如血红蛋白、肌红蛋白等)沉积造成肾小管内压力升高,对抗肾小球滤过压,从而导致肾小球滤过率下降。此外,多发性骨髓瘤的大量轻链蛋白在脱水、应用利尿剂或造影剂或伴高钙血症或高尿酸血症的条件下也可以引起肾小管腔内梗阻,导致急性肾损伤。

2.肾外梗阻

同样地,任何水平(肾盂、输尿管、膀胱或尿道)的肾外泌尿道梗阻也可以导致肾后性急性肾损伤。梗阻性肾病常见于男性老年患者,与前列腺相关疾病和肿瘤的高发有关,尤其是合并孤立肾或者盆腔恶性肿瘤患者。在 ICU 患者中很少见,而在一般社区来源的患者中较多见。腹膜后纤维化时也可以出现严重的输尿管梗阻。大部分梗阻性肾病通过解除病因对治疗有帮助,预后通常较好,取决于基础疾病。因此,临床上及早明确诊断十分重要。

尿路梗阻 B 超就能诊断:而肾内梗阻则较难诊断。对于临床上高度可疑的患者,尿沉渣中仔细地检查结晶及肾活检发现典型的广泛肾小管内结晶或蛋白沉着有助诊断。由于梗阻导致肾小管排泌尿素下降,此类患者的血尿素氮与肌酐比值>15∶1。

一般来讲,社区发病的急性肾损伤患者多为病因较单纯的肾前性(老年人脱水)、肾后性(尿路梗阻)、滥用药物(肾毒性、过敏性或影响肾内血液灌注)或慢性肾脏病基础上的急性肾损伤;医院内发病的多为因素复杂的肾前性急性肾损伤或 ATN、肾间质病变。

（三）肾实质性急性肾损伤

肾实质性急性肾损伤是我国最常见的急性肾损伤,其中以 ATN 最为常见。各种不同原因的肾实质性疾病引起的急性肾损伤治疗方法及强度完全不同,如:由 ATN 和药物过敏或感染相关性急性间质性肾炎(AIN)引起的急性肾损伤,去除病因对治疗十分重要;再如急进性肾炎常需进行强化免疫抑制治疗;而重症急性肾炎除透析治疗外,对症治疗即可,一般不必应用免疫抑制治疗,三者的治疗十分不同。因此,明确急性肾损伤病因对治疗十分重要。

急性肾小管坏死(ATN)的病理生理学:急性肾小管坏死通常发生于高危状态,包括心血管手术、重度烧伤、胰腺炎、败血症及慢性肝脏疾病等。ATN 是大部分医院获得性急性肾损伤的病因,常由缺血性或肾毒性肾脏损害所导致。在重症监护室,三分之二的急性肾损伤病例是由肾灌注受损、败血症及肾毒性药物等综合因素所致。

相关研究的实验数据表明造成 ATN 联合损伤机制的重要性。例如,在动物研究中,发现严重而持久的低血压(小鼠血压<50mmHg 持续 2～3 小时)并不能引起 ATN。同样地,在动物模型中,发现单个肾毒性药物造成 AKI 需要极高的剂量。这些特征均反映了动物模型中机体对肾小管的损伤具有自身抵抗性,同时也证明了单一损害因素不足以导致 ATN 的发生。发热能增加肾小管代谢率,使腺苷三磷酸(ATP)消耗增多从而使加速 ATN 的恶化。在一项实验模型(小鼠肾动脉闭塞)中发现,肾脏缺血 40 分钟在 32C 时肾损伤最小,而在 39.4℃ 时肾损伤最明显。

非复杂性 ATN 的典型进程是 2～3 周痊愈;然而,多重肾脏损伤常使自然进程发生改变。例如,血液透析引起的低血压发作可导致额外的缺血性损伤,可引起肾功能的恢复时间延长,且 AKI 患者通常存在多种合并症。

1.急性肾小管坏死的组织学表现

发生 ATN 时,肾活检可发现的典型特征包括近端肾小管上皮细胞空泡变性及刷状缘缺失。脱落肾小管上皮细胞阻塞肾小管,导致肾小管扩张。间质水肿,少量白细胞浸润。尽管被称为急性肾小管"坏死",然而实际上在肾活检时,坏死细胞并不是常见。虽然有明显的肾功能损害,病理学检查发现只有 10%～15% 的肾小管受影响。这提示小管细胞损伤以外的因素(如血管收缩和小管阻塞等)在 GFR 下降中起重要作用。

2.急性肾小管坏死的小管损伤

肾小管损害通常是由缺血导致细胞内 ATP 耗能增加及肾脏毒素直接损害肾小管细胞两者共同作用所致。目前认为近端小管的 S_3 段和髓质内髓袢升支粗段(mTAL)特别容易遭受缺氧性损伤的攻击。造成这种易损性是多方面的因素,包括血液供应、肾小管高能量需求、肾小管细胞的糖酵解能力等。

3.急性肾小管坏死发展过程中的血流动力学因素

①肾脏自身调节受损:收缩压维持在 80～150mmHg 时自身调节可正常发挥作用;在这个范围内,可维持适当的肾脏血流量(RBF)、肾小球内压及 CFR。当收缩压低于 80mmHg 时,自身调节机制失效,可能发生缺血性损伤。在一定条件下,如老年或慢性肾脏病时,自身调节功能下降,当灌注压下降时更容易发生缺血性损伤。

②肾内血管收缩:急性肾损伤患者,肾脏血流灌注压下降时,肾血管发生收缩,不同于存在

正常自身调节时所致的肾血管舒张。这一变化牵涉许多血管收缩因素,包括血管紧张素Ⅱ、内皮素-1、腺苷、血栓素 A_2、前列腺素 H_2、白三烯 C_4 和 D_4、交感神经兴奋等。管球反馈(TGF)也对血管收缩有作用。局部缺血致入球小动脉细胞内钙含量增加也可导致血管调节异常。血管平滑肌细胞中肌动蛋白细胞骨架被破坏可导致自身调节受损。

管球反馈在发生急性肾损伤时在一定程度上可能是有利的,因为其导致的 GFR 下降限制了受损肾小管的钠转运,从而减轻了细胞内 ATP 耗损所致的肾损害进一步加重。在这方面,缺少 TGF 的腺苷 A_1 受体敲除鼠在缺血再灌注后 AKI 程度更严重。

③内皮细胞损伤和急性肾小管坏死的发展:急性肾损伤并不仅局限于小管细胞,急性肾缺血及氧化应激在一定程度上同时也可造成内皮细胞损伤。内皮损伤以细胞肿胀、黏附分子表达上调(白细胞,内皮细胞相互作用增强)及血管舒张受限(内皮型一氧化氮合酶及血管舒张性前列腺素减少)为特征。管周毛细血管网(直小血管)的内皮损伤可引起髓质充血,造成近端小管 S_3 段及 Henle 管升支粗段的缺氧性损伤进一步加重。

④小管上皮细胞损伤和急性肾小管坏死的发展:小管细胞可能由于局部缺血致使细胞内能量储备(ATP)消耗或细胞毒素直接损伤而发生损害。在急性肾缺血发生后,小管细胞损害也可能由于 RBF 恢复所致。小管细胞损害的介质包括活性氧(ROSs)、细胞内钙离子内流、一氧化氮、磷脂酶 A_2、补体及细胞介导的细胞毒性。ROSs、抗氧化剂消耗及细胞内钙离子增加可导致线粒体损伤。由于能量代谢紊乱及促凋亡蛋白释放,线粒体功能受损可加剧细胞损伤。自噬是细胞降解蛋白的一种机制,也是细胞对应激及损害产生细胞反应的中心部分。实验研究表明,自噬对于缺血性损伤时受损线粒体的移除及小管上皮细胞的恢复十分重要。ROSs 可能由局部(包括黄嘌呤氧化酶和 COXs,继发于线粒体损伤)或浸润的白细胞产生。在缺血性 ATN 模型,各种抑制 ROSs 的方法可以对抗肾脏损伤。低氧诱导因子(HIF)及其下游介质如血红素氧化酶-1 有可能保护细胞免受缺血性损伤。影响肾小管上皮细胞完整性及功能,促使 GFR 下降的影响因素包括以下几种:细胞死亡、管型阻塞、回漏。

⑤急性肾小管坏死发展过程中的炎症因子:除了局部缺血对肾脏的直接细胞毒作用,再灌注过程中组织炎症也对肾脏损伤起到促进作用,同时可能造成 AKI 的一些全身效应。先天性及适应性免疫系统的成分均可促进 ATN 的发生。肾脏局部发生缺血后 Toll 样受体 2(TLR2)和 TLR4 表达上调,受损细胞释放的因子激活并诱导肾脏上皮细胞产生炎症趋化因子。局部缺血及缺血后再灌注可激活肾小管间质的补体系统途径,尤其是旁路途径。从而直接诱导邻近细胞产生促炎性细胞因子[如肿瘤坏死因子仅(TNF-α)、白介素(IL-6)、IL-1β)]及趋化因子[如单核细胞趋化蛋白 1(MCP-1)、IL-8、T 细胞激活性低分泌因子(RANTES)],促使肾脏白细胞浸润。

大量研究表明,在 ATN 模型中,适应性免疫细胞,包括 T 和 B 淋巴细胞,促进肾脏的损伤。在 T 细胞或者 B 细胞缺乏时,实验中发现缺血再灌注损伤程度减轻。目前尚不清楚这些反应是否为抗原特异性反应。此外,一些 B 和 T 细胞亚群,如调节性 T 细胞,对限制肾脏损伤有帮助。

通过大量的研究,推测急性肾损伤时可能具有全身效应而影响体内其他各器官系统。肾脏是最主要受累的器官并激活白细胞,产生前炎性细胞因子,这些细胞因子可以介导远隔器官发生损害。由于容量负荷过重、血管通透性增加及炎症因子的综合作用,肺部可能是最易受到累及的器官。可能可以从对远隔器官的效应部分解释急性肾损伤患者死亡率升高的原因。

(四)肾毒性药物造成的急性肾损伤

识别并避免肾毒性药物对管理急性肾损伤患者十分重要,因为当去除致病性药物时急性肾损伤有可能迅速逆转。肾毒性药物产生肾脏损伤的机制很广,包括影响肾脏血流动力学、直接诱导肾小管损害、产生过敏反应导致间质性肾炎及发生肾小管阻塞等。能产生肾毒性的药物很多,较为常见药物:非甾体类抗炎药、血管紧张素转换酶抑制剂和血管紧张素受体阻断剂、氨基糖苷类抗生素、两性霉素、抗病毒药物、免疫抑制剂、单克隆抗体、对乙酰氨基酚、乙二醇、毒品、双膦酸盐、职业性有毒物质、造影剂等。

(五)其他特殊病因

肌红蛋白尿、血红蛋白尿、动脉粥样硬化栓塞性肾病、肾动脉闭塞、血栓性微血管病等。

(六)特殊临床状况导致的急性肾损伤

多器官衰竭患者的急性肾损伤、术后患者急性肾损伤、腹腔间隔室综合征、肺肾综合征、急性肾损伤和肝脏疾病、心力衰竭时的急性肾损伤(心肾综合征)、癌症患者的急性肾损伤(肿瘤溶解综合征、高钙血症和化疗药物)。

第三节 急性肾损伤的诊断和临床评估

急性肾衰竭(ARF)是一组以肾功能在短期内(几小时至几天)急剧下降,并导致氮质废物蓄积,常伴有尿量减少的临床综合征。近年来趋向于将急性肾衰竭改称为急性肾损伤(AKI),以助于更标准化地定义这一综合征,并纳入了血肌酐轻度上升(0.3mg/dL)与发病率和死亡率增高相关地新概念。

急性透析质量建议(ADQI)2004 年根据危害性及病变程度,提出了急性肾衰分层诊断标准,即 RIFLE 诊断标准,此标准对 AKI 进行分期(高危期、损伤期、衰竭期、丢失期及终末期肾脏病)。急性肾损伤专家组(AKIN)在 RIFLE 分期的基础上进行了部分修改。这两种标准都建立在大样本队列研究的基础上,改善全球肾脏疾病预后组织(KDIGO)在最近更新的指南里收入了这两种分期方法。目前 AKI 的定义为:48 小时内,血肌酐绝对值上升≥0.3mg/dL(26.4μmol/L)或 7 天内较基础值升高≥50%,或尿量减少至<0.5mL/(kg·h)×6 小时。

AKI 的发病率因研究人群和分析方法而异。北加利福尼亚州的一个以社区为基础的队列研究中,1996~2003 年定义 AKI 为血肌酐在<2.0mg/dL 的基础上升高≥0.5mg/dL,或在2.0~5.0mg/dL 的基础上升高≥0.1mg/dL 时,不需要透析的急性肾损伤患者的发病率为每年3841 人/100 万。在美国,1.9% 的住院患者患有 AKI,尤其危重患者,重症监护室(ICU)患者患病率超过 60%。在 ICU,AKI 的程度更为严重,5%~6% 的患者需要进行肾脏替代治疗。而美国 AKI 患者需要进行透析治疗的比例也在以每年 10% 的速度增长。2013 年我国的一项全国性横断面研究显示,根据 KDIGO 标准,0.99% 的住院患者患有 AKI,根据扩展标准患病率则达到 2.03%。

AKI 的发生会造成重要的短期和长期后果。尽管目前透析技术和重症监护治疗已有重大进展,但是 ICU 的 AKI 患者病死率仍然高达 $37\%\sim60\%$。在一个约有 20000 例住院成人的大样本队列研究中,AKI 的严重程度与更高的住院死亡率、更长的住院时间及更高的费用直接相关。这一关联在血肌酐改变低至 0.3mg/dL 时即已存在。即使在住院期间存活的 AKI 患者远期也有更高的病死率,其调整病死率为 1.4,并随着 AKI 分期的增高而增高。另外,AKI 存活者发生包括慢性肾脏病(CKD)在内的并发症的风险也较高。

一、急性肾损伤的早期检测

AKI 早期肾功能仅有轻度下降,但随着其严重程度增加,患者预后变差,故 AKI 的早期检测诊断是研究重点。目前血肌酐升高水平被用于定义 AKI,但作为肾功能指标,它仍有很多局限性。除了维持合适的肾小球滤过率(GFR)所需的肌酐生成与排泄的稳态平衡以外,血肌酐浓度在 GFR 轻度下降时可能不会升高,在 CFR 刚开始急剧下降时也上升缓慢。另外,在败血症所致 AKI 患者中,肌肉组织产生肌酐减少,血肌酐浓度升高程度可能不会与 CFR 下降程度相符。肾脏损伤从无法检测至血肌酐浓度升高存在窗口期(8~48 小时)。潜在的能作为 AKI 早期检测指标的新的血、尿生物学标志物正在研究中,如肾损伤分子-1(KIM-1)、中性粒细胞明胶酶相关脂质运载蛋白(NCAL)、胱抑素 C 及白介素 18(IL-18)等。这些新型生物学标志物不仅提供了早期检测 AKI 的可能性,还可能对改善预后及了解 AKI 的病因有帮助。

血清胱抑素 C 是一种可以在肾小球自由滤过的半胱氨酸蛋白酶抑制剂,通常被近端小管细胞重吸收并在细胞内降解,不进血液也不再分泌,因此它对 GFR 轻度下降的敏感性可能高于血肌酐。尿胱抑素 C 在临床许多情况下都被用于检测 AKI,如在心脏术后、败血症所致 AKI 及移植肾功能延迟等。

肾损伤分子-1(KIM-1)是一种在人类或动物缺血或肾毒性损伤的近端小管细胞中表达上调的细胞膜糖蛋白。KIM-1 可作为骨髓磷脂酰丝氨酸受体,介导上皮细胞转化为半职业性吞噬细胞。这一膜相关富黏蛋白分子的胞外域在人和啮齿类动物受损的肾脏中脱落到尿中,但不能在健康肾脏产生的尿液中检测到。在由缺血或毒素所致的 AKI 中尿 KIM-1 水平特异性地增高。

中性粒细胞明胶相关脂质运载蛋白(NGAL)是一种在近端和远端肾小管细胞及中性粒细胞表达的结合并转运游离铁的蛋白质。它也介导小管对表皮生长因子的反应,从而与肾脏疾病的进展相关。肾小管压力增高或受损时尿 NGAL 水平升高,但在肾前性疾病并不增加。NGAL 是研究最多的肾脏生物学标志物,有大量将尿 NGAL 水平与 AKI 早期检测联系在一起的研究。

白细胞介素-18(IL-18)是一种在巨噬细胞和近端小管细胞中发现的炎性细胞因子。在许多肾缺血损伤的情况下尿中 IL-18 水平上调,如一般 ICU 监护,急性呼吸窘迫综合征,造影剂肾病及心脏手术后。

新的 AKI 生物学标志物还没有用于临床实践。然而,它们有早期检测 AKI、鉴别轻微的血清肌酐浓度尚未升高的肾损伤、监测新的治疗干预措施的疗效并探究 AKI 病因的潜能。使用这些生物学标志物筛选 AKI 是否有额外成本或早期检测 AKI 是否能推动提供 AKI 的有效治疗方案的研究尚未明确。

二、急性肾损伤的诊断方法

诊断 AKI 患者的基本方法是要确定其病因。这个过程应该从排除或纠正肾前性和肾后性原因入手。在住院患者中,确定正确的病因诊断往往是在许多潜在的可能病因中找出最有可能的原因。在这一条件下,评估尿量,将 AKI 分为少尿型(尿量＜500mL/d)及非少尿型可以缩小鉴别诊断的范围。

要准确鉴别 AKI 的原因,需要对不同病因所致 AK1 的自然病程有所了解,即一系列按时间顺序出现在 AKI 之前的事件,并需要对可获得的患者资料进行分析。尽管住院 AKI 患者的鉴别诊断很多,不过通过详细的病史询问和体格检查及实验室资料常常足以进行诊断。

三、急性肾损伤 vs 慢性肾脏疾病

有时难以确定肾衰竭的患者是否有 AKI 或 AKI 是否发生于 CKD 的基础上。这时患者的病史和之前的血清肌酐值在鉴别 AKI 和 CKD 时尤为重要。肾脏超声表现为小的有瘢痕的肾脏,提示 CKD。值得注意的是,由糖尿病性肾病、肾淀粉样变性、人免疫缺陷病毒相关肾病或多囊肾引起的 CKD 其肾脏可以正常或稍大。正常红细胞性贫血、甲状旁腺功能亢进、周围神经病变及尿沉渣出现大量蜡样管型提示 CKD。CKD 患者发生 AKI 风险高。对于发生于CKD 基础上的 AKI 患者,必须了解之前的血清肌酐值以确定潜在的可逆 AKI 的程度。

四、临床评估

对住院的 AKI 患者的评价应该详细询问病史、用药情况。了解以前的血清肌酐水平或有无患肾脏疾病,对判断 AKI 与 CKD 是非常重要的。肌酐在某些因素的作用下明显增加,而这些因素可以是全身性疾病的肾脏表现(例如败血症和横纹肌溶解)、住院事件(例如外科手术,使用了放射造影剂和肾毒性药物)或门诊事件(例如药物或毒物的使用,腹泻或呕吐所致血容量下降)。要特别注意用药记录,如非类固醇抗炎药(NSAIDs)、肾素-血管紧张素-醛固酮拮抗剂及抗生素。病史还需注意有无使用含有马兜铃酸的中草药或者有无使用合成的大麻素(发现的有潜在肾毒性)。在非洲和印度发现含有苯二胺(PPD)的染发剂也可能导致 AKI。肾后性病因的线索(如排尿犹豫、夜尿频繁、盆腔或腰部疼痛、溢出性尿失禁及转移癌)应尽早进行评估,以防止因治疗延误而导致进一步的肾损伤。

体格检查可发现一些支持特殊病因所致 AKI 的体征。体重减轻、显著的体位性血压降低、脉搏增快且无颈静脉扩张都提示细胞外液减少。值得注意的是,心脏衰竭、肝硬化和肾病综合征所致肾前性 AKI 患者可以出现血容量超负荷而有效血容量下降。对于危重患者,通过体格检查评估血容量状态极具挑战性,有必要对中心静脉压或肺毛细血管楔压(PCWP)进行

有创血流动力学监测,以区别于非心源性肺水肿所致容量负荷过重。低 PCWP 提示非心源性肺水肿。每天的液体入量和出量也有助于确定危重患者的细胞外液容量。

应该进行全面的体格检查。膀胱膨胀伴触痛提示下尿路梗阻,需要在无菌条件下进行导尿。腹胀、腹壁紧张提示可能有腹水、进行性静脉液体复苏或近期有过腹部手术。在 ICU 可以测量腹内压以鉴别 AKI 和腹腔间室综合征,后者腹内压超过 20mmHg。

发热、皮疹和关节痛提示可能是全身性疾病,如系统性红斑狼疮、血管炎、心内膜炎或表现为药物过敏性急性间质性肾炎(AIN)。而下肢的白细胞破碎性皮疹在年轻患者可能为过敏性紫癜,在患丙型肝炎的老年患者可能为冷球蛋白血症。如果近期行主动脉导管置入(如心导管检查)患者出现网状青斑或脚趾变色提示胆固醇性或动脉粥样硬化性血栓。无痛性血尿提示急性肾小球肾炎(GN)或泌尿生殖系统的恶性肿瘤,而痛性血尿则更符合尿路梗阻。

五、实验室检查

在住院 AKI 患者中,如有效动脉血容量和肾脏损伤时间均未知,则鉴别肾前性 AKI 和急性肾小管坏死(ATN)可能比较困难。此时,急性肾小管损伤(ATI)可以更准确地描述为由局部缺血或毒性损伤所致的 AKI 的病理过程。尿量评估、尿沉渣和排尿指数(最后一个指标仅在患者出现少尿时有用)对做出正确诊断非常有用。原始的实验室检查包括尿液分析和基础代谢检查,如测量血尿素氮(BUN)和血清钠、钾、碳酸氢盐和肌酐。这些测试对于诊断 AKI 及评估其并发症都十分重要。

原始的实验室检查资料可能需要进一步复查。例如,血糖正常时出现糖尿提示为近端肾小管功能受损。尿中磷酸盐和尿酸水平升高并出现氨基酸和碳酸氢盐可以确诊 Fancom 综合征,由顺铂或替诺福韦所致的 AKI 或免疫球蛋白的游离轻链(FLC)所致的 AKI 可以出现近端小管损伤。

(一)尿素氮/肌酐比值
正常人中尿素氮/肌酐比值为(10∶1)~(15∶1)(两者都以 mg/dL 表示时,以 mmol/L 表示时则为 40~60)。由于抗利尿激素水平升高导致尿素的重吸收不成比例地增加,在肾前性 AKI 患者这一比例可大于 20。但高比值并不是肾前性损伤的特异性指标,因为消化道出血、蛋白质合成代谢减弱(例如全身性使用皮质类固醇激素或四环素)、分解代谢增强(如败血症)及蛋白质摄入增加都可以使 BUN 水平升高。这一比例正常时也不能排除肾前性 AKI,因为蛋白质摄入减少或潜在的肝脏疾病导致的尿素产生减少可以通过增强小管重吸收减少 BUN 升高。此外,在因肌肉溶解而有肌酸激酶释放的患者中肌酐升高的水平可能超过 BUN 水平,如横纹肌溶解症。

(二)尿量
AKI 患者的尿量直接与残余 GFR 相关。尿量因此既可以提示 AKI 的严重程度,也可以提供重要的诊断信息。少尿型 AKI(尿量<500mL/d)相比非少尿型 AKI 预后更差,尤其是重症监护下维持液体正平衡时。除了早期检出的肾前性 AKI 或 AIN,少尿最常见于 ATN 所致的 AKI。每日尿量差异较大提示有梗阻。尽管可以发生于 ATN 或 AIN,完全无尿(无尿液流

出）提示梗阻或急性血管事件，如肾静脉或肾动脉闭塞。某一血管事件必须同时影响双侧肾脏或单一的功能肾脏才能造成完全无尿。

（三）尿液分析与尿液镜检

试纸尿检示尿中存在红细胞或尿蛋白为 AKI 的第一线索。然而试纸尿检的结果具有显著局限性，并且必须结合更特异性的检查，如尿蛋白或白蛋白/肌酐比值和尿显微镜检。试纸尿检有一定的局限性，包括无法检测免疫球蛋白的 FLC 蛋白成分，在放射造影剂或碱性尿时检测尿蛋白可能出现假阳性。在与尿显微镜检联合使用时，试纸尿检可提供有用的诊断信息。例如试纸尿检发现有隐血而尿镜检未发现红细胞提示尿中可能存在血红蛋白或肌红蛋白。已证实尿镜检有助于住院患者 AKI 的诊断和判断预后。尿沉渣检查是指将新鲜尿液样品离心并用光学显微镜检查沉渣中的细胞、管型和晶体。正常的尿沉渣包含很少的细胞或管型。在早期肾前性 AKI 中尿镜检通常是正常的，偶尔可见透明管型。ATN 相关的 AKI 尿中可出现"粗大棕色"的颗粒管型和肾小管上皮细胞。一项对 197 个由 AKIN 标准确定的住院 AKI 患者进行的研究显示，低倍镜下每个视野超过 10 个颗粒管型对最终诊断 ATN 的阳性预测值为 100%。在同一研究中，根据尿沉渣中颗粒管型和肾小管上皮细胞进行评分，发现与 AKI 恶化（AKIN 分期是否需要透析及死亡）直接相关。这些发现表明，尿镜检在鉴别肾前性 AKI、ATN 相关 AKI 及预测 AKI 的严重程度方面都非常重要。

尿液分析和尿镜检结果可能提供肾脏病史的信息（广泛的蜡状管型常见于 CKD），而更重要的是有可能提供诊断罕见病因所致 AKI 的线索。增生性肾炎的特征是试纸尿检出现尿隐血＋＋＋～＋＋＋＋，尿蛋白＋＋～＋＋＋，尿镜检发现活动性红细胞与红细胞管型。在这一情况下，若肾脏大小正常，诊断除了病史和体格检查，还需要血清学检查和肾脏活检的支持。尿中白细胞簇集或白细胞管型但无细菌存在则提示 AIN。AIN 患者尿沉渣可见肾小管上皮细胞、颗粒管型、红细胞甚至红细胞管型。嗜酸性粒细胞尿对于药物相关性 AIN 的诊断没有特异性和敏感性，即使未发生 AIN，膀胱炎、前列腺炎、肾盂肾炎、动脉粥样硬化栓塞性疾病、ATN 及急进性肾炎（RPGN）都可能出现嗜酸性粒细胞尿。接受化疗的患者出现高血磷且尿沉渣发现高尿酸结晶提示可能存在肿瘤溶解综合征。

（四）尿钠排泄分数和尿素排泄分数

尿/血清钠浓度与尿/血清肌酐浓度之间的关系（尿钠排泄分数）被用于大概地估计肾小管功能：

$$FE_{Na} = \frac{[U/S]Na}{[U/S]Cr} \times 100\%,$$

其中，U＝尿，s＝血清，Na＝钠，Cr＝肌酐。

这一检查的基本前提是肾前性损伤时肾小管细胞会重吸收钠，而 ATN 造成小管损伤时则不会。FE_{Na} 低于 1% 提示肾前性 AKI，而 FE_{Na} 高于 3% 则是 ATN 的典型表现。然而，自从 FE_{Na} 于 1976 年被应用于临床以来，也出现过很多例外。在败血症、血红蛋白尿或肌红蛋白尿、造影剂暴露、非少尿性 AKI、心力衰竭及晚期肝硬化时，尽管存在 ATN，FE_{Na} 都可能低于 1%。而 CKD、使用利尿剂、近期内有静脉用药史、糖尿、尿重碳酸盐增多、盐消耗性疾病尽管存在肾前性 AKI 都可能导致 FE_{Na} 升高。因此 FE_{Na} 对于院内获得性 AKI 而言有很大的局限性，但对于特定的出现少尿的患者人群中鉴别肾前性 AKI 和 ATN 有很大帮助。尿素重吸收主要发生于近端小管,祥利尿剂和噻嗪类利尿剂对其影响较小,故对使用利尿剂的患者而言尿素排泄分数(FE_{Urea})是 FE_{Na} 的一个较好的替代指标,FE_{Urea} 计算与 FE_{Na} 相同,只是将钠浓度用尿素浓度替代,小于 35％ 支持肾前性 AKI。

六、影像学研究

要明确诊断 AKI 可能不必用到肾脏影像学检查。然而,当诊断不确定,尤其是临床资料倾向于尿路梗阻或肾脏血管闭塞时,则需要进一步检查。肾脏 B 超是一种可靠的、非侵袭性的评估肾脏和泌尿道的方法。它可以检出尿路梗阻,多囊肾,以及肾脏的大小与个数。应用多普勒超声可以检测血管闭合情况。高分辨率的计算机断层成像是尿路结石的首选检查。放射性核素肾图可以用来估计有 AKI 的移植肾的肾血浆流量,但已日益被多普勒超声取代。其他放射性核素方法对于 AKI 用处不大(例如,AIN 时使用被标记的白细胞扫描)。磁共振成像可用于评估肾动脉或静脉血栓。

七、肾活检

对于排除了肾前性和肾后性,而 AKI 病因仍未明的患者需考虑行肾活检。当临床评估和实验室检查提示非缺血性或肾毒性损伤这些可能对特殊疗法敏感的诊断时,肾活检尤其有用,如 RPGN、血管炎、系统性红斑狼疮及 AIN。

八、特定情况下的急性肾损伤

(一)急性肾小管坏死

急性肾小管坏死是由急性缺血或肾毒性事件引发的在几分钟到几天内发生的 GFR 突然且持续下降的一种临床综合征。除了肾活检,没有其他可以明确诊断 ATN 的检查。近期的低血压病史、体液容量下降、败血症、肾毒性物质接触史均提示 ATN。多数 ATN 患者存在棕色的、粗糙的颗粒管型,尤其是少尿型患者。

ATN 的病理生理学涉及多种途径。细胞碎片所致的小管内尿流梗阻、小管细胞极性和细胞结构的破坏,肾小球内层上皮细胞缺失所致的肾小球滤液漏入肾间质,以及入球小动脉收缩都被认为在 ATN 的病理生理过程中发挥了作用。一般而言,ATN 被描述为一个肾脏的适应性(或不适应性)反应——以牺牲 GFR 的代价保证髓质供氧和肾小管完整性。

在缺血再灌注时急性肾小管坏死通常在肾脏外髓区最严重。人近端肾小管损伤的典型病理特征包括空泡化、刷状缘缺失及肾小管上皮细胞内层破坏,出现小管内管型。肾小管细胞常呈片状坏死但在活检标本中通常所占比例不大,有一部分原因是活检时大多数标本都是从皮质采样,而外髓质没有被充分采集。ATN 患者肾活检切片可见肾小管细胞凋亡,细胞再生也常见,多发生于肾小管细胞损失最多的区域。此外,同一肾活检切片还常常可见细胞再生改变及新鲜的上皮损伤的征象，表明在 ATN 持续阶段肾小管缺血反复发作。肾毒素诱导的 ATN 常见的形态学表现类似于缺血性 ATN。将形态学表现与功能性变化联系在一起非常困难，尤其是这些活检切片仅代表疾病进展过程中某一时间点某一局限性区域的表现，且通常仅仅是肾皮质的样本。

（二）急性间质性肾炎

急性间质性肾炎的特征是间质内的炎性细胞的浸润和水肿，伴肾功能急剧恶化。它不是 AKI 的常见原因，约占因 AKI 而行肾活检患者的 15%～27%。药物是导致 AIN 的最常见的原因，其中尤以抗生素和 NSAIDs 类药物多见。

AIN 患者临床表现的多样性使其诊断变得困难，常需进行肾活检。在药物所致 AIN 患者中从药物暴露到出现肾脏表现潜伏期短则 1 天（如某些抗生素），长可达数月（如 NSAIDs 类药物），平均为 10 天左右。在一项有 121 名 AIN 患者的研究中，患者症状包括关节痛（45%）、发热（36%）及皮疹（22%），尿检的发现有非肾病性蛋白尿（93%）、白细胞尿（82%）及镜下血尿（67%）。斑丘疹、外周嗜酸性粒细胞增多和关节痛等典型表现在药物性 AIN 中可以不出现，在感染相关性或特发性 AIN 中也不多见。

（三）肾小管内梗阻所致急性肾损伤

一些内源性和外源性分子可在肾小管管腔内沉淀导致 AKI，这些分子包括尿酸、磷酸钙、草酸钙、免疫球蛋白游离轻链、肌红蛋白及药物（如阿昔洛韦、茚地那韦、甲氨蝶呤和甲氨蝶呤类似物，含钠磷的泻药及磺胺嘧啶）。当血容量减少或有 CKD 基础疾病所致小管流速较低时摄入高剂量药物更容易发生药物所致管型肾病。

乙二醇的摄入可能会导致草酸钙结晶沉积从而造成急性肾损伤。乙二醇是一种在化学溶剂和防冻剂中发现的无臭有甜味的液体。乙二醇中毒典型表现为定向障碍和躁动，并引起血浆渗透间隙升高，后者在乙二醇被代谢为羟基乙酸后进展为高阴离子间隙型的代谢性酸中毒。羟基乙酸又被转化为草酸，结合游离钙形成草酸钙晶体。晶体沉积造成的 AKI 通常在药物摄入 48 至 72 小时后发作，然而，草酸钙晶体在接触后不久即可于尿中找到。

磷酸钙和尿酸结晶所致的管腔梗阻是肿瘤溶解综合征中 AKI 可能的发病机制。肿瘤溶解综合征的特征是由恶性细胞快速溶解后胞内成分突然大量释放入血引起的严重代谢紊乱。它通常见于对有较大肿瘤负荷或细胞数的恶性血液系统疾病行细胞毒性药物治疗后，如急性淋巴母细胞性淋巴瘤（ALL），Burkitt 淋巴瘤，或急性骨髓性白血病（AML）。肿瘤溶解综合征的临床特征是由严重的代谢紊乱所导致的。高钾血症可诱发心律失常，乏力及感觉异常。高磷血症最初产生肌肉痉挛和嗜睡，也可导致恶心，呕吐，腹泻及癫痫发作。低钙血症，主要是因磷结合造成的，会导致肌肉痉挛，手足抽搐，心律失常，癫痫发作。接受细胞毒性药物化疗的患者 AKI 相关的高钾血症和低钙血症的存在可能是指向这一综合征唯一的原始线索，因为常规情况下不会监测血尿酸和磷酸盐水平。此时，尿镜检可以发现尿酸结晶的存在，有助于 AKI 的诊断。

（四）横纹肌溶解症

横纹肌溶解症的特征在于肌肉细胞内容物——包括肌红蛋白、电解质、肌酸激酶、醛缩酶、乳酸脱氢酶、和天冬氨酸转氨酶（AST）——释放入血。AKI 主要发生于严重的横纹肌溶解症,是肾血管收缩、近端小管上皮细胞氧化应激损伤及肾内梗阻的结果。肌红蛋白是一种富含二价铁(FE_2+)的血色素蛋白,在碱性尿中肾毒性较小。有效血容量减少和酸性尿促进了肌红蛋白沉淀所致的远端肾小管梗阻。

肌肉损伤导致的横纹肌溶解症常继发于创伤(如挤压综合征或因长期固定所致的肢体压迫);其他病因包括肌肉运动增加(如癫痫发作、酒精戒断及剧烈运动等),遗传缺陷(如糖酵解和糖异生紊乱、脂类代谢紊乱及线粒体疾病等),感染(如 A、B 型流感),体温变化(如中暑、抗精神病药恶性综合征和低体温)及药物或毒物暴露(例如,降脂药物、酒精、可卡因和海洛因)。

急性横纹肌溶解症的患者常出现肌肉疼痛及红褐色尿液。尿中存在色素颗粒管型但缺乏红细胞,加上试纸尿检尿隐血阳性是横纹肌溶解相关 AKI 的重要线索。确诊还需要血清肌酐和尿血红蛋白升高。肌酸激酶值和 AKI 的发病率之间存在弱相关性,入院时肌酸激酶水平不超过 20000IU/L 时,AKI 风险较低。当合并败血症、有效血容量下降、酸中毒等并发症时,即使横纹肌溶解症的肌酸激酶水平低至 5000IU/L 仍可能导致 AKI。

(五)多发性骨髓瘤所致急性肾损伤

单克隆免疫球蛋白 FLCs 是多发性骨髓瘤患者发生严重 AKI 的主要原因。在存在浆细胞恶病质的情况下,单克隆 FLCs 产生过量,常伴有高于正常百倍的循环浓度。这些低分子量蛋白质通过肾小球自由过滤,并在近端小管重吸收。不同于大多数内源性蛋白,单克隆 FLCs 有强烈的导致肾小管损伤的倾向。一些单克隆 FLCs 具有细胞毒性并导致肾小管上皮细胞损伤,它们通过钠耦合共转运过程发生缺陷引起 II 型肾小管性酸中毒、氨基酸尿、磷酸盐尿和糖尿(即 Fanconi 综合征)。FLC 导致 AKI 的另一个机制是单克隆 FLCs 在远端肾单位内沉积导致肾小管内梗阻,管型肾病形成。在以下事件所导致的特定条件下管型形成:小管液离子成分、小管液流速率、TH 糖蛋白和 FLCs 浓度、TH 糖蛋白和 FLCs 之间结合强度及呋塞米的使用。管型肾病在多发性骨髓瘤所致 AKI 患者大约占三分之一。AKI 的其他原因包括肾外阻塞(如肾结石和输尿管淀粉样蛋白沉积),高钙血症,高黏滞综合征,和非骨髓瘤相关病因[如 AIN 或造影剂肾病(CIN)]。

老年患者发生不明原因的 AKI 时尤其应该考虑管型肾病。其诱发条件可以包括高钙血症,有效血容量减少,使用呋塞米,造影剂暴露及使用 NSAIDs。未确诊的浆细胞恶病质患者可能存在 AKI。由于试纸法无法检测 FLCs,管型肾病的尿液分析常表现出无或微量蛋白尿,尿沉渣一般正常。血清 FLCs 水平的测定是鉴别不明原因 AKI 的关键:超过 500mg/L 即强烈支持管型肾病的诊断。但是,如果 FLCs 肾毒性非常强,当血中单克隆 FLCs 水平低于 500mg/L 时管型肾病仍可能发生,可能需要进行肾活检。一项查询肾活检数据库的研究发现 24 小时尿蛋白电泳检出的低尿白蛋白排泄率(<10%)在鉴别管型肾病和 ATN 及多发性骨髓瘤的非急性肾损病因[如淀粉样蛋白轻链(AL)淀粉样变性病和单克隆免疫球蛋白沉积病时]十分有用。

(六)造影剂肾病

造影剂肾病(CIN)为静脉注射造影剂后不久发生的 AKI,是 AKI 的常见原因。然而在具有正常肾功能且没有其他 AKI 危险因子的患者中 CIN 的发病率较低(<1%)。CIN 的危险因素包括 CKD、糖尿病肾病、晚期心力衰竭、肾脏低灌注状态、高造影剂剂量及同时暴露于其

他肾毒性物质。动物模型的资料显示,无论是造影剂对肾脏直接的缩血管作用还是对肾小管细胞的毒性损伤都是 CIN 的主要发病机制。造影剂注射后几分钟内即可能发生肾损伤,但对 AKI 的检测通常延后 24～48 小时。造影剂暴露与 AKI 发生时间之间的关系以及排除其他原因通常足以诊断造影剂肾病。尿液分析及尿沉渣结果通常与 ATN 一致。肾活检对于诊断 CIN 一般没有帮助,因为 ATN 的结果是非特异性的。目前尚没有特异性的 CIN 治疗方案,且这一肾损伤通常较为短暂。

第四节　急性肾损伤的预防和非透析治疗

院内获得性 AKI 常常是多种损害共同作用的结果。最可能的病因包括肾脏自我调节功能衰竭、直接肾毒性、缺血再灌注及炎症状态。AKI 的严重程度预示着预后的好坏,包括需要肾脏替代治疗(RRT)、住院时间延长及死亡率。另外,RIFLE 和急性肾损伤网络(AKIN)分级系统的广泛使用显示血清肌酐的微小变化都与短期或长期死亡率息息相关。此外,AKI 可能影响其他器官如心、肺、脑、肝的功能。因此,AKI 的一级预防和早期诊断具有重要的临床意义。一旦检测到 eGFR 下降,必须进行二级预防以减轻损伤危害,并积极采取治疗措施。

一、风险评估

预防 AKI 首先要从对发病风险进行适当的评估入手。高危患者的原始护理应侧重于识别及逆转危险因子。确定基线肾功能是评估住院患者 AKI 风险的根本。然而,对大多数患者而言血清肌酐的基线值很难获取,而入院后初次测量的肌酐值很可能受入院前已有疾病的影响。因此需要能早期进行风险评估并遏制肾损伤蔓延的特异性和灵敏度更高的细胞损伤标志物。

二、一级预防措施

(一)改善血容量及血流动力学状态

不管损伤性质如何,稳定的血流动力学及良好的心输出量和血压是预防 AKI 的关键。最佳的血容量状态可以维持血流动力学和心输出量,以确保肾脏灌注量,避免进一步的损伤。受损肾脏其血流量的自我调节功能丧失,后者是血压波动时肾脏血流量得以维持稳定的机制。这一功能丧失增加了低血压发生后 AKI 的易感性。因此,对于 AKI 初期及进展期的患者而言,液体管理及血管活性药物的使用是重要的干预措施。一些手术前扩充血容量可以降低围术期 AKI 的风险,如大血管手术、肾移植及解除梗阻性黄疸的手术。在这些情况下,液体容量管理在初始阶段极其有益。然而,静脉输液扩容对从肾损伤开始到进展的临床预后的影响还未被充分研究,并且这一处理还需与液体潴留及容量超负荷导致的有害结果相平衡。

容量状态的评估很有难度,对于重症监护室(ICU)内的患者而言更是如此。扩容对患者血流动力学和肾功能的影响大多是回顾性的且反复摸索结果。在肾前性 AKI 的患者,扩容能增加器官灌注改善肾功能。在其他情况下,对于有严重充血性心力衰竭(CHF)或舒张期功能紊乱的患者,无论血容量正常还是超负荷,其肾脏灌注都是不足的。对这些患者采取扩容治疗会导致心功能恶化并出现肺水肿。

目前还没有保护肾功能最佳的血流动力学及容量状态的指南。最近拯救脓毒症患者行动(SSC)修改了败血症的国际指南。这些建议包括初始以晶体液(至少 30mL/kg)进行液体复苏,如果使用大量晶体液时需加白蛋白进行液体复苏,以维持足够的平均动脉压(MAP)等。持续补液直到动态指标(如脉压、每搏输出量变化)或静态指标(动脉压、心率)评估提示患者血流动力学改善。同时,应用升压药将 MAP 维持在高于 65mmHg 的水平上,而去甲肾上腺素是首选的升压药。对于肾脏而言,目前没有证据表明,对于败血症患者去甲肾上腺素对肾功能和 RRT 需求的影响与血管加压素有不同。如果存在下列情况,应该使用正性肌力药物(如多巴酚丁胺):①心脏充盈压升高、CO 降低提示心肌功能障碍;②尽管已取得了充足的血容量和足够的 MAP 仍出现灌注不足征象。危重患者延后或延长的积极液体复苏治疗与较差的肾脏预后和高死亡率相关。因此,对于所有患者而言,当其对液体治疗不再有反应时,应停止扩容。来自于液体和导管治疗试验(FACTT)的试验数据表明,在初始复苏后,保守液体治疗与机械通气快速脱机、降低 ICU 住院时间相关,且不会使急性肺损伤患者肾功能恶化或影响预后。血管加压素和败血症休克试验(VASST)研究比较了血管加压素(0.01~0.03U/min)和去甲肾上腺素(5~15μg/min)注射对败血症休克患者死亡率的影响,两者不存在差异。这一研究的后续分析发现,在 12 小时内给予大约 3L 液体以达到液体正平衡时,生存情况最好。总而言之,灵活的补液方法在休克的第 1 个小时内作为早期目标疗法的一部分似乎很有益,而在纠正休克后仍需继续进行保守治疗。这些原则是否同样适用于无休克的 AKI 患者尚不清楚。AKI 时仍需考虑存在液体潴留和超负荷的潜在风险。

目前对于最佳复苏液体仍存在争议。最近的 KDIGOAKI 指南建议,在没有出血性休克时,对于有 AKI 危险因素或已患 AKI 的患者,应使用等渗晶体溶液代替合成[羟乙基淀粉(HES)]和非合成胶体(白蛋白)以补充细胞内液。对 6997 例患者进行的盐水 vs 白蛋白液体评估(SAFE)试验发现,对危重患者使用盐水或白蛋白补液其死亡风险相似,新发单器官或多器官功能衰竭患者的比例或需行 RRT 治疗的天数也没有显著差异。同一项研究的两个亚组分析的显示,白蛋白的使用对颅脑创伤可能有害,而对败血症有潜在的益处。HES 制剂过去常被用作非蛋白质血管内扩容剂。除了在液体治疗方面的有效性以外,HES 制剂还具有抗炎效果,且比白蛋白成本低。但是它们可能改变凝血和血小板功能,并增加 AKI 的风险。HES介导的肾损伤的机制可能与近端肾小管上皮细胞摄取 HES 引起获得性溶酶体贮积病有关。此剂量依赖现象在肾功能受损的患者中更明显,可能会导致组织内泡沫样巨噬细胞的弥漫性沉积。一项比较 10% 的 HES 200/0.5 溶液和 6% 的 HES 130/0.42 溶液与林格液的独立灌注模型的实验研究提出,肾间质巨噬细胞浸润和肾小管损害是 HES 引起肾损伤的其他可能的机制。HES 溶液标识了三个数字,即溶液的浓度、平均分子量及最重要的摩尔取代度(例如 10%的 HES 200/0.5 溶液或 6% 的 HES 130/0.4 溶液)。过去认为 6% 的 HES 130/0.42 溶液比10% 的 HES 200/0.5 溶液更安全。最近一项大型的包括 804 例严重败血症的多中心随机对照研究表明,相比于林格液,6%的 HES 130/0.42 溶液对肾功能和存活都不利。另一个更大的有 7000 例 ICU 患者的试验表明,6%的 HES 130/0.42 溶液相比于 0.9%氯化钠(生理盐水)增加了 RRT 的需求,但未增加死亡率。因此,有 AKI 危险因素或已患 AKI 的患者应避免使用 HES。当患者需要大量晶体液以维持足够的 MAP 时可以考虑使用白蛋白,但必须使其效益与潜在风险相平衡(白蛋白对创伤患者可能有害,且有较低的传染感染性疾病的可能)。

一些动物研究表明,因输入生理盐水所致的高氯血症可能影响肾脏的血流动力学。一项双盲交叉试验在健康成年男性中比较了静脉滴注 2L 生理盐水(氯离子浓度为 154mmol/L)和氯离子浓度为 98mmol/L 平衡盐缓冲液后的肾动脉血流速度和肾皮质组织灌注。这一研究显示静脉补充生理盐水后平均肾动脉流量和肾皮质组织灌注有显著下降,而使用限氯液体时则未发生。最近的一项回顾性研究表明,限氯液体(平衡盐缓冲液-氯离子浓度为 98mmol/L 或贫氯液体 20%白蛋白-氯离子浓度为 19mmol/L)与富氯液体(0.9%盐水、4%琥珀酰明胶溶液或 4%白蛋白溶液)相比,与 AKI 的发病率和 RRT 需求显著减少有关。这些结果需要被其他研究所证实。

(二)预防造影剂导致的急性肾损伤

造影剂诱导的急性肾损伤(Cl^- AKI)的预防共识工作小组建议,患者基线 eGFR<60mL/(min·1.73m^2)即应采取措施降低 AKI 风险。按照 KDICO 指南,这一标准很可能被降低至 45mL/(min·1.73m^2)。为了预防 Cl^- AKI,高危患者应予静脉水化治疗。在紧急情况下,在使用造影剂的当天早晨或立即使用等渗盐水水化优于半等渗盐水。一项随机对照试验(RCT)比较了等渗盐水与等渗碳酸氢钠(1000mEq/L 碳酸氢钠 154mL 加入 5%葡萄糖 850mL)的作用,具体方法是在使用造影剂前以 3mL/(kg·h)的流速持续给药 1 小时,然后在使用造影剂后以 1mL/(kg·h)的流速持续给药 6 小时。等渗碳酸氢盐组比等渗盐水组 Cl^- AKI 发病率显著减少(2% vs 14%)。动物研究显示,等渗碳酸氢盐能够清除活性氧(ROS),碳酸氢盐能够增加近端小管和肾髓质 pH 减少超氧化物的产生。此外,等渗盐水含有大量的氯离子,具有潜在的肾血管收缩作用。考虑到大部分用等渗碳酸氢盐的研究相对于使用等渗盐水的研究(通常为 12~24 小时)都采取较短的输液时间(7 个小时),使用碳酸氢盐进行补液也是紧急使用造影剂时受欢迎的选择。目前碳酸氢盐只在一部分 RCTs 中体现出优越性。KDIGOAKI 指南建议,除非有扩容禁忌证,存在 Cl^- AKI 风险的患者既可以选用等渗盐水,也可以选用等渗碳酸氢钠溶液扩容。预防血管造影术后严重不良事件(PRESERVE)研究是一项正在进行中的 RCT(NCT01467466),它有一个 2×2 阶乘的设计,旨在 8680 例预期接受冠状动脉或非冠状动脉造影的高危患者中比较碳酸氢钠与等渗氯化钠及比较口服 N-乙酰基半胱氨酸(NAC)与安慰剂的效果。这项研究预期于 2016 年完成。

碘造影剂根据渗透压可以分成高渗造影剂(约 2000mOsm/kg)、低渗造影剂(600~800mOsm/kg)及等渗造影剂(290mOsm/kg)。临床研究表明,随着造影剂的渗透压增加其肾毒性的风险增加。而等渗制剂较高的成本阻碍了其普遍使用。KDIGOAKI 指南推荐在有 Cl^- AKI 风险的患者使用等渗或者低渗碘造影剂。

造影剂剂量也是 Cl^- AKI 的一个关键危险因素及独立预测指标,应尽可能降低造影剂用量。造影剂给药剂量(V)和肌酐清除率(CrCl)比值(V/CrCl)3.7 在普通人群中已被证明是

Cl^- AKI一个重要且独立的预测因子。短期内造影剂超过1次的使用则是另一危险因素,在预防 Cl^- AKI方面,最好在使用造影剂48～72小时后再使用下一次造影剂。

(三)预防药物和肾毒素引起的急性肾损伤

药物诱导的肾毒性通常可以预测,因为它在特定临床情况和某些特定患者中更容易出现。其预防涉及对肾损伤机制、患者相关危险因素及药物相关危险因素的认识。与较高的肾毒性风险有关的患者相关危险因素有年龄大于60岁,有基础 CKD、血容量不足、糖尿病、心力衰竭及败血症。预防的基本步骤包括对高危患者监测具有潜在肾毒性的药物的使用。预防措施包括在治疗开始前正确估计 GFR.调整药物剂量并在治疗期间监测肾功能。无论何时应尽可能使用可替代的非肾毒性药物,并尽量避免有肾毒性药物的联合用药。

1.两性霉素

多达三分之一使用两性霉素的患者会出现肾毒性反应,AKI的风险随累积剂量增加而增加。与标准配方相比,脂质配方导致的肾毒性相对较少,因此两性霉素脱氧胆酸优于传统的两性霉素制剂。但是其费用更为昂贵。最近,抗真菌剂伊曲康唑、伏立康唑及卡泊芬净等已普遍用于 AKI高危患者以替代传统的两性霉素。

2.血管紧张素转换酶抑制剂、血管紧张素受体阻滞剂和非甾体类抗炎药

血管紧张素转换酶(ACE)抑制剂和血管紧张素受体阻断剂(ARB)可引起肾小球出球小动脉扩张,从而进一步降低已经因这些药物的降压作用而降低的肾小球内压。在肾功能不全的患者中,这些药物能导致肾小球滤过率降低。而对于在 ACE抑制剂和 ARB治疗开始后血清肌酐上升＞30％,双侧肾动脉狭窄,孤立肾肾动脉狭窄的,以及弥漫性肾内小血管病变或全身血容量不足的患者,应予以停药。

非甾体类消炎药(NSAIDs)应慎用于动脉粥样硬化性心血管疾病(CVDs)患者,对于 CKD和有效血容量不足的患者则应避免使用,因为它们抑制环氧合酶,阻断前列腺素诱导的入球小动脉扩张,潜在地降低 GFR和肾血流量。在重症患者中,因有效循环容量减少而造成肾脏低灌注的现象是比较常见的,而抑制前列腺素引起的血管扩张可能进一步减少肾血流量并加重缺血性损伤。

3.氨基糖苷类

由氨基糖苷类抗生素的肾毒性引起的急性肾损伤通常发生在治疗开始5～10天之后。这种类型的 AKI是典型的非少尿型 AKI且与尿液浓缩功能减弱和尿镁的丢失有关。因为氨基糖苷类具有肾毒性、耳毒性和前庭毒性,AKIKDIGO指南建议 AKI患者或高危患者应该尽量避免应用氨基糖苷类抗生素。每日多次给药时,升高的氨基糖苷类抗生素峰值水平似乎与肾毒性相关联。由于肾小管上皮细胞对该药物的摄取是一种可饱和过程,每日给药一次可通过减少药物摄取而减轻其对肾小管上皮细胞的毒性。在普通人群中,与每日多次给药相比,延长给药间隔在维持目标剂量的同时也降低了肾毒性风险。因此,对于肾功能正常且无 AKI风险的患者,如果一定需要使用氨基糖苷类抗生素,应尽量每天给药1次。

4.肿瘤溶解综合征

肿瘤溶解综合征(TLS)是尿酸和磷酸钙在肾小管沉积引起的。预防 AKI的第一步是正确识别那些高危患者。在有高级别血液系统恶性肿瘤的患者中,TLS的危险因素包括乳酸脱

氢酶水平高于 1500IU、肿瘤负荷大、广泛的骨髓侵犯、CKD 及对化疗药物的高敏感。对于中、低度 TLS 风险的患者,黄嘌呤氧化酶抑制剂,如别嘌醇,可以作为降尿酸药物于化疗前 2 天开始使用。化疗开始前 2 天应开始用等渗盐水积极补液,以保证有足够尿量以消除尿酸和磷酸盐。如果摄入足够液体尿量仍减少,应加用袢利尿剂,持续少尿的患者还应进行 RRT。不推荐碱化尿液以促进尿酸排泄,因为它可能诱发磷酸钙沉积而加重 TLS。除补液外,重组尿酸氧化酶可以降低尿酸水平和患尿酸沉积性肾病的风险。对于高危患者或已患 TLS 的患者,当有严重的高尿酸血症时应使用重组尿酸氧化酶。

三、二级预防

发生肾损伤后,应采取二级预防措施以避免进一步伤害,同时修复及保护肾功能,防止 AKI 的并发症。及时干预对于二级预防的效果至关重要。一些措施只有在某些特定临床情况下才会有最佳效果。

(一)创伤性和非创伤性横纹肌溶解症

在预防继发于挤压综合征的肌红蛋白引起的肾病时,应在解除四肢压迫前静脉输注等渗盐水以防止肌红蛋白在小管腔内沉淀。在每日第二个或第三个 100mL 的液体中应给予 2.7% 的碳酸氢钠(50mmol/L),第一天一般给予碳酸氢钠 200~300mmol/l,以保持尿 pH>6.5 防止肌红蛋白和尿酸在管腔中沉淀。尿量应保持在 300mL/h 左右,这可能会需要每天补液达 12L。通常而言,液体人量要比尿量大得多,而潴留在受损肌肉内的液体可能会超过 4L。这一治疗应持续到肌红蛋白尿的临床或生化证据消失,通常为补液治疗第 3 天。同时甘露醇因其利尿、抗氧化及舒血管作用而有益于治疗。甘露醇可以预防肾小管肌红蛋白管型沉积、补充细胞外液、降低间室内压、减轻肌肉水肿和疼痛。但是甘露醇可能会加剧充血性心力衰竭并有肾毒性,需密切监测,并且在患者存在少尿、高血容量、高血压和心脏衰竭时禁用。如果尿流持续> 20mL/h,则每 1000mL 注射液中以 5g/h 的速率加入甘露醇,其总剂量不超过 1~2g/(kg·d)。肌肉损伤诱导牵张敏感性离子通道,允许钙离子进入再灌注后的细胞。由钙内流所致的低钙血症通常无症状,但可能会导致心律失常。因此,必须小心以避免由 $NaHCO_3$(碳酸氢钠)所诱导的低钙血症(由代谢性碱中毒所致),后者可以触发手足抽搐、惊厥,并有心脏毒性且能使现有肌肉损伤进一步加重。AKI 复苏阶段常见高钙血症,尤其是之前接受了含钙液灌注的患者,主要原因是这些患者之前聚集于/肌肉内的钙离子释放入血。因此,低血钙只在有症状时进行处理。最近已对早期输液的重要性及挤压受害者治疗最重要的方面进行了总结。

在非创伤性横纹肌溶解症中,AKI 的预防涉及大量扩容以维持肾灌注压、稀释肌红蛋白和其他毒素。尿量应保持在 200~300mL/h 直到肌红蛋白尿消失。碱化尿液可能有助于防止小管内肌红蛋白管型形成;然而,没有临床证据显示甘露醇和碳酸氢盐比单独使用生理盐水更有效。此外,使用碳酸氢盐治疗还有导致磷酸钙沉积和低钙血症等潜在风险。

在治疗横纹肌溶解症时,何时停止积极的液体复苏非常重要。虽然扩容是减少在肾小管腔内血红蛋白沉淀的主要方案,但始终应考虑体液潴留及室间隔扩张的风险。多次(如每隔 6~12 小时)评估与尿酸和肌酸激酶相关的肾功能参数有助于临床医师决定扩容的程度。

（二）高血糖

一些关于严格控制血糖浓度对减少 AKI 的发病率和死亡率的影响的研究结果迥异。一个危重患者的大型多中心随机试验,重症监护评价中的正常血糖——用葡萄糖算法调节所得到的生存率(NICE-SUCAR)研究发现,严格的血糖控制[目标血糖 81~108mg/dL(4.5~6.0mmol/L)]相比于常规血糖控制[目标血糖<180mg/dL(<10mmol/L)],提高了 90 天内死亡的绝对风险。严格的血糖控制也增加了发生严重低血糖的风险,但其 AKI 发病率和对 RRT 的需求并无变化。其他研究没有发现死亡率增加与严格的血糖控制相关。综上所述,对于病情严重的内科患者和手术患者而言,严格的血糖控制,相比于较为宽松的血糖范围 140~180mg/dL(7.8~10mmol/L)和 180~200mg/dL(10~11mmol/L),其严重低血糖的发生率升高,而死亡率上升或没有明显改变。因此,对于危重患者,按照 KDIGOAKI 指南,建议适当控制血糖,维持在 110~149mg/dL(6.1~8.3mmol/L)范围内,而非严格控制血糖。

（三）药物治疗

由于 AKI 病因多样,现已针对不同的途径进行了许多研究,以预防或改变 AKI 的进程。这些途径包括抑制炎症介质,通过抑制缩血管作用和加强舒血管作用以加强肾脏灌注,减少白细胞浸润,抑制凝血反应,以及注射生长因子加快肾脏复苏。这些预防措施大多数在动物模型中非常成功,但只有少数在患者中显示出了益处。

1.N-乙酰半胱氨酸

N-乙酰半胱氨酸(NAC)是一个类似于谷胱甘肽的能够穿过细胞膜的三肽。NAC 可以减少使用造影剂后的血管收缩和氧自由基的产生。缺血后和肾毒性 AKI 肾脏自由基生成增多是导致其细胞损伤的部分原因,一些临床研究试图使用 NAC 来预防 AKI,尤其是在 Cl⁻ AKI 和心脏手术中。

第一项研究中,在使用造影剂前一天及当天每天两次、每次 600mgNAC 口服可以预防使用造影剂后的 AKI。然而,许多更进一步的研究得出了不一样的结果。与静脉使用 NAC 相比,口服 NAC 价廉且副作用更少。最近的一项对于冠状动脉造影和外周血管造影患者的大型研究并未显示出口服 NAC 有益处。另外,在随后的关于口服 NAC 的 meta 分析中,按方法学特征进行的试验分层(分配隐藏、双盲及意向性治疗分析)显示在低质量研究中使用 NAC 治疗后 Cl⁻ AKI 的相对危险度有所下降,但在那些三个方法学标准都满足的研究中并未观察到 NAC 有任何疗效。如果要使用 NAC,则推荐对有 Cl⁻ AKI 高危因素的患者在使用造影剂前一天和当天每日 2 次,每次 1200mg。口服 NAC 不能取代静脉输液治疗,因为后者疗效明显更好。

2.袢利尿剂和促尿钠排泄药

利尿剂常常用于 AKI 患者的液体管理。虽然非少尿型 AKI 相比于少尿型 AKI 有更好的预后,但利尿剂已被证实在预防 AKI 或改善预后方面并无效果。此外,对于肾前性 AKI 应避免使用利尿剂。Meta 分析已经证实,使用利尿剂来预防 AKI 并没有降低住院死亡率、透析需求风险、需要进行的透析次数或少尿型患者的比例。一个包括 94 例接受高风险心脏手术并预防性使用奈西立肽的随机对照试验中,尽管使用奈西立肽时 AKI 发生率较低,但其对 RRT 需求或住院时间没有影响。

3.血管活性药物

"肾剂量"的多巴胺[$0.5\sim3\mu g/(kg.min)$]作为肾血管扩张剂可以增加尿量,但不影响 AKI 预后或死亡率。多培沙明,一种人工合成的多巴胺类似物,是多巴胺 1 型受体和较低效力的多巴胺 2 型受体激动剂。在接受肝移植手术的患者中进行的小型研究并未发现多培沙明在预防 AKI 方面有益处。

去甲肾上腺素对预防 AKI 的效果还没有随机对照试验进行评估。非诺多泮是一种单纯的多巴胺 1 型受体激动剂,其在血流动力学上对肾功能的影响类似于低剂量的多巴胺,没有全身的 α 或 β 肾上腺素受体刺激作用。在一项 meta 分析中,非诺多泮被证明可以降低手术后或危重患者患 AKI 的风险(比值比 0.43)。肾内注射非诺多泮使其在大剂量使用的同时避免了对全身的不利影响,如低血压。在一个有 268 例肾内注射非诺多泮至少 1 小时的患者的研究显示,这些患者 Cl^- AKI 的发生率小于 1%,而该人群的历史发病率为 27%。实验数据表明,非诺多泮可能有额外的抗炎效果。目前,因为缺乏高质量的试验,我们还不建议使用非诺多泮预防 AKI。

4.他汀类药物

Cl^- AKI 的发病机制尚未完全清楚,多种机制可能参与这一过程。他汀类药物诱导血管紧张素受体的下调,减少内皮素的合成,减轻炎症,通过抑制核因子(NF)KB(NF-KB)改善血管内皮功能,降低内皮黏附分子的表达,增加一氧化氮(NO)的生物利用度,减轻活性氧生成,并拮抗补体介导的损伤。这些机制可能参与其对 Cl^- AKI 的保护作用。一些观察性刊物认为他汀类药物有肾脏保护作用。但是唯一一项包括 304 例 eGFR 低于 60mL/min 的随机对照试验,显示阿托伐他汀与安慰剂相比没有任何益处。已经接受他汀类药物或因其他适应证而使用的患者应维持他汀类用药,但是仅仅只为预防 Cl^- AKI 而开始使用他汀类药物治疗是没有根据的。

他汀类药物也可降低择期手术后 AKI 的风险。加拿大一项大型回顾性队列研究调查了 213347 例接受手术的患者,其中 32% 术前使用了他汀类药物。在这些患者中 AKI 的发生率为 1.9%。在进行多变量校正后,他汀类药物的使用与 AKI 风险下降、对 RRT 的紧急需求减少和 30 天死亡率大幅下降相关。术后 90 天及术后 120 天组间对透析的需求无差异。由于这是一项回顾性研究,可能有残余混杂因素无法被校正。在做出使用他汀类药物以预防围术期 AKI 的建议前,必须确认这些结果。

5.钙通道阻滞剂

钙通道阻滞剂(CCBS)已被证实可以逆转由不同刺激源介导的入球小动脉收缩,且也有独立的利钠作用。这些药物在预防 AKI 方面已有了详尽的评估,尤其是在移植相关性肾病中。一些研究发现预防性使用钙离子拮抗剂可以预防迟发性移植后移植物衰竭。但是评估伊拉地平对肾功能、迟发性移植物功能衰竭的发病率和程度及肾移植术后急性排斥反应的影响的大规模多中心随机对照试验没有发现任何益处。一项评估围移植期使用 CCBs 的好处与危害的系统性回顾研究并没有发现移植后常规使用 CCBs 可以降低急性肾小管坏死(ATN)的发病率。有研究反映了长期预后有所改善而围术期功能并无明显改善。肾移植手术期间使用

CCB 可能有利于放宽移植供体的标准（如供体年龄＞60 岁，捐献前血清肌酸酐水平＞1.5mg/dL(132μmol/L)，死因为脑血管疾病等)或有利于那些缺血时间较长的患者。

6.腺苷受体拮抗剂

茶碱是一种非选择性腺苷受体拮抗剂，可以预防腺苷介导的入球小动脉收缩。远端肾小管管腔内氯化物浓度升高引起腺苷释放是管球反馈的一部分。评估茶碱对预防造影剂肾病作用的小型临床试验显示了不一致的结果。一项包括 7 个随机对照试验的 meta 分析得出的结论是预防性使用茶碱或氨茶碱似乎可以预防 Cl⁻ AKI。然而，这一项 meta 分析同时也收入了没有进行液体管理的研究。最近的一项在 NAC 中加入茶碱的随机对照试验显示 Cl⁻ AKI 的发病率降低。目前，尚不清楚单独使用茶碱是否能预防 Cl⁻ AKI，而 KDICOAKI 指南亦不建议使用茶碱来预防 Cl⁻ AKI。

选择性腺苷阻断剂，如 Rolofylline，已被用于预防和治疗心肾综合征的临床试验。在一项有 63 例接受呋塞米治疗后出现 CFR 下降的失代偿性心力衰竭患者的双盲安慰剂对照试验中，腺苷 A1 拮抗剂合用呋塞米增强了利尿作用并阻止了肾小球滤过率下降。

7.新型药物

多能间充质干细胞(MSC)在大鼠中被证实可以预防缺血再灌注诱导的 AKI。一项Ⅰ期临床试验评估了对体外循环下进行心脏手术的患者由主动脉注入同种异体干细胞的可行性和安全性。输注 MSC 与不良事件不相关，且住院时间和再住院率相较于所匹配的历史对照病例分别下降了 40%。术后肾功能仍维持在基线水平，治疗组也没有患者需要进行血液透析(HD)，而对照组 AKI 的发病率高达 20%。此外，治疗组中有基础 CKD 的患者其肾功能在长达 16 个月的时间内都很稳定，而相匹配的对照组患者则表现出了肾功能的恶化。这一治疗方法的长期安全性尚不明确。

从动物试验和初步的人类研究中发现，治疗性使用促红细胞生成素(EPO)似乎很有希望。EPO 可以通过抑制细胞凋亡，促进血管再生，抗炎及促进组织再生预防 AKI 并改善肾脏恢复。在小鼠中，于内毒素给药前 30 分钟注射 EPO 在损伤 16 小时后可以显著地改善肾功能损伤。EPO 在大鼠肾脏缺血再灌注损伤中似乎也有保护作用。一个术前给予择期冠状动脉搭桥手术患者 EPO 的临床试验显示 AKI 的发病率由 29% 降至 8%(P=0.035)，且术后肾功能也得到了改善。在另一个试验中，在患者心脏手术后给予不同剂量的重组促红细胞生成素与安慰剂相比，在 48 小时内尿中 NGAL 并无明显差异，AKI 发病率也无明显差别。一项在重症监护下的最新研究也未发现 EPO 有治疗性肾脏保护效果。虽然这项研究的治疗时机也并不理想——生物标志物已检测出肾损伤 6 个多小时后，高剂量 EPO 并没有改变 AKI 患者的临床预后。

在一个Ⅰ期临床试验中评估了小分子干扰 RNA 与安慰剂预防 AKI 的效果。在 AKI 动物模型中，相较于安慰剂治疗组，用针对 p53 的小分子干扰 RNA 处理过的动物在缺血性损伤 24 小时后血清尿素氮(BUN)和肌酐水平显著降低。由于 p53 还有抑癌作用，故使用 p53 抑制剂的主要缺点之一是其潜在的致癌作用，且这一研究已因难以招募受试者而停止。

四、急性肾损伤的治疗

一旦预防 AKI 的措施都未能成功,则关键问题是 AKI 是否仅需要非透析治疗,还是必须进行 RRT。

(一)综合管理

恰当的治疗需要对临床情况进行及时的诊断。现已投入相当大的努力以寻求一种敏感性和特异性更高的生物标志物帮助诊断 AKI。由于血肌酐是肾损伤相对晚期的指标,许多 AKI 在血清肌酐水平无明显升高时已发生。减轻肾脏损伤及防治 AKI 相关并发症的治疗需要在血清肌酐有微小变化时就开始进行。AKI 的初始评估包括仔细评估肾功能不全的原因和患者的容量状态。主要目标是维持足够的血流动力学状态以保证肾脏灌注,避免进一步的肾损伤。任何有潜在肾毒性的药物均应避免,包括血管内造影剂,含钆造影剂因有导致肾源性系统纤维化(NSF)的风险而应避免使用。如果 AKI 患者需要使用含钆造影剂,则患者必须被告知有患 NSF 的风险,而大环类螯合物(即钆布醇、钆特醇或钆特酸葡胺)优于线性螯合物。同时应尽可能低剂量给药,且避免重复用药。应尽可能避免一些抗微生物制剂如氨基糖苷类、两性霉素、阿昔洛韦及喷他脒,或者调整剂量以防止进一步损伤。任何与 AKI 相关的其他药物(影响血流动力学的、肾毒性的和有免疫介导性的)也应尽量避免使用。

(二)水电解质管理

尽管用晶体液进行早期有力的复苏及积极控制感染可减少 AKI 的发生率,液体复苏在 AKI 中的作用尚不明确。容量状态是最难评估的参数之一,而液体复苏应该针对一个预定的前负荷、搏出量或心输出量,而不是一组 MAP。然而,许多临床研究都强调右心房压力和肺动脉阻塞压在预测扩容有效性方面价值不高。其他提示前负荷的床旁指标,如右心室舒张末期容积(通过热稀释法评价)和左心室舒张末期面积(通过超声心动图评定),在区分对容量有反应和无反应的患者方面也是无效的。

对于接受机械通气的危重患者,左心室搏出量的呼吸性变化可以预测输液反应。在低血容量患者,正压通气可能诱发静脉回流减少,从而导致心输出量减少。基于心室舒张末期容积和每搏输出量之间的正相关关系,扩容的预期血流动力学反应是右心室舒张末期容积、左心室舒张末期容积、每搏输出量和心输出量的增加。因为心室收缩的减少使舒张末期容积和每搏输出量之间的关系的曲线斜率降低,因舒张末期容积增加而致的每搏输出量增加取决于心室功能情况。

危重患者进行扩容常可导致体重相对增加 10%~15% 或更高,有时短期内体内总液体量甚至可以翻倍。有研究表明,液体潴留与儿童和成人 AKI 死亡率之间有相关性。一项前瞻性多中心观察性研究[改善急性肾脏疾病护理工程(PICARD)]发现诊断 AKI 时有体液超负荷的患者——定义为体重相较于基线值升高 10% 以上——经过多变量调整后其死亡率升高 3 倍。死亡风险与液体潴留的幅度和持续时间成正比。液体超负荷对肾复苏的影响是不一致的。FACTT 试验中 AKI 患者的二次分析也证实,在早期 AKI 患者中 AKI 确诊后的正液体平衡与死亡率强烈相关。研究显示,呋塞米有保护作用,这一保护作用在液体平衡被控制后消失。其他研究也显示,液体超负荷对肾功能有有害影响。综上所述,观察性研究结果表明,保守的液体疗法对于严重 AKI 患者的死亡率和肾脏恢复可能有益;然而,在给出任何明确的建议之前必须进行随机对照试验以证实这些发现。

此外,体内总液体量的增加将改变肌酐分布容积,导致低估血清肌酐值。由此造成的对肾功能不全严重程度的低估可能会延迟 AKI 的识别和治疗。在有液体超负荷的 AKI 患者中,肾功能的评价应考虑到体液平衡的作用以防止对 AKI 严重程度估计不足并正确地调整药物剂量,避免使用肾毒性药物。

(三)促进急性肾损伤恢复的药物

1.祥利尿剂

虽然祥利尿剂常用于已患 AKI 的患者,一项 meta 分析显示其使用与死亡率降低或更好的肾脏恢复并无相关性。另外两个 meta 分析表明,祥利尿剂并不影响死亡率、透析需求或所需透析次数。祥利尿剂与耳毒性风险增加相关,因此,应避免联合使用利尿剂与氨基糖苷类药物。评估利尿剂在 AKI 中的作用需要精心设计试验,目前在该领域已有 RCTs 正在进行中。在此期间,建议避免使用利尿剂治疗 AKI,除非是用于管理液体超负荷。

2.促尿钠排泄剂

心房利钠肽(ANP)已在四个随机对照试验中作为 AKI 的治疗药物研究,结果显示 ANP 可以降低对透析的需求但对死亡率无影响。在迄今已发表的最大规模的研究中,ANP 仅在少尿型患者这一亚组改善了整体透析生存率。不幸的是,在随后进行的包括 222 例少尿型患者的试验中并未显示 ANP 可以降低死亡率或非透析生存率。这两项试验都给予高剂量的 ANP 达 24 小时,这可能影响了试验结果。最近的研究纳入了 61 例接受心脏手术并接受 ANP 治疗平均达(5.3 ± 0.8)天的患者。在这一小型研究中 ANP 的使用减少了透析率并改善了非透析生存率。目前 KDIGOAKI 指南不建议使用 ANP 治疗 AKI。需要更大型的研究来证实 ANP 的作用。奈西立肽是一种可用于心力衰竭治疗的 B 型钠尿肽。奈西立肽引起血管扩张和心输出量的间接增加但无正性肌力作用及对心率的中性影响。另外,它抑制有害的神经激素活化.并在一些个体中可能导致排钠利尿。然而,在最近的一次关于急性心衰患者的大型 RCT 中,此药并没有降低死亡率和再住院率,且对呼吸困难效果也不显著。奈西立肽对肾功能并无不利影响,但增加了低血压的发生率。奈西立肽在高危的心血管手术术后早期降低了 AKI 发病率,但并不能改善长期生存率。KDIGOAKI 指南并不支持使用奈西立肽治疗 AKI。

3.血管活性药物

现已不再推荐多巴胺用于治疗已经存在的 AKI。升压药往往被认为不利于器官灌注。在感染性休克中,一个包含 14 例患者的小型前瞻性研究发现,当 MAP 高于 70mmHg 时去甲肾上腺素改善了血清肌酐值和肌酐清除率。然而,在一个包括 28 例患者的小型 RCT 中,使用去甲肾上腺素将 MAP 从 65mmHg 增加至 85mmHg 并没有改善肾功能。

在一项 meta 分析中,非诺多泮减少了术后或危重患者的透析需求(7%vs10%)和院内死亡率(15%vs19%)。但这一 meta 分析存在一些局限性,如没有开始透析的标准条件、人种、AKI 定义及剂量和治疗持续时间的异质性,以及并没有独立测量 eGFR。此外,非诺多泮具有降压特性,可能会在 RCTs 之外的临床环境中更具危险性。没有单一的前瞻性研究表明,非诺多泮可以减少透析需求。这些结果需要有足够充分的试验来进一步证实,与 KDIGOAKI 指南一样,不建议使用非诺多泮治疗 AKI。

肝肾综合征患者的特异性治疗包括奥曲肽与特利加压素的联合使用。在美国没有特利加压素,大多数中心使用米多君、奥曲肽和白蛋白的联合注射。在这种情况下去甲肾上腺素也具有良好效果,与特利加压素相当。

4.其他药物

其他正在研究的治疗 AKI 的药物,一个有希望的疗法是 MSCs。MSC 是具有抗炎和免疫调节功能的多能细胞,在心肌缺血、败血症和 AKI 的动物模型中被证明有益。在 AKI 模型中,输注 MSC 改善了顺铂诱导的 AKI、缺血再灌注损伤 AKI 及甘油诱导的 AKI 的肾功能恢复。在 AKI 高危人群,MSCs 被逐步增加剂量进行 I 期临床试验检验其安全性、可行性及初步疗效。一个实验在系膜增生性肾炎模型中评估了肾内 MSCs 移植的长期影响。虽然 MSC 治疗组患者有较低的蛋白尿且在第 60 天有更好的肾功能,但是治疗组大鼠有 20% 的肾小球含有单个或集群的大脂肪细胞及明显的球周纤维化。因此,应权衡 MSC 在短期内维持肾功能的益处及其可能的球内 MSC 部分不良分化为脂肪细胞及随后的肾小球硬化的长期效应。

2 个动物模型显示,促红细胞生成素可能也有利于 AKI 的治疗。在一项包括71 例行择期 CABG 手术患者的随机试验中,EPO 显示其有利于 AKI 后的恢复。但是在一项包括 187 例 AKI 患者的回顾性研究中,EPO 的使用与肾脏恢复并无关联。

在严重败血症和感染性休克中,一项包括 36 名患者的研究已经表明,输注碱性磷酸酶可能通过减少 NO 代谢物的产生和减轻肾小管酶尿以改善肾功能。

另一个可能的药物是一种压力诱导型酶——内源抗氧化酶血红素加氧酶-1(HO-1)。HO-1 具有重要的抗凋亡和消炎功能,且在包括 AKI 在内的几种损伤形式中 HO-1 诱导已被证明是具有保护性的。

(四)急性肾损伤的并发症治疗

1.体液过多

当 AKI 患者体液过多时,应尽量减少液体摄入量并在透析开始前尝试使用药物治疗。在有大量液体摄入但尿量不足的正体液平衡及有症状的容量超负荷的患者中,可使用袢利尿剂和其他可以优化整体及肾灌注的措施。静脉推注利尿剂可能疗效更强,尤其是在 CHF 和肾病综合征患者中。如果患者对静脉推注利尿剂有反应,则可尝试耳毒性更小的连续静脉内滴注。

除了利尿剂,选择性影响水钠排泄的新药物也已被开发,且可用于特定的临床条件。利水剂作用于肾集合管的抗利尿激素-2 受体,促进水的排泄。血管加压素受体拮抗剂仍需进一步研究,以确定其在有容量超负荷和低钠血症的 AKI 的治疗中的作用。利钠肽抑制肾单位中钠的重吸收,导致钠排泄。目前没有证据支持利钠肽可以用作 AKI 的辅助治疗。

吗啡和硝酸盐类可用于减轻紧急情况下的呼吸道症状。吗啡减轻了患者的焦虑并减少呼吸做功;它以 3 分钟内静脉输入 2~4mg 为起始剂量,必要时可间隔 5~15 分钟重复使用。硝酸盐类是肺水肿最常用的血管扩张剂。硝酸甘油通过扩张外周静脉减少左心室充盈;其初始剂量为 5μg/min 静脉滴注,通常与利尿治疗联合使用。当药物治疗不能快速解除液体超负荷状态时,根据临床情况可能需要酌情进行正压通气、气管内插管和透析。

2.钾代谢紊乱

高钾血症是 AKI 的常见并发症。其主要风险是影响心脏传导,并可能导致心动过缓或心脏停搏。如果存在心电图改变,则需立即静脉注射钙剂。与此同时,应识别并停止使用口服或静脉补钾制剂,包括影响钾代谢的药物,如 β 肾上腺素拮抗剂、保钾利尿剂、ACE 抑制剂及 ARB 类,以及其他抑制肾钾排泄的药物。

接下来则是通过胃肠外葡萄糖补充和胰岛素输注促进钾移入细胞内。这一处理在 $20\sim30$ 分钟内起效,疗效维持 $2\sim6$ 小时。持续输注胰岛素和含葡萄糖的液体可延长其疗效。碳酸氢钠也可促进钾离子移入细胞内,15 分钟内起效,疗效持续 $1\sim2$ 小时。碳酸氢钠的降钾作用在代谢性酸中毒患者中最为突出,如无须考虑液体超负荷风险可进行这一治疗(5 分钟内静脉输注 50mmol)。β 肾上腺素气雾剂也可降钾但伴随较大的副作用,因此不常用于高钾血症。

盐水、袢利尿剂、阳离子交换树脂如聚苯乙烯磺酸钠或钙树脂也可排钾。树脂可以口服或经直肠给药保留灌肠。在高钾危象的患者,首选直肠给药,因为结肠是该药物的主要作用部位。当聚苯乙烯磺酸钠与山梨糖醇同时使用时,肠坏死风险可能会增加。故术后或粪便嵌塞的患者应避免使用聚苯乙烯磺酸钠,直到肠道功能恢复正常。如果高钾血症对于保守治疗反应欠佳,可行急诊 HD。若不能进行间歇性 HD,大量低钾或无钾的置换液或透析液的连续性肾脏替代疗法(CRRT)也可用于高钾血症治疗。由于启动 RRT 可能需要一些时间,透析未开始时仍应进行药物治疗。不论保守还是透析治疗,均应密切监测血钾水平以防高钾血症反弹。

3.钠代谢紊乱

低钠血症在与心力衰竭、肝功能衰竭或利尿剂相关的 AKI 中较为多见。在这些情况下,必须限制水的入量低于出量。体液过多和水肿需要限制钠摄入。在真性容量消耗的肾前性 AKI 患者中,则需予等渗盐水校正这两种紊乱。

重症监护的高钠血症患者较易发生 AKI。在大多数患者中,病因治疗非常重要且需估计水的消耗量。应口服补水或静脉内予葡萄糖溶液,最大速率每天可达 $8\sim10mmol/L$ 尽快纠正血钠浓度。可能还需要进行透析或 CRRT 纠正 AKI 的钠代谢紊乱。

4.钙、磷及镁代谢异常

高磷血症及低钙血症在 AKI 中常见。高磷血症通常由肾脏排磷减少引起,横纹肌溶解或 TLS 连续释放也是常见原因。血磷升高,血钙降低,导致低钙血症。血钙常轻度至中度减低,降至 $7\sim8mg/dL$($1.75\sim2.0mmol/L$)。低钙血症其他病因有骨骼对甲状旁腺激素(PTH)抵抗作用、肾功能失调导致的骨化三醇产生减少。低钙血症也常发生于横纹肌溶解症或胰腺炎所致的 AKI 中。用碳酸氢盐纠正酸中毒会加剧低钙血症。高钙×高磷在理论上可以引发组织内钙沉积,后者可能会导致心律失常。没有随机研究评估治疗这些紊乱获得的益处。由于口服含磷药物和 TLS 引起的高磷血症会引起 AKI,因此,应避免严重高磷血症以防止进一步的损害。这种情况下可以使用含钙磷结合剂和其他磷结合剂。如果有低钙血症或血流动力学不稳定的症状出现,应输注葡萄糖酸钙。

AKI 时罕见高钙血症,后者通常出现在横纹肌溶解症的恢复阶段——当钙从肌肉中的含钙复合物中释放出来时。此外,当肾功能恢复重新分泌骨化三醇时,PTH 的反应性将增强。

在这种情况下高钙血症很少发生或可简单地通过药物控制。轻度高镁血症在 AKI 中很常见，通常对临床没有特殊影响。

5.酸碱平衡紊乱

在 AKI 中，代谢性酸中毒是最常见的酸碱平衡异常，它是由碳酸氢盐产生减少及氢离子排泄减少导致的。蓄积的磷酸盐和未排泄的不可测的阴离子，如硫酸盐、尿酸、马尿酸盐、羟基丙酸乙酯、呋喃丙酸酯及草酸等也会导致代谢性酸中毒。这一酸化过程可因低蛋白血症减弱，也可因乳酸酸中毒而加剧。尽管存在未测定阴离子的蓄积，50％的患者阴离子间隙仍保持在正常范围内。除代谢性酸中毒，也可合并三重酸碱平衡紊乱。

纠正酸碱平衡紊乱的措施要根据病因进行调整。

关于急性代谢性酸中毒的最佳治疗方法仍存在争议。当代谢性酸中毒仅仅是 AKI 的并发症时，血清碳酸氢盐浓度低于 15～18mmol/L 时可予碳酸氢钠治疗，但其给药后可能出现容量超负荷。由潜在的休克所造成的乳酸酸中毒因使用碳酸氢盐可能出现二氧化碳生成增加，细胞内酸中毒恶化及容量超负荷，其使用仍存在争议。代谢状态的迅速改善也会加重低钙血症，后者可能会降低心输出量。因此，在乳酸酸中毒的患者中，对于严重的代谢性酸中毒（动脉血 pH 低于 7.10～7.15），大多数医师会限制性使用碳酸氢钠，以维持 pH 高于 7.15～7.20 直到整个疾病过程被纠正。AKI 患者碱治疗的替代方案还没有被广泛研究。三（羟甲基）氨基甲烷（THAM）被排泄在尿中，与碳酸氢钠相比，其临床疗效还不明确。我们不建议将其用于 AKI 患者，尤其是伴高钾血症的患者，因为相比于碳酸氢盐，THAM 不仅不会降低血钾，甚至可以导致高钾血症。限制蛋白摄入也可控制酸中毒，因为蛋白质分解与酸中毒恶化相关。但是目前不建议对 AKI 患者限制蛋白质摄入。

6.营养

AKI 患者由于较差的营养摄入和蛋白质的高分解代谢使其发生营养不良的风险增加。应确保充足的营养支持，以防止蛋白质能量浪费，促进伤口愈合和组织修复，维持免疫系统功能，降低死亡率。

在有高代谢需求的 AKI 患者中进行营养评估非常困难。主观整体评估评价营养状况，不需要额外的实验室检查，对预后有高度预测性。

KDIGOAKI 指南建议 AKI 患者若没有分解代谢疾病应接受蛋白质 0.8～1.0g/(kg·d) 及 22～30kcal/(kg·d) 的总能量摄入。此外，RRT 患者应给予 1.0～1.5g/(kg·d) 的蛋白质. CRRT 和高代谢状态的患者蛋白质补充可多达 1.7g/(kg·d)。蛋白质分解代谢可由尿素氮来确定。

12 或 24 小时内测量蛋白质摄入及尿中尿素氮排泄来监测氮平衡可用于评估营养补充治疗的疗效。正氮或负氮平衡可用于确定患者的蛋白质摄入是否足够。其计算方法如下：

氮平衡＝（蛋白质摄入量/6.25）－（UUN＋4）

蛋白质摄入量和尿尿素氮（UUN）都用克表示。若胃肠道功能尚可则应首选肠内营养：胃肠道功能失常或肠内途径不足以满足营养摄入目标时应考虑肠外营养。危重患者常出现 AKI 及其他影响因素如药物、高血糖及电解质紊乱等而使胃肠道蠕动减弱。

第五节　急性肾损伤的透析治疗和重症监护

重症肾脏病学是管理重症监护(ICU)患者体液异常、电解质紊乱、pH 值稳态,以及预防和治疗肾功能损害并对患者进行器官支持治疗的一门新兴学科。

根据急性肾损伤网络(AKIN)诊断标准,约 40％ICU 患者会发生急性肾损伤(AKI),而 AKI 为患者死亡的独立危险因素。大约 5％的 ICU 患者需进行 ARRT,尽管此部分患者疾病严重,死亡率得到一定程度改善。即使采用最佳治疗护理措施,重症 AKI 患者死亡率仍然较高,其主要死因为感染、出血或休克不能得到有效控制。ICU 患者并发 AKI 这种情况临床上可考虑为系统性"急性尿毒症综合征",与传统意义的尿毒症综合征的维持性透析治疗相似,需进行 ARRT。

一、急性肾脏替代治疗方案的组织因素

重症监护室(ICU)可分为开放式(有资质主治医师进行患者管理)、封闭式(患者转诊至重症监护进行管理)或共同管理(正如前面定义为开放性 ICU,患者接受 ICU 医生强制性管理)。美国的大部分 ICU 中心采取开放式管理,而澳大利亚和新西兰、欧洲大部分 ICU 进行封闭式管理。确诊 AKI 且考虑 ARRT 时,ICU 的优势是可及时和集中进行管理。研究证实封闭式 ICU 管理能改善所有患者预后。此外,肾脏专科管理的优势是较好的进行 ARRT 和早期诊断 AKI。研究显示,ICU 患者并发 AKI 后早期转诊肾科管理可改善患者预后。由于相关研究的定义和分析方法存在差异,因而结论也不完全相同。虽然肾病专业人员和 ICU 专业人员管理对此类患者预后影响存在差异,有关 ARRT 临床使用仍然存在争议。在许多重症监护中有关肾病相关知识培训和 ARRT 使用均不足,应将此两方面内容进行核心培训。

全球范围内部分地区由 ICU 护理人员给患者施行各种模式 ARRT,也有部分由肾病专科人员给患者施行治疗。由于用于连续性肾脏替代治疗(CRRT)和间歇性血液透析(IHD)的机器越来越普及.ICU 中有关上述治疗模式的相关专业知识快速增长,对 ICU 医护人员提供在职教育和支持有助于 ARRT 广泛开展。

二、急性肾脏替代疗法概述

ARRT 主要治疗模式包括急性间歇性 HD、CRRT 和急性腹膜透析(PD)。由于不同治疗模式的费用、技术和医疗保险补偿政策不同,各种治疗模式应用存在地区性差异,但急性间歇性 PD 和 CRRT 在临床上最为常用。最近,延长透析时间及缓慢清除液体这种改良的间歇性 HD 又开始应用于临床,此种治疗模式有助于改善患者血流动力学并增加溶质清除,这些治疗模式通称持续低效透析(SLED)。根据急性透析质量倡议(ADQI)工作组建议,这些改良间歇性 HD 模式最好称为延长式间歇性肾脏替代治疗(PIR-RT)。在发达国家,急性 PD 主要用于

儿科患者。

目前有关 ARRT 治疗目标尚无明确定义。一般最低目标是酸中毒或高钾血症、难治性高循环容量和尿毒症心包炎或昏迷得到纠正,血清电解质和碳酸氢盐浓度维持在正常范围内。尽管开始和终止 ARRT 治疗的具体实验室指标尚不明确,但应对透析剂量进行监测并进行调整以达到最低目标剂量。值得注意的是,ARRT 治疗过程本身不应加剧血流动力学不稳定、增加终末器官损伤或延迟肾功能恢复。

准确评估患者细胞外容量状态并非易事。对细胞外容量状态评估本身就存在一定难度,一些体征,如颈静脉怒张并不能完全确定患者细胞外容量状态,机械通气时更是如此。中心静脉压、肺毛细血管楔压、超声心电图测定的左心室舒张容积基线值可能不能准确反映循环容量状态,脓毒血症患者尤其如此。此外,观察快速补液对血压、每搏心输出量、大静脉塌陷程度的影响也可判断患者细胞外容量状态。即使对患者液体状态进行了充分评估,也难以确定治疗目标。腹腔间隔室综合征、肺顺应性和氧化受损及伤口愈合不良患者存在细胞外液容量过多但血管内容量不足,采用 ARRT 治疗也可获益。特别是急性肺损伤患者短期机械通气时需要较低容量负荷(根据中心静脉压调整),采用 ARRT 也可获益。

不同模式 ARRT 可增加细胞因子清除。中分子(300～12000D)和大分子(＞12000D)细胞因子是免疫应答调节的重要组分,但在急性疾病并 AKI 时细胞因子产生增多,清除减少,体内细胞因子水平升高,从而导致心脏抑制、血管舒张和免疫抑制,因而清除这些细胞因子有助于病情控制。使用高通量和超高通量透析器(膜截留分子量大约 60～150kD)、生物吸附、配对血浆滤过—吸附滤器和大量对流溶质清除均可以不同程度地清除细胞因子。值得注意的是,ARRT 清除炎症因子同时也清除了抗炎因子,有可能加剧体内炎症。尽管如此,研究表明高容量血液滤过(≥45mL/kg)可改善 ICU 脓毒血症患者预后,采用“脉冲”式或连续性方式更高剂量[60～100mL/(kg·h)]血液滤过可有效改善患者血流动力学稳定性,提示高容量血液滤过是一种非常有前途的技术。

ARRT 开始时机目前尚存在争议。有主张早期开始 AR-RT,此时主要目的是预防而非治疗急性尿毒症,患者可能因此获益,因而推荐一旦患者出现肾脏损伤或肾衰竭即应开始进行 ARRT 治疗。事实上,这一观点得到一些观察性研究支持:早期开始 ARRT 治疗预后更佳,但目前尚无高质量循证医学证据支持上述结论,一些单中心临床试验结果尚不足以得出上述结论。一项多国参与的大型队列研究显示血肌酐中位数(四分间距)为 $309\mu mol/L(202～442\mu mol/L)$ 和尿量中位数(四分间距)为 $576mL/d(192～1272mL/d)$ 时可开始 ARRT 治疗。

三、间歇性急性肾脏替代治疗

急性间歇性 HD 一般根据透析膜和溶质清除机制进行分类。高通量透析器增加中分子和大分子溶质对流清除,但有限临床数据显示 ICU 患者使用高通量透析器并没有表现出明显优势。透析膜的膜特性是生物相容性,低补体激活和低白细胞活化提示其生物相容性好。补体活化后,肺、肾脏实质及其他器官内白细胞淤积,释放白细胞活化产物,导致组织损伤。尽管有关研究结论不一致,但生物相容性与 ICU 中 AKI 患者死亡率和肾功能恢复密切相关,推荐尽可能使用生物相容性较好的透析器。

在 ICU 常使用连续性血液透析滤过（HDF）。使用在线超纯无菌置换液的急性间歇性 HDF 也是常用的一种 ARRT 治疗模式。至于高通量透析，有限的临床数据显示并无明显优势。

间歇性 ARRT 既可使用批量生产的商品化或医院内部自行配制的透析液，透析液也可使用透析机在线配制。后者是使用浓缩透析液与中心水处理或便携式水处理装置产生的纯化反渗水配制而成。尽管在线 HDF 使用越来越普遍，但大部分 ICU 无中心水处理装置，因而有细菌污染物，特别是内毒素反超风险，可能加剧细胞因子介导性损伤。在 ICU 中 ARRT 水质要求与 ESRD 透析时水质要求相同。HDF 在线配制置换液在透析液通路中的滤器内消毒灭菌，在微生物数、内毒素浓度、诱导细胞因子活性方面与商用置换液无异。有推荐急性间歇性 HD 时应使用无菌透析液，尽管目前尚无充分的证据支持此观点。

四、间歇性血透时预防血流动力学不稳定的对策

透析中低血压（IDH）加重终末器官功能损伤，不利于其功能恢复。ARRT 治疗时间超过 3 周者肾活检可发现新出现的缺血性病灶。急性间歇性 HD 超滤率（UFR）相对较高，常导致透析低血压，而 IDH 可加重肾脏损伤，导致残肾功能受损。增加间歇性 HD 频率及延长治疗时间可最大限度减少超滤，可最大限度降低透析低血压风险。一些具有特定技术的透析机有助于减少透析低血压发生。精确且可预测的液体清除有助于维持 ICU 重症患者血流动力学稳定，对于液体清除量超过容量复苏所需液体量者，采用上述措施更有利于预防透析低血压发生。因此，ICU 患者进行 ARRT 时可优先选择具有流量或超滤电脑控制的透析机。

AKI 危重患者 ARRT 时多使用碳酸氢钠缓冲透析液。由于醋酸盐对心肌具有抑制作用，还可导致外周血管舒张，与醋酸盐缓冲透析液相比，使用碳酸氢钠缓冲透析液较少发生透析低血压。

间歇性 HD 时钠曲线超滤有助于维持患者血流动力学稳定。间歇性 HD 中有效血浆渗透压快速下降促进水向细胞内转移，导致有效循环容量降低。一般透析液钠浓度大约在 130～150mmol/L 之间，间歇性 HD 及 PIRRT 默认钠浓度为 145mmol/L。这可避免因钠失衡导致液体转移所引起的透析低血压。尽管高钠透析液（145～150mmol/L）作为一种可选择的简单方法可预防透析低血压，但需对血钠浓度进行监测，而采用钠曲线超滤时水转运到血管腔，有助于预防透析低血压。一项随机研究表明钠曲线（开始钠浓度为 160mmol/L，然后减少到 140mmol/L）联合超滤曲线（在治疗的前三分之一超滤量占总超滤量的 50%）可改善患者血流动力学。虽然血钠异常患者应慎重采用此透析模式，应缓慢纠正血钠异常以避免发生神经系统并发症，但此类患者采用上述治疗模式仍然可降低透析低血压发生率。

在线血液温度及循环容量监测涉及生物反馈系统，即该系统可自动调节间歇性 HD 的操作参数。循环容量监测系统在循环容量下降时通过血容量监测可自动调节超滤率及透析液钠浓度。血液温度监测系统通过控制往返透析液热传递来保持血液温度在目标范围内，避免出现血管扩张和血管阻力降低。虽然 ESRD 患者使用此技术有效，但并不能预防 ICU 患者透析

低血压发生,可能与此类患者低血压原因和代偿机制不同有关。

并发心肌病变的 ESRD 在进行间歇性 HD 常使用高钙透析液(1.75mmol/L)以改善血流动力学,但因高钙血症风险使用受限,因此未在 ICU 患者中进行研究。许多早期观察性研究显示 ESRD 患者间歇性 HDF 时较少发生 IDH,但一些前瞻性对照研究,如对流转运研究(CONTRAST)并不能得出此结论。

低效模式 ARRT 因缓慢体液及溶质清除有利于血流动力学稳定。荟萃研究表明,与间歇性 HD 比较,CRRT 治疗时血压稳定,升压药用量减少。一些前瞻性临床研究和许多观察性研究表明,CRRT 和 PIRRT 对患者血流动力学的影响相似。因此,PIRRT 和 CRRT 低效模式可预防透析低血压发生,血流动力学不稳定者首选上述透析模式。

PIRRT 所需设备和耗材与标准间歇性 HD 相同,只是延长透析时间以确保较低溶质清除率和超滤率。PIRRT 治疗时间一般为 6～18 小时,透析液流量(Qd)通常在 200～300mL/min 之间。PIRRT 的尿素清除率低于间歇性 HD 但高于 CRRT,因而间歇停止透析不会导致透析剂量不足。由于治疗时间较长,需补充磷酸盐 0.1～0.2mmol/kg 或在透析液中加入 30～45mL 含磷酸二氢钠(二水)和磷酸二钠肠道制剂(如磷酸钠盐口服溶液)。此外,在 PIRRT 期间应补充膳食蛋白质 0.2g/(kg·d)。PIRRT 提供较高透析剂量同时避免尿素失衡,能有效纠正电解质紊乱,且患者超滤耐受性好。虽然 PIRRT 溶质清除时既有弥散又有对流,但主要还是以弥散清除为主。

五、急性间歇性肾脏替代治疗剂量

小分子溶质清除与危重 AKI 患者预后的关系已经明确。1998 年的一项关键性研究尽管未对治疗频率与预后之间的关系进行观察,但发现每次间歇性 HD 时单室尿素清除指数 Kt/V (spKt/V)1 可改善中度病情者生存率,但治疗频率对此无影响。最近,一项已经完成的设计严谨的前瞻性随机对照研究显示,间歇性 HD 或 PIRRT 治疗时,每次 spKt/V 达 1.2～1.4,每周 5～6 次与每周三次相比并无生存率优势。另一项已经结束的小型随机临床研究(汉诺威透析预后研究)也证实上述结论。

推荐 ICU 中 AKI 患者间歇性 HD 及 PIRRT 剂量最少为每周 3 次,每次治疗 spKt/V 至少达 1.3。据报道在美国常规的透析治疗每次 spKt/V 少于 1,因此应常规测量剂量,因而应采用适当措施以达到目标剂量。即使不能达到目标剂量,也应尽可能维持较高透析剂量并增加治疗次数。汉诺威透析预后提示显示患者每日 PIRRT 治疗保持血浆尿素在(11.3＋4) mmol/L(EKRc＝20mL/min,假设产生尿素 20mg/min)的预后与血浆尿素保持在(19±6) mmol/L(EKRc＝13mL/min)无区别。间歇性 HD 的目标剂量为每周至少 3 次,每次 spKt/V 达 1.3 或更高(EKRc≥13mL/min)。

六、连续肾脏替代治疗

连续性肾脏替代治疗(CRRT)指每天连续 24 小时进行低超滤(UFR)和低溶质清除的各

种透析方式,能长期取代受损的肾脏功能,也称缓慢持续性肾脏替代治疗。CRRT 每天 24 小时治疗过程中,缓慢清除过量液体、尿毒症毒素以及电解质。与间歇性 HD 比较,CRRT 时 UFR 较低,有利于维持 ICU 重症 AKI 患者血流动力学稳定,特别是对于液体潴留明显需要大量超滤患者,采用 CRRT 更具优势。严重高分解代谢患者采用 CRRT 可更好地持续性清除溶质。由于管路凝血、其他操作或因为循环通路费用昂贵未及时更换管路,有效治疗时间缩短,均可导致治疗剂量减少,意味着 CRRT 每天治疗时间仅 17~22 小时。因此,严格按照操作流程进行操作至关重要,包括导管尖端位置适当和有效抗凝,以确保 CRRT 治疗剂量达标。

(一)连续肾脏替代治疗技术

基于血管通路类型和溶质清除方法,急性透析质量倡议(ADQI)工作组提出 CRRT 分类标准并统一命名。CRRT 模式包括连续性静脉,静脉血液滤过(CVVH)、缓慢持续超滤(SCUF)、连续性静脉-静脉血液透析(CV-VHD)、

连续性静脉,静脉血液透析滤过(CVVHDF)等。

静脉-静脉(vv)指通过中心静脉导管所建立的循环通路,通过机械泵引流血液,血流量(Qb)稳定可靠,大约在 250mL/nun 左右。血泵辅助的 vv 循环通路更加复杂,费用昂贵,且存在管路意外脱落风险,此时如果血泵继续运转可致出血或空气栓塞,透析机监视和警报装置可将风险降至最低。动脉-静脉(AV)指体外循环通路的一端与动脉相连,血液在动脉压作用下通过动脉导管进入体外循环,然后通过静脉导管返回体内。虽然 AV 通路简单,但需要穿刺动脉,此可能导致动脉远心端栓塞、出血和血管损伤。平均动脉压在 80mmHg 以上患者 AV 通路的血流量可达 90~150mL/min,但是血流不稳定,易诱发凝血。

(二)溶质清除机制

1.血液透析

连续 HD 溶质清除机制主要为小分子溶质弥散转运。CRRT 时血流量和透析液流量相对较低(分别约为 150mL/min 和 2L/min),此时透出液尿素氮与血尿素氮之比为 1.0(DUN/BUN),表示完全饱和,因而尿素清除率等于透析液流量,除非血流量低于 50mL/min,否则血流量不会对尿素清除率产生影响。

2.血液滤过(HF)

小分子及中分子溶质对流转运是连续性 HF 溶质清除的主要机制。溶质清除率受置换液补充位置影响,置换液可从滤器前动脉端补充(前稀释法)或从滤器后补充(后稀释法)。临床上置换液补充的标准方法是后稀释法,由于 UFR 较高,可导致滤器内血液浓缩,循环通路内血流阻力增加,血流量降低,最终滤器内凝血风险增加。提高血流量至 200~250mL/min、采用前稀释法补充置换液可稀释血液和凝血因子,可以提高滤器通畅率及减少抗凝剂用量。

前稀释法优点是血液在滤器前被稀释,故血流阻力小,不易凝血,不易在滤过膜表面形成蛋白质覆盖层,可减少抗凝剂用量,但溶质清除率低于后稀释法,要达到与后稀释法相同的溶质清除率需增加置换液量,因而费用较高。前稀释时较低 UFR 时小分子溶质清除率降低 15%,较高 UFR 时小分子清除率可增加到 40%。连续 HF 时任何给定溶质清除率可采用以下公式计算:

$$K(后稀释) = UFR \times S$$

$$K(前稀释)=UFR \times S \times [Qbw/(Qbw+Qr)]$$

K 为清除率(mL/min),S 为溶质筛系数,Qbw 为血流速度,等于 Qb+(1−血细胞比容),Qr 为置换率。

3.血液透析滤过(HDF)

连续 HDF 综合上述两种治疗模式。因为使用大面积高通量滤器,小分子溶质清除率为每种透析模式的总和。

(三)特殊透析模式

透析方式选择取决于设备可用性、临床医师专业知识、血管通路及是以体液清除为主还是溶质清除为主。由于每种透析模式的溶质清除率和超滤率均不完全相同,因而确定患者透析模式时此为临床医生首先考虑的重要因素。由于血管并发症发生率较高,大多数临床医师会避免使用 AV 循环通路。

如治疗目标仅为单纯液体清除,可考虑缓慢连续超滤(SCUF)。鉴于其溶质清除率最小(相当于 UFR 在 4~5mL/min 之间),因而主要用于治疗心肾综合征。

大部分 ICU 患者在清除液体同时还需清除溶质,由于 vv 循环通路血流量较高且稳定可靠,因而溶质清除率较高,故大多数临床医师优先选择血泵辅助的 vv 循环通路而非 AV 通路。尽管增加小分子溶质清除的好处显而易见,但增加较大分子溶质清除是否同样有益尚不清楚。CRRT 治疗乳酸酸中毒并不可取。乳酸酸中毒唯一有效的治疗方法是去除乳酸形成的病因(改善组织氧合、清除坏死的肠道组织等),体外血液净化乳酸清除效率比肝脏代谢清除效率低10~100 倍。

(四)连续肾脏替代治疗剂量

CRRT 治疗剂量可用发病前或进入 ICU 前体重确定的超滤率[mL/(kg·h)]来表达,目前脓毒血症时 CRRT 治疗剂量尚无共识。2012 年国际严重脓毒症与感染性休克治疗指南推荐 CRRT 使用标准剂量血液滤过(SVHF),即废液率为 20~25mL/(kg·h)。在临床实践中,CRRT 中断将会减少剂量,在最小停机时间内一般剂量应在 25~30mL/(kg·h)之间。高容量血液滤过(HVHF)是在 SVHF 基础上发展起来的一项血液净化技术,其主要设想是通过增加置换液量进一步提高中大分子溶质清除。HVHF 被定义为每日 24 小时以 50~70mL/(kg·h)废液率进行持续 HF,或间断 4~8 小时以 100~120mL/(kg·h)废液率进行超高剂量 HF,并继之以传统 CRRT 剂量(25~30mL/(kg·h))的 HF。高质量研究显示 HVHF 在脓毒血症和感染性休克患者治疗中有效性证据不足及有潜在副作用.HVHF 临床应用应该慎重。

(五)连续肾脏替代治疗技术方面

1.设备

市场上有专用静脉-静脉 CRRT 机,该机器有血泵、动脉压和静脉压监测、空气监测系统、除泡系统,有电脑控制的计算体积或重力系统,可使流入滤器透析液及置换液与流出滤器透析液和滤液保持平衡。

2.滤器

CRRT 特定设备一般指滤器。然而,传统上的一些比较便宜的血液透析器也可作为滤器使用。为了达到足够超滤率,可使用较大面积(大约为 $2m^2$)低通量透析器或中等大小面积(大约为 $0.5m^2$)高通量透析器。由于 CRRT 具有一些独特的模块系统,部分 CRRT 机只能使用专用滤器。由于 CRRT 治疗过程中滤器内纤维束凝血块形成,小分子溶质筛系数发生改变,DUN/BUN 值逐渐降低,最终导致透析剂量不足。推荐在 CRRT 时监测 DUN/BUN,采用相关措施预防滤器性能改变。因此,应采取措施预防体外循环通路发生凝血、血液损失,纠正因透出液饱和度下降而致 CRRT 剂量不足的任何相关因素。

如前所述,超高通量滤器临床使用非常有前途,有关超高通量滤器对临床预后影响的相关研究正在进行中。但使用超高通量滤器可导致白蛋白丢失,可能缩短滤器寿命。

3.置换液与透析液

CRRT 需要无菌置换液或透析液,其组分由酸碱控制及电解质处理的临床需求所决定。有商用置换液与透析液,也可由医院药房配制。缓冲液可选择碳酸氢盐或乳酸盐,后者在肝脏内以 1:1 的比例代谢为碳酸氢盐。尽管大部分患者能耐受乳酸盐缓冲液,但在酸碱控制、血流动力学稳定、尿素生成、脑功能障碍及心力衰竭患者生存率方面,碳酸氢盐缓冲液优于乳酸盐缓冲液。总之,CRRT 时宜选择碳酸氢盐缓冲液,乳酸酸中毒和(或)肝衰竭患者优先选择碳酸氢盐缓冲液。如使用乳酸盐缓冲液时出现乳酸盐不耐受(CRRT 时血乳酸增加>5mmol/L),应换用碳酸氢盐缓冲液。碳酸氢盐浓度通常为 $25\sim35$mmol/L;高剂量或长时 CRRT 及局部枸橼酸盐抗凝时要求碳酸氢盐浓度在此范围内的低值,以免发生代谢性碱中毒。

商用透析液和置换液葡萄糖浓度为 0.1%,CRRT 时也可使用葡萄糖浓度为 1.5%~4.5% 的 PD 液。虽然高血糖对患者预后有不利影响,但 PD 液可提供多达 3600kcal/d 热卡。目前推荐 CRRT 时葡萄糖摄入量小于 5g/(kg·d),透析液和置换液葡萄糖浓度在 $100\sim180$mg/dL(大约 $5.5\sim10$mmol/L)之间,可保持血糖平衡。在 CRRT 时通常需要静脉补磷,由于含磷酸盐透析液或置换液有钙和镁沉积的潜在风险,通常需另外途径补充磷酸盐。过去对此作用可能有点夸大,目前认为透析液和置换液内加入磷酸盐相对安全。含 1.2mmol/L 磷的商用置换液即将上市应用于临床。

4.血管通路

所有 ARRT 模式成功的先决条件是血管通路可靠,其基本要求是血流阻力小和通路内血液再循环率低。有动静脉和移植血管内瘘者可使用内瘘,但临床上常使用中心静脉置管建立的循环通路,可使用无卡夫和隧道(临时)双腔聚氨酯或硅胶导管,置管部位包括颈内静脉、股静脉或锁骨下静脉,但锁骨下静脉置管易发生静脉狭窄、血栓等并发症,故临床较少使用。

对于 CRRT 和 PIRRT.血流量在 250mL/min 以下即可。急性间歇性 HD 应增加血流量以增加溶质清除。在 CRRT 时增加血流量,如静脉压和动脉压分别不超过 350mmHg 和 -350mmHg,相对安全,否则可发生溶血。左侧颈内和锁骨下置管血流量不稳定,比其他部位置管的血流量要低达 100mL/min 左右。股静脉、右侧颈内静脉或锁骨下静脉置管能提供理想血流量(Qb)。

血流量 $250\sim350$mL/min 时所有通路的血流再循环率约 10%,血流量超过 500mL/min 时血流再循环率可相应增加到 35%。颈内静脉导管长度最短,股静脉导管最长,颈内静脉导管至少要比股静脉导管短 20cm。急性间歇性 HD 时多达半数患者需要导管反接,即静脉端引血(相对于透析器)及动脉端回血,此时血液再循环率成倍增加,血流量 250～350mL/min 时血液再循环率可达 20%,因而影响患者治疗剂量。与其他部位中心导管比较,即使其他治疗参数相同,使用股静脉导管时的透析剂量相对较低。最新导管设计进展发现,导管尖端使用对称性斜口螺旋通道能降低再循环率。在动物和人类初步研究显示,无论通路正接和反接,这种设计再循环极低或在可接受的范围内。综上所述,间歇性 HD 和 PIRRT 治疗时建议首选右侧颈内静脉斜口螺旋导管,左侧股静脉为第二选择,左侧颈内静脉导管作为第三选择。

ICU 常见导管相关血流感染,死亡风险达 10%～50%。有关不同置管部位感染风险是否存在差异一直存在争论,尽管在预防感染方面导管置入方式比置入位置更重要,但权衡利弊,还是优先选择颈内静脉置管。

严格遵守相关临床指南并持续进行质量改进,可有效降低导管相关性血流感染发生率。强有力的证据表明标准化导管置入技术和持续质量改进,可使导管相关血流感染率降至零。医疗质量研究所(IHI)和疾病控制和预防中心(CDC)医疗感染控制实践咨询委员会(HICPAC)的立场声明中包含有关介入置管的相关指南。这些指南中的核心内容也适用于透析导管。

对于留置导管时间长(超过 5 天)及高感染风险患者(广泛烧伤、中性粒细胞减少、发生 AKI),采用严格预防感染措施的同时,CDC 推荐使用抗生素或抗菌素涂层中心静脉导管。这些导管潜在的缺点为可能发生速发型过敏反应。不推荐局部使用抗生素药膏,因为可能并发真菌感染和抗生素耐药。慢性间歇性 HD 患者采用抗生素封管可预防导管相关性感染。不过,危重 AKI 患者使用该措施是否有效尚待进一步研究。

七、急性肾脏替代治疗抗凝

大多数 ICU 患者在短时间间歇性 HD 时无需抗凝,在 PIRRT 或 CRRT 时只有少数患者不需抗凝,大多数需要抗凝以避免体外循环凝血,且不会导致出血。CRRT 时常使用全身普通肝素(UFH)抗凝法抗凝,一般在滤器前动脉端注射 UFH.保持静脉通路部分凝血活酶时间(APTT)为正常值的 1.5～2.0 倍,血 ATPP 在 50 秒以下。临床上一般根据患者具体情况使用 2000～2500 单位 UFH 作为负荷剂量(出血风险增加患者可不使用负荷剂量),然后以 5～10U/(kg·h)速度持续输入,治疗开始 6 个小时复查 APTT,CRRT 治疗结束前半个小时停用 UFH。普通肝素优点包括低成本、相对安全、易于监测,其风险包括出血、高钾血症、肝酶升高及 HIT(发生率 3%～5%)。

低分子肝素(LMWH)抗凝血活酶(Xa)及抗凝血酶(Ⅱa)活性较高,代谢稳定,蛋白结合率低,同时出血风险较低且肝素诱导血小板减少(HIT)发生率低,具有理论上的优势。LMWH 的缺点是半衰期延长(肾脏清除减少,AKIN3 期患者半衰期加倍,且 ARRT 不能清除),因抗凝血活酶(Xa)活性较强,LMWH 不能被鱼精蛋白完全中和,且需要连续监测抗 Xa 因子(推荐 0.25～0.35U/mL)。荟萃分析和美国胸科医师学会(ACCP)指南推论,肌酐清除率 30mL/min 以下患者使用 LMWH 可能出现大出血,并推荐此类患者使用 UFH 或 LMWH 剂量减少 50%。不同 LMWH 的剂量不可互换。在间歇性 HD 只需使用单剂达肝素 20～30U/kg,而

PIRRT 需使用首次剂量达肝素 20～30U/kg 后以 10U/(kg·h) 的速度持续泵人。总体而言，虽然低出血风险者使用 LMWH 无禁忌，但无证据证实危重 AKI 患者使用 LMWH 的安全性和有效性优于 UFH。

其他抗凝方法包括直接凝血酶抑制剂(如阿加曲班)、抗凝血酶 Xa 抑制剂(如磺达肝素)及丝氨酸蛋白酶抑制剂(萘莫司他甲磺酸盐)，仅限于 HIT 患者使用。由于阿加曲班与肝素抗体无交叉反应，主要通过肝脏清除(半衰期约 35 分钟，间歇性 HD 和 PIRRT 清除少)，采用 APTT 即可监测，因而 HIT 患者抗凝首选阿加曲班。间歇性 HD 时推荐给予 0.1mg/kg 负荷剂量即可，PIRRT 时以 0.1～0.2mg/(kg·h) 速度持续输注，可根据 APPT 调整剂量。全身肝素法抗凝时出血性并发症发生率高达 25%～30%，取代全身抗凝方法有局部枸橼酸盐抗凝(RCA)、局部肝素化法抗凝及环前列腺素(前列环素)抗凝。RCA 出血风险低、滤器使用寿命延长，是首选的局部抗凝技术。局部枸橼酸盐与在体外回路中螯合 Ca^{2+}，使血液中 Ca^{2+} 浓度降低而产生抗凝作用，然后向体内输注 Ca^{2+} 从而抵消枸橼酸的抗凝作用。间歇性 HD 和 PIRRT 时通常在透析器动脉端泵入 4% 枸橼酸三钠，使用无钙或低钙透析液、再在静脉端泵入氯化钙。

CRRT 可用 4% 枸橼酸三钠或枸橼酸葡萄糖 A 局部抗凝，后者更好，因为较少引起高渗，可降低过量输注和液体混合失误所致并发症风险。连续 HD 时滤器前泵入枸橼酸，使其血浓度达到 3%～7%，然后在滤器后泵入氯化钙。由于枸橼酸在肝脏内以 1:3 的比例代谢为碳酸氢盐，因而需要使用低钠和无碱透析液。连续性 HF 时可在滤器前补充无钙枸橼酸盐缓冲置换液。应对枸橼酸剂量进行严密监测，保证游离钙在治疗范围内。许多中心使用简化、剂量固定的枸橼酸葡萄糖 A 抗凝配方，可减少滤器后钙离子监测频率或调整枸橼酸输注量。RCA 主要并发症为枸橼酸中毒所致低钙血症和代谢性碱中毒，肝功能异常患者采用 RCA 时更易发生上述并发症。

局部肝素抗凝主要是在静脉端泵入鱼精蛋白以中和滤器前泵入的普通肝素，可能的副作用为鱼精蛋白中和作用消退后比肝素抗凝作用更快时发生反弹性出血。此外，鱼精蛋白可导致低血压、心动过缓或过敏反应。

前列环素可抑制血小板聚集和黏附，具有抗凝作用，因而 CRRT 时也可选择此作为抗凝剂。前列环素半衰期较短，抗凝血作用维持时间仅 2 分钟左右，相对 UFH 而言更为安全。但前列环素具有血管舒张作用，偶尔会导致患者出现低血压。此外，多脏器功能衰竭患者使用前列环素可能导致通气血流比值失调，部分患者还可能出现乳酸酸中毒，肝肾衰竭并存患者使用前列腺素存在高颅内压风险。

八、急性肾脏替代治疗模式选择及临床结果

基于现有证据，所有患者使用同一种 ARRT 模式全部获益不太可能。目前对急性肾损伤、脓毒症、急性心脏失代偿等特定情况下有关治疗模式选择与临床结果之间关系的相关研究正在进行中，预期这些研究结果可得出明确结论。在此之前治疗模式选择取决于临床情况下最合适的溶质和液体清除率。血液流动学不稳定患者，如心源性休克、感染性休克等，虽然间

歇性 HD 有助于提高超滤耐受性,但这些患者常需要低效治疗模式。对于多脏器功能衰竭并 AKI 患者选择 CVVHDF 还是间歇性 HD 目前尚无一致意见。鉴于低血压及缺血性损伤风险,宜选择 PIRRT 和 CRRT。透析失衡综合征风险较高患者也适宜选择 PIRRT 和 CRRT。存在脑水肿和颅高压或筋膜室综合征患者采用 PIRRT 和 CRRT 可减少溶质失衡,避免患者病情加重。成本也是透析模式选择时的重要因素,因为需要复杂的体外循环装置及大量置换液,因而 CRRT 所需费用比间歇性 HD 高得多,故其临床使用受到限制。预期临床结果相同情况下,应选择操作方便简单和费用相对较低的治疗模式。此外,医务人员技术和经验与透析模式选择相似,也可能对患者临床结果产生影响。

九、机械辅助循环支持与急性肾脏替代治疗

近期机械辅助循环支持设备使用明显增加,主要包括体外膜肺氧合(ECMO)和心室辅助装置(VADs)。ECMO 主要用于难治性急性心脏疾患和(或)呼吸支持。既往仅限用于儿科患者,归因于其技术进步,近来成年患者使用 ECMO 越来越多。ECMO 可以是静脉-动脉型即静脉系统引流血液,血液体外氧合后返回动脉循环(提供心肺支持)或静脉-静脉型即体外氧合后的血液返回到静脉循环(仅提供呼吸支持)。

VADs 是一种血泵,辅助难治性心力衰竭或心源性休克患者的左心室或右心室工作。VADs 可作为患者康复的桥梁,也可用于心脏移植患者过渡期治疗,还可作为不适合心脏移植患者的长期治疗工具。循环和(或)呼吸衰竭患者常并发 AKI,如由低灌注所致,采用机械辅助循环支持有可能使肾功能得到改善。但围术期低血压、炎症、血栓、溶血和药物等也可导致 AKI,因而机械辅助循环支持时部分患者也可发生 AKI,其他 ICU 患者类似,有必要同时进行 ARRT。如这些患者容量负荷过重,预后欠佳,因而需要对患者容量状态进行管理,而良好的容量管理有助于脱离机械辅助循环支持,而且有助于给患者提供良好的营养支持。因此,机械辅助循环支持的重症患者采用长时或连续性 ARRT 透析模式或可获益。在连续流动机械循环支持设备的患者中,容量状态监测是特别具有挑战性的。有最小脉冲患者,所有需要专业的低脉动模式的血压表袖套或用流量计和多普勒监测血流量。因为连续流泵依赖于前负荷,血流量减少导致左心室塌陷,以及随后机械循环支持流量下降,泵超速、低血压和室性心律失常。此情况下可以通过输液纠正,当然需要考虑前负荷减少的其他原因如出血或败血症等。

十、机械辅助循环支持时 ARRT 技术

机械辅助循环支持时 ARRT 通路有多种选择。第一种是标准 HD 导管,两条通路互不影响,其感染风险和其他患者相似,为患者重要死因之一。第二种是与机械辅助循环通路直接相连,只适用于 ECMO 或右心室辅助装置(RVAD)时。由于高血栓栓塞风险,左心室辅助装置(LVADs)者不适宜选择此通路。在机械循环支持通路中接入两个三通管,通过此建立进行 ARRT 的并联通路,三通管连接位置取决于 ARRT 模式。

第一种方法中,滤器连接在机械辅助循环支持的并联通路中,动脉(处于泵后,压力为正)

与静脉(处于泵前,压力为负)之间的压力梯度差驱动血液流经滤器,通过输液泵控制超滤液、透析液和(或)置换液的量。该方法简单、费用低、无需 CRRT。第二个方法是使用三通管将血透机或 CRRT 机与机械辅助循环支持通路连接。

十一、急性肾脏替代治疗时药物剂量

CRRT 时每天滤液量约 20L,相当于肾小球滤过率为 14mL/min,可据此计算药物剂量。对于血药浓度容易监测且治疗指数较低的药物,CRRT 治疗期间应尽早开始监测,且需复查直至血药浓度稳定。CRRT 时每天药物清除量与一次间歇性 HD 时的药物清除量相当。

第六章 间质性肾病

第一节 急性间质性肾炎

急性间质性肾炎(AIN)是由多种病因所致快速出现的急性肾衰竭(ARF),病理示肾间质水肿,炎性细胞浸润,常伴有小管上皮受损和不同程度的细胞坏死。大多数 AIN 有明确病因,去除病因、及时对症治疗,疾病可痊愈或使病情得到不同程度的逆转。

AIN 的发生率在不同国家和地区有较大差异,据文献报道,在大量肾活检病例中,AIN 占 1%～2%,在因 ARF 行肾活检的患者中占 5%～l5%。近年来,随着各种新药的研发及药物使用的增加,AIN 的发生率有上升趋势。

一、诊断

(一)临床表现

急性间质性肾炎患者的临床表现各异,大多数患者主要表现为突发的肾小球滤过率下降,血清尿素氮、肌酐进行性增高。可伴有恶心、呕吐、消瘦、乏力、发热、皮疹、关节痛等症状。有发热、皮疹、嗜酸粒细胞增多三联征者<30%,且多见于由药物引起的 AIN 中。尿量和血压多正常,少尿患者<20%。蛋白尿少量或无,但在 NSAIDs 及部分由氨苄西林、利福平、干扰素等药物引起的 AIN 中,可出现大量蛋白尿,甚至出现肾病综合征、镜下血尿或肉眼血尿。这些表现虽提示肾小球性病变,但病理上未见肾小球受损。其发病机制不明,可能由于感染或中毒引起肾小球毛细血管基底膜对蛋白和红细胞的通透性增加所致。

(二)辅助检查

1.尿液检查

①蛋白尿:多<1g/24h。②脓尿:尿中可见白细胞或白细胞管型,药物引起者为无菌性脓尿、血尿。③血尿:一般为镜下血尿,红细胞管型少见。④嗜酸粒细胞尿:尿中嗜酸粒细胞占白细胞总数≥5%有助于 AIN 的诊断,≥10%则预示 AIN 的可能性达 57%。但在前列腺炎、急性肾小球肾炎、膀胱肿瘤的患者中均可见到嗜酸粒细胞尿,尿嗜酸粒细胞阴性也不能排除AIN。因此,嗜酸粒细胞尿并非是特异性的诊断指标。⑤肾小管功能异常:根据累及小管的部位及程度不同而表现不同。常见有肾性糖尿、低渗尿、Fanconi 综合征、肾小管性酸中毒、尿电

解质异常等。

2.血液检查

①血肌酐和尿素氮升高。②电解质紊乱、代谢性酸中毒：以高钾血症、高氯性代谢性酸中毒多见。③血嗜酸粒细胞增多、血 IgE 升高多见于过敏引起的 AIN 及特发性间质性肾炎。④血转氨酶升高：多为药物相关性肝损害。⑤贫血、血小板减少、溶血：在部分患者，如利福平等所致 AIN 中可见。

3.细菌培养

部分感染引起的 AIN 患者中段尿或血细菌培养呈阳性。

4.影像学检查

提示肾大小正常或增大。

5.^{67}镓同位素扫描

提示镓在肾集聚,据文献报道,^{67}镓扫描敏感性仅 58%～68%,特异性也不高。但是,急性肾小管坏死患者极少出现^{67}镓同位素扫描阳性。因此,许多学者认为,该检查对鉴别急性间质性肾炎和急性肾小管坏死有一定意义。

（三）诊断要点

AIN 的确诊依靠病理检查。肾活检是诊断 AIN 的最可靠指标,据文献报道,AIN 患者肾穿刺活检前诊断率仅为 60%。然而,并非所有 AIN 患者均需行肾活检。对不明原因的急性肾衰竭临床怀疑 AIN、停用可疑药物后症状无改善以及准备使用激素或免疫抑制药治疗的 AIN 患者有肾穿刺活检的指征,以区别肾间质浸润细胞的类型及纤维化的程度,从而有助于治疗方案的制订,且后者与预后关系极其密切。

AIN 诊断依据:①有可疑药物应用史。②患者有全身过敏表现,如皮疹、发热、血嗜酸粒细胞增多,血 IgE 升高。③尿中白细胞增多(为嗜酸粒细胞,而非中性粒细胞),尿蛋白轻微,血尿及红细胞管型少见;尿糖阳性而血糖正常。④短期内出现进行性肾功能减退。⑤肾大小正常或增大。⑥肾活检见肾间质中炎性细胞浸润、水肿,伴有肾小管上皮细胞退行性变、萎缩、坏死及再生为病理特征。

（四）鉴别诊断

当 AIN 发生急性肾衰竭时应与原发性急性肾衰竭及继发性急性肾衰竭相鉴别,各种急性肾衰竭除其共同表现外尚有各自原发病的特殊表现,但 AIN 多有全身过敏表现,血嗜酸粒细胞增多及尿中出现嗜酸粒细胞。

二、治疗

（一）祛除病因及诱因治疗

(1)药物性急性间质性肾炎应停用相关药物。

(2)感染性急性间质性肾炎应进行抗感染治疗。

（二）对症治疗

(1)休息,充足的热量及蛋白供给,纠正水、电解质和酸碱平衡紊乱,有效控制血压。

（2）免疫抑制药：可用糖皮质激素，如泼尼松 30～40mg/d，好转后逐渐减量，共用 2～3 个月，严重者可用甲泼尼龙冲击疗法（0.2～0.5g/d，静脉滴注 3 日），能加快疾病缓解。

（三）替代治疗

急性肾衰竭患者应及时行透析治疗。

三、病情观察

（1）主要观察患者的症状是否控制，尤其是体温是否恢复正常，注意复查尿常规、肾功能，了解病情变化及治疗效果如何。

（2）诊断本病的，如为药物过敏所致，应停用相关药物，给予糖皮质激素治疗，治疗后注意观察患者的症状变化如何，尿常规、肾功能是否改善等，评估治疗疗效；若治疗有效，可逐渐减量至停药，治疗效果不佳者则可换用细胞毒药物治疗。注意观察治疗药物本身的不良反应，以便及时调整治疗剂量；对诊断困难的，可在患者或其亲属同意的前提下行肾活检，以明确病理性质；病情急骤变化，有肾衰竭、透析指征者，则可予以透析治疗。治疗后尿常规检查正常、肾功能正常、全身过敏反应消失等，患者可出院，门诊随访。

四、病历记录

（一）门（急）诊病历

记录患者的就诊时间及主要症状。记录患者近期有无服药史，如有，应记录其所服药物的名称、剂量及服药时间等，记录有无药疹，有无发热、关节酸痛等，有无血尿、腰酸、腰痛等。体格检查记录有无贫血体征及血压变化、肾区有无叩痛。辅助检查记录尿常规、肾功能、肾 B 超、血清 IgE 测定等相关的检查结果。

（二）住院病历

仔细记录患者入院前门（急）诊及外院的诊疗经过、治疗药物及效果如何等，注意记录治疗后患者的病情变化、治疗效果如何；需行肾活检的，应有患者或其亲属签署的知情同意书，并详尽记录肾活检的病理结果。

五、注意事项

（一）医患沟通

本病多数因药物过敏引起，因此，应仔细询问了解患者的发病过程，告知停药的必要性和重要性；采用糖皮质激素或细胞毒药物治疗的，应告知治疗中如何观察有无不良反应。如需肾活检者，应有患者及其亲属签署的知情同意书。

（二）经验指导

（1）多数药物引起的急性间质性肾炎是可逆的，当停用致敏药物后，其所致的临床症状可自发缓解。但需注意的是，肾功能的恢复可能需要一定的时间，如不能及时停用致敏药物，肾功能则可继续恶化、间质纤维化,导致永久性肾损害,临床上应高度重视本病的及时诊断。

(2)目前已明确,引起急性间质性肾炎的药物主要有抗生素、非甾体消炎药、造影剂和利尿药四大类药物,提示临床医师在用药过程中应注意预防急性间质性肾炎的发生,必要时应监测尿液改变及肾功能变化。

(3)一般认为,有药物的应用史、全身过敏反应症状、尿液检查异常和血尿素氮、肌酐增高是诊断本病的特点。值得注意的是,临床上,部分患者可表现为突然出现急性肾衰竭,患者多尿量正常、高血压,常伴尿钠排泄增加和代谢性酸中毒,因无明显尿量减少,故临床上常疏忽急性肾衰竭的诊断。

(4)药物所致急性间质性肾炎常有:①全身过敏样表现;②血 IgE 升高;③尿嗜酸粒细胞增多;④尿中可有抗肾小管上皮细胞膜抗体。

(5)免疫抑制药配合透析治疗是本病治疗的主要方法,值得提出的是,激素的治疗窗较窄,急性间质炎症发生 10～14 天后即可出现间质纤维化;当氮质血症超过 1～2 周,肾组织中已出现广泛的间质纤维化,肾功能恢复的可能性已很小,此时再应用免疫抑制药治疗不仅无明显疗效,相反,不良反应会明显增加。

(6)多数患者预后良好,部分患者遗留肾功能不全,最终进展为终末期肾衰竭。影响预后的因素有:①间质弥漫、严重浸润者预后差;②肾小球和血管受累时,肾功能继续恶化,预后差;③早诊断,及时停药及有效治疗,可使病情迅速逆转。

第二节　慢性间质性肾炎

慢性间质性肾炎(CIN)是一组以小管萎缩和间质纤维化及部分炎性细胞浸润为突出表现的疾病,相应肾小球及血管病变较轻微。临床上,该病早期以肾小管的损害为主要表现,蛋白尿不明显;后期表现为慢性进展性肾衰竭。

一、诊断

(一)临床表现

1.原发病的症状和体征

消瘦、乏力、腰痛、关节痛、皮损等。

2.肾小管功能受损

出现糖尿、氨基酸尿及尿中碳酸氢盐、磷、尿酸等排出增加,尿蛋白排出增加但很少超过 2g/d。

3.肾小球功能受损

本病后期多进入慢性肾功能不全。

(二)辅助检查

1.血常规

常见正细胞、正色素性贫血,血红蛋白和血细胞比容降低。

2.尿液检查

尿蛋白定量多<2g/24h,尿蛋白常为小分子的肾小管性蛋白(如 β_2 微球蛋白);尿沉渣中有少量白细胞,常无管型和红细胞。

3.肾功能检查

(1)肾小管功能损害:远端小管受损出现尿比重低、尿渗透压低、失盐储钾、高氯性酸中毒等;近端小管受损出现糖尿、氨基酸尿等。

(2)肾小球功能损害:到晚期则有肾小球滤过功能明显受损,肾小球滤过率下降和血肌酐、尿素氮升高。

4.影像学检查

(1)CT 检查:可见双肾正常或缩小,表面不光滑。

(2)B 超检查:双肾正常或缩小。

(3)静脉肾盂造影:慢性肾盂肾炎者可见肾盂、肾盏变形扩张;药物性间质性肾炎时,放射造影剂沉积于肾盏区脱落的乳头周围而形成特征性的"环形征";梗阻性肾病时可见肾盂积水。

5.病理检查

(1)镜下:肾间质纤维化,片状分布的肾小管萎缩和扩张是慢性间质性肾炎的主要特征。损伤萎缩的肾小管周围可见代偿性肥厚扩张的肾小管,早期肾小球和肾小血管正常,进展的慢性间质性肾炎肾小血管可出现动脉硬化样改变。晚期出现严重的肾小球周围纤维化和肾小球硬化,伴不同程度的肾间质单核细胞浸润。

(2)免疫荧光:多为阴性。

(三)诊断要点

(1)具备原发病的特点。

(2)尿常规:尿蛋白量常<2g/24h,尿渗透压及比重明显下降。

(3)肾小管功能受损早于肾小球。轻症慢性间质性肾炎 GFR 可正常;重症患者 GFR 下降,但 GFR 改变不明显时即有小管功能显著下降,可有各种电解质紊乱,有难以纠正的酸中毒。

(4)双肾在晚期变小。

(5)肾活检可见肾间质纤维化,肾小管萎缩和扩张,肾间质单核细胞浸润。

(四)鉴别诊断

1.原发性高血压性肾损害

患者常有 5 年以上的原发性高血压病病史、常有家族史,伴有高血压所致多脏器功能损害,肾穿刺常有助于鉴别。

2.慢性肾小球肾炎

本病常有蛋白尿、血尿、水肿及高血压,常伴有肾功能不全,与慢性间质性肾炎难以鉴别;但前者常有慢性肾炎病史,肾小球功能损害先于肾小管,肾穿刺有助于鉴别。

3.糖尿病肾病

表现为轻度尿蛋白,尿沉渣检查呈阴性,血压高,尿糖阳性,易误诊为慢性间质性肾炎;但前者有糖尿病病史,肾穿刺有助于鉴别。

二、治疗

(一)祛除病因及诱因

(1)停止镇痛药的应用,积极控制感染,治疗系统性疾病等。

(2)防止脱水、低血压等使肾功能进一步减退的诱因。

(二)对症治疗

肾小管功能障碍者,纠正水、电解质、酸碱平衡紊乱。

(三)替代治疗

慢性肾衰竭者行血液净化治疗或肾移植。

三、病情观察

(1)主要观察治疗后患者的症状是否控制,重点是患者的血压是否控制,定期复查尿常规、肾功能,注意有无病情发展的证据。

(2)可根据患者的症状、体征,给予相应的治疗措施;治疗中注意观察、随访患者的临床症状、尿常规、肾功能变化,以便及时处理;有高血压的患者应给予 ACEI 或血管紧张素 Ⅱ 受体拮抗药治疗,根据患者的血压变化,调整治疗剂量;如有水、电解质失衡,则应及时纠正;发展为尿毒症时可行透析治疗或肾移植。

四、病历记录

(一)门(急)诊病历

记录患者就诊的主要症状特点,记录有无多尿、夜尿、少尿,如有少尿,应记录每日尿量多少毫升。既往有无急性间质性肾炎、尿路感染等病史,如有,应记录其相关的诊断、治疗过程,效果如何。记录患者的以往服药史,应记录所服药物的名称、剂量、多少时间等,记录有无毒物、重金属等接触史。有无系统性红斑狼疮等结缔组织疾病病史,如有,应记录相关的诊治过程及效果如何等。体格检查记录有无贫血貌及血压变化如何等,肾区有无叩痛。辅助检查记录尿常规、肾功能、血常规、电解质、肾 B 超、腹部 X 线片等检查结果。

(二)住院病历

记录入院后诊断本病的依据。记录治疗后患者的病情变化,评估治疗疗效。需行肾活检的,应记录肾活检的检查结果,并有患者或亲属签署的知情同意书。

五、注意事项

(一)医患沟通

经治医师应使患者及其家属知道本病控制血压的重要性,不能随意停药;有关本病的定期检查、随访十分必要,医师应将这些注意要点与患者及其家属沟通,需行肾活检或行透析治疗的,应有患者或其亲属签署的知情同意书。

(二)经验指导

(1)慢性间质性肾炎最常见的原因是慢性肾盂肾炎,但近年来的临床资料表明,中草药引起的间质性肾炎逐渐增多,应引起临床医师的高度重视。

(2)病因不同,X线表现亦不同。慢性肾盂肾炎静脉肾盂造影可见肾盂变宽,肾盏变钝呈杵状。药物性间质性肾炎可显示特征性肾乳头坏死征象,梗阻性肾病可有肾积水表现。

(3)临床上,本病的诊断主要依靠患者存在引起本病的诱因,有多尿、夜尿、肾小管酸中毒等肾小管功能障碍;有尿比重、尿渗透压低等特点,据此可以做出诊断。肾活检可以明确本病,并能协助进行鉴别诊断,因此,有条件的医院应开展此项技术。

(4)本病目前治疗上无多大突破,临床上一般应注意的是,避免应用损害肾的药物,注意监测肾功能变化,以便及时针对患者的症状和实验室检查,给予合适的治疗,以延缓肾衰竭为主要目的。

(5)对尿路梗阻性间质性肾炎,不管何种病因所致,一旦做出诊断应争取立即手术,去除梗阻。

(6)膀胱输尿管反流性间质性肾病是慢性间质性肾炎的常见病因。临床表现为排尿或膀胱充盈时腰痛,有尿不尽感,病变晚期发展至尿毒症;轻度及中度Ⅰ～Ⅲ级反流无须手术治疗,应用抗生素治疗可使反流消失;重度Ⅳ级反流需做膀胱输尿管反流矫正术。

(7)感染引起者,经适当抗菌药物治疗后,肾功能可改善;药物引起者,若肌酐<$265.2\mu mol/L$,停用相关药物,肾功能可能改善,肌酐>$265.2\mu mol/L$时,停药多无好转,肾功能进行性恶化,最终70%的患者死于尿毒症。高血压者预后差。

第七章　肾衰竭

第一节　急性肾衰竭

急性肾衰竭(ARF),是由各种原因导致的双肾排泄功能在短期内(数小时至数天)突然急剧进行性下降,从而引起氮质潴留,水、电解质、酸碱失衡的临床综合征。常伴有少尿或无尿。

一、诊断

(一)临床表现

典型 ATN 可分以下 3 期。

1.起始期

此期遭受脓毒血症、肾性低灌注和肾毒性药物等病因之后,在血容量不足、血压下降的情况下,肾血管发生收缩,肾血流量减少,肾小球滤过率下降,抗利尿激素、醛固酮和促肾上腺皮质激素的分泌增加,使尿量减少,比重升高,尿钠减低。

2.维持期(又称少尿期)

在缺血、创伤、毒物等损害后 1~2 天出现少尿或无尿。一般少尿期持续 2~3 天到 4~6 周,少尿期持续时间较长者提示肾损害严重,超过 1 个月提示有广泛的肾皮质坏死。少尿期的表现如下。

(1)水、钠潴留:全身水肿,血压升高,肺水肿,脑水肿及心力衰竭。

(2)电解质紊乱

①高钾血症:血钾>6.5mmol/L,患者可有四肢无力、麻木,胸闷憋气,心电图提示窦房结性心律,房室传导阻滞,T 波高尖,QRS 波增宽,PR 间期延长,严重者可出现心室颤动,心脏停搏。

②低钠血症:患者可出现神志淡漠、抽搐等脑水肿症状。

(3)尿毒症状:各种毒素在体内蓄积引起全身各系统的中毒症状。

①消化系统:食欲缺乏、恶心、呕吐、腹泻、消化道出血。

②呼吸系统:肺水肿合并感染,患者有呼吸困难、咳嗽、憋气、胸痛。

③心血管系统:尿毒症心肌病、高血压、心律失常、心力衰竭。

④血液系统:可有贫血、出血倾向,溶血现象。

⑤神经系统:可有意识障碍、躁动、谵语、抽搐、昏迷等尿毒症脑病症状。

(4)代谢性酸中毒:表现为恶心、呕吐、疲乏、嗜睡及呼吸深大,严重抑制中枢神经系统而出现昏迷。

3.恢复期

肾小管上皮细胞再生与修复,肾功能逐渐恢复。尿量逐渐增加至 400mL,6～7 天可达 3000～5000mL,l 周后血尿素氮及血肌酐即开始下降,尿毒症症状逐渐改善,多尿期因水分及电解质随尿排出,易出现脱水、低血钾、低血钠。多尿期后,尿素氮及肌酐逐渐恢复正常,完全恢复需 6～12 个月,少数患者遗留不同程度的肾功能损害。

(二)辅助检查

1.血常规

血红蛋白大多在正常范围,部分患者可有程度不等的贫血,重者血红蛋白可达 50～60g/L。

2.尿常规

尿蛋白＋～＋＋,尿比重可呈固定低比重尿(<1.016);尿液可见肾小管上皮及红细胞、白细胞。

3.生化检查

每日 Scr 上升>44.2μmol/L(>0.5mg/dL),GFR 下降至正常值的 50％以下或 Scr 上升超过 50％。血尿酸可偏高,血浆蛋白多正常。

4.其他实验室检查

血钾升高>5.5mmol/L,血 CO_2CP<20mmol/L;红细胞沉降率一般均快;尿渗透压<350mOsm/L,尿钠>40mmol/L;指甲肌酐正常。

5.影像学检查

B 超检查提示双肾体积正常或增大,肾实质增厚。CT 对泌尿系是否存在压力相关的扩张有帮助,必要时行静脉肾盂造影。X 线检查及放射性核素检查对血管狭窄有帮助。

6.病理检查

ATN 肾组织活检,肉眼可见肾体积增大,质软,切面肾皮质苍白,缺血,髓质呈暗红。光镜下可见肾小管上皮变平,有些呈浑浊肿胀、变性、脱落,管腔内有管型及渗出物。肾中毒引起者,上皮细胞的变性、坏死集中在近曲小管,其下的基膜保护完整;肾缺血所致者,上皮细胞呈灶性坏死,分散在肾小管各段中,其下的基膜往往断裂、溃破,肾间质内可见小圆形细胞浸润及水肿。肾小球和肾小动脉一般无改变,只有发生播散性血管内凝血时才会见到肾小球毛细血管中有纤维素性血栓。若基膜完整,则新生的上皮细胞很快覆盖在基膜上,使肾小管形态恢复正常。但基膜有破坏者,则上皮细胞多不能再生,缺损处由结缔组织代替。

(三)诊断要点

(1)有引起 ARF 的肾缺血和(或)肾中毒病史。

(2)临床出现少尿或无尿。

(3)体内代谢产物在短期内急剧进行性积聚。原肾功能正常者,GFR 下降至正常值的

50%以下或 Scr 上升超过 50%；原有慢性肾病或慢性肾衰竭的基础者，GFR 较原水平下降 15%或 Scr 较基础值升高 $44.2\mu mol/L(0.5mg/dL)$。

(4)水、电解质、酸碱平衡紊乱。

(5)尿液检查发现上皮细胞及粗大肾衰竭管型。

(6)尿 ARF 诊断指数：滤过钠排泄分数(FE_{Na})>1%；肾衰竭指数(RFI)1。

(7)形态学检查显示双肾体积增大，结构基本正常。

(8)肾活检可协助诊断。

(四)诊断程序

1.首先确立 ARF 的诊断

确立 ARF 的诊断，除患者具备 ARF 的显著特征外(注意排除 BUN、Scr 的假性升高)，还必须排除慢性肾衰竭及慢性肾病病情的急剧恶化。

2.确定是否为肾实质性 ARF

①应首先排除肾后性 ARF(因及时发现并祛除导致肾后性 ARF 的因素可迅速缓解 ARF)。②要明确有无导致肾前性 ARF 的病因，并注意与肾实质性 ARF 进行鉴别(二者的鉴别主要依据前述尿液诊断指数及补液试验)。③确定是否为急性肾小管坏死。一般通过除外上述其他导致 ARF 的肾实质性疾病即可确诊。但对于一些无明显临床特征的复杂病例，应借助于肾活检及其他相应诊断手段来进一步确诊。④进一步寻找导致急性肾小管坏死的病因。

(五)鉴别诊断

1.慢性肾衰竭

多有慢性肾病史。有夜尿、多尿，多有贫血，双肾缩小可资鉴别。

2.重症急性肾小球肾炎或急进性肾小球肾炎

重症肾炎早期常有明显水肿、高血压、大量蛋白尿伴明显镜下血尿或肉眼血尿和各种管型等肾小球肾炎改变。诊断有困难时，肾活检可明确诊断。

3.急性肾间质肾炎

本病患者可有药物过敏史或感染史，可有明显的肾区疼痛。药物引起者尚有发热、皮疹、关节疼痛、血嗜酸粒细胞增高等。

4.肾后性尿路梗阻

多有泌尿系结石、盆腔脏器肿瘤或手术史，突发性无尿或间歇性无尿(一侧输尿管梗阻而对侧肾功能不全可表现为少尿或非少尿)，有肾绞痛与肾区叩击痛，尿常规无明显改变，泌尿系 B 超检查和尿路 X 线检查可较快做出鉴别诊断。

5.肾前性少尿

可通过补液试验鉴别。一般根据中心静脉压决定补液量，如中心静脉压低，补液后尿量增多、血尿素氮下降，提示肾前性氮质血症。如补液后尿量不增加，且中心静脉压正常，可于 20 分钟内静脉滴注 20%甘露醇 200～250mL，如尿量不增加，亦提示为肾前性氮质血症，如尿量不增加而中心静脉压升高，提示血容量已超过正常，此时再给予呋塞米(速尿)4mg/kg 静脉注射，如尿量不增加则提示肾小管坏死。

二、治疗

(一)祛除病因及诱因

1.纠正病因

(1)改善肾灌注:积极防治休克,纠正血容量不足;消除肾血管痉挛,改善肾灌注。在抗休克治疗的过程中,对于升压药物的应用须加倍注意,凡是能引起肾血管强烈收缩的升压药物,特别是去甲肾上腺素,应避免应用。

(2)停用肾毒性的药物。

2.早期干预治疗

应用襻利尿药可能会增加尿量,有助于清除体内过多的液体。但循证医学尚未证实应用利尿药治疗能改变急性肾衰竭的临床病程。因此,应用呋塞米后若尿量增加可继续使用,否则应停用,以预防不良反应的发生。急性肾衰竭应用小剂量多巴胺治疗,经循证医学证实并不能促进肾功能的恢复,加之应用该药有增加心律失常、心肌缺血等危险,临床上已不推荐应用。

(二)对症治疗

1.饮食与静脉营养

液体入量应掌握"宁少勿多"的原则。每日需要量等于显性失水量加非显性失水量减去内生水量(可按前一日尿量加 500mL 计算)。

2.纠正电解质紊乱

(1)低钠血症:主要是限制水分,一般不予处理。

(2)高钾血症:钙离子能对抗钾离子对心脏的抑制,有加强心肌收缩的作用,可用 10％葡萄糖酸钙 50～100mL 或 5％氯化钙 50mL 分次静脉注射或静脉滴注;钠是钾的对抗剂,一般应用乳酸钠或碳酸氢钠溶液,因其除对抗钾离子的作用外,能同时纠正代谢性酸中毒,有利于高钾血症的治疗;应用高渗葡萄糖和胰岛素可使细胞外钾离子转入细胞内以减轻高钾血症;钠型或钙型磺酸聚苯乙烯树脂保留灌肠,可降低血钾。

(3)低钙血症及高镁血症:可选用 10％葡萄糖酸钙静脉滴注治疗。

(4)代谢性酸中毒:如血 $CO_2CP<15mmol/L$ 可选用 5％碳酸氢钠液 100～250mL 静脉滴注。

3.控制感染

感染是常见并发症,应尽早应用抗生素。可根据细菌培养和药敏试验结果选用对肾无毒性或毒性低的药物,并按肌酐清除率调整用量。

(三)替代治疗

常用的血液净化方式有血液透析、血液滤过及腹膜透析。

1.透析指征

(1)实验室检查:①严重的水、电解质、酸碱失衡。②急性肺水肿、脑水肿,应用利尿药难以控制的水负荷过重。③血钾≥6.5mmol/L。④严重的代谢性酸中毒,$CO_2CP<13mmol/L$、pH<7.254。

（2）严重氮质潴留或尿毒症症状明显：Scr≥442μmol/L、BUN≥21.4mmol/L；或内生肌酐清除率<15mL/(min·1.73m²)。

（3）高分解状态。

（4）非高分解状态（无尿2天以上，少尿4天以上）。

（5）尿毒症相关症状

①消化道症状：恶心、呕吐、食欲缺乏及其他（如出血性胃炎、肠梗阻、大肠炎）。

②尿毒症脑病。

③心包炎：是发生出血和（或）心脏压塞的高危因素，需急诊透析治疗。

④出血倾向：尿毒症时血小板功能障碍所致，需紧急透析治疗。

2.透析方法

（1）血液透析：具有效率高、起效快的优点，适用于高分解型，但亦有心血管功能不稳定（尤其是症状性低血压）不良反应，且需要应用抗凝血药，对有活动性出血患者增加治疗风险。

（2）腹膜透析：其优点是设备简单，易操作，不需用肝素，对血流动力学影响不大，故适用于有活动性出血、心肺功能无法耐受血液透析的患者及儿童患者。但其透析效率较低，一般适用于非高分解状态、无多器官功能障碍的ARF。

（3）连续肾替代治疗（CRRT）：是指所有连续、缓慢清除水分和溶质的治疗方法的总称，包括连续性动-静脉血液滤过（CAVH）和连续性静-静脉血液滤过（CVVH）等。CRRT适宜于重症急性肾衰竭，尤其适宜于有多脏器功能衰竭的患者。CRRT具有血流动力学稳定，每日可清除水分10~14L，保证静脉内高营养，并溶质清除率高、能清除炎性介质等特点。但是，CRRT操作时间较长，治疗过程中应注意肝素的用量。

三、病情观察

（1）观察患者的临床症状和体征有无改善，重点是观察每天的尿量变化；注意监测尿常规、血常规、肾功能、血电解质等变化，以了解病情变化，评估治疗疗效；注意有无高血压、出血、感染等并发症，以便及时处理。

（2）患者急性肾衰竭确诊后，可根据患者的血肌酐、尿素氮等进行分期，并判断是否有出血、感染、高血压、酸中毒等并发症，以利于及时治疗；少尿期要注意避免水潴留，采取"宁少勿多，量出为人"的原则控制液体量，有急性左心衰竭和高血钾、严重酸中毒者，要及时给予透析治疗，目前倾向及早透析治疗；多尿期要注意防止脱水和电解质紊乱，尽可能经胃肠道补充水分，已施行血液透析者，仍应继续透析治疗，使肌酐稳定在354μmol/L以下，当病情稳定后可停止透析，直到恢复期可安排出院，门诊定期随访。

四、病历记录

（一）门（急）诊病历

记录患者就诊时间。详细记录患者就诊时的主要症状。记录患者有无急性肾衰竭的病因,如大量失血、失液,有无心源性疾病史,有无误服毒物或药物史。记录患者每天的尿量,是否为少尿或无尿、多尿、血尿等。记录有无恶心、呕吐、腹痛、嗜睡、胸闷、气急、烦躁、惊厥、昏迷等伴随症状。体格检查记录呼吸是否深大,有无出血倾向,血压是否改变等。记录肾功能、尿常规、血常规、双肾B超等检查的结果。

(二)住院病历

入院病历应详尽记录患者主诉、发病过程、门(急)诊或外院的诊疗经过、所用药物及效果如何。首次病程记录应提出本病的相应诊断、详尽的诊疗计划。病程记录应重点记录患者入院治疗后的病情变化,尤其是患者每日尿量、血压、肾功能变化以及治疗效果。需血液透析治疗及肾活检者,应有患者或其亲属签署的知情同意书。

五、注意事项

(一)医患沟通

急性肾衰竭是一个内科急症,病情多变,且病死率仍较高,本病一旦诊断,应及时告诉及其家属,以取得患者及其家属的理解、配合。需要急诊透析或肾活检明确诊断时,要征求患者及其家属的意见,告知透析和肾活检的风险及可能产生的并发症,并以患者或其亲属签字同意为据。

(二)经验指导

(1)尿量急剧减少是急性肾衰竭的信号。一般而言,每人每天要产生35g氮质废物,每克氮质废物需15mL小便稀释,故而每日最少的有效尿量应为500mL。值得指出的是,并非所有的急性肾衰竭均有少尿表现。近10几年来,人们发现非少尿型急性肾衰竭约占50%,其每日尿量>600mL,对此应引起高度重视,以免误诊。

(2)临床上应高度重视药物引起的急性肾损害,因为这类情况如能及时诊治可使病情完全缓解,肾功能恢复正常。临床实践中,应严格掌握用药指征,权衡每个诊疗措施的利弊,减少不必要的联合用药;减少或不用有潜在肾毒性的药物,一旦出现尿量减少、血尿、蛋白尿、夜尿增多,以及发热、药疹、关节肿痛或血肌酐增高而又无其他原因解释时,应想到药物所致的损伤,须及时停用相关药物。

(3)尿肌酐/血肌酐比值可反映肾小管重吸收从肾小球滤出水分的能力。因肌酐不被肾小管重吸收。因此,尿肌酐浓度越低,则肾小管重吸收水的能力越差。肾前性氮质血症该比值>40,而急性肾小管坏死则<20。这对于鉴别诊断是比较可靠的指标。

(4)尿钠浓度可作为估计肾小管坏死程度的指标。急性肾小管坏死时,尿钠浓度常>40mmol/L;肾前性氮质血症者,尿钠浓度常<20mmol/L。若尿钠为20~40mmol/L则表明病情正由肾前性氮质血症向急性肾衰竭发展。但在烧伤、心力衰竭、肝衰竭患者,即使是急性肾小管坏死,尿钠浓度亦可较低。

(5)本病的早期诊断贵在早期发现,当出现尿量减少、恶心、呕吐、肾肿大、血尿、蛋白尿时,只要提高警惕,及时进行肾功能测定,可及早发现本病。

(6)临床遇到以下情况应警惕慢性肾功能不全合并急性肾衰竭:①肾功能的进展与肾基础

病发展规律不符。②病史中有可疑加速肾功能恶化的因素。如应用肾毒性药物等。③有慢性肾病史的患者出现肾功能不全,而且 B 超检查肾体积正常。指甲肌酐可反映 3~4 个月前的血肌酐水平,对于无肾功能连续记录的患者有一定的参考意义。诊断困难时应肾穿刺检查。

(7)肾活检对本病的诊断和治疗有重要价值。对病因诊断不明确的急性肾衰竭应积极、及早行肾活检。

(8)遇到可能发生急性肾衰竭的情况时要积极治疗原发病(如严重外伤、严重感染等),尤其要紧急处理血容量不足、休克和清除坏死组织等。

(9)积极预防及合理治疗各种感染,因为感染是急性肾衰竭的主要死因之一,一般不用抗生素预防,但有感染迹象如支气管、肺、泌尿道感染和败血症时,应尽早选用对肾无毒性或毒性低的有效抗生素,并按肌酐清除率调整剂量。同时要做好预防工作,如严格床边无菌操作和隔离,注意口腔、皮肤、会阴部的清洁,帮助患者多翻身,尤其应注意肺部、褥疮,静脉导管和停留导球管部位的感染。

(10)一旦发生急性肾衰竭,应按分期分别处理。少尿期应严格控制水、钠摄入量,供给高热量、低蛋白饮食,有感染者选用无肾毒性而又高效的抗菌药物;多尿期应注意失水和低钾血症的防治;恢复期要注意患者的营养及锻炼。

(11)血液净化治疗是本病最重要的治疗部分,连续性肾替代治疗是近年来的重要进展,可有效降低本病的病死率。但血液净化的方法很多,选择不当则可能加重病情,影响患者存活或肾功能恢复。临床必须制订个体化的治疗方案,即根据患者不同病情选择最佳的透析模式,提高救治的安全性和成功率。

第二节　慢性肾衰竭

慢性肾衰竭(CRF)是指各种慢性肾病(CKD)进行性进展,引起肾单位和肾功能不可逆地丧失,导致氮质潴留,水、电解质和酸碱平衡紊乱及内分泌失调为特征的临床综合征,常进展为终末期肾衰竭(ESRD)。慢性肾衰竭晚期称为尿毒症。

一、诊断

(一)临床表现

CRF 的不同阶段,其临床表现各不相同。CRF 早期患者可以无任何症状或仅有乏力、腰酸和夜尿增多等表现;随着疾病的进展,患者乏力、食欲缺乏、代谢性酸中毒和贫血等更趋明显。进入尿毒症期以后,上述症状进一步加重,其临床症状可涉及全身各个系统。

1.水、电解质、酸碱代谢紊乱

(1)代谢性酸中毒:成年人每天蛋白质代谢将产生 1mmol/kg 氢离子。肾衰竭患者由于肾小管产氨、泌 NH_4^+ 功能下降,每天尿中酸总排泄量仅 30~40mmol;每天有 20~40mmolH^+ 不能排出体外而在体内潴留。在慢性肾衰竭早期,过剩的 H^+ 由骨盐缓冲,合成有机酸从尿中排出；但在晚期由于 GFR 低下，有机酸排出减少，导致阴离子间隙扩大（可达约 20mmol/L），HCO_3^- 浓度下降。一般情况下，大多数尿毒症患者的代谢性酸中毒不重，pH 很少低于 7.35；但在内源性或外源性酸负荷过重，或过多的碱丢失（如腹泻）时，患者可出现严重酸碱平衡失调。长期的代谢性酸中毒能加重慢性肾衰竭患者的营养不良、肾性骨病及心血管并发症，严重的代谢性酸中毒是 CKD 患者的重要死亡原因。

（2）水、钠平衡紊乱：主要有水潴留和低血容量两种情况，并常伴有钠代谢紊乱。肾功能正常时，如果钠摄入增加，则尿液内钠排出量相应地成比例增加。但肾功能不全时，肾对钠负荷过多或容量过多的调节能力逐渐下降，此时易出现血压升高、左心功能不全。水、钠潴留可表现为不同程度的皮下水肿和（或）体腔积液，也可发生肺水肿和脑水肿，此时应积极进行抢救。低血容量主要表现为低血压和脱水。

（3）钾代谢紊乱：表现为高钾血症与低钾血症。当 GFR 降至 $20\sim25$mL/min 或更低时，肾排钾能力逐渐下降，此时即使钾的摄入量正常，肾也难以维持钾的平衡，因而易于出现高钾血症。严重高钾血症（血清钾 >6.5mmol/L）有一定危险，需及时抢救治疗。低钾血症主要与钾摄入不足或应用利尿药等因素有关。

（4）低钙血症：主要与钙摄入不足、活性维生素 D 缺乏、高磷血症及代谢性酸中毒等因素有关。低钙血症、高磷血症及活性维生素 D 缺乏等可诱发继发性甲状旁腺功能亢进症和肾性骨营养不良。

2.蛋白质、糖类、脂肪和维生素的代谢紊乱

（1）蛋白质代谢紊乱：一般表现为蛋白质代谢产物蓄积（氮质血症），也可有血清清蛋白水平下降、血浆和组织必需氨基酸水平下降、某些非必需氨基酸水平增高等。上述代谢紊乱主要与蛋白质分解增多和（或）合成减少、负氮平衡及肾排出障碍等因素有关。

（2）糖代谢异常：主要表现为糖耐量减低和低血糖症两种情况。前者较多见，后者较少见。糖耐量减低主要与胰高血糖素升高、胰岛素受体障碍等因素有关，可表现为空腹血糖水平或餐后血糖水平升高。因糖尿病肾病引起尿毒症的患者，在尿毒症治疗期间，其糖代谢异常仍然存在，需继续积极控制糖尿病。尿毒症患者发生低血糖症，常与饮食摄入不足、肝糖原储备不足及糖原异生作用减弱等因素有关。轻度低血糖症时症状较少或缺如，严重低血糖症者则可出现休克、昏迷等，甚至引起死亡。

（3）高脂血症：大多数患者表现为轻到中度的高三酰甘油血症，少数患者表现为轻度高胆固醇血症或兼有高三酰甘油血症和高胆固醇血症。

3.心血管系统表现

（1）高血压：CRF 患者中的高血压十分常见，随着肾衰竭程度的加重，高血压发生率逐渐增高，可达 $50\%\sim80\%$。高血压发生原因主要与水钠潴留、某些血管活性物质失调（血管紧张素Ⅱ、内皮素-1 等显著增多，前列腺素、激肽不足）等因素有关。

（2）尿毒症心肌病：多与尿毒症毒素、贫血、高血压等多种因素有关。

（3）冠状动脉粥样硬化性心脏病：可出现胸闷、呼吸困难及心绞痛等症状。

（4）急性左心衰竭：可出现阵发性呼吸困难、不能平卧、肺水肿等症状；体格检查时可发现心界增大、心率增快、双肺啰音等，但一般无明显发绀存在。

（5）心律失常：与心肌损伤、缺氧、电解质紊乱和尿毒症毒素蓄积等因素有关。

（6）尿毒症心包炎：早期表现为随呼吸加重的心包周围疼痛，伴有心包摩擦音。病情进展出现心包积液，甚至心脏压塞。临床表现为血压降低、脉压缩小、奇脉，甚至循环衰竭。典型的心电图表现是 PR 间期缩短和弥漫性 ST 段抬高，超声心动图可确诊。尿毒症心包炎较病毒性心包炎更容易发生心包出血。

4.血液系统表现

（1）贫血：CRF 患者血液系统异常主要表现为肾性贫血和出血倾向。大多数患者一般有轻、中度贫血，其原因主要与促红细胞生成素缺乏有关，故称为肾性贫血。如同时伴有缺铁、营养不良、出血等因素，可加重贫血程度。

（2）出血：其原因多与血小板功能降低有关。轻度出血可出现皮下或黏膜出血点、瘀斑，重者可发生胃肠道出血、脑出血等，少数患者也可发生其他内脏或体腔（心包腔、胸腔、腹腔）出血。

此外，某些 CRF 患者在病程的某一阶段，也可出现高凝状态及血栓-栓塞并发症。

5.消化系统表现

食欲减退和晨起恶心、呕吐是尿毒症常见的早期表现。晚期患者胃肠道的任何部位都可出现黏膜糜烂、溃疡而发生胃肠道出血。消化性溃疡常见的原因可能与胃液酸性变化、幽门螺杆菌感染、胃泌素分泌过多等因素有关。

6.呼吸系统

慢性肾衰竭患者即使是在没有容量负荷的条件下也可发生肺充血和水肿，X 线以双侧肺门毛细血管周围充血形成的"蝶翼"样改变为特征，称为"尿毒症肺"。其发生主要是由于肺泡毛细血管膜通透性增高、肺间质水肿所致，低蛋白血症和心力衰竭可加重其发展。临床上表现为弥散功能障碍和肺活量减少。15%～20%的患者可发生尿毒症性胸膜炎。单侧、双侧均可发生，表现为漏出性或血性胸腔积液。晚期尿毒症患者伴随钙、磷代谢障碍可发生肺转移性钙化，临床表现为肺功能减退。

7.内分泌功能紊乱

其原因与肾对多肽类激素的降解减少、受体功能缺陷、蛋白结合能力的改变和内分泌反馈调控的异常有关。晚期慢性肾衰竭患者经常合并甲状腺功能减退，患者血浆游离甲状腺素水平正常，但血浆游离三碘甲状腺原氨酸水平低下，甲状腺素与甲状腺素结合球蛋白的结合能力下降。由于性腺的激素抵抗和下丘脑-垂体功能紊乱，大多数女性患者闭经（尽管偶尔有月经来潮）、不孕；男性患者阳痿、精子缺乏和精子发育不良。患者雌激素、雄激素水平降低，卵泡刺激素和黄体生成素水平升高，高催乳素血症多见。肾促红细胞生成素和活性维生素 D 的生成减少，但肾素分泌增加。肾对胰岛素的清除减少，外周组织特别是肌肉组织的胰岛素抵抗而导致糖利用障碍。

8.神经肌肉改变

发生与尿毒症毒素、水和电解质及酸碱平衡紊乱、感染、药物及精神刺激等有关，可表现为中枢神经系统功能紊乱（尿毒症脑病）和周围神经病变。尿毒症脑病早期表现为注意力不集中、嗜睡、失眠；随后发生轻度行为异常、记忆力减退、判断错误。

9.骨骼系统

慢性肾衰竭时,肾性骨营养不良(即肾性骨病)相当常见。肾性骨营养不良一般分为高转运性骨病(继发性甲状旁腺功能亢进性骨病)、低转运性骨病(包括骨生成不良)及混合性骨病。高转运性骨病的发病机制主要与 $1,25\text{-}(OH)_2D_3$ 缺乏、负钙平衡、高磷血症、继发性甲状旁腺功能亢进等因素有关。低转运性骨病的发病机制尚不十分清楚,部分患者的发病可能与铝中毒有关。近年发现,部分骨生成不良的发病可能与活性维生素 D_3 应用不当有关。早期肾性骨病一般无临床症状,X 线检查也难以发现。当病情明显发展时,部分患者可出现骨痛(多为骶髂骨、腰椎等扁骨疼痛)、骨骼压痛等;有些患者可伴有皮肤瘙痒、肌肉萎缩、肌肉震颤、不安腿综合征、肢端溃疡等。X 线检查可发现骨骼有骨质疏松、纤维性骨炎、骨软化、骨硬化等表现,以何种表现为主取决于活性维生素 D_3 缺乏、继发性甲状旁腺功能亢进的程度及是否伴有铝中毒等。骨活检被认为是诊断肾性骨病的金指标,但目前尚难以普及。

(二)辅助检查

1.血常规

出现正细胞、正色素性贫血,白细胞、血小板计数正常。

2.尿液检查

(1)尿比重和尿渗透压低下,尿毒症晚期尿比重固定于 1.010,尿渗透压 300mOsm/L。

(2)尿蛋白量因原发病不同而多少不等。

(3)尿沉渣可见不同程度的红细胞、白细胞、颗粒管型。

3.肾功能检查

肾小球滤过率不同程度的受损。

4.血液生化及其他检查

血清清蛋白水平降低;血钙降低,血磷升高;血 CO_2CP 水平降低;高转运性骨病患者血碱性磷酸酶水平升高。

5.影像学检查

应用 B 超、X 线、CT、MRI、核医学等检查方法来了解肾和泌尿系统的形态、大小、功能等方面的情况,有助于 CRF 的诊断与鉴别诊断。核医学检查对了解肾的形态、大小、功能等方面的情况均有帮助。

6.病理检查

对于肾大小接近正常的肾衰竭患者应行肾活检。病理改变因原发病、疾病的不同时期表现各异。

(三)诊断要点

(1)有慢性肾病的病史。

(2)具有 CRF 的临床表现。

(3)具有慢性肾功能减退的相关辅助检查[肾小球滤过率(GFR)下降或内生肌酐清除率(Ccr)下降或血肌酐(Scr)升高或血尿素氮升高]及肾形态学改变。

(四)诊断思路

1.明确肾衰竭的存在

依据是 GFR 的降低。

2.明确 CRF 的诊断

鉴别急性肾衰竭还是慢性肾衰竭。

3.寻找引起肾功能恶化的可逆因素

常见的因素有肾前性因素、肾后性因素、肾实质性因素。后者包括严重高血压、急性肾盂肾炎、急性间质性肾炎、造影剂肾病、高钙血症、血管性因素等。

4.判定 CRF 的程度

国内 CRF 的分期标准和 K/DOQI 对 CKD 的分期标准,见表 7-2-1、表 7-2-2。

表 7-2-1　我国慢性肾衰竭的分期方法

分期	Ccr(mL/min)	Scr[μmol/L(mg/dL)]
肾功能代偿期	50～80	133～177(1.6～Z0)
肾功能失代偿期	20～50	186～442(2.1～5.0)
肾衰竭期	10～20	451～707(5.1～7.9)
尿毒症期	<10	≥707(≥8.0)

表 7-2-2　K/DOQI 对慢性肾病和慢性肾衰竭分期方法的建议

分期	特征	GFR(mL/min)	防治目标措施
1	已有肾病,GFR 正常	≥90	CKD 诊治;缓解症状;减慢 CKD 进展
2	GFR 轻度降低	60～89	评估、减缓 CKD 进展;降低心血管病患病危险
3	GFR 中度降低	30～59	减慢 CKD 进展,评估、治疗并发症
4	GFR 重度降低	15～29	综合治疗;透析前准备
5	ESRD(肾衰竭)	<15	如出现尿毒症,需及时替代治疗

5.明确有无并发症

各种并发症的存在是影响 CRF 患者病死率的主要因素。常见并发症有感染、心血管并发症、肾性贫血及营养不良、肾性骨病、尿毒症脑病、高血钾、代谢性酸中毒。

6.病因诊断

正确诊断和有效地治疗引起慢性肾病的原发疾病,对延缓肾衰竭进展、保护肾残存功能具有重要意义。包括原发性和继发性的肾小球疾病、肾小管-间质疾病和遗传性肾病等。

(五)鉴别诊断

CRF 与急性肾衰竭、肾前性氮质血症的鉴别。

二、治疗

(一)祛除病因及诱因

有效治疗原发疾病和消除引起肾功能恶化的可逆因素,是慢性肾衰竭治疗的基础和前提,是有效延缓肾衰竭进展、保护肾功能的关键。

（二）降压治疗

1.降压目标

尿蛋白>1.0g/d者,血压<125/75mmHg;尿蛋白<1.0g/d者,血压<130/80mmHg。

2.降压药物的选择

(1)血管紧张素转化酶抑制药(ACEI)和血管紧张素受体阻滞药(ARB):该类药不仅可以降低血压,还可以降低肾小球的高灌注、高滤过,从而延缓肾衰竭的进展。但是,当血肌酐>309.4~356.6μmol/L(3.5~4mg/dL)时要慎用,避免高的发生;双侧肾动脉狭窄者慎用。

(2)钙通道阻滞药(CCB):CCB通过抑制细胞膜钙通道而抑制血管平滑肌收缩,减少外周血管阻力,降低血压。对盐敏感型及低血浆肾素活性型高血压也有良好效果,不影响重要脏器的供血,不影响糖、脂质及尿酸的代谢,并可改善心肌组织重塑,延迟动脉粥样硬化形成。在保护肾方面具有一定的作用。

(3)联合药物治疗:ACEI或ARB与CCB联合应用是临床上常用组合;如未达到降压目标,可加用利尿药与α、β受体阻滞药。

（三）贫血的治疗

慢性肾衰竭患者血红蛋白或血细胞比容(Hct)减少到正常人的80%时,应进行贫血的检查。贫血治疗的目标值为:血红蛋白110~120g/L(血细胞比容33%~36%)。主要治疗措施有以下几种。

1.重组人促红细胞生成素(rHuEPO)

初始剂量为50U/kg,每周3次,皮下注射。血红蛋白水平控制在每月升高10~20g/L。血红蛋白水平应在4个月内达到目标值。维持治疗阶段,需每1~2个月检测一次血红蛋白,如果血红蛋白水平改变>10g/L应按原每周总剂量的25%来逐步调整剂量。

2.补充铁剂

接受rHuEPO治疗的肾性贫血患者,应补充铁剂。由于尿毒症患者对口服铁剂吸收很差,静脉补铁是最佳的补铁途径。常用口服药:硫酸亚铁0.3g/d,分3次口服;富马酸亚铁0.2~0.4g/d,分3次口服。静脉补铁,蔗糖铁是最安全的静脉补铁药物。

3.补充叶酸

叶酸5~10mg/d,分2~3次口服;维生素E、维生素C适量补充。

（四）骨病治疗

肾小球滤过率<60mL/min的慢性肾衰竭患者,均可发生钙、磷代谢紊乱和血浆甲状旁腺素(PTH)水平升高,进而引起肾性骨病。

1.高转化性骨病的治疗

(1)控制血磷:控制血磷能减少PTH分泌、控制骨病的进展,并减少转移性钙化、降低心血管并发症。包括①减少磷的摄入,每日磷的摄入量应<600mg。②使用磷结合剂,如碳酸钙1g/d,分2~3次口服;氢氧化铝凝胶10~20mL/d,分2~3次口服;新型磷结合剂[盐酸丙烯胶聚合物(Rma-gei)]。

(2)维持正常血钙水平:维持血钙于2.10~2.37mmol/L。

(3)合理使用维生素 D：①慢性肾病 3 期患者血浆 PTH＞70pg/mL 时，4 期患者血浆 PTH＞110pg/mL；②慢性肾病 3 期、4 期患者，血清钙＜2.31mmol/L（9.5mg/dL）或血磷＞1.83mmol/L（4.6mg/dL）；③慢性肾病 5 期患者血浆 PTH＞300pg/mL 或血钙＜2.54mmol/L（10.2mg/dL）、血磷＞1.83mmol/L（5.5mg/dL），可选用活性维生素 D_3 0.25～0.5μg/d，顿服，α-骨化醇 0.5～1μg/d，口服。新型维生素 D 制剂和钙受体激动药是今后治疗的方向。

2.低转化性骨病（无动力型骨病）的治疗

①预防与治疗铝中毒；②合理使用活性维生素 D，避免过分抑制 PTH 分泌；③合理使用钙剂，避免高血钙；④严格掌握甲状旁腺手术适应证，全切术后要加前臂甲状旁腺种植。

（五）纠正水、电解质紊乱

根据血压、水肿及尿量情况调整钠、水的入量；预防并积极处理高血钾；根据代谢性酸中毒的程度，可采用静脉或口服碳酸氢钠治疗。在纠正酸中毒时一般为防止诱发低血钙性抽搐，应给予葡萄糖酸钙静脉滴注。

（六）促进尿毒症性毒物的肠道排泄药物

可采用刺激肠蠕动、增加肠内渗透压及结合肠道内毒性物质等方式达到促进尿毒症性毒物经肠道排泄的目的。氧化淀粉 5～10g/d，分 1～2 次口服；或口服含各种电解质及甘露醇的透析液，引起腹泻（以 2～3 次为宜）。仅适于轻、中度肾功能不全患者。

（七）替代治疗

适用于尿毒症终末期（慢性肾病 5 期）患者。肾替代治疗包括血液净化和肾移植。常用的血液净化方式有血液透析、血液滤过及腹膜透析。

1.适应证

(1)严重的水、电解质、酸碱失衡：①急性肺水肿、脑水肿，利尿药难以控制的水超负荷。②血钾≥6.5mmol/L。③严重代谢性酸中毒 CO_2CP＜13mmol/L，pH＜7.254。

(2)严重氮质潴留或尿毒症症状明显：肾小球滤过率＜10mL/(min·1.73m²)［糖尿病肾病患者肾小球滤过率＜15mL/(min·1.73m²)］。

(3)尿毒症相关症状：①消化道症状，如恶心、呕吐、食欲缺乏及其他（如出血性胃炎、肠梗阻、大肠炎）。②尿毒症脑病。③心包炎是发生出血和（或）心脏压塞的高危因素，需急诊透析。④出血倾向，由尿毒症时血小板功能障碍所致，需紧急透析治疗。

(4)顽固性或进行性水、钠潴留，无法用利尿药物解除者。

2.肾替代治疗前的准备

在慢性肾病患者发生肾衰竭进行保守治疗时，就应对他们进行肾替代治疗相关知识教育；对准备进行家庭透析和肾移植治疗的患者，还需要对其家庭成员进行早期教育；对准备接受血液净化治疗的患者，在血液透析或腹膜透析前 2 个月建立血管通路或腹膜通路。

3.肾替代治疗方式的选择

透析方式或肾移植的选择应依据患者原发疾病、生活情况、患者及其家属的意愿、当地的经济条件等综合考虑。目前尚无哪一种方式更好、病死率更低的循证医学证据。血液净化治疗对小分子溶质的清除仅相当于正常肾的 10%～15%，对大分子溶质的清除率则更低；只有肾移植才有可能使肾功能接近完全恢复。

三、病情观察

(1)观察患者治疗后临床症状是否改善、控制,尤其是注意观察患者的血压、神志等变化;注意监测血常规、血生化、血电解质等指标的变化,以了解病情进展程度,注意观察有无感染、出血等并发症,以便及时处理。如行血液透析或肾移植,应观察治疗患者的病情是否控制。

(2)如有慢性肾病,经相关的辅助检查明确诊断的,可根据患者的症状给予饮食疗法、对症治疗,以控制病情、延缓病情发展,其间应注意观察治疗效果,必要时调整治疗用药;有血液透析指征的,可给予相应的治疗,有条件行肾移植术、家属同意的,可行肾移植治疗。

四、病历记录

(一)门(急)诊病历

记录患者就诊时间。记录患者有无 CRF 时心、肺、消化道等可能的各种临床表现,特别是心功能不全的症状、体征,以及有无恶心、呕吐、下肢抽搐、皮肤瘙痒等。注意记录患者白天及夜间尿量。必须记录患者血压的变化以及有无贫血,有无皮肤出血及呼吸节律的改变,注意记录患者四肢肌力、心率、心律是否规则,两肺底有无湿啰音等。以往有无慢性肾病史,如有,应记录以往的诊疗经过、用药及效果如何等。辅助检查记录血常规、尿常规、肾功能、电解质及双肾 B 超等检查结果。

(二)住院病历

记录原有慢性肾病的诊断、治疗过程。记录入院前患者的主要症状,记录以往的诊疗方法、效果如何。重点记录患者入院治疗后的病情变化,尤其是尿量、水肿、血压、肾功能变化以及治疗效果。需血液透析治疗及肾活检者,应有患者或其亲属签署的知情同意书。

五、注意事项

(一)医患沟通

CRF 是一种慢性疾病,加强对本病患者的随诊及健康教育,可帮助患者避免或消除某些诱因(如脱水、肾毒性药物、感染及出血等),应让患者对 CRF 的病理生理有一定的了解,懂得饮食疗法和观察血压的意义及具体做法,遵循医嘱坚持服药,定期复诊,不乱投医,不滥用药,以科学的态度、主动乐观的精神面对疾病。需行透析治疗或肾移植治疗时,须有患者或其亲属签署的知情同意书。

(二)经验指导

(1)胃肠道表现是本病最早出现和最常见的突出症状,随病情进展而加剧;尿毒症心包炎常有剧烈左侧胸痛、心包摩擦音,严重者可发生心脏压塞。有嗜睡、谵妄、幻觉、木僵、大小便失禁甚至昏迷的,应诊断为晚期尿毒症脑病;部分患者可有自主神经功能障碍,表现为直立性低血压、排汗障碍及神经性膀胱等,临床上应注意,避免误诊。当出现骨骼痛、行走不便时要考虑肾性骨营养不良。

(2)部分患者以上消化道出血来院就诊,此时内镜检查不能发现有胃、十二指肠疾病,但血液生化检查可协助诊断。

(3)正确诊断和有效治疗原发疾病对延缓 CRF、保护肾功能有非常重要的意义。且前我国 CRF 的病因仍以原发性肾小球疾病最常见,其诊断有赖于排除继发性疾病,原有蛋白尿和(或)血尿、双肾缩小等有助于诊断。

(4)应注意治疗基础疾病和使肾衰竭恶化的因素。饮食上应限制蛋白质的摄入,应高热量摄入,每天约 125.5kJ/kg,一般可食甜薯、芋头、马铃薯、苹果、马蹄粉、淮山药粉、莲藕粉等。无水肿、高血压、少尿者一般不严格限制食盐,每日尿量 1000mL 以上者不限制含钾饮食,血钾升高超过正常时,应停止食用或服用含钾的食物或药物;一般每天磷摄入<600mg。如每天尿量>1000mL 则不限水,但有少尿、水肿、心力衰竭者,应严格控制水量的摄入。

(5)减少蛋白质的产生是目前本病患者的一个治疗目标。最新研究表明,清蛋白的滤过通过肾小管再吸收及代谢过程,可引起细胞因子反应,进而促使间质炎症和纤维化,加速肾衰竭的进展,而血管紧张素转化酶抑制药或血管紧张素 Ⅱ 受体 1 型拮抗药是减少尿蛋白质非常有效的药物。

(6)CRF 进入肾衰竭终末期,可选择血液透析、腹膜透析、肾移植等替代治疗,应根据患者的不同情况,结合所在医院的条件,选择一种肾替代治疗及治疗模式。

第八章 遗传与先天性肾脏疾病

第一节 肾脏和泌尿道先天畸形

一、概论

先天性泌尿系统畸形(CAKUT)可以导致肾脏疾病,最终导致肾衰竭。研究发现,过半患有终末期肾脏疾病的儿童都出现了非对称性不规则形状的肾脏,这种情况被称作"双侧肾脏瘢痕",经常伴随有下尿道畸形(包括膀胱输尿管反流)。

二、病因及发病机制

随着遗传学和发育生物学的发展,人们对于这种疾病的认识更加清晰。许多肾脏病的畸形是由于肾脏发育不良导致的,且常伴随有输尿管、膀胱及尿道的畸形。

(一)泌尿道的发育

泌尿道是由泄殖腔和间中胚层发育而来,同时还有后肾原基(最终分化为肾脏)的分化。妊娠第5周时,中肾管连接到尿囊及泄殖腔。第5周初,中肾管末端近泄殖腔处向背侧头端发出一盲管,称为输尿管芽,输尿管芽伸长,分化为输尿管。胚4~7周时,尿直肠隔将泄殖腔分隔为背侧的原始直肠和腹侧的尿生殖窦,泄殖腔膜同时被分隔成背侧的肛膜和腹侧的尿生殖窦膜。原始的尿生殖窦远端将会形成最终的尿生殖窦。在女性,尿生殖窦最终形成尿道和阴道前庭,而男性的尿生殖窦最终形成后尿道。尿囊和泌尿生殖膜之间的腹前壁生长伴随着膀胱前体的内容量和大小的增加。尿囊则保持与胎儿膀胱顶端相连并且一直延伸到脐带根部,此时尿囊已经失去功能而闭合,作为泌尿系统生长发育过程中的残留物而存在,保持脐韧带并将膀胱与脐相连。胚胎发育至第6周,中肾管和中肾旁管(米勒管)同时发育。在第7周,中肾管会出现另外一个开口开向膀胱,最终形成输尿管出口,即膀胱三角区,此时男性的米勒管开始退化,而中肾管则最终发育为附睾和输精管尾部,女性的米勒管融合成为子宫阴道核并且开口于尿生殖窦,最终发育为阴道。

（二）肾脏的发育

在泌尿生殖道发育的过程中，胎儿的肾脏也同时进行着发育。第 5 周初，输尿管芽以一种无分支憩室的形式伸入中肾嵴尾端，并侵入邻近的后肾间充质，开始原始肾脏的集合管系统的发育。没有输尿管芽的参与，肾间充质无法形成。肾单位则要等到妊娠 34 周才能够成形完全。

（三）分子发病机制

肾脏发育是由转录因子、生长因子及黏附分子等一系列重要物质的共同作业来完成。所有这些分子相关基因的突变都会在小鼠模型上导致泌尿道畸形，比如 PAX 基因。小鼠实验发现，PAX 基因调节脑、眼、淋巴系统、肌肉组织、神经脊和脊椎的发育过程。PAX2 基因在后肾当中起作用，除此之外，该基因还在形成肾单位的细胞连接处及分化为输尿管、肾盂及集合系统分支处这样的部位起作用。单一的 PAX2 等位基因敲除小鼠会引起小鼠的后肾生长缺陷——表现为与正常的肾脏相比肾单位数量减少，并且同时出现巨输尿管症。WT1 是一部分 Wilms 肿瘤的突变基因，它同时也是另一种与泌尿道发育相关的转录因子。

三、临床表现

（一）肾脏畸形

先天性异常的肾脏可能会增大、缩小、缺损、异位或合并囊肿及轮廓不规则。

1.增大肾

增大的肾脏常常是由于先天性的肾积水或肾囊肿而导致的，Wilms 肿瘤也可导致肾脏增大。单侧肾增大主要与肿瘤、囊肿、代偿性增大、肾静脉栓塞及肾积水相鉴别；双侧肾增大主要与多囊肾、HIV 相关性肾病、肾静脉血栓及肾脏错构瘤等疾病相鉴别。

2.不规则

肾肾脏轮廓的不规则可能是由于胎儿小叶形成或"驼峰样变"导致，这种不规则的肾脏没有肾脏功能。不规则肾对于判断肾脏发育不良有非常重要的意义。

3.肾脏发育异常

输尿管、膀胱和尿道的异常往往伴随着肾脏发育不良。所有类型的肾脏发育不良都是独立的发育异常。肾脏发育不良也可以导致肾脏缩小、不规则甚至可能是囊肿及多囊肾。

4.肾发育不全（肾单位稀少巨大症）

先天性小肾（两倍标准差低于预期平均值）被称作肾发育不全，该种先天性小肾既不是肾实质分化不全，也不是继发于某种疾病的肾脏缩小。大部分小肾或肾实质发育不全的患者都具有肾单位稀少巨大症，这是由于肾单位先天性的减少导致的肾发育不全。后肾原基在妊娠 14～20 周出现发育障碍，继发出现肾小球、肾小管肥大，而肾小球及肾小管的肥大导致肾单位进行性的损伤和硬化。报道称基因 PAX2 和肝细胞核因子 1b（HNFlb）的突变会产生这种先天性的综合征。病理学表现为肾单位稀少巨大症。肾活检表现为肾皮质小球数量上的减少及肾小球和肾小管体积上的增大。

5.肾萎缩

进行性肾萎缩和肾衰竭曾经一度被认为是慢性肾实质感染所致,即所谓的慢性肾盂肾炎,而慢性肾盂肾炎被认为是输尿管反流的结果。20 世纪 80 年代,人们发现原发性感染后可继发出现输尿管反流及进行性肾小球损伤,最终导致肾萎缩,从此强调感染后输尿管反流的重要性,这也被称作反流性肾病,而人们现在则开始强调肾萎缩是肾发育不良所致,输尿管反流则作为一种继发性或者偶然出现的现象。因此,输尿管正常的不规则肾更多是由原发性肾发育不良导致的。

6.肾缺损

可分为单侧肾不发育和双侧肾发育不全。

单侧肾不发育指一侧肾的完全缺失。单肾完全缺失在新生儿中的发病率为每 520~1000 个新生儿当中有 1 例,可以是家族遗传性的。这种常染色体显性遗传的疾病常与双侧肾发育不全、严重发育不良相关。在一些家族当中,人们发现 uroplakin-Ⅲa 这种蛋白的突变与此病密切相关。单侧肾不发育的典型表现是输尿管及同侧膀胱三角区缺失,保留的肾脏也常出现肥大甚至异位、转位,也可以出现肾单位增大,输尿管扩张。而存在的一个肾,越是发育不良则上述症状越早出现。同侧睾丸和同侧输精管也常常缺失。值得注意的是,有 10% 的患者同侧肾上腺也会出现缺失。女孩可以出现同侧输卵管及卵巢的缺失或者是阴道和尿道的畸形。其他相关的畸形包括直肠闭锁、脊柱裂及心血管系统畸形。这些发育不全形成的原因可能是由于后肾及输尿管芽的形成障碍,但是由于存在泄殖孔畸形,更有可能是输尿管芽形成障碍。

单侧肾脏功能是否正常应该以检测肾小球滤过率及有无蛋白尿来验证。如果单侧肾缺失,且存在的一个肾异常,则需要终身随访。当一个人存在单侧或双侧肾缺如,建议家庭中一级亲属采用肾超声检查来判断是否为家族遗传。

双侧肾发育不全指双侧肾脏的完全缺失。双侧肾发育不全是致死性的,经常与肺发育不全相关,发病率为万分之一,但如果存在家族病史,发病率会上升至 15%~20%。通常有特征性的脸部表现(Potter 脸)。Potter 脸是由于宫内羊水过少产生宫内窘迫导致的。

7.异位肾

异位肾指肾的异位、交叉、扭转或融合。胎儿肾的起始位置在盆腔深部,在肾脏发育和上升过程中,肾盂逐渐靠近人体中线处,肾脏在上升过程中出现障碍而导致低位肾,其发生率为 1∶800。临床症状的出现和并发症的发生往往与膀胱输尿管反流和输尿管连接处梗阻相关。最常见的异常是肾盂向前。异位肾越严重,肾脏的扭转及外观就越不正常,超过 90% 的异位肾都有肾融合,在 CT 及 MRI 上较易观察到。现在最好的显像方式是 CT 或 MR 尿路显像。

8.马蹄肾

如果双侧肾处于低位,有可能出现双肾下极连接融合而形成一个马蹄形的大肾。

马蹄肾通常较正常肾位置较低,这是因为在发育过程中,双肾上升受到肠系膜下动脉根部的阻碍而致,马蹄肾的发生率常常为(1/400)~(1/1800),常见于男性。患者常常出现反流、梗阻、结石等并发症。

9.肾盏异常

包括肾盏积水、巨肾盏和 Bardet-BiedL 综合征。

肾盏积水、肾盏扩张通常由梗阻引起。局部的扩张可由以下原因导致:先天性漏斗部狭窄及来自外部如血管、肿瘤、结石、结核等的压迫。在排除梗阻的前提下,肾盏的扩张可以是先天性的异常。另外,如果肾小球滤过率正常,且双肾功能相等,无须进行外科手术矫正。

巨肾盏通常是先天形成的,大部分单侧发生,只出现在高加索人身上,男性常见。其中在巨肾盏当中,有一种特殊的发育不良是肾盏系统的数目增多,这是由于肾乳头的异常导致的,一般没有梗阻的出现。

肾盏憩室是肾小盏周围的一个非闭合性的小腔隙(囊肿)。肾盏憩室常与空腔内结石和感染相关。通常憩室作为一条狭长的通路与肾小盏相连,一般是在肾静脉血管造影时意外发现,发生率大约为 5/1000。

Bardet-BiedL 综合征是由纤毛细胞的基体缺陷导致的,该种疾病属于纤毛病综合征。这种常染色体隐性遗传病以视网膜色素炎、末端肢体畸形(有时为多指畸形)、肥胖和性腺功能障碍为特征。肾盏融合和肾盏憩室是 Bardet-BiedL 综合征(正式名为 Laurence-Moon-BiedL 综合征)的特征性表现。肾盏畸形常伴有肾实质发育不良,在成人早期即可发展为肾衰竭。

10.肾盂输尿管连接处梗阻

在儿童泌尿系统梗阻中,输尿管连接处梗阻最为常见。这种先天性的疾病常继发有机械性狭窄或与外界的粘连,如异常的血管下极或近端输尿管扭转等。近 50% 的患儿伴有其他泌尿系统异常,例如对侧肾盂输尿管连接处梗阻,对侧肾畸形和多囊肾,轻度膀胱输尿管反流,对侧肾发育不良。年纪大些的儿童可表现为腹部肿块或侧腹疼痛,轻微创伤或泌尿道损伤即可引起血尿。明显的梗阻可以进行手术矫正,但先天性的肾盂扩张则无法进行手术矫正。手术指征包括肾功能损伤、肾盂肾炎、肾结石和疼痛。手术矫正后会引起短暂的高血压,诊断时需注意鉴别。在无肾功能损伤时,无需对功能良好的肾脏进行手术。

11.性腺发育不全

雌雄间体、性别鉴别、小阴茎等问题在成人中较少遇到,但是有些表型为女性但基因型为 XY 的成人患者以终末期肾脏病就诊,同时有 WT1 突变(Denys-Drash 综合征和 Frasier 综合征)。他们有性腺发育不全且必须移除其条索状卵巢,否则将发展为成性腺细胞瘤。

(二)输尿管畸形

输尿管是由外周包裹的平滑肌和多层紧密连接的上皮细胞(输尿管上皮细胞)围绕而成的。输尿管的这种结构决定它可以产生从肾盂传向膀胱的蠕动波。

1.双输尿管

双输尿管及双肾盂在输尿管畸形中是一种常见的异常现象,每 150 个新生儿当中就有一人出现这种情况,女孩更为常见。如果兄弟姊妹中一人被查出,另外一人患病率升高为八分之一。输尿管芽起源于中肾管随后升至正常位置,输尿管芽过早分支或同侧发生两个输尿管芽,形成双输尿管。正常的输尿管芽终止于膀胱三角区的正确位置,无反流等情况出现。而完全的双输尿管来源于两个输尿管芽,如果一个在正常位置,另一个则在稍低位置,位置靠下的输尿管芽,发育为低位的肾输尿管,终止于膀胱侧面的开孔,该输尿管黏膜下的管道较正常管道短,因此低位输尿管常常发生膀胱输尿管反流,低位肾也会萎缩形成瘢痕。如果两个输尿管芽一个在正常位置,另一个在较高位置,那么较高位置的输尿管芽就会形成更长的输尿管,由于异位的终端梗阻及发育不良，这样高位的输尿管会出现严重萎缩和瘢痕。其他相关情况包括异位输尿管和输尿管疝，肾上极萎缩和瘢痕常与异位输尿管相关，肾下极萎缩和瘢痕则与膀胱输尿管反流相关。

大部分的成年患者，双输尿管可以没有症状。儿童患者则常常出现膀胱输尿管反流。相比双输尿管，膀胱输尿管反流症状更易在单输尿管的人身上自发消失。引流低位肾的输尿管可发生肾盂输尿管连接处梗阻。双输尿管诊断推荐行泌尿系 CT。

2.异位输尿管

异位输尿管常发生在有重复输尿管和肾盏系统的患者，而很少发生在单独输尿管的患者。男女患者比例为 7：1，来自于肾上极的异位输尿管常常插入膀胱较远处的膀胱颈，或者开口于上尿道。在女性当中，输尿管可以终止于尿道、阴道甚至阴户。患者常常自述尿失禁、尿路感染或持续性的阴道流出。异位输尿管在男性当中，往往表现为尿路感染。通常与发育不良肾连接的单输尿管会终止于后尿道、射精管、精囊或输精管。男性通常因为输尿管远离尿道外括约肌所以不会出现尿失禁的现象。影像学检查：异位输尿管可通过泌尿系 CT、MRI 直观地看到。50％的患者使用排泄性膀胱尿道造影时可显示肾下极的反流。

3.输尿管疝

输尿管疝是由输尿管尾段的发育不全导致的输尿管末端囊性扩张。该病女性多于男性，比例为 4：1，白种人好发，10％的患者双侧发病。异位输尿管合并输尿管疝（80％）通常与发育不良或无功能的肾组织相关。

儿童时期常常表现为感染，如果疝囊较大会引起膀胱颈甚至是对侧输尿管的梗阻。在成人当中输尿管疝表现为下段输尿管结石。手术切除疝囊，利用对侧完好输尿管对患侧输尿管进行再植，通常无临床后遗症。

4.巨输尿管症

独立出现的输尿管扩张不一定意味着梗阻，输尿管扩张有 3 种病因：①输尿管本身梗阻；②结石或腹膜后纤维化导致的梗阻；③膀胱流出道梗阻。正常的输尿管，肌纤维特征性的螺旋走行。当输尿管扩张继发于膀胱流出道梗阻时，输尿管壁的肌肉会增生肥大。存在巨输尿管症时，大量输尿管肌纤维走向异常，甚至在下段出现肌纤维的缺失，电镜下显示梗阻段肌束间的胶原蛋白增多。梗阻出现是因为输尿管自远端蠕动时出现障碍。

大多数巨输尿管症合并梗阻在儿童时期出现严重感染合并败血症，这些患者常合并有其他先天性畸形。轻型或无梗阻的患者常出现腹痛、腰痛、血尿和尿路感染，扩张的部位很容易形成肾结石。排除梗阻一般使用肾盂压测定法，对比剂灌注流速为 10mL/min。最终诊断必须明确是否存在梗阻。目前的观点是，无症状无梗阻的患者应该进行保守治疗。

（三）膀胱及流出道疾病

1.梅干腹综合征

梅干腹综合征通常男性多见，由腹壁肌肉持续性缺失，泌尿系管道畸形，膀胱输尿管扩张，双侧睾丸未降导致。目前还没有基因或者统一的理论可以解释为什么会出现梅干腹综合征的相关症状，该病新生儿发病率从 1：30000 到 1：52000 不等。有证据表明，是由间叶组织发育的初级生长和定位障碍导致。这一学说的产生来自于前列腺分化缺陷——即前列腺上皮组织缺失或发育低下。输尿管超微结构研究显示输尿管壁大量平滑肌细胞被纤维和胶原组织代替，同时神经丛缺失。梅干腹综合征分为3型：第一型：出现完全的尿道梗阻导致流产和新生儿死亡；第二型：急性起病，疾病早期就需要进行重建；第三型也是最常见类型：身体健康、肾功能可维持一定水平。完全或者非完全的腹直肌及其他肌肉缺失导致梅干腹综合征，常常伴有腹部膨隆。一般这种疾病不常规做重建手术，患者可以正常生长，但不能直接由仰卧位坐起。胸廓形状畸形，如漏斗胸。

该病时常存在流出道梗阻的现象，但梅干腹综合征泌尿系管道的扩张是因管道平滑肌不同程度的发育不良，最终导致无蠕动输尿管。尿动力学难以解释膀胱内的压力低仍出现膀胱输尿管反流的原因。有些患者晚期症状出现逼尿肌不稳定。肾功能减退和肾性高血压的患者十分少见。少部分患者存在反复感染、高血压及蛋白尿等临床症状。有一种不完全的梅干腹综合征，很罕见，患者出现巨膀胱症和巨输尿管症，婴儿时流出道梗阻影像学与临床症状常严重不符，影像学显示梗阻畸形严重，但实际肾功能基本正常。肾脏纤维化程度应该使用放射性核素DMSA闪烁扫描术来进行评估，肾功能应该用肾小球滤过率来评估。鉴别诊断包括后尿道瓣膜、肾发育不全伴或者不伴多种先天性缺陷、神经源性膀胱和肾性尿崩症。

所有患有梅干腹综合征的儿童，即使肾功能尚好，也应该谨慎检查，了解从尿道开始一直到输尿管肾盂连接处是否存在梗阻。一般来说无梗阻存在无须手术，有很多患者从解剖学的角度来说没有梗阻，但行尿道切开术发现膀胱无法排空，称为"功能性梗阻"。对于婴幼儿是否应该进行外科手术的功能重建还存在争议，但当出现严重的肾功能不全时，在肾功能稳定期进行手术重建就非常必要了。患者需终生监测血压，警惕泌尿道感染和肾结石发生。该病预后依赖于肾发育不全和损伤的程度。

2.膀胱外翻（膀胱异位）

经典的膀胱外翻是腹壁和膀胱前壁闭合障碍导致的。这种畸形范围包括正常阴茎合并尿道上裂到整个泄殖腔异常。该病的发病率大约在1∶（52000～110000），男女比例为2∶1，其机制为：尿囊和破损的泌尿生殖膜之间下腹壁发育失败，形成了一个小而开放的膀胱板、一个低位的脐根部和一个脱位的耻骨。这些患者的生殖器结节处于低位，其上泄殖腔膜的生长异常导致阴茎背侧裂开以延续膀胱板，中线封闭的缺陷导致下前腹壁无法融合。

研究发现，大多数患者在出生时肾脏正常。一些严重的患者.临床表现为膀胱开放，膀胱黏膜暴露于下腹壁。前列腺和睾丸可以正常。

婴儿出生后，膀胱外翻的外科治疗目标是关闭腹壁，建立排尿，维持肾功能及重建可接受的生殖器。初次手术的目的是纠正尿道上裂这一缺陷。4岁时便可完成膀胱颈的重建及尿道上裂的纠正，如果膀胱小需利用肠腔将其增大。手术无效的患者，需使用导尿管，但遗留下来的长期问题是失禁。

长期肾脏预后取决于膀胱畸形的程度。如果膀胱功能良好则肾脏存活表现更佳，膀胱良好的患者只有13%会出现显著肾损害，回肠膀胱术后则有82%的患者出现肾损害，无反流结肠膀胱术后有22%的患者出现肾损，输尿管乙状结肠吻合术后有33%患者出现肾损。目前，膀胱手术通常是由肠腔将其增大（小肠膀胱成形术、回肠膀胱成形术和盲肠膀胱成形术）或替换的。

3.神经源性膀胱

在儿童当中,神经源性膀胱的最常见的原因是脊髓脊膜膨出。目前因为产前诊断,这种情况已不太常见。神经源性膀胱也可见于无神经相关性疾病。

患者主要表现为尿失禁、感染和尿路反流合并上尿路扩张,最终导致肾衰竭。早期进行尿动力学评估是至关重要的临床诊疗手段。神经源性膀胱排尿异常,其逼尿肌可以表现为三种不同的模式:收缩,中等收缩和无收缩。收缩:逼尿肌过度活动(反射亢进)能促使膀胱排空,但是95%的患者有括约肌协同失调(不能放松尿道括约肌),这导致膀胱无法松弛及排空不完全,患者的不完全病灶可对远端括约肌、正常肛门及骶反射有部分控制。逼尿肌收缩障碍的神经功能缺损最小,但对膀胱有着最坏的影响——产生高压和肾损伤,膀胱逐渐变得肥厚、纤维化、顺行性低下;逼尿肌中等收缩表现为患者有一定的逼尿肌活动,但不能充分排空膀胱,膀胱顺行性不佳,而且患者无法自主控制他们的括约肌,膀胱内压的上升往往会造成大小便失禁,高膀胱内压力导致肾损伤;逼尿肌无收缩:大约25%的患者无逼尿肌活动,膀胱充盈时会自动溢出,一般不会导致肾衰竭。

4.后尿道瓣膜

后尿道瓣膜是一种危及生命的泌尿系统先天性畸形,它是男婴中导致严重膀胱梗阻的最常见的原因(但在新生儿肾积水中只占到10%),容易并发双侧肾积水和巨尿管症。

常因尿动力学异常或肾衰竭,导致婴儿无法正常成长被发现.30%~52%的儿童有膀胱输尿管反流。非重病患儿的表现为尿流稀少、血尿、尿失禁、急性尿路感染或肾衰竭。

目前,大多数后尿道瓣膜病例由超声产前检测出来,超声可以显示膀胱增厚、扩张及后尿道扩张,视频膀胱内压描记法进行记录可协助诊断。半数患者在1岁前就会发病。婴儿触诊时可以触及扩张的膀胱和增大的肾脏。

在20世纪60年代,25%患有后尿道瓣膜的患儿在12个月内死亡,25%在儿童期后期死亡,其中包括"肾死亡"(即ESRD终末期肾病)。到了20世纪90年代末,早期死亡率小于5%,仅15%~20%的患者在随后15年进展到ESRD。

不管是否已经有症状,如果出现膀胱不稳定和膀胱顺应性差应尽快进行处理。大部分患者可以通过CISC进行管理,但膀胱顺应性差往往是因尿道不适,或因先前的尿道手术导致,导尿管难以通过。膀胱顺应性主要影响青少年对于尿的控制能力,控尿力通常可以在青春期自发提高,也可以通过丙咪嗪得到帮助。后尿道瓣膜患者如果出现肾功能恶化的情况应完善尿流率检查及其他相关检查排除尿道狭窄。

除以上叙述的膀胱流出道疾病,其他先天性原因导致的膀胱流出道梗阻疾病有非神经源性神经性膀胱、尿道憩室和Urofacial综合征等。

四、诊断及鉴别诊断

(一)发育不良与反流

进行性肾瘢痕和肾衰竭曾经被认为是慢性实质感染(即慢性肾盂肾炎)和膀胱输尿管反流引起的。然而,在1980年,发现了一个逆流在感染中起主要作用的案例,瘢痕的形成在于逆流及肾小球的渐进性损伤与肾小球内高压力(超过滤)相关,这就是所谓的反流性肾病。这一案例再次改变了瘢痕通常是肾发育不良的结果及逆流只是次要的偶然的观点。因此,不规则的肾脏伴正常口径的输尿管更可能是由发育不良引起的。

(二)成人肾伤痕

瘢痕性、不对称肾的鉴别诊断是一个临床实际问题。对于老年患者,伤痕累累或者"崎岖不平"的肾脏的鉴别诊断被扩大。现在,肾脏这种外观现象通常被认定为"反流性肾病"。对于老年患者,动脉粥样硬化等动脉疾病导致的肾脏疾病产生的伤痕和肾栓塞是导致肾衰竭越来越重要的原因。诊断历来由 IVU 放射特征来实现。但在实践中,患者经常有渐进性肾功能损害,无法分泌足够的显影剂描绘肾盏和肾盂的解剖结构及它们和瘢痕的关系。新技术包括 CT 和 MR 尿路造影术取代 IVU。在泌尿道病变时,会有肾盏的变形和融合,而除开乳头状坏死,其他情况对肾盏不会产生影响。

五、治疗

(一)一般处理

1.患者及其家属管理

他们必须明白长期随访至少一年的必要性。终末期肾病常常发生于那些未进行随访的患者,他们表现为进展性的高血压和肾功能的进行性恶化。

2.临床评估

如果患者尿路无梗阻,暂时不需要进一步的手术,应定期门诊专科随诊。有症状如泌尿道感染,必须及时治疗,如果感染的频率或严重程度增加必须查找原因。另外,应定期监测血压,尽量保持血压在正常范围之内,同时须监测肾功能,评估蛋白尿等任何导致肾功能恶化的指标,避免肾毒性药物的使用等。

3.密切监测膀胱功能

如果膀胱排空完全并且具有足够的流量,则不会出现问题。如果对膀胱的状况有任何疑问,都有必要进行尿动力学研究。如果临床情况发生变化,还需进一步检查。尿路感染的增加可能暗示结石或残余尿量的增加。如果出现肾功能预期外下降,必须再次排除尿路梗阻。

4.排除梗阻

如果肾功能发生改变,必须排除梗阻。常规的超声检查会增加梗阻的发现率,并应使用巯基乙酰三甘氨酸(MAG3)显像来排除阻塞。在留置导管的患者中阻塞可以用造影剂灌注环路成像和输尿管反流的表现来排除。少数情况下,大膀胱或接受移植的患者,膀胱达到一定的容积,肾脏可能会被堵塞,这可以通过导管膀胱充盈和灌注 99 Ⅲ Tc 标记的 MAG3 显像来进行排查。

5.尿动力学的监测

任何尿流动力学检查应该始于自由尿流率,如果所提供的流率是正常值,膀胱排空完全(后方的排尿超声没有残留量的显示),则可以判断没有显著性的膀胱出口梗阻。

（二）尿道的手术处理

一个正常的膀胱是一个低压的良好的贮尿容器，并且控尿、无菌，可自由及完全地排空。任何其他形式的贮尿的目的是重新创建这样的环境。当未能实现这一目标，就会出现败血症、肾功能障碍等并发症。各种管道与可控制的容器已被开发出用来取代不稳定的膀胱，回肠分流已最广泛地用于肾脏，尽管远期可能并发尿脓毒症，肾结石甚至狭窄，最终导致肾功能恶化，但如果早期发现和积极的诊断，其中的许多问题都可以及时解决，同时也保证天然肾的长期使用，这些也适用于肾移植的患者。

其他形式的尿流改道包括增大的膀胱通过尿道排出尿液等。

六、并发症及处理

（一）尿路感染

有症状的尿路感染很常见。危险因素包括尿液滞留、结石、异物（支架，导管）、先前的感染和肾萎缩。尿路感染要在取得尿培养标本（中段尿或导管标本）之后及时治疗。复发性尿路感染必须进一步检查，包括腹部 x 线摄影、肾脏超声和膀胱超声排除结石或梗阻。无症状的尿路感染通常不需要治疗（除妊娠期间）。临床上有时预防性应用抗生素，如甲氧或呋喃妥因，但如果 GFR 降至 $50mL/(min \cdot 1.73mz)$ 以下，呋喃妥因和萘啶酸需要避免使用，因为两者都在肾脏排泄和肾衰竭中具有毒性。四环素和土霉素禁忌使用，因为它们导致肾功能急性或慢性的恶化，多西环素可以使用。不应使用喹诺酮类，因为用于诱发抗耐药性的风险多于预防。如果存在异物如结石，预防性使用抗生素对于防止泌尿道感染不再有效。

（二）高血压和肾小球高滤过

如果肾功能因为蛋白尿和高血压而下降，在排除其他所有能导致肾功能不全的原因之后，考虑肾小球高滤过所致。可使用肾素-血管紧张素阻滞剂（ACEI）和血管紧张素受体阻滞剂（ARB）治疗。

（三）高血压

高血压在肾萎缩当中很常见，很容易通过一到两种药物进行控制。继发于梗阻的 CKD 患者一般无血压升高或仅有轻微升高，ACEI 类和 ARB 类药物更适用于有蛋白尿及进行性肾衰竭的患者。

（四）肾结石

在感染的尿液中存在的结石通常为磷酸铵镁（鸟粪石）或磷酸钙，这些盐难溶于碱性尿。如果尿路感染易复发，或肾功能突然恶化加剧及有不明原因的脓尿，那么应该高度怀疑结石。

（五）肾小管功能障碍

继发于梗阻的肾衰竭会出现显著的肾小管损伤，这可能导致尿液浓缩，尿液酸化及钠的重吸收等问题。

（六）多尿

在梗阻或肾小管功能障碍中，夜尿的改变是评估这些疾病最显著的临床症状之一。膀胱过充盈为间歇性上尿路梗阻和功能恶化的一个重要原因,临床常用的检查手段是 24 小时尿量监测。

（七）酸中毒

代谢性酸中毒往往与肾功能损害程度不相称。这继发于近曲小管无法重吸收碳酸氢盐和远曲小管无法分泌氢离子。临床上常需要补充充足的碳酸氢盐来纠正其至正常范围。

（八）骨病

除了进行性肾病的典型骨病,酸中毒也会进一步加重骨病。发育中的儿童是骨质软化的易感人群,应谨慎该病,及时采取措施纠正酸中毒,延缓骨病发生。

（九）术后相关并发症

输尿管乙状结肠吻合术临床上现在很难见到输尿管乙状结肠吻合术后患者,这种术式到 20 世纪 70 年代都作为一种广泛使用的尿道改流术存在,输尿管直接吻合到乙状结肠,中间没有破坏肠道的连续性,这一手术最常用来治疗膀胱外翻。虽然患者初期肾功能正常,但后期肾功能恶化明显,约 50％的患者有显著肾损。术后常见的并发症为高氯低钾性酸中毒、结石、感染和输尿管狭窄。在 20 年的随访当中发现,患者并发结肠癌的风险也显著增高,发病率为 10％。回肠改道不同于乙状结肠吻合术,回肠不是固定的,尿液在其中可以自由流动及迅速转移,由此引起的人体内环境紊乱会导致肾功能的进行性丧失。10％～20％肠道膀胱成形术与小肠膀胱术后患者因未常规导尿,导致膀胱顺应性差,逐渐出现慢性尿潴留及感染,最终导致肾功能恶化。建议患者必须定期检查,降低吻合口狭窄和膀胱高压的发生。

七、终末期肾病与移植

终末期肾脏病患者的治疗手段包括血液透析、腹膜透析和肾移植。其中,下尿路有异常的患者进行移植需要仔细评估和随访,膀胱功能全面的术前评估是必不可少的。正常膀胱至少需行膀胱超声和尿流率两项检查的测定,患者必须具有一个贮存大且顺应性佳的膀胱或手术改造过的储尿装置才能进行肾移植。如果膀胱很小或已经有一段时间没有使用,可能需要不断对膀胱容积和功能检测。移植前的尿动力学研究指出膀胱功能不良,例如小膀胱容积的患者,即使之前的膀胱功能正常,也可导致移植物失败。

第二节　马蹄肾

一、定义

马蹄肾(HSK)是最常见的一种先天性肾脏解剖异常融合形成的泌尿系统畸形,主要发生在胚胎早期,通常由两侧肾脏旋转失常致上极或下极相互融合形成,其中以肾脏下极的融合居多,融合形成的峡部主要由肾实质或纤维组织构成,形似马蹄,故称之马蹄肾。在发育过程中,两肾下极横越中线融合形成实质性峡部或纤维性峡部,双肾上升受到肠系膜下动脉根部的压迫阻碍,由此所致马蹄肾通常相对正常肾位置偏低。马蹄肾的发病率很低,大约(1/800)~(1/400),且多为男性患者,男女比例约 4∶1,且不受年龄限制,从胚胎到老年人均可发病,但在小儿尸检中多见。

二、病因及发病机制

肾脏的异常融合通常发生在胚胎发育的早期,目前主要存在两种关于马蹄肾胚胎发育的理论。经典的理论认为,在器官形成初期(孕 4 周),早期肾组织均位于盆腔,且相互之间的距离很近,双肾的下极相互靠近,并在中线较低部位发生双侧肾脏组织融合,融合部位称为峡部。马蹄肾的纤维峡部证明了这种理论的有效性。另一种理论认为肾脏组织的异常融合部位为实质性峡部,它是后肾细胞异常迁移导致肾实质异常融合所致的畸形。这可能是马蹄肾患者发生恶性肿瘤的概率高于正常人的原因。尽管有研究表明泌尿系畸形与染色体异常有关,但具体机制尚未阐明,虽然马蹄肾在同卵双胞胎和同一家族的兄弟姐妹中的发病有报道,但并没有证据表明其有家族遗传性。关于人类马蹄肾的遗传背景有待进一步研究。

三、临床表现

将近 1/3 的马蹄肾患者并无症状,常常通过影像学检查偶然发现。马蹄肾因本身的肾脏旋转异常、输尿管高植、横跨的峡部及异常血管的压迫使肾积水结石、尿路感染、肾盂输尿管连接部梗阻和某些癌症等发病率高于正常人。常表现为腹痛、腹部肿块及胃肠道症状如恶心、腹胀等,而腰痛并不突出,腹部疼痛可发射到下腰部。在儿童中,泌尿系感染为最常见的临床症状。由于马蹄肾未受左肋保护,当受到腹部外力冲击时,易被腰椎脊柱挤压破碎而发生腹部闭合性损伤。约 2/3 左右的马蹄肾患者不仅有泌尿系畸形同时合并其他畸形。也有 50% 以上的患者存在膀胱输尿管反流,10% 的患者合并双输尿管,约 4% 的男性患者合并尿道下裂或隐睾.7% 的女性患者合并双角子宫及有隔阴道,约 85% 的马蹄肾患者同时合并其他异常,如心血管、胃肠道、骨骼系统异常等,如室间隔异常、半椎体脊柱侧弯,脊髓脊膜膨出和虹膜缺损等。马蹄肾患者最易并发肾细胞癌,占肿瘤的 45%,与正常肾脏发生肾细胞癌的发病率并无明显差别。而移行细胞癌发病率占肿瘤的 20%,肉瘤的发病率约占 7%。马蹄肾患者患移行细胞癌的风险为正常肾脏患者的 3~4 倍,这可能与其易并发梗阻、结石、感染有关。肾母细胞瘤及类癌的发病率也较正常肾脏人群高。

四、诊断与鉴别诊断

马蹄肾患者并无特殊临床症状,通常由于梗阻、结石及感染等并发症所引起腹痛、恶心、腹胀等临床表现或异常腹部肿块,由于这些症状体征都没有特异性,故其诊断意义不大。临床实际工作中,对马蹄肾确诊主要通过超声、CT、MRI、静脉肾盂造影(IVP)等影像学检查。马蹄肾通过影像学检查诊断即明确,主要是其引起的并发症如尿路感染,泌尿系结石等反复发作与其他条件下引起的尿路感染,泌尿系结石等相鉴别。影像学检查表现如下:

(一)B超

B超作为一种无创性检查手段,在产前及出生后诊断马蹄肾具有很大作用,以峡部作为一个诊断标志,它可清楚显示跨越下腔静脉和腹主动脉前方两肾下极融合形成的峡部。但当肾脏畸形程度不明显、肥胖、肠气干扰、峡部较小或者峡部是由纤维结缔组织组成的马蹄肾患者,诊断相对就比较困难。

(二)腹部CT

腹部CT是一种用于诊断马蹄肾的可靠的影像学检查,它能够较清楚地显示解剖结构和血管情况,显示横跨主动脉前方的峡部及血管供应,同时还可诊断结石、积水及周围组织器官的情况。另外,增强CT可判断肾脏的功能的同时还可区分峡部性质(实质性或纤维组织成分)及峡部的血供情况。

(三)腹部MRI

腹部MRI不仅和CT检查一样可以显示肾脏解剖结构及马蹄肾引起的结石积水等情况,还可通过冠状面看到双肾融合的整体图像。

(四)尿路平片及核素

平片可见两侧肾影轮廓较正常位置偏低,双肾肾轴改变。除了肾影,还可见到峡部轮廓。核医学造影可清楚看到异常的马蹄肾轴,异常肾轴上极朝外,下极向内呈倒"八"字形,冠状位还可看到两肾下极融合情况。

(五)静脉肾盂造影

静脉肾盂造影在临床上目前并不常用,有些地区仍在使用。它可直观显示肾位置较低,两侧肾轴自外上方向内下方倾斜,肾盂阴影下垂并靠拢。它可通过观察肾脏轮廓来评估肾脏功能,但难以区分是纤维组织或肾实质性峡部。

五、治疗及预后

没有症状及继发病变的患者无需特殊治疗,一般可根据病情做对症处理,临床上治疗主要针对伴有其他合并症的马蹄肾患者。在治疗之前我们需要对患者进行代谢评估,因为在马蹄肾患者中泌尿道结石的发病率高于正常人。代谢评估包括24小时结石风险估计和血清评估,包括血钙、血磷及尿酸等。符合手术适应证的患者即可手术治疗,手术方式需要依据患者的病情及临床表现来制订。手术之前应注意患者肾脏血管的异常。手术往往采用腹部正中切口。

1.输尿管肾盂连接处(UPJ)梗阻

UPJ梗阻往往采取输尿管肾盂成形术或输尿管与肾下盏吻合,目前腹腔镜下输尿管肾盂成形术已成为首选治疗方法。肾盂成形术的达芬奇机器人手术也陆续在开展。伴有双边UPJ梗阻的患者应采取腹部正中线经腹膜切口,显示双侧肾脏的同时应小心勿损伤异常分布的肾血管。

2.肾结石

马蹄形肾合并有肾结石的患者可选择体外冲击波碎石术(ESWL)、开腹手术或腹腔镜手术。手术适应证与正常人群相符。经皮肾镜取石(PCNL)也广泛用于肾脏结石的治疗,其主要用于一些复杂性肾结石。

3.肾脏肿瘤

合并肾脏肿瘤的患者以手术切除为主,在血管造影下切除阻断血供的组织可有效地预防大出血。伴有肿瘤的马蹄肾患者往往需要切断峡部方可切除肿瘤组织和周边淋巴结。

单纯的马蹄肾并不会对患者的生存造成威胁,然而,马蹄肾患者易伴有其他合并症状,因此患者的生存率取决于合并症及疾病的进展。

第三节　先天性肾病综合征

一、定义

先天性肾病综合征是指出生后 3 个月内发现的肾病综合征,其临床表现与儿童肾病综合征相似。临床上真正的先天性肾病综合征和其他类型的肾病有时不易鉴别。临床上将本病分为特发性和继发性两大类。特发性主要包括芬兰型先天性肾病综合征和肾小球弥漫性系膜硬化型肾病综合征。继发性在婴儿有先天型梅毒伴肾病综合征、生殖器畸形伴肾病综合征或继发于病毒感染(肝炎病毒、巨细胞病毒、风疹病毒等)的肾病综合征,肾胚胎瘤、肾静脉栓塞、Drash 综合征所致肾病综合征等。

芬兰型先天性肾病综合征又称婴儿小囊性病,是先天性肾病综合征中最多见的一种。在芬兰的发病率是每 8200 个活产婴儿发生 1 例先天性肾病综合征,估计其基因频率为 1/20。

二、病因与发病机制

芬兰型先天性肾病综合征为常染色体隐性遗传,芬兰人群中最常见。与该疾病相关的基因是 NPHS1。NPHS1 位于 19 号染色体长臂 13.1,长 26kb,共 29 个外显子。该基因不但是一个新基因,其编码蛋白 Nephrin 还是第一个被确定的组成肾小球足突之间裂隙膜的蛋白分子。非芬兰籍先天性肾病综合征患儿也检测到数十种 NPHS1 基因突变,但能检测到 NPHS1 基因突变者仅占不到 30% 的非芬兰籍先天性肾病综合征患儿。

NPHS1 突变可能改变了肾小球毛细血管基底膜的通透性,引起较大量中分子量的血浆蛋白由尿排出。现已证实的一点是其异常的病理改变和蛋白尿在胎儿期就已存在。此病婴儿肾小球基底膜上的阴离子位点数目明显减少,可能是由于富含硫酸类肝素阴离子位点的肾小球基底膜发育障碍。

三、病理

本病的光镜表现正常或有轻度增殖性病变，以轻度系膜增生最常见。一些病例可有类似于微小病变的轻微改变，或可见节段性或局灶性硬化，球性透明变性和间质炎症。近端肾小管部分狭窄，另一部分呈突出的囊状扩张，上皮细胞扁平，毛刷样边缘结构消失，但不是所有患儿都可见到。严重者也有远端肾小管扩张。晚期可见类似于终末期肾病镜下改变。免疫荧光检查一般阴性，但在肾小球硬化区可见 IgM 和 C_3 沉积。电镜下可见弥漫的足突融合，裂隙膜缺失，肾小球基底膜一般正常。本病的病理表现不具有特异性，不能用于确诊。但可以根据病理改变选择治疗方案。免疫组化分析 Neprin 和 Podocin 的表达可以帮助鉴别诊断。

四、临床表现

本病患儿多见于早产儿(33~37 孕周)、臀位产、有窒息史、出生时低 Apgar 评分的婴儿及胎盘大于婴儿体重的 25% 的婴儿。其他临床表现包括低鼻梁、宽眼距、低位耳、宽颅缝、宽大的前囟和后囟及髋、膝、肘部呈屈曲畸形。几乎所有患儿出生后 2 个月内出现水肿，部分患儿出生时即有水肿，伴有腹部肿胀和继发腹水，接近 50% 患儿在生后第 1 周出现水肿。

几乎所有患儿出生时即有明显蛋白尿，镜下血尿也常见。血尿索氮和肌酐大多数出生时正常，但 10% 患儿可有轻度升高。还具有其他典型肾病综合征表现，如血清白蛋白很低，通常小于 10g/L，血清 IgC 亦低。可伴有补体因子 B、D 从尿中丢失，是一些患儿感染发生率增加的原因。由于尿中蛋白的丢失包括转铁蛋白、维生素 D 结合蛋白、25-羟维生素 D_3 和甲状腺素结合蛋白等，可发生缺铁性贫血、生长障碍、骨化延迟和甲状腺功能低下等并发症。

母亲孕期常合并妊娠中毒症。

五、实验室检查

尿检查：除大量蛋白尿外还常有镜下血尿，另可见轻度氨基酸尿和糖尿；血生化检查：血浆胆固醇正常或升高，血清白蛋白、IgC 降低，C_3 正常或降低；肾功能早期正常；血浆转铁蛋白、维生素 D 结合蛋白、甲状腺素结合蛋白和血 25-羟维生素 D_3 降低；因甲状腺激素结合蛋白从尿中大量丢失，血清 T4 降低，促甲状腺素(TSH)增高；母血和羊水中甲胎蛋白浓度增高。

六、诊断与鉴别诊断

典型病例根据临床表现和实验室检查诊断不难，重要的是要进行产前诊断。基因检测价格昂贵，耗时长，因此临床运用不广。如果检查母血及羊水中甲胎蛋白的浓度很高，则应及早进行引产，防止此病患儿出生。携带 NPHSI 杂合突变的胎儿可能有暂时性的甲胎蛋白增高，需在 20 周时复查。

临床上需与以下类型先天性肾病综合征鉴别：

（一）肾小球弥漫性系膜硬化症

肾小球弥漫性系膜硬化症病因不明，有家族史，在出生后至 1 岁内发病，具有典型的肾病综合征表现。治疗无效，常在 1~3 年发展为肾衰竭而死亡。

（二）婴儿肾病综合征

婴儿肾病综合征继发于全身疾病：①先天性梅毒伴肾病综合征，发生在生后 1~2 个月，青霉素治疗对先天性梅毒及肾病均有效，不宜用激素治疗；②伴有生殖器畸形的肾病综合征；③肾胚胎瘤及肾静脉栓塞。

（三）其他类型肾病综合征

其他类型肾病综合征约有 5% 的微小病变型和 5%~10% 的灶性肾硬化型肾病发病在 1 岁以内，但常见于后半年，偶有 3 个月以内起病者。对肾上腺皮质激素和免疫抑制剂治疗敏感。

七、治疗

本征无特殊治疗；大多数在出生后 1 年内死于肾病综合征并发症或肾衰竭。免疫抑制剂、类固醇和细胞毒药物治疗无效。治疗目的是适当增进营养，控制水肿，预防和治疗感染，防止血栓形成。由于患儿合并幽门狭窄和胃食管反流的发生率高，进食后易出现频繁呕吐，鼻饲或肠外营养是必需的，但可增加感染的机会。大多数患儿水肿难以控制，可使用利尿剂和无盐白蛋白。所有患儿均需用青霉素治疗预防肺部感染。肾移植术治疗该病有成功的报道，患儿术后蛋白尿消失，肾功能改善，生长状况得到改善。非卧床持续性腹膜透析（CAPD）可作为肾移植前的过渡措施。甲状腺功能低下者，应积极补充甲状腺素，以预防脑损害。

八、预后

先天性肾病综合征患者预后差，病死率高。绝大多数患儿在生后 1 年之内死于并发症。其病情进展取决于持续性蛋白尿、全身水肿、生长障碍和反复发作感染的程度。如果出生至18 个月前手术切除双肾，然后维持透析至肾移植，效果良好。移植后复发率在 25% 左右，与抗Nephrin 抗体产生有关。

第四节　薄基底膜肾病

薄基底膜肾病（TBMN）是临床表现为良性家族性血尿，病理检查以肾小球基底膜弥漫性变薄为特征的一种遗传性肾脏疾病。本病多发于儿童期，疾病发生率 1/10000，是单纯型血尿的常见原因之一，TBMN 在持续性镜下血尿患者中发生率为 26%~51%，在发作性肉眼血尿患者中发生率为 10%，占孤立性镜下血尿 11.5%，占肾活检病理 3.7%~17.8%。

一、病因及发病机制

目前该病的全部遗传方式及明确的发病机制尚不清楚,多数学者认为 TBMN 为常染色体显性遗传性疾病,亦可呈常染色体隐性遗传。COL4A3、COL4A4 基因为编码 Ⅳ 型胶原 α_3、α_4 链的基因。目前通过基因连锁分析和基因检测技术已经在多个 TBMN 家系中检测到 COL4A3 或 COL4A4 基因有连锁关系或突变,但也有报道未检测到 COL4A3 或 COL4A4 基因连锁关系和突变的家系。并且有研究显示 TBMN 患者肾小球基膜 Ⅳ 型胶原 α_3、α_4 和 α_5 链蛋白质无异常表达,肾小球基膜的其他成分如层黏蛋白、巢蛋白及硫酸肝素多糖亦无异常,不支持 COL4A3、COL4A4 为 TBMN 的致病基因。因此 TBMN 的发生可能与多个基因有关。有人认为 AJport 综合征与薄基底膜肾病可能是同一基因不同分子缺陷导致的轻重不一的临床症候群或认为 TBMN 代表常染色体隐性遗传 Alport 综合征的携带状态。也有报道 TBMN 患者多为 O 型 RH 阳性血型,具体机制尚不清楚。此外,有人发现本病与克罗恩病存在一定联系。

二、病理

光镜下肾小球正常或呈轻微改变,可见系膜增生,肾小球囊内可见红细胞;免疫荧光检查通常为阴性,偶见 IgM 和(或)C_3 在系膜区或肾小球毛细血管壁呈节段性分布,但强度很弱。电镜下检查肾小球毛细血管基底膜普遍或节段性变薄,而无增厚或断裂的表现;电镜形态计量学测定,肾小球基底膜厚度在 200～280nm 之间(通常正常为 280～360nm)。

二、临床表现

本病发病多在 5 岁左右。持续性镜下血尿是本病较为普遍及典型的临床表现,少数患者表现为发作性肉眼血尿,并常出现在上呼吸道感染或剧烈运动之后,偶有腰痛、腹痛、尿频、遗尿现象,也有血尿伴轻微蛋白尿或单纯型蛋白尿甚至肾病综合征表现者,一般无耳聋、视力障碍、高血压、水肿、贫血、生长障碍及肾功能不全,但也有少数患者出现高血压、肾功能不全,少数患儿可有耳聋、高频听力障碍,多较轻,不进行性加重。TBMN 患者易发生高尿钙症、高尿酸症及肾结石,与腰痛、肉眼血尿发作有关。有报道 80%～90% 的患者有血尿家族史,没有家族史不能排除 TBMN,因为 TBMN 可能由新发突变造成,可以是突变基因没有外显,也可能家人没有进行相关检查。

三、实验室检查

血尿呈肾小球性血尿,常有红细胞管型。无蛋白尿或尿中仅有微量蛋白。红细胞沉降率可加快。血生化检查一般正常。肾功能检查正常。肾血管造影可见肾内血管末端狭窄。

四、诊断与鉴别诊断

本病主要依靠电镜检查确诊,有人通过电镜检查在肾活检病理正常病例中发现 5% 的 TBMN 漏诊,可见本病易漏诊。大部分学者认为成人肾小球基底膜厚度<250nm 作为肾小球毛细血管基底膜变薄的标准,但因不同年龄儿童肾小球基底膜厚度不一,对儿童薄基底膜肾病诊断应有同龄正常儿童作为参照。有研究表明,正常儿童 1 岁时肾小球基膜平均厚度为 220nm(100~340nm),7 岁时为 310nm(180~440nm)。国内章友康等提出薄基底膜肾病主要诊断依据有:①临床、家族史、实验室检查(包括可疑患者的电测听和眼科检查)、病理学检查(包括Ⅳ型胶原 α 链的免疫荧光或免疫组化的检测),排除继发性肾小球疾病、泌尿外科疾病、Alport 综合征和原发性肾小球疾病患者。②GBM 弥漫性变薄,少数或个别肾小球 GBM 变薄范围至少≥50%;GBM 仅可在局部和孤立的区域存在有分层或增厚,并无发展趋势。③CBM 的平均厚度≤280nm(对照组 CBM 厚度均值减去 3 倍标准差为限)。由于测定方法的差异及病例选择等原因,已有作者提出将 GBM 平均厚度≤250nm 作为 GBM 变薄的诊断标准。

本病需与 Alport 综合征、系膜增生性肾小球肾炎、系膜 IgA 肾病等可有 GBM 变薄的肾小球疾病相鉴别。临床表现上,Alport 综合征早期也可仅表现为血尿,但随之会出现高血压、蛋白尿、耳聋、眼疾、进行性肾功能减退及肾外表现。病理表现上,早期 Alport 综合征也可以有 GBM 弥漫或部分变薄,但随病情进展会出现进行性增厚和分层状改变。此外,部分家族史不明或伴有其他症状(如蛋白尿,耳聋)的 TBMN,与成人型的 Alport 综合征会加大鉴别的难度,因此也有学者推荐基因检测以排除 Alport 综合征,以避免造成错误的预后估计。系膜增生性肾小球肾炎、系膜 IgA 肾病也可伴有肾小球基膜变薄,但多为局灶,免疫荧光检查呈阳性,可鉴别。也有报道 IgA 肾病和 TBMN 合并发生的病例,对于这样的患者,也应建议其一级家属行尿液检查以除外血尿。

五、治疗

本病单纯以血尿为表现者,由于其临床过程呈良性经过或自限性的,所以许多学者主张不需治疗。笔者认为针对血尿对症处理可减轻临床症状和减轻患者和家属心理负担,因此仍有必要。患者平时应注意预防呼吸道感染。对极少数伴有大量蛋白尿或肾病综合征者,可用激素治疗。合并高血压者要控制血压在正常范围内。如有慢性肾功能不全者应按肾功能不全处理原则处理。

六、预后

本病单纯以血尿表现者一般预后好,极少发生肾衰竭。但仍需定期观察,监测尿常规和血压。伴有局灶节段性肾小球硬化或高血压者部分有肾功能不全,可能与肾小球早熟失用有关。曾有报道 TBMN 发生急性肾衰竭伴血栓形成及肾小管坏死的病例。

第五节 Alport 综合征

一、定义

Alport 综合征(AS)是由编码肾小球基底膜 IV 型胶原蛋白的基因突变所引起的遗传性肾脏病,常伴眼及耳部异常。

二、发病机制

遗传型的 Alport 综合征均是因编码 IV 型胶原蛋白 α 链的基因突变所致,因此有些学者认为 Alport 综合征应归属于胶原性疾病。

IV 型胶原是肾小球基底膜的主要成分。基底膜作为细胞附着的支架,维持细胞群正常的形态结构,同时它还与邻近细胞相互作用,影响细胞的增殖、分化、黏附、迁移及分子滤过等。1971 年首次证实肾小球基底膜中含有 IV 型胶原。IV 型胶原自我组建形成多边形网状结构的 IV 型胶原网。IV 型胶原网与层黏连蛋白网、巢蛋白、蛋白聚糖及其他糖蛋白分子是基底膜的主要分子成分。

IV 型胶原分子是由 3 条 α 链相互缠绕、紧密扭曲而形成的 3 股螺旋结构的分子。IV 型胶原分子蛋白家族包括 6 个异构链,被命名为 α_1(IV)~α_6(IV)。每一条链有一个主要的成胶原结构域,它是由包含可重复的三重序列甘氨酸(Gly)-X-Y 的 1400 个残基组成,X 和 Y 分别代表了不同类型的其他氨基酸;C 端的非胶原区(NCl)结构域含有 230 个残基;非胶原区的 N 端序列则包含 15~20 个残基。编码 6 种 IV 型胶原 α 链的基因被分别命名为 COL4A1~COL4A6,分成 3 对分别定位于 3 条染色体上,其中 COL4A1 和 COL4A2 定位于染色体 13q34,COL4A3 和 COL4A4 定位于染色体 2q35~37,COL4A5 和 COL4A6 定位于染色体 Xq22。构成 IV 型胶原分子的 3 条仅链通过胶原区缠绕、折叠形成 IV 型胶原分子,通过分子间作用形成多边形网状结构的 IV 型胶原网。

根据遗传方式的不同,Alport 综合征分为 X 连锁显性遗传、常染色体隐性遗传及常染色体显性遗传 3 种,分别由编码不同的 IV 型胶原 α 链的基因突变所致。

其中 X 连锁显性遗传型 Alport 综合征(XIAS)COL4A5 基因突变最常见,约占 85%,基因突变类型多种多样,包括大片段重组甚至全部基因缺失,小的缺失、插入、单个碱基突变所致的错义突变、无义突变及剪接位点突变等。

X 连锁显性遗传型 Alport 综合征 COL4A5/COL4A6 基因 20~21 突变是 X 连锁显性遗传型 Alport 综合征的一个亚型,累及 COL4A5 和 COL4A6 两个基因突变,迄今国内外报道的具这样突变的 Alport 综合征家系共 20 余个。目前尚无单独 COL4A6 基因突变致 Alport 综合征的报道。

常染色体隐性遗传型 Alport 综合征（ARAS）COL4A3 或 COL4A4 基因突变约占 15%，致病基因为 COL4A3 或 COL4A4 基因,临床表现较严重的病例均为 COL4A3 或 COL4A4 基因的纯合子突变。

常染色体显性遗传型 Alport 综合征（ADAS）非常罕见,仅有几篇报道表明该遗传型 Alport 综合征有 COL4A3 或 COL4A4 基因突变。

三、临床表现

（一）肾脏表现

血尿是 Alport 综合征的主要临床表现。我国的资料显示,68% 的 Alport 综合征患者为肾小球性血尿。X 连锁显性遗传型男性患者表现为持续性镜下血尿。约 67% 的 Alport 综合征男性患者有阵发性肉眼血尿,多发生在 20 岁之前,主要由上呼吸道感染或劳累后引起。血尿也可在 1 岁以内的患病男孩中出现,甚至有一部分人出生时就有血尿。有人认为,X 连锁显性遗传型 Alport 综合征家系中的男孩,若至 10 岁尚未出现血尿,则该男孩可能未受累。超过 90% 的 X 连锁显性遗传型 Alport 综合征的女性患者有镜下血尿,少数女性患者出现肉眼血尿。几乎所有常染色体隐性遗传型的患者(无论男女)均表现血尿,而常染色体隐性遗传型患者的杂合子亲属中,血尿发生率为 50%～60%,不超过 80%。

X 连锁显性遗传型 Alport 综合征男性患者最终均会出现蛋白尿。蛋白尿在小儿或疾病早期不出现或极微量,但随着年龄增长或血尿的持续,可表现为持续蛋白尿,甚至出现肾病范围蛋白尿,肾病综合征的发生率大约为 30%～40%,提示预后不佳。同样高血压的发生率和严重性也随着年龄而增加,且多发生于男性患者。

X 连锁显性遗传型 Alport 综合征男性患者肾脏预后极差,几乎全部发展至终末期肾病。进展速度各家系间不同,通常从肾功能异常发展至肾衰竭需 5～10 年。有学者根据家系中男性发生终末期肾病的年龄将 Alport 综合征家系分为青少年型(31 岁前发生)和成年型(31 岁以后发生)。部分 X 连锁显性遗传型 Alport 综合征女性患者也会出现肾衰竭。许多常染色体隐性遗传型患者于青春期即出现肾衰竭,30 岁以前几乎所有患者均出现肾衰竭。常染色体显性遗传型患者临床表现相对较轻,常在 50 岁以后才进展到终末期肾病。

（二）听力障碍

感音神经性耳聋是 Alport 综合征患者常见临床表现,发生于 80% 的男性患者及 25%～30% 的女性患者。听力障碍病变发生于耳蜗部位,耳聋呈进行性,两侧不完全对称,初为高频区听力下降,多在 2000～8000Hz 范围内,需借助听力计诊断,渐及全音域,甚至影响日常的对话交流。一些 Alport 综合征家系中的患者听力正常,耳聋发生较晚,进展非常缓慢。Alport 综合征患者听力丧失并非先天性的,通常在童年晚期及青春期发生于 X 连锁显性遗传的男性患者及常染色体隐性遗传病患者。目前并无证据表明,无肾脏受累的耳聋男性 Alpmt 综合征患者可将 Alport 综合征遗传给后代。

（三）眼部病变

Alport 综合征特征性眼部病变包括前圆锥形晶状体、眼底黄斑周围点状和斑点状视网膜病变及视网膜赤道部视网膜病变。前圆锥形晶状体是 Alport 综合征的特征性临床表现，表现为晶状体中央部位突向前囊，患者可表现为进行性近视，甚至导致前极性白内障或前囊自发穿孔，是由于Ⅳ型胶原形成晶状体前囊缺陷所致。15％的 XLAS 男性可出现前圆锥形晶状体，大部分发生在 30 岁前进展为终末期肾病和耳聋的 Alport 综合征家系中，前圆锥形晶状体在出生时不表现出来，通常发生在二三十岁时，75％的患者两边均可出现。XLAS 和 ARAS 型患者眼部病变的光谱和频率类似。

Aport 综合征另一个常见的眼部表现为黄斑病变，它由分布在黄斑外周的白色或黄色斑点或颗粒组成，稀疏情况下与小的硬性渗出较难鉴别，发生在 15％～30％的患者。黄斑病变通常与视觉异常无关。

Alport 综合征患者中还可见角膜内皮细胞囊泡(后部多形性营养不良)，可能提示角膜后弹力层缺陷，角膜后弹力层为角膜内皮细胞下的基底膜。Alport 综合征患者复发性角膜糜烂被认为与角膜基底膜的改变有关。

(四)血液系统异常

目前认为 AMME 综合征是伴血液系统异常的 Alport 综合征，除外 Alport 综合征表现外，还有精神发育落后、面中部发育不良以及椭圆形红细胞增多症等表现，已经证实此类 Alport 综合征缺失全部 COL4A5 基因，且基因缺失范围超越 3 端。

既往有报道 Epstein 综合征、Fechtner 综合征等既有血液系统异常，又伴有"Alport 样"表现的疾病。同时有遗传性肾炎、耳聋和血小板减少的常染色体显性遗传综合征，被称为 Epstein 综合征。而 Fechtner 综合征除上述表现外，还表现为白细胞包涵体。目前研究提示，Epstein 和 Fechtner 综合征是由于非肌性肌球蛋白重链Ⅱ A 的突变所引起，这些患者的基底膜在Ⅳ型胶原 α 链的表达上无异常，已证实是由于编码非肌性肌球蛋白重链 9 的基因 MYH9 突变所致。因此 Epstein 和 Fechtner 综合征被认为是遗传性肾炎的特殊形式而不是 Alport 综合征的变异型。

(五)弥漫性平滑肌瘤

有报道称 Alport 综合征与食管和气管支气管平滑肌瘤相关。患病女性也可出现生殖器平滑肌瘤，伴有阴蒂肥大和大阴唇、子宫的变化。双侧后囊下白内障也为常见受累症状。通常在儿童后期出现症状，包括餐后呕吐、吞咽困难、胸骨后或上腹部疼痛、复发性支气管炎、呼吸困难、咳嗽和喘鸣。所有 Alport 综合征-食管平滑肌瘤复合型患者已被发现有相邻的 COL4A5 和 COL4A6 的 5′端缺失，此两基因分别编码Ⅳ型胶原 α_5 和 α_6 链，并头靠头地位于 X 染色体。

(六)其他表现

有学者报道了 Alport 综合征患者的某些病变，如甲状腺疾病、IgA 缺乏症、脑桥后神经炎、升主动脉动脉瘤、肛门直肠畸形、精神病、肌纤维结构不良、Ⅰ型神经纤维瘤病及 Turner 样综合征等。目前，上述病变尚不能确定为 Al-port 综合征特异性的临床表现，很可能仅为与 Alport 综合征共存的疾病。

四、肾脏病理

(一)光镜

Alport 综合征患者肾脏组织在光镜下无特殊意义的病理变化。在男性患者,5 岁以前肾活检标本光镜下大多无改变。在大龄儿童及青少年肾活检标本中可观察到典型的系膜细胞增多及基质增生改变。患病男性的肾小球最终表现为局灶节段性肾小球硬化,10 岁以上男性可见间质纤维化及肾小管萎缩。患病女性光镜表现与其蛋白尿和肾功能相关,任何年龄的孤立性血尿女性患者其肾脏标本光镜下改变轻微或无异常。

(二)免疫荧光

免疫荧光无特异性变化,可见 C_3 和 IgM 在肾小球系膜区及沿 GBM 呈节段性或弥漫性颗粒状沉积,也可为完全阴性,有助于与 IgA 肾病、膜增生性肾小球肾炎及其他免疫复合物介导的肾小球肾炎鉴别。

(三)电镜

电镜下可观察到 Alport 综合征特征性的病理改变,表现为基底膜广泛增厚、或变薄及致密层分裂。GBM 致密层不规则的外观是超微结构最突出的异常,其范围既可累及所有的毛细血管袢或毛细血管袢内所有的区域,也可仅累及部分毛细血管袢或毛细血管袢内的部分区域。GBM 致密层可增厚至 1200nm(正常为 100～350nm),并有不规则的内、外轮廓线。致密层转化为多相网状膜链,形成清晰的电子透亮区,可能含有直径 20～90nm 的圆形颗粒。此外,还可见有不同程度的上皮细胞足突融合。

并非所有的 Alport 综合征患者表现出这些典型的超微结构特点,电镜下 GBM 可表现为变厚、变薄、正常及某些非特异性改变。尽管弥漫性 GBM 变薄被认为是薄基底膜肾病的标志,但有部分进展至肾功能不全的 Alport 综合征家系患者亦可有这一异常表现。因此,GBM 变薄这一超微结构的改变需结合家族史、基底膜Ⅳ型胶原 α 链的表达综合考虑,有条件者可行分子遗传学分析。

五、诊断及鉴别诊断

20 世纪 70 年代电镜技术的应用揭示了本病 GBM 具有特异性的超微结构改变,在此基础上,Flinter 等提出了 Alport 综合征诊断的 4 条标准,血尿和(或)慢性肾衰竭的患者,符合以下 4 项中的 3 项便可诊断:①血尿或慢性肾衰竭家族史;②肾活检电镜检查有典型改变;③进行性感音神经性耳聋;④眼部改变。然而,研究表明,仅 45%～55% 的 Alpon 综合征患者表现有耳聋,眼部异常的发生率仅为 30%～40%,因此上述标准过于严格,会有不少患者漏诊。1996 年,Gregory 等在综合前人经验的基础上提出诊断 Alpon 综合征的 10 条标准:

(1)肾炎家族史,或先证者的一级亲属或女方的男性亲属中有不明原因的血尿。

(2)持续性血尿,无其他遗传性肾病的证据,如薄基底膜肾病、多囊肾或 IgA 肾病。

(3)双侧 2000～8000Hz 范围的感音神经性耳聋,耳聋呈进行性,婴儿早期没有,但多在 30

岁前出现。

(4)COL4An 基因突变(n＝3,4,5)。

(5)免疫荧光检查显示肾小球和(或)皮肤基底膜完全或部分不表达 Alport 抗原决定簇。

(6)肾小球基底膜的超微结构广泛异常,尤其是增厚、变薄和分裂。

(7)眼部病变,包括前圆锥形晶状体、后囊下白内障和视网膜斑点等。

(8)先证者或至少两名家系成员逐渐发展至终末期肾病。

(9)巨血小板减少症或白细胞包涵体。

(10)食管和(或)女性生殖道的弥漫性平滑肌瘤。

Alport 综合征家系的诊断:直系家庭成员符合上述标准中的 4 条,可诊断为 AS 家系;但是对于旁系成员及仅表现为不明原因血尿、终末期肾病或听力障碍的个体诊断应十分慎重。判断 Alport 综合征家族中家族成员是否受累:若该个体符合相应遗传型,并符合标准(2)～(10)中一条,可拟诊,符合两条便可确诊。对于无家族史个体的诊断,至少应符合上述指标中 4 条。

Alport 综合征没有特异性的临床特征。目前认为可靠的诊断手段主要包括肾活检电镜 GBM 出现特异性的超微病理病变、皮肤或肾组织基底膜 α_5(Ⅳ)链的表达异常及 COL4A5/3/4 基因突变。家族成员中发现血尿患者,相关男性肾功能不全病史及肾活检提示先证者或亲属特征性的超微结构改变。大部分 Alport 综合征男性患者活检标本免疫荧光 GBMα_5(Ⅳ)特异性抗体染色阴性,借此可将 Alport 综合征和家族性薄基底膜肾病分开,家族性薄基底膜肾病患者染色正常。大家族无已知基因突变时,隔离分析可帮助阐明遗传模式,确定是否有特异性个体携带此基因。若已知皮肤受累的家族患者无 α_5 抗体的免疫荧光显色,家族可疑患者皮肤活检的 α_5 抗体免疫荧光检查可确诊。

分子诊断几乎 100% 敏感和特异,但仅限于家族中发现基因突变后。COL4A5 基因测序对变异至少有 80% 敏感性,但价格昂贵,若 COL4A5 测试正常,可能还需要进行 COL4A3 和 COL4A4 测序。若家族中之前已经确定 COL4A5 变异,对男性患者及女性携带者的分子诊断则成为可能。特异性的基因测试可测试常导致中年人肾功能不全的突变(如 C1564S、L1649R 及 R1677Q)。这些测试在调查潜在的受影响个体中发挥作用,当家族成员已知携带突变基因之一时,这些测试在研究未阐明的血尿或慢性肾脏疾病中是否发挥作用尚不清楚。

诊断的关键是任何临床怀疑 Alport 综合征的患者,有不能解释的血尿、肾小球疾病或肾损伤,需详细完整地调查家族史。许多病例中,家族性并未直接显现。X 连锁显性遗传患者通常为男孩或年轻男性,可母系有肾功能不全的一个或多个亲属。父母双方的父母,特别是母亲方,应进行显微镜下血尿检查。听力丧失仍是 Alport 综合征的敏感或特异性指标,尽管这是条有用的线索,但这对于诊断并非是必须或有特异性的。许多 Alport 综合征出现肾功能不全的患者并无明显的听力丧失,特别是 COL4A5L1649R 基因突变的患者。除此以外,许多表现为听力丧失和肾脏疾病的患者并无 Alport 综合征,而是其他肾脏疾病,常为肾小球肾炎,伴随常见的如暴露于噪音、氨基糖苷类的使用或其他不相关的遗传性听力丧失等引起的听力损害。

六、治疗

Alport 综合征无特殊治疗方法。目前临床主要应用于 Alport 综合征患者治疗的药物包括肾素-血管紧张素-醛固酮系统阻断剂和环孢素 A(CsA),治疗目标是减少蛋白尿,延缓肾脏病变的进展,延长患者的生存期。

(一)药物治疗

1.肾素-血管紧张素-醛固酮系统(RAAS)拮抗剂

ACEI 与 ARB 在多种肾小球疾病中降低蛋白尿的作用已经得到公认,并能积极有效地控制高血压。对于 Alport 综合征患者应用 ACEI 有一定的治疗作用,研究证实 ACEI 不仅可以下调炎症因子的表达,而且在促进胶原的表达及延缓肾间质纤维化等方面也有一定效果。我国最近一项研究比较了 ACEI 和 ARB 在 Alport 综合征患儿中长期使用的疗效与安全性,将 Alport 综合征患儿根据尿蛋白水平分为 3 组,治疗 1 年后各组患儿蛋白尿均有不同程度的下降,在治疗前两年下降最快,第 3 到第 5 年较稳定。英国一项类似研究也证实了 ACEI 和 ARB 在 Alport 综合征患儿中起到相似的减少尿蛋白作用。OliverGross 等进行了一项长期临床研究证明,在 Alport 综合征患者中早期应用 ACEI 可延迟进入到透析的时间,明显改善平均寿命。除此以外,有报道称在 ACEI 治疗基础上加用醛固酮受体拮抗剂螺内酯可明显减少 Alport 综合征患儿尿蛋白/尿肌酐比率及平均尿 TGF-β 水平。动物实验证实,血管紧张素转换酶 2(ACE$_2$)表达在 Alport 综合征模型中降低,重组 ACE$_2$ 治疗可减少 Alport 综合征中肾脏纤维化病变。

2.环孢素 A

环孢素 A(CsA)是一种强效免疫抑制剂,早期报道应用 CsA 治疗 Alport 综合征患者可降低患者蛋白尿并维持肾功能稳定。2010 年 Massella 等对 15 例 Alport 综合征患者进行了 3.5 年的治疗随访,提出环孢素对减低 Alport 综合征患者蛋白尿的疗效是暂时的,并不支持 CsA 用于治疗伴有慢性肾衰竭的 Alport 综合征蛋白尿患者。鉴于其肾毒性,对于 CsA 长期应用于 Alport 综合征患者应谨慎并严密监测,疗效有待进一步临床观察。

3.其他治疗

包括他汀类调脂药、金属蛋白酶抑制剂及血管肽酶抑制剂等。

(二)肾脏替代治疗

Alport 综合征患者进展至慢性肾功能不全晚期阶段需进行肾脏替代治疗:①透析治疗: Alport 综合征患者进入到终末期肾衰竭时可选择腹膜透析或血液透析治疗,透析疗效与原发性肾小球疾病所致慢性肾衰透析效果相仿,同时需要治疗各种并发症如肾性贫血等。②肾移植:对于 Alport 综合征进展至 ESRD 的患者,肾移植是有效的治疗措施。X 连锁遗传型 Alport 综合征患者肾移植后较其他遗传性肾脏疾病有相似或更好的生存率和移植肾存活率。

(三)基因治疗

Alport 综合征致病基因的明确为基因治疗奠定了一定基础,但具体应用仍存在一系列问题,如基因转染效率低、靶基因的导入途径、导入时间、时机的选择、体内生存时间等,故

Alport 基因治疗用于临床目前尚不成熟。

(四)干细胞治疗

动物研究证实,给 AlpoIt 综合征小鼠单次腹腔注射胚胎干细胞可明显减少血尿素氮及尿蛋白水平,胚胎干细胞可迁移至肾小球分化为足细胞系。

第六节　镰状细胞肾病

一、定义

镰状细胞病(SCD)是一种常染色体隐性遗传病,患病人群主要为非洲、地中海、印度和中东人,黑色人种多见。编码镰状血红蛋白(血红蛋白 S,HbS)的基因使得珠蛋白 B 链第 6 个氨基酸上的谷氨酸为缬氨酸所代替,从而改变了血红蛋白分子的构象,增强了细胞或组织缺氧、脱水或氧化应激时血红蛋白分子的聚集。血红蛋白的聚集使红细胞的可塑变形性降低,红细胞形状可能变为新月形或镰刀状,导致红细胞过早破坏(溶血)及频繁而广泛的血管阻塞,进而发生急性或慢性器官损害。镰状细胞贫血发生在 HbS 纯合子或 HbS 与其他异常血红蛋白基因(如血红蛋白 C 和 β-地中海贫血的珠蛋白链)组合成的双重杂合子。其他血红蛋白分子正常的 HbS 杂合子也有镰状细胞特征。

镰状细胞肾病即镰状细胞病发生肾脏结构与功能异常,是由于镰状细胞在肾脏血管发生血流淤滞,使肾脏微循环阻塞所致,是镰状细胞贫血患者最常见的并发症。

二、病因及发病机制

镰状细胞肾病的特征为肾脏浓缩功能受损而稀释功能正常。

(一)浓缩功能

肾髓质氧含量相对较低,且明显高渗,使红细胞易脱水,血液黏度较高,血流较慢,故近髓肾单位的直小血管较易发生镰变。近髓肾单位直小血管和长髓袢的损伤导致肾内髓部逆流交换机制失效,进而导致浓缩功能障碍。转基因镰状细胞小鼠的研究亦证实直小血管在缺氧状态下发生扩张和充血,可促进直小血管红细胞镰变、血管内微血栓形成及血流阻塞。直小血管的损伤已通过微辐射血管造影研究得以证实。

镰状细胞肾病患者髓质组织学检查可见水肿、局灶性瘢痕、间质纤维化及肾小管萎缩。直小血管缺血性梗死有时可引起肾乳头坏死。对于幼儿,若镰变通过多次输注正常血液得以预防,则浓缩障碍可以逆转,后期由于慢性缺血,可使肾髓质产生不可逆损害。成年镰状细胞贫血患者无法将尿液浓缩至 $450\,mOsm/kgH_2O$ 以上。这与内髓部与外髓部交界处,即皮质肾单位短髓袢顶部的间质渗透压有关。有镰状细胞特征的患者或镰状细胞病杂合子可有中度浓缩功能障碍。有镰状细胞特征的患者其最大渗透压为 $400\sim900\,mOsm/kgH_2O$ 不等,而 HbSC

患者为 $400\sim700\mathrm{mOsm/kgH_2O}$ 不等,并随年龄增长而进一步下降。

（二）稀释能力

由于皮质肾单位的浅表髓袢重吸收功能正常,因而稀释功能也正常。与直小血管相比,肾小管周毛细血管发生镰变的可能性较小。与稀释功能相比,游离水重吸收或形成游离水负平衡的能力受损是因为内髓部溶质截留存在缺陷。

由于浓缩能力受损,镰状细胞肾病患者的尿量一般多于正常水平。镰状细胞病患者禁水试验常为阳性,内源性抗利尿激素显著升高,而对去氨加压素反应较差。由于患者有典型的等渗尿,因而易患等渗性脱水。

（三）其他肾小管异常

尿酸化功能和钾排泄功能缺陷是另外两种远端肾单位功能异常,仅在患者体内酸负荷和钾增多时较为明显,如发生横纹肌溶解时。这些缺陷的确切原因目前尚不明确,可能由于肾髓质血流减少和缺氧导致集合管无法提供维持 H^+ 及电化学梯度所必需的能量所致。钾排泄功能受损与醛固酮无关。

与远端肾单位的功能异常相比,近端小管的功能反而有所增强。近端小管磷酸盐和 B2-微球蛋白的重吸收及尿酸和肌酐的分泌增多。因此,用肌酐清除率计算肾小球滤过率(GFR)时会较其实际值高。近端小管功能增强的原因尚不明确,可能是为了纠正髓质功能缺陷而继发的一种代偿机制。

（四）肾血流动力学

在整个疾病过程当中,肾血流动力学发生了明显改变。年轻的镰状细胞病患者肾血浆流量(RPF)和肾血流量增加,GFR 也有轻度增加。RPF 增加的原因是髓质缺血导致的扩血管前列腺素释放增多,因为抑制前列腺素可显著降低 RPF 和 GFR。有研究指出,溶血导致的内皮功能障碍可诱发皮质血管舒张,包括高滤过和肾小球肥大,与髓质普遍存在的血管闭塞形成对照。近髓肾单位的滤过分数最高,滤过分数的下降可能由其选择性损伤引起。

（五）肾小球损伤

肾小球肥大是镰状细胞肾病的一项早期表现。幼儿的肾组织学检查可见肾小球增大、充血,尤其是近髓肾小球。这些肾小球的入球小动脉和出球小动脉均可能发生扩张。年轻的镰状细胞贫血患者有明显的肾小球功能障碍,包括肾小球选择通透性受损、超滤系数增大、肾小球高滤过及蛋白尿。长时间的肾小球高滤过可能对肾小球造成进一步损伤。成年镰状细胞病患者组织学检查常见局灶节段性肾小球硬化(FSGS)为这一点提供了支持。除了 FSGS,其他组织病理学改变包括膜增生性肾小球肾炎、血栓性微血管病及特异性镰状细胞肾病。组织病理学研究显示,缺氧在肾小球病变的进展中可能并不起主要作用,因为肾活检时的免疫组化并未发现特异性的缺氧标志物。

年长患者可有进行性缺血和纤维化,并出现肾小球闭塞。对肾小球进行研究发现,肾功能损害患者的肾小球基底膜孔数量减少,并有大小选择性缺陷。肾小管功能障碍和肾小球功能障碍有良好的相关性,均可促进肾病在镰状细胞病患者中的发生。最终,超滤能力和 RPF 下降可导致终末期肾病(ESRD)的发生。

(六)镰状细胞肾病的激素表达

镰状细胞病患者的促红细胞生成素(EPO)相对缺乏,即 EPO 水平的增加与贫血程度并不相符,原因可能是血红蛋白氧解离曲线的右移。此外,EPO 水平也随肾功能减退而降低,原因可能是镰变过程对肾脏造成损伤。有研究报道,镰状细胞贫血患者在标准血容量和血容量不足的状态下血肾素和醛固酮水平升高,但镰状细胞贫血患者的血肾素和醛固酮水平总体正常。激素输注研究有助于对肾脏的作用位点进行定位。输注小剂量心房钠尿肽(ANP)无法增加镰状细胞贫血患者的尿钠排泄,提示该剂量 ANP 促进尿钠排泄的作用位点是近髓肾单位的长髓袢,而胰岛素可诱导镰状细胞贫血患者和正常个体发生类似的钠潴留,提示其抗尿钠排泄的作用位点可能位于远端小管,而非长髓袢。无症状镰状细胞病患者的尿内皮素-1 水平升高,与尿浓缩功能障碍和微量白蛋白尿有关,可用血管加压素功能抵抗和纤维化来解释。

三、临床表现

镰状细胞肾病的临床表现与年龄相关。肾脏的损伤在儿童早期即可出现,包括髓质浓缩功能受损及在酸性、缺氧、高渗的髓质环境中,肾小管上皮细胞因镰状化所致的缺血性损伤。除了年龄,镰状细胞病持续时间及危象和住院频率也是肾病的预测因素。

(一)血尿

血尿是镰状细胞贫血及镰状细胞病杂合子的常见临床表现,3%～4%有镰状细胞特征的个体有时会出现血尿。患者常有持续性镜下血尿,偶尔会有肉眼血尿。血尿可能发生在轻微创伤后,男性更为多见,常为单侧性,80%的患者起源于左肾,肾乳头坏死是其常见原因。尿红细胞形状均一,有时可发现镰状红细胞。

血尿的主要机制可能是直小血管红细胞镰变、微血栓梗死及肾髓质血液外渗。典型的组织学改变为皮质特别是髓质的管周毛细血管血液严重淤积,以及血液外渗进入集合系统。

肾乳头坏死亦是镰状细胞贫血、镰状细胞病杂合子及有镰状细胞特征的患者出现血尿的常见原因。根据镰状细胞病的研究数据,肾乳头坏死的发生率从 23%～67%不等。该并发症由直小血管闭塞引起,伴髓质坏死和纤维化。频繁使用镇痛药治疗骨痛也可能促进肾乳头坏死的发生。患者最常见的症状是无痛性肉眼血尿。其他表现包括血块通过或肾乳头坏死引起的肾绞痛、镜下血尿、泌尿道感染(UTI)症状,以及罕见的急性肾损伤。肾乳头坏死也可没有症状,仅在行影像学检查时偶然发现。

胡桃夹现象即左侧性血尿,是由于左肾静脉在主动脉和肠系膜上动脉之间受压迫导致肾静脉压力增高而引起。这可能促进镰状细胞病患者产生血尿,因为肾静脉压力增高可使肾髓质缺氧进一步加重,增加左肾发生镰变的可能性。

无痛性肉眼血尿常出现在体力活动或轻微肾创伤后或与缺氧有关(如乘坐飞机),常伴血细胞比容大幅下降。出血情况常在几天内自发缓解。

横纹肌溶解可由剧烈运动和脱水引起,也可发生在严重镰状细胞危象。血尿和白细胞尿同时存在并不特殊,并不一定提示泌尿道感染(UTI),即便是合并侧腹疼痛。感染的确诊必须通过尿沉渣和尿培养。

在非洲裔美国人中,由常染色体显性多囊肾病(ADP-KD)引起 ESRD 的患者 50% 有镰状细胞特征,而由其他原因引起 ESRD 的患者仅 7.5% 有镰状细胞特征。此外,有 ADPKD 和镰状细胞特征的患者发生 ESRD 的时间更早。镰状细胞病在 ADPKD 中的患病率目前尚未报道。

肾髓质癌可发生在镰状细胞肾病患者。这是一种侵袭性肾细胞癌,只出现在镰状细胞血红蛋白病患者,尤其是有镰状细胞特征或 HbSC 的患者,特别是青少年或年轻的成年患者。一般认为慢性髓质缺氧可促进其发病。肿瘤对化疗有抵抗性,诊断时往往已发生转移,有报道称其术后平均生存期仅为 15 周。对于患镰状细胞病或有镰状细胞特征的年轻患者,定期筛查是否有利于早期诊断和改善生存目前尚不明确。肉眼血尿、侧腹疼痛和体重下降常提示恶性肿瘤,尤其是有镰状细胞特征的年轻患者。与 Wilms 瘤或肾细胞癌不同,该肿瘤常位于肾实质深层。对上皮细胞标志物(如 CAM5.5)、上皮膜抗原和细胞角蛋白进行免疫组化分析可协助诊断。

有镰状细胞特征及肉眼血尿的患者偶可发生血管性血友病。

(二)泌尿道感染

镰状细胞病患者易发生细菌感染,即便是常见病原体导致的轻度菌血症也可能致命。除了自体脾切除导致的免疫功能受损,患者还存在调理素缺乏,导致患者易受细菌感染。UTI 的确切发生率尚不明确,但是,对于有镰状细胞病或镰状细胞特征的孕期及产褥期妇女,其无症状性细菌尿的发生率约为正常妇女的两倍,且需要合理治疗。

肾盂肾炎和尿源性脓毒血症与其他感染一样可能促进镰状细胞危象的发生。关于这一点,临床医师应对幼儿特别注意,因为他们尚不能主动描述泌尿道症状。最常见的病原体有大肠杆菌、克雷伯菌属及其他革兰阴性肠杆菌。侵袭性大肠杆菌感染特别易发生在 15 岁以上的女性患者,提示 UTI 高风险与性行为有关。

(三)急性肾损伤

镰状细胞病患者有时可出现急性肾损伤(AKI)表现。据报道,10% 的镰状细胞病住院患者会发生 AKI。发生血管阻塞危象时,患者可能发生潜在可逆的肾功能障碍,伴 GFR 显著下降。

超过半数的镰状细胞病患者有导致 AKI 的肾前性因素,较为常见的是发生镰状细胞危象时的血容量不足。镰状细胞病患者由于尿浓缩功能受损,易因血容量下降而发生 AKI,其一般为非少尿型 AKI。另外一种较少见的肾前性因素是充血性心力衰竭。

导致 AKI 的典型肾性因素包括横纹肌溶解、败血症、药物肾毒性。较不常见的有肾静脉血栓和肝肾综合征(由含铁血黄素沉着导致的肝衰竭引起)。镰状细胞病患者可发生劳力性和非创伤性横纹肌溶解,后者特别易发生于镰状细胞危象时,原因为血管内镰变和肌肉缺血。除了急性胸部综合征,严重镰状细胞危象导致多器官衰竭的患者还常可发生横纹肌溶解,进一步促进 AKI 的发生。导致 AKI 最常见的肾后性因素为肾乳头坏死或血凝块导致的泌尿道梗阻。

(四)蛋白尿和肾病综合征

据报道,镰状细胞贫血儿童有 19%～26% 可出现微量白蛋白尿。微量白蛋白尿的出现与年龄呈正相关,与血红蛋白水平呈负相关。使用半定量或 Dipstick 法测定,镰状细胞病患者有17％～33％可出现蛋白尿。有研究表明,可溶性 FMS 样蛋白激酶-1(sFlt-1)可能参与镰状细胞病蛋白尿的发生,可能是镰状细胞肾病的生物标志物之一。同时患有镰状细胞贫血和 α 地中海贫血的患者蛋白尿发生率低于有完整 α-珠蛋白基因的镰状细胞贫血患者(13％ vs 40％)。α-珠蛋白基因微缺失的"肾脏保护"作用可能与镰状红细胞较低的平均红细胞容积或较低的红细胞血红蛋白浓度有关。蛋白尿的发生率随年龄而增长(40 岁及 40 岁以上患者为 56％),且蛋白尿的出现与肾损害有关。

据估计,镰状细胞贫血患者约有 4％可发生肾病综合征。一旦患者发生肾病综合征,则不可避免地会进展为肾衰竭。最常见的病理改变为 FSGS,这也是肾衰竭患者的主要病变。另一项特异性病理改变为膜增生性肾小球肾炎(MPGN)伴系膜扩张和基底膜双轨样改变。无免疫复合物及电子致密沉积可将之与 Ⅰ 型特发性 MPGN 鉴别。该型 MPGN 由毛细血管内红细胞破裂引起,红细胞碎片在毛细血管袢中沉积,并被系膜细胞持续吞噬,从而导致系膜扩张,也为形成新的基底膜提供了原料。

由于多次输血,患者可能出现丙型肝炎阳性,这可能也与 MPGN 有关,但是由于输血前需要进行筛查,因而这种情况非常少见。在我们的研究中,仅一位患者(0.26％)为丙型肝炎阳性,反映了血清阳性率一般较低。还有一些其他原因也被报道,如链球菌感染后肾小球肾炎、微小病变肾病及免疫复合物介导的肾小球肾炎。肾小球肾炎与细小病毒感染时的再生障碍危象相关。镰状细胞病患者发生肾病综合征时应考虑肾静脉血栓形成,但其发生率尚不明确。

(五)钠和酸碱平衡紊乱

钾排泄及尿酸化功能受损由不完全型远端小管酸中毒引起。但是高钾血症和代谢性酸中毒在正常情况下并不会发生,仅在钾或酸负荷、轻度肾损害或血容量减少及横纹肌溶解时才会表现出来。

尿 pH 在酸负荷试验中不会降至 5 以下,除非使用最大酸化刺激。可滴定酸和 H^+ 排泄减少,铵排泄正常或减少。

近端小管功能异常对溶质处理有影响,使磷酸盐重吸收增多,尿酸分泌也增多。肾功能下降的'患者易发生高磷血症。

镰状细胞病患者因溶血导致尿酸产生增多,所以尿酸分泌的增加对患者有一定的保护作用,避免高尿酸血症的发生。但是,由于患者的肾功能随年龄增长而下降,因此高尿酸血症的发生率及发生痛风的风险随年龄而增加。

(六)高血压

高血压在镰状细胞贫血患者中的患病率约为 2％～6％,显著低于同龄及同性别对照人群。但是镰状细胞贫血患者的 BP 高于配对的贫血程度相似的 β-地中海贫血患者。镰状细胞病患者出现晚期肾衰竭时尤其易发生高血压。

镰状细胞病患者与对照人群相比较低的血压是否与镰状细胞病的病理性肾髓质改变或其他机制有关目前尚不明确。镰状细胞病患者的肾脏保钠功能总体正常,但由于髓质缺陷而有失钠和失水的倾向。部分研究指出,镰状细胞病患者的保钠作用受肾素-血管紧张素系统的刺激。镰状细胞病患者的相对低血压可能与全身血管舒张有关,因为患者的骨骼肌血管阻力减小。舒血管前列腺素或一氧化氮产生增多可能也有一定作用。全身性血管舒张与血流增加是微循环血流障碍和间歇性微血管阻塞的一种代偿机制。此外,有研究证实镰状细胞病患者的血管反应性下降,也可能对 BP 升高有一定的保护作用。

(七)慢性肾病

一项持续 25 年的前瞻性纵向研究显示,725 例镰状细胞贫血患者中有 4.2% 伴发慢性肾病(CKD),而 209 例 HbSC 患者中有 2.4% 伴发 CKD。镰状细胞贫血患者诊断为肾衰竭时的年龄小于 HbSC 患者(中位年龄分别为 23.1 岁和 49.9 岁)。但是,对 CKD 总患病率为 4.6% 的 368 例镰状细胞贫血患者进行的另外一项研究显示,CKD 患病率随年龄增长有明显增加。随着医疗水平的提高和预期寿命的延长,未来 CKD 患病率可能进一步增加。有研究发现,诊断时年龄较小以及较长的镰状细胞病病程对于肾病的发生有显著预测作用。

CKD 的预测因素包括高血压、蛋白尿、血尿、贫血加重、肾病综合征及班图或中非共和国 β-珠蛋白基因簇单倍型遗传。除了明显的遗传素质,肾小球毛细血管高压和长时间肾小球高滤过在肾衰竭的发展过程中也有重要意义。伴 CKD 的镰状细胞贫血患者与未发生肾衰竭的患者相比死亡率增高。发生肾衰竭的患者易伴有其他镰状细胞病所导致的血管病变表现,如脑血管疾病、慢性限制性肺疾病及下肢溃疡,因而患者经常需要住院治疗。伴 ESRD 的镰状细胞病成年患者与无镰状细胞病的 ESRD 患者相比死亡风险增加(风险比 2.80;95% 置信区间:2.31~3.38)。接受血液透析前护理的伴 ESRD 镰状细胞病患者死亡率低于未接受血液透析前护理者(风险比 0.67;95% 置信区间:0.45~0.99)。

四、病理学

最常见的病理类型有 4 种,按比例高低依次为局灶节段性肾小球硬化、膜增生性肾小球肾炎、血栓性微血管病及特发性镰状细胞性肾病。前三种病理表现与相应原发病理表现一致。特发性镰状细胞性肾病光镜下见肾小球毛细血管肿胀,免疫荧光检查阴性。

五、诊断及鉴别诊断

有明确诊断的镰状红细胞病相关病史且实验室检查提示尿液异常,包括低比重尿、蛋白尿、血尿及血肌酐增高等。辅助检查如泌尿系统彩超、静脉尿路造影、CT 及 MRI 等。强化 CT 可更好地显示各种典型特征。MRI 在这种情况中的应用价值尚未得到充分阐释。对于有严重或长时间血尿且保守治疗效果不佳的患者,应进行进一步评估。除非患者有肾乳头坏死或血尿潜在病因,如多囊肾、肾结石或肿瘤,否则超声检查可表现正常。如 40 岁以上患者首次出现肉眼血尿,或血尿时间持续 2 周以上,则应进行膀胱镜检查。对有蛋白尿或肾功能损害的患者可行肾穿刺并根据病理进一步明确,仅孤立性血尿的患者没有肾活检指征。

有研究显示,用多普勒血流速度评估病情稳定的镰状细胞贫血患者眼眶血管阻力会升高,且与溶血标志物有显著相关性。

六、治疗及预后

镰状细胞病目前尚无根治方法,药物如羟基脲可能使镰变逆转,但不能纠正其遗传缺陷。镰状细胞病的管理主要是缓解症状和预防并发症。

(一)血尿

血尿的治疗策略取决于出血的严重程度和持续时间。多数患者卧床休息后出血可自发停止,但有时可持续数周或数月。约半数患者可有反复血尿。

刚开始的治疗措施包括卧床休息及进行相应干预以延迟缺氧肾髓质的镰变过程。可通过静脉补液和应用利尿剂实现较高的尿流率,以进一步降低髓质毒性,可口服或静脉给予碳酸氢钠碱化尿液,使尿液 pH 达到 8。如果贫血严重,可输注含正常 HbA 的血液,这也可以减慢镰变过程。如有必要,可进行膀胱冲洗以清除血凝块。

高压氧治疗可能有一定帮助,但是尚未进行正式评估。也可使用硝酸银对肾盂肾盏系统进行冲洗。抗纤溶药物 8-氨基己酸虽然有效,但可能对肾脏预后造成不利影响,因此不建议使用。

顽固性血尿已危及生命且保守治疗无效的患者,有时需进行单侧肾切除。进行肾切除之前,应全面评估是否存在导致血尿的其他原因,包括利用膀胱镜检查排除膀胱病变,以及确定出血来源于哪侧肾脏。

(二)泌尿系统感染

应给予经验性治疗,即给予对革兰阳性和革兰阴性菌都有效的广谱抗生素。常用的抗生素是阿莫西林。

(三)急性肾损伤

治疗及肾功能的恢复取决于 AKI 的诱发因素。代谢性酸中毒明显时,应使用碳酸氢钠积极纠正酸中毒。血容量减少的患者补液后往往预后较好。败血症和横纹肌溶解患者的肾功能有望恢复,但可能需要暂时的肾脏替代治疗(RRT)。作为严重镰状细胞危象多器官衰竭的一部分,AKI 在积极输注 RBC 后可能出现显著改善,但是一些肾功能丧失可能持续存在。

(四)蛋白尿和肾病综合征

理论上来说,对于 FSGS 患者,限制饮食中的蛋白质摄入可缓解高滤过,并延缓肾衰竭的发生,但是尚未有针对镰状细胞病患者的相关研究。

血管紧张素转换酶抑制剂(ACEI)短期治疗可显著缓解蛋白尿,而不对血压(BP)或肾血流动力学产生影响。长期使用 ACEI 在缓解蛋白尿的同时还可导致 BP 轻度下降。对于出现肾病的镰状细胞病患者,短期应用血管紧张素受体拮抗剂(ARB)可缓解微量白蛋白尿和显性蛋白尿,并改善 GFR。但是长期 ACEI 或 ARB 治疗是否能延缓进行性肾衰竭的发展仍有待进一步研究。ACEI 与羟基脲联合应用对延迟微量白蛋白尿向显性蛋白尿发展有一定作用。

理论上来说,非甾体类抗炎药(NSAIDs)也可以预防高滤过,但是这些药物用于镰状细胞贫血患者时可降低 RPF 和 CFR,因此禁用。

(五)钠和酸碱平衡紊乱

使用 NSAIDs、ACEI、β 受体阻断剂、保钾利尿剂或肝素治疗时更易发生高钾血症。

镰状细胞病肾损害或并发症期间所发生的代谢性酸中毒需要积极使用碳酸氢钠进行纠正,因为酸中毒对镰变过程有刺激作用。应常规监测血碳酸氢盐,并给予口服碳酸氢钠,使碳酸氢盐水平维持在参考范围。

肾功能下降的患者易发生高磷血症,需限制饮食中的磷摄入,并在肾损害早期应用磷结合剂。

(六)高血压

高血压治疗的首选药物是 ACEI 或 ARB,因为这些药物对预防蛋白尿和肾衰竭的进展有一定作用,而且有报道称其可以增加血浆肾素活性。但是,患者使用该药物时发生高钾血症的风险增加。关于镰状细胞病患者的目标 BP 并无特殊建议,针对其他非糖尿病性肾病的目标即为适用。

治疗可选用的另外一种药物是钙通道阻滞剂(CCBs),但是应避免使用某些可使蛋白尿恶化的 CCBs.如短效二氢吡啶。由于髓质缺陷,袢利尿剂对镰状细胞病患者的治疗效果不佳。

(七)慢性肾病

由于镰状细胞病患者的肾病为进行性发展,因此治疗应注意延缓其进展,并为最终的肾脏替代治疗做准备。

为了延缓肾衰竭的进展,应特别注意控制高血压,以及避免使用肾毒性药物,尤其是 NSAIDs。尽管看似合理,但使用 ACEI 减轻蛋白尿或低蛋白饮食是否有利于延缓肾衰竭的进展仍有待进一步研究。

EPO 治疗的效果不佳,即便是长时间的大剂量治疗。EPO 治疗主要促进含 HbS 网织红细胞的释放,但更为稳定的 HbF 仅有适度增加。血红蛋白水平显著增高可能意外导致镰状细胞危象的发生。因此不建议常规应用 EPO,但可根据个体情况采用高于其他类型 ESRD 所需的剂量,进行试验性治疗。另外一种可选择的治疗为支持性输注 RBC。对于经常输血、有发生血色素沉着症风险的患者,应避免铁过量聚积,但是由组织铁超载引起的器官功能障碍在镰状细胞病患者中比在重型地中海贫血患者中更难预测。代谢性酸中毒也较为突出,应使用碳酸氢钠进行纠正。

镰状细胞病患者的 ESRD 可通过血液透析、腹膜透析和肾移植得到有效治疗。血液透析比腹膜透析更为常用。尽管血液透析期间可能发生低血压、低氧血症和细胞因子释放,但镰状细胞危象并不常见。接受血液透析治疗的 77 位患者 30 个月之后的生存率为 59%,与多系统功能障碍接受透析治疗的其他组患者生存率相当。

肾移植是镰状细胞肾病 RRT 的一种合适选择。近几年镰状细胞病患者肾移植后的生存率有所改善。在过去(1988—1999 年),镰状细胞病患者的 6 年生存率低于其他诊断(56% vs 78%;$P < 0.001$)。而近几年(2000—2011 年),镰状细胞病患者的 6 年生存率有所改善(70%),且不再显著低于其他诊断(80%;$P = 0.07$)。近几年,镰状细胞病肾移植受者的生存率与配对的糖尿病肾移植受者相当。

对于镰状细胞病患者,围术期输注正常血液可降低围术期风险,如严重危象及大范围镰变,从而减少 HbS 比例。肾移植后,血细胞比容会发生增长,甚至高于肾功能正常的镰状细胞病患者。肾移植后可能发生镰状细胞危象,但血细胞比容的增长是否会增加危象的风险目前尚不明确。标准免疫抑制治疗不会增加镰状细胞危象的风险。但是,使用抗淋巴细胞抗体时应特别警惕,因为一些患者中危象的发生与该治疗相关,原因可能是细胞因子释放增多。肾移植后,低渗尿及镰状细胞肾病有时可复发。

造血干细胞移植是镰状细胞病的唯一治疗方法,但仅在少数发生严重并发症的患者中使用,如出现脑血管疾病且依赖输血的儿童患者。

第九章 其他肾脏病

第一节 肾癌

肾癌又称肾细胞癌变或肾腺癌。目前认为透明细胞癌起源于近曲小管,而颗粒细胞癌起源于远曲小管。根据肾癌症状,本病与中医学"血尿""腰痛"及"癥积"有关。

一、诊断

(一)临床表现

血尿、疼痛、肿块为肾癌三联征,但同时出现而就诊者并不多。本病癌肿已侵及肾盂或肾盏,难以治愈,所以早期诊断十分重要。由于肾癌组织多种多样,症状的出现多变,容易误诊,当确诊时不少患者已有远处转移或患者以远处转移的症状而就诊。

1.血尿

间断性无痛性全程肉眼血尿为典型症状,血尿常规不治而消,往往使人麻痹,失去及时治疗的机会,部分患者为镜下血尿。

2.疼痛

因肿瘤增大扩膨肾包膜丽引起以局限腹部钝痛,肿瘤侵犯肾周围脏器时疼痛加重。血块通过输尿管引起的绞痛需与尿路结石相鉴别。

3.肿块

患者就诊时触及肿大的肾,肿块未侵犯周围脏器前,包块质硬,可随呼吸移动,一旦侵犯周围脏器和肌肉,则肿块固定。

4.全身症状和体征

(1)发热:最为多见,肾癌内坏死组织有致热原,持续发作或间歇发作,一般多低热,极少>39℃。

(2)高血压:因肾的压迫缺血,肿瘤内动静脉瘘的出现或肿瘤组织本身产生肾素所致。

(3)贫血:多为中、晚期伴随症状。

(4)红细胞沉降率快:红细胞沉降率加快,可能与贫血有关,为判断预后的重要指标。

(5)肝功能异常和消化道症状:可能与肿瘤的压迫、直接浸润和高血钙有关,同时发现肝、脾增大,磺溴肽钠试验异常,低凝血酶原血症,碱性磷酸酶、球蛋白升高,并随着肿瘤的切除而转为正常。

(二)辅助检查

1.尿常规

血尿包括肉眼血尿和镜下血尿,约占全部病例的 50%。无血尿者确诊慢,预后亦差,中年人持续镜下血尿者应反复寻找原因。

2.血液检查

(1)血常规:早期可能有血红蛋白升高,血细胞比容>50%,血红蛋白>155g/L。大多数患者就诊时表现为贫血,术后仍不恢复,预示着有残留肿物存在,预后不良。有的患者表现为白细胞增多,特别是肿瘤扩散时,表现为白血病反应,幼稚型细胞出现。大多数患者红细胞沉降率增快,提示预后不良。

(2)血生化检查:肝功能异常、碱性磷酸酶升高等。

(3)血液特殊检查:C 反应蛋白阳性、癌胚抗原(CEA)升高等。

3.B 超检查

可作为普查和筛选的手段,直径 1cm 以上的肿物即可发现,可作为判定肿瘤浸润程度和有无转移,特别是肾静脉、下腔静脉转移的检查方法而广泛使用,肾癌 B 超下为低回声、不均匀、边界不清的肿物。

4.X 线检查

(1)腹部 X 线片(KUB):可见患侧肾影不规则增大,形态失常,腰大肌阴影模糊。偶有肿瘤钙化,表现为肿瘤内局部或广泛的絮状影,亦可在肿瘤周围成为钙化线或呈壳状。

(2)静脉尿路造影(IVU):本法是诊断肾肿瘤的基本方法。肿瘤在 IVU 片上显示轮廓改变,局限性隆起,输尿管移位,肾盏或肾盂受压延长变形、拉长或扭转,可使肾盏之间的距离扩大,呈新月形或蜘蛛足样等改变,有时肾盂和(或)肾盏充盈不全,一个或一组肾盏不显影。

5.CT 检查

CT 对肾肿瘤的定位、定性诊断具有至关重要的作用。CT 诊断肾癌的主要依据:①软组织肿块,直径≥5cm 者,多呈分叶状,浸润生长,边界不清,有短毛刺,此征象是诊断肾细胞癌的主要指征之一。②肿瘤平扫密度多不均匀,增强后呈"快进快退",具有定性诊断的意义。③肿块钙化是诊断肾细胞癌的佐证。④对小肾癌采用薄层 CT 扫描或螺旋 CT 扫描可提供更准确的诊断。

6.MRI 检查

本法可十分清楚地显示肾实质肿瘤,对肾癌的诊断准确率约为 90%。但对<3cm 的肿瘤敏感性不如 CT,并且对判断肾囊性占位性病变无明显的优势。

7.血管造影

B 超、IVU 等检查发现肿物后,为了进一步判断肿瘤的性质,就需要肾动脉造影。动脉造影可以显示供应肿瘤的动脉、引流静脉,使肿瘤染色。有报道指出,与 CT 和超声相比,动脉造影对肾肿瘤定位准确率无显著性差异,而定性准确率则优于 CT 和超声。目前,本法对判断肿块的来源和性质及相应的介入治疗或指导外科手术仍有其应用价值。

8.放射性核素检查

^{99m}Tc-DMSA 闪烁扫描,可以很好地显现肾的血管像并描出肿物的热点与冷区,但用处更多的是对有无骨转移的诊断。

(三)鉴别诊断

1.肾腺癌

为良性肿物,一般均在 1cm 以内,肾动脉造影无肾癌典型改变。

2.肾血管平滑肌脂肪癌

为遗传性家族性疾病,系常染色性显性基因表现。约 80％的患者合并有面部蝴蝶状皮脂腺瘤,鼻咽部、脑、眼、心、骨、肺部病变,易出血导致死亡。肾动脉造影可见多个小动脉瘤,无动静脉瘘、血池改变。

3.肾肉瘤

本病罕见,占肾恶性肿瘤的 2％～3％,女性较男性多发,肿物生长快,巨大,易转移到肝、肺,肾动脉造影肿物部血管少为其特点。

二、治疗

(一)手术疗法

以根治性手术为理想,肿物大者以经腹膜达肾蒂,首先处理血管为佳,防止术中出血和肿瘤组织的播散。淋巴结清扫范围,包括腔动、静脉间淋巴结,右侧者为下腔静脉旁淋巴结;左侧者为主动脉旁淋巴结,从肾门直到主动脉的肠系膜下动脉起始处下方水平。目前,也可采用腹腔镜下肾癌根治术。

(二)对有转移的病例

1.化学治疗

全身给药或经动脉给药,单独使用效果不佳。例如,患者可在行肾癌根治术后 1～2 周后,开始用白细胞介素-2(1L-2),每次 10 万 U,皮下注射,每周 3 次,300 万 U 为 1 个疗程;α-干扰素(TFN-α),每次 300 万 U,皮下注射,每周 3 次,7200 万 U 为 1 个疗程;氟尿嘧啶(5-FU)750mL 加入 5％葡萄糖溶液 750mL 中缓慢静脉滴注,5 天为 1 个疗程,进行 1～3 个疗程的治疗。

2.放射治疗

适应证为:①外科治疗的辅助;②针对转移灶的治疗;③不能手术的老年人或危险组的患者,为了减轻血尿和疼痛亦可应用本法。

三、病情观察

(1)术前观察血尿程度、有无血凝块;体温、体重变化;腰、腹部包块大小,有无精索静脉曲张。

(2)患者是否有咳嗽、胸痛等表现。

(3)观察术侧肺呼吸音,观察引流管是否在位,引流量多少及速度。

(4)术后前 3 天记录尿量,观察手术后对侧肾功能情况。

(5)患者一经确诊,需收入院治疗。

(6)当患者出现咳嗽、胸痛等表现时要考虑肺转移的可能,可经胸部 X 线或 CT 证实;骨转移时可有骨痛或跛行、病理性骨折,经全身 ECT 骨扫描可证实。

(7)对于经腰切口或腹膜外腔腹腔镜手术者要密切观察术侧肺呼吸音,如果出现患侧呼吸音减弱,要警惕术中损伤胸膜的可能。

(8)排气、排便情况,正常情况下术后约 72 小时肛门排气,必要时给予四磨汤 15mL,每日 2 次,口服;开塞露塞肛。

四、病历记录

(1)要详细记录血尿、腰痛和腰部肿块出现的时间和演变过程。

(2)记录腰部肿块的性状、有无伴贫血、消瘦、体重减轻。

(3)记录辅助检查结果。

(4)记录发病以来的治疗措施和治疗效果。

(5)对患者的病情变化、处理措施及时记录。

五、注意事项

(一)医患沟通

(1)告知患者及其家属患者的诊断及可能诊断,诊断时应留有余地。

(2)术前应交代手术方案,尤其是保留肾单位手术。对术中可能损伤大血管、肠管、胰、脾等要交代清楚,签字为证。

(3)术中需切脾时要再一次向患者和(或)其家属交代并记录在案。

(4)在术前谈话签字时,要注意不能仅是将可能的并发症告知,还要对患者做好解释工作,列出我们的针对并发症的应对措施,让患者理解,作为医务人员是在全力避免并发症的发生。

(二)经验指导

(1)肾癌患者可有 10 余种肾部表现,如发热、贫血、高血压、肝肾综合征、淀粉样变、高钙血症、红细胞增多、红细胞沉降率加快、精索静脉曲张等。

(2)肾实质肿块,CT 增强扫描后低于正常肾实质,平扫时略高于正常肾实质,首先应考虑肾癌。

(3)肾癌尚无特殊、有价值的肿瘤标记物可应用,诊断主要依赖彩超及 CT 检查,穿刺活检临床上多不应用。

(4)要注意囊性肾癌的诊断及肾癌与肾上腺肿瘤的鉴别。

(5)肾癌以手术根治为主。5cm 以下肿块可做腹腔镜下切除或仅做肿瘤剜除术;巨大肿瘤及伴癌栓时应用肋缘下经腹腔途径施术,暴露好,处理病灶方便,且可探查对侧肾,术毕可不缝合后腹膜。

(6)上极肿瘤或与肾上腺粘连时均应切除同侧肾上腺。

(7)巨大肿瘤术前做数字减影血管造影(DSA)＋动脉栓塞可增加手术切除率,减少术中出血量。

(8)术后可辅助应用白细胞介素-2 和干扰素生物治疗,应定期门诊复查。

第二节 膀胱癌

膀胱癌是指原发于膀胱的恶性肿瘤,是泌尿系统中最常见的肿瘤。在国外,膀胱肿瘤的发病率在男性泌尿生殖器肿瘤中仅次于前列腺癌,居第 2 位,在国内则占首位。男性发病率为女性的 3～4 倍,可发生在任何年龄,甚至于儿童。但主要发病年龄为中年以后,以 51～70 岁为多,并且其发病率随年龄增加而增加。本病好发于膀胱三角区和输尿管口,占 50％以上。组织类型上皮性肿瘤占 95％,其中超过 90％系移行上皮细胞癌。吸烟及某些职业接触芳香胺很可能是重要的致病因素。

一、诊断

(一)临床表现

1.典型症状

(1)血尿:间歇性无痛肉眼血尿是膀胱癌最常见症状,80％的膀胱癌患者因血尿而就医,出血量与血尿持续时间长短,与肿瘤的恶性程度、肿瘤大小、范围和数目有一定关系,但并不一定成正比。发生肉眼血尿时,有时肿瘤已经很大或已属晚期;有时很小的肿瘤却会出现大量血尿。

(2)尿频、尿急等膀胱刺激症状:早期膀胱肿瘤较少出现膀胱刺激症状。若膀胱肿瘤同时伴有感染或肿瘤发生在膀胱三角区时,则尿频、尿急等膀胱刺激症状可以较早出现。

(3)排尿困难:少数患者因肿瘤较大或肿瘤发生在膀胱颈部,或血块形成,可造成尿流阻塞、排尿困难甚或出现尿潴留。

(4)上尿路阻塞症状:癌肿浸润输尿管口时,引起肾盂及输尿管扩张积水,甚至感染,引起不同程度的腰酸、腰痛、发热等症状。如双侧输尿管口受侵,可发生急性肾衰竭症状。

(5)全身症状:包括恶心、食欲缺乏、发热、消瘦、贫血、恶病质、类白血病反应等。

2.体征

早期可无症状,晚期可有发热、贫血、下腹部包块、恶病质等,双合诊可扪及团块。

(二)辅助检查

1.影像学检查

(1)尿路 X 线片及静脉肾盂造影:了解肾及输尿管是否存在同样肿瘤,对鉴别原发性膀胱肿瘤或转移性肿瘤有意义。

(2)B超检查:通过使膀胱充盈、膀胱壁黏膜充分伸展,可显示膀胱肿瘤的位置、大小、形状等,对鉴别血尿来源及分期有一定意义。

(3)膀胱镜检查及肿瘤组织活检:膀胱镜检查对确诊十分重要,它不但可以明确肿瘤的存在与否,而且可以了解肿瘤的生长部位、大小、数目、形状、有无蒂、浸润范围,是否合并出血等。通过膀胱镜活检是膀胱肿瘤诊断的主要方法。

(4)CT:对表浅膀胱癌的较小肿瘤诊断价值不大,但对浸润性癌,则可以发现膀胱壁的浸润深度及增厚变形,并能发现局部转移淋巴结,对分期有利。因此,对膀胱肿瘤组织向腔内或壁外生长及出现转移有重要诊断价值。

(5)MRI:具有易于明确膀胱癌浸润深度及淋巴结有无转移等优点,且有时较CT更清晰。对于膀胱穹窿部、底部也容易与前列腺及尿道分辨。对膀胱癌诊断及分期均有意义。

(6)排泄性尿路造影:因肾盂、输尿管、膀胱易发生多器官上皮性肿瘤,故排泄性尿路造影有助于防止漏诊和误诊。

(7)膀胱造影、膀胱动脉造影、淋巴造影等方法对膀胱癌诊断也有一定价值。

2.实验室检查

尿常规及尿细胞学检查可证实血尿、明确病理细胞学类型,其一般阳性率为70%。因经济、方便,故可作为膀胱癌诊断的第一步筛选方法。

3.病理分型

根据癌细胞分化程度,膀胱癌的组织病理学分级(G)可分为:①G_1,高分化;②G_2,中分化;③$G_{3\sim4}$,低分化或未分化。

(三)TNM分期(AJCC2002)

1.T-原发肿瘤

T_0　　无原发肿瘤证据

T_x　　原发肿瘤无法评估

T_{is}　　原位癌

T_1　　肿瘤侵犯黏膜下层

T_2　　肿瘤侵犯肌层

T_{2a}　　肿瘤侵犯浅肌层

T_{2b}　　肿瘤侵犯深肌层

T_3　　肿瘤侵犯膀胱周围组织

T_{3a}　　显微镜下证实

T_{3b}　　肉眼可见

T_4　　肿瘤侵犯如下器官:前列腺、子宫、阴道、盆腔壁、腹壁

T_{4a}　　肿瘤侵犯前列腺、子宫或阴道

T_{4b}　　肿瘤侵犯盆腔壁及腹壁

2.N-淋巴结

N_x　　局部淋巴结无法评估

N_0 　　无局部淋巴结转移

N_1 　　单个淋巴结转移最大径≤2cm

N_2 　　单个淋巴结转移最大径＞2cm，但≤5cm 或多个淋巴结转移且其最大径均＜5cm

N_3 　　转移的淋巴结最大径＞5cm

3.M-远处转移

M_x 　　无法评估远处转移情况

M_0 　　无远处转移

M_1 　　有远处转移

4.临床分期

Ⅰ期　　　$T_1 N_0 M_0$

Ⅱ期　　　$T_{2a/b} N_0 M_0$

Ⅲ期　　　$T_{3a/b} N_0 M_0$，$T_{4a} N_0 M_0$

Ⅳ期　　　$T_{4b} N_0 M_0$，任何 T $N_{1\sim3} M_0$，任何 T 任何 N M_1

(四)鉴别诊断

1.膀胱炎

多为已婚女性，血尿突然发生，伴尿频、尿急、尿痛。血尿为终末加重，多数在膀胱刺激症状以后出现。病程短，发病突然，治疗后迅速消退。

2.前列腺增生

老年人疾病，由于排尿梗阻，膀胱尿道充血，容易出现血尿，尤其是合并膀胱结石者，症状类似于膀胱癌，膀胱镜检查可以鉴别。

3.放射性膀胱炎

有盆腔放射治疗史，可于放射治疗后 2 年内，亦可多年后出现无痛血尿。影像学检查及膀胱镜检查有助于鉴别诊断。

4.尿石症

血尿多为镜下血尿，上尿路结石可出现肾、输尿管绞痛，膀胱结石可出现排尿中断现象，通过 B 超、膀胱镜检查等鉴别。

二、治疗

(一)治疗原则

膀胱癌治疗主要包括手术治疗、放射治疗、化学治疗(腔内化学治疗和全身化学治疗)等。根据膀胱癌病变浸润程度、治疗及预后，可将膀胱癌分为 3 类，即非浸润性病变、浸润性病变和转移性病变，其治疗措施明显不同。

1.非浸润性病变(0、Ⅰ期)

行保留膀胱的治疗。

2.浸润性病变(Ⅱ、Ⅲ期)

此类患者的标准治疗为根治性膀胱切除术。有高危复发危险度的患者如 T3 病变或 T2

病变并伴分化差、病变浸透膀胱壁、有脉管瘤栓者应考虑术后辅助化学治疗。

3.转移性病变(Ⅳ期)

放射治疗和化学治疗为主。

(二)治疗方法

1.手术治疗及激光-光动力学治疗

表浅膀胱癌应行保留膀胱的手术,浸润性癌应行全膀胱切除术。

2.放射治疗

放射治疗适用于膀胱癌各期病变。包括术前放射治疗,术后放射治疗,近距离组织间插值放射治疗,姑息放射治疗。在有手术禁忌时,放射治疗在止血和止痛方面效果较好。

3.局部治疗

目前对膀胱癌灌注化学治疗的目的为消除原位癌、消灭术后残余肿瘤、预防肿瘤复发、保留膀胱、延长生存期等,常用的化学治疗药物有噻替哌、丝裂霉素、多柔比星、卡介苗、干扰素等。

(1)噻替哌:该药是最早用于腔内化学治疗的药物。噻替哌 $30\sim60$ mg 溶解于 60mL 生理盐水中注入膀胱,每周 1 次,共 $6\sim8$ 次。

(2)丝裂霉素:被认为是较安全、有效的药物之一。丝裂霉素 $20\sim40$ mg 溶于 60mL 生理盐水中,每周 1 次膀胱内灌注,连用 6 周,休息 6 周后评价病变情况,在 12 周评价时如发现有残存病变,可以再给予膀胱内灌注 6 周。

(3)多柔比星: $40\sim50$ mg 溶于 $50\sim60$ mL 生理盐水中,每周膀胱内给药 1 次,共 6 次。本品的不良反应较大,常见的不良反应有局部化学性炎性反应及其刺激所引起的膀胱短暂痉挛。

(4)卡介苗:将 120mg 卡介苗悬浮在 50mL 生理盐水中,行膀胱灌注,每周 1 次,共 6 次,然后改为每 2 周 1 次,共 6 次。

(5)干扰素:起始量为 50×10^6 U,然后依次递增到 100×10^6 U、200×10^6 U、300×10^6 U、400×10^6 U、500×10^6 U、600×10^6 U 和 1000×10^6 U,8 周为 1 疗程。本方法不良反应较小,但价格稍贵。

4.全身化学治疗

(1)MVP 方案:甲氨蝶呤(MTX) 30mg/m² ,静脉滴注,第 1、第 8 天;长春碱(VLB) 4mg/m² ,静脉注射,第 1、第 8 天;顺铂(DDP) 100mg/m² ,静脉滴注,第 2 天。3 周为 1 个周期。

(2)GC 方案:吉西他滨(GEM) 100mg/m² ,静脉滴注,第 1、第 8、第 15 天;顺铂(DDP) 75mg/m² ,静脉滴注,第 2 天。4 周为 1 个周期。

(3)TC 方案:紫杉醇(TAX) 150mg/m² ,静脉滴注,第 1 天;卡铂(CAP) 300mg/m² 或 AUC5,静脉滴注,第 1 天。3 周为 1 个周期。

三、病情观察

(1)观察血尿的特点。

(2)观察患者的全身情况:血常规中血细胞比容、血红蛋白浓度,双合诊肿块大小、范围及固定与否,下腹部有无包块,双肾区有无叩痛和包块。

（3）术后观察膀胱尿液颜色,有无血块；经腹手术时观察腹部情况,排气、排便情况,有无呕吐、呃逆,腹腔引流及进食情况,血电解质、肾功能变化。

（4）根据患者血尿的特点,要考虑患者患膀胱癌的可能,进一步检查治疗。

（5）根据患者的全身情况,拟定治疗方案；全身一般情况不适或病情进展丧失手术机会时,可做放射治疗、化学治疗,并观察骨髓造血功能改变、消化道不良反应及治疗效果。

（6）膀胱肿瘤电切、局部切除或部分切除者,膀胱冲洗液是否清亮、有无血凝块,造瘘管是否通畅。

（7）全膀胱切除、输尿管皮肤造口者,应注意局部皮瓣活力及输尿管末端血供,尿粪合流、尿粪分流、肠管代膀胱者确保输尿管支架管在位、肛管通畅,观察术后电解质及肾功能变化。

四、病历记录

（1）记录血尿出现的时间及变化过程。

（2）记录检查结果,阳性及阴性结果都要有记录,重要的检查结果要有处理方案。

（3）患者的病情变化要及时记录。

（4）记录发病以来的治疗措施和治疗的效果。

五、注意事项

（一）医患沟通

（1）告知患者及其家属患者的诊断及可能诊断,诊断不确定时要留有余地。

（2）术前详细告知手术方案、可能并发症,签字为证。如术中因病情变化而改变治疗方案时需再次向患者及其家属解释并记录在案。

（3）医患沟通时要注意缓解患者的紧张、焦虑,术前谈话签字时要注意讲话的技巧,不能增加患者的思想负担。交代术中、术后可能的并发症时要多列出医护人员的应对措施。

（二）经验指导

（1）膀胱镜＋活检是确诊手段。术前应做 IVU 以了解上尿路有无积水、肾功能、有无多发性肿瘤病灶存在。术前 CT 检查以了解肿瘤外侵情况。

（2）尿脱落细胞学阳性率仍较低。

（3）不能忽视膀胱憩室肿瘤或因前列腺增生明显而漏诊膀胱颈部肿瘤。

（4）男性患者应做尿道镜检查以排除尿道癌。

（5）膀胱癌确诊后首选手术治疗,如电切、膀胱部分切除或膀胱全切术。国内部分地区因受条件限制不能开展 TURBt 或限于国情特色,故膀胱部分切除术开展得最多。但现在欧美国家则主要是 TURBt 和膀胱全切,原则是活检病理检查为浸润癌时,不论肿瘤大小、部位,均应予以全膀胱切除。

（6）保留膀胱手术必须做膀胱灌注化学治疗和定期膀胱镜检查。

（7）全身化学治疗或放射治疗具有一定的地位。

第三节 肾小管疾病

一、肾小管性酸中毒

（一）定义

肾小管酸中毒（RTA）是因近端肾小管碳酸氢根离子重吸收和（或）远端肾小管泌氢离子功能障碍引起的临床综合征，肾小球滤过率则相对正常。该疾病病因隐匿复杂，临床表现多样，常常累及多个系统和器官，其主要临床表现为高氯性、正常阴离子间隙性代谢性酸中毒、电解质紊乱、骨病及尿路症状等表现。大多数患者无肾小球异常。

（二）临床分型

在一些遗传性疾病中，RTA 可能是主要或仅有的临床表现。本疾病按发病原因可分为原发性和继发性 RTA；按是否发生全身性代谢性酸中毒分为完全性和不完全性 RTA；按肾小管累及的部位分为近端和远端 RTA。现在多采用按病变部位、病理生理变化和临床表现综合分类：1 型：远端 RTA（RTA-Ⅰ）；2 型：近端 RTA（RTA-Ⅱ）；3 型：兼有 1 型和 2 型 RTA 的特点（RTA-Ⅲ）；4 型：高钾性 RTA（RTA-Ⅳ）；国外报道以 4 型最为常见，国内报道以 1 型占比例最多。邵怡等对 195 例原发性肾小管酸中毒分析发现，原发性 RTA 占 23.1%；继发性 RTA 占 76.9%。继发性的常见病因包括干燥综合征（42.6%）、慢性肾脏疾病（12.8%）及肾毒性药物（4.1%）等。在首发症状中乏力、委靡占 69.7%，烦渴、多饮、多尿占 45.6%，肢瘫占 39.5%，骨关节痛占 33.8%等。

1.1 型（远端）肾小管性酸中毒

1 型肾小管酸中毒是由于远端肾小管酸化功能障碍所致，不能有效地在肾小管管周液和管腔液之间建立氢离子梯度，分泌氢离子减少，滞留体内，形成代谢性酸中毒。

（1）病因

①原发性：包括特发性和家族性肾小管酸中毒，肾小管功能多有先天性缺陷。

②继发性：以慢性间质性肾炎最为常见。

a.自身免疫性疾病：高-γ 球蛋白血症、Sjogren 综合征、原发性胆汁性肝硬化、系统性红斑狼疮、慢性活动性肝炎及血管炎等。

b.遗传性系统性疾病：Ehlens-Danlos 综合征（皮肤弹性过度综合征）、镰状细胞贫血、Marfan 综合征、遗传性椭圆形红细胞增多症、Fabry 病及 Wilson 病等。

c.基因异常：常染色体显性 RTA：阴离子交换体 1 缺陷，常染色体隐性 RTA：H^+-ATP 酶 A4 亚单位异常，常染色体隐性 RTA 合并进行性神经性耳聋：H^+-ATP 酶 B1 亚单位异常。

d.药物及毒物：两性霉素 B、甲苯、马兜铃酸及锂等。

e.合并肾钙质沉积的疾病:甲状旁腺功能亢进、维生素 D 中毒及特发性高钙血症。

f.肾小管间质疾病:梗阻性肾病和慢性肾盂肾炎等。

（2）发病机制

该型 RTA 发病机制尚不完全清楚,目前认为它主要是由于远端小管 H^+ 分泌障碍或 H^+ 反漏而引起。由于氢泵功能障碍,主动泌氢减少,不能建立或维持管腔内外正常的 H^+ 浓度梯度,在儿童多为原发,常为先天性肾小管功能缺陷,在成人则常为继发于慢性肝脏疾病和某些自身免疫疾病。远端肾小管分泌氢离子的功能主要靠 H^+ 泵（H^+-ATP 酶,电依赖性）和 H^+-K^+-ATP 酶（ATP 依赖性）来完成。近年研究发现,远端小管细胞内 H^+-K^+-ATP 酶活性显著下降（可降低 75%）,而 H^+-ATP 酶则变化较少,可能是 1 型 RTA 发病的主要机制。另有研究发现,远端肾小管细胞内氢离子-钾离子-三磷腺苷酶的活性显著下降,也可能是 RTA 发病的原因。由于远端肾小管分泌氢离子减少,尿内铵离子、可滴定酸的排出也减少:由于钠离子-氢离子的交换减少,故钠离子-钾离子的交换增强,尿钾排出增多,常引起低钾血症。

（3）临床表现

①电解质紊乱:高血氯性代谢性酸中毒血碳酸氢盐离子浓度低于 21mmol/L,阴离子间隙正常;酸中毒时,完全性 RTA 时血 pH 下降,尿则为反常性碱性尿;尿与血 $PaCO_2$ 差值低于 20mmHg（10mmHg＝1133kPa）;滤过碳酸氢盐离子排泄分数一般正常或轻度增高:由于皮质集合管 H^+-K^+ 泵功能减退导致低钾血症,严重者可致低钾性麻痹、心律失常和低钾性肾病。

②骨病表现:酸中毒除了直接引起骨质溶解外,并能抑制肾小管重吸收钙,并且 1,25-(OH)2D3 生成减少,患者呈现高尿钙、低血钙,进而继发甲状旁腺功能亢进,出现高尿磷、低血磷,严重的钙磷代谢障碍引起骨病、肾钙化和肾结石,甚至发生病理性骨折、骨盆畸形,易继发感染和梗阻性肾病。

③其他:生长发育迟缓,有些存在尿浓缩稀释功能障碍、多尿,部分患者可伴有神经性耳聋。

（4）诊断

本型 RTA 的诊断一般并不困难。其诊断依据有:①高氯血症代谢性酸中毒:血 HCO_3^- ＜ 21mmol/L,阴离子间隔正常;②尿 pH＞5.5;③尿、血 $PaCO_2$ 差值（U-BpCO_2）＜20mmHg（2.67kPa）;④滤过 HCO_3^- 排泄分数（FEHCO_3^-）一般正常或轻度增高;⑤其他:低钾血症、骨病、泌尿系结石的存在,多支持 1 型 RTA,但不作为诊断的必要条件,可行特殊检查方法加以证实,如氯化铵负荷试验、中性磷酸钠和硫酸钠试验及呋塞米试验等。

（5）治疗与预防

①以治疗原发病为主,纠正酸中毒,补充钾盐可应用体内每天产酸量相等的碱[通常 1～2mmol/(kg・d)]纠正酸中毒。一般剂量为[30～60mmol/(L・d)]的碳酸氢盐或 1～3mmol/(kg・d)。应用碳酸氢钠纠正酸中毒能在短期内降低细胞外血钾浓度,导致无症状性低钾血症。因此,纠正酸中毒同时补钾,一般可用柠檬酸钾或者 Albrigt 合剂（每 1000mL 水中加入柠檬酸钾 98g 和柠檬酸 140g）,补钾不能用氯化钾,以免加重高氯性酸中毒。对于持续低钾血症和肾结石患者,最好的碱性药物是柠檬酸盐。

②肾结石及骨病治疗:口服柠檬酸合剂可以增加钙在尿中的溶解度,从而预防肾结石及肾

钙化。发生骨病或钙严重缺乏时可给予钙剂和活性维生素 D 制剂 1,25-(OH)2D3 和骨化三醇。

③预防并发症:原发性远端肾小管酸中毒(dRTA)在儿童可产生许多并发症,如生长发育障碍、肾钙化、骨病、严重电解质紊乱甚至死亡。只要早期施以正确的治疗和护理,大部分病例的症状可以得到缓解。

2.2 型(近端)肾小管酸中毒

2 型肾小管酸中毒是由于近端肾小管重吸收碳酸氢根障碍所致,表现为肾脏碳酸氢根重吸收阈值的下降,远端小管酸化功能无异常。单纯 HCO_3^- 重吸收缺陷(如碳酸脱氢酶缺乏)很少见,而多种物质复合型重吸收缺陷较为常见。

(1)病因

①遗传性疾病:a.多为常染色体显性遗传,可能与钠氢交换障碍。b.家族性:常染色体隐性遗传的近端小管 RTA 合并视觉异常,Na^+-HCO_3^- 共转运体异常。c.散发性孤立型 1 型肾小管酸中毒机制不明,可能 NHE3、氢泵功能不成熟有关。

②碳酸酐酶活性异常:如 CAH 基因突变导致骨硬化、RTA、脑钙化、钠潴留及突发性有关。

③继发性:a.药物或毒物:如过期的四环素、异环磷酰胺、庆大霉素、链佐星、锂及镉等。b.肾小管间质病:移植后排斥及巴尔干肾病等。c.遗传性疾病:酪氨酸血症、Wilson 病、Low 综合征及异常蛋血症等。d.其他病变:淀粉样变、骨纤维瘤、骨骼石化症及夜间阵发性血红蛋白尿等。

(2)发病机制

近端肾小管性酸中毒(pRTA)Ⅱ型,由近端肾小管 HCO_3^- 重吸收的功能障碍导致,可以是遗传性的,比如碳酸氢根转运体 NBCel 基因突变,也可由药物诱导产生。其主要机制概括为:

①以下细胞学机制可能直接或间接通过影响泌氢、HCO_3^- 生成或返回入血而使 HCO_3^- 重吸收过程受阻:a.管腔侧 Na^+-H^+ 逆转运蛋白功能异常产生 Na^+-H^+ 交换障碍,泌氢不能进行。b.基底侧 HCO_3^--Na^+ 协同转运异常,使重吸收回细胞内和胞内新生成的 HCO_3^- 无法回到血液循环。c.腔管侧或细胞内碳酸酐酶活性降低或被抑制,不能产生足够的 HCO_3^-。d.Na^+ 通透性障碍,H^+ 则无法通过 Na^+-H^+ 离子交换而被排出。e.细胞极性障碍。f.Na^+-K^+-ATP 酶活性降低、功能不足,或细胞内 ATP 生成减少。g.小管腔侧广泛转运障碍等引起广泛酸化功能障碍。其中前 6 项机制引起的 RTA 在临床上较少见,表现为单纯肾脏酸化功能障碍,称为选择性近端小管 RTA;而后一种机制产生的是非选择性近端小管 RTA,有 Fanconi 综合征表现,除肾小管酸中毒外同时有低血磷、高尿磷、高尿钙、高尿酸尿、葡萄糖尿、氨基酸尿及蛋白尿等。

②Na^+/HCO_3^- 共转运体(NBCel)与代谢性酸中毒 SLC_4A_4 是一个 Fanconi 综合征致病基因,在肾脏中近端肾小管负责 80% 的 HCO_3^- 重吸收,而在上皮细胞基底侧膜中,NBCel 是唯一的 HCO_3^- 转运载体,因此 NBCel 功能失常会严重影响 HCO_3^- 重吸收率,导致近端肾小

管性代谢性酸中毒 Fanconi 综合征是一种比较罕见的疾病,患者表现为近端肾小管性酸中毒,由于近端肾小管功能障碍导致 HCO_3^- 重吸收率降低,血浆中 HCO_3^- 偏低,血浆 pH 偏酸;还常伴有多种其他临床症状,包括智障、侏儒症、视觉障碍、骨质软化及牙齿发育缺陷等。Fanconi 综合征既可以是遗传性的,也可以因药物诱导。

（3）临床表现

与 1 型 RTA 患者类似,电解质紊乱(低钾血症和高氯性代谢性酸中毒),而维生素 D_3 在近端小管的 1 位羟化障碍使活性维生素 D_3 生成减少是其骨病发生的又一原因。骨病的发生率在 20% 左右,主要为骨软化症或骨质疏松,儿童可有佝偻病,除与酸中毒有关外可能还与活性维生素 D,合成减少有关。该型 RTA 患者尿柠檬酸排除大多正常,尿中该成分有抑制结石形成的作用,因此,尿路结石发生率比 1 型少见。

（4）诊断

有正常阴离子间隙代谢性酸中毒,伴低钾血症等临床表现;尿中 HCO_3^- 增多,可滴定酸和尿 NH^+ 排泄正常,后者$>40\mu mol/(min \cdot 1.73m^2)$。$HCO_3^-$ 排泄分数$>15\%$,酸中毒不严重时尿液可呈碱性,酸中毒严重时,尿液呈酸性,则近端小管酸中毒诊断成立。疑似病例可行碳酸氢盐重吸收试验,即让患者口服或静脉滴注碳酸氢钠,如 HCO_3^- 排泄分数$>15\%$即可确诊。

（5）治疗与预防

①纠正酸中毒及电解质紊乱:与 1 型 RTA 相比,HCO_3^- 丢失较多,为纠正酸中毒所用的碱性药物补充量也较 1 型多,故大剂量 $HCO_3^-[3\sim5mmol/(kg \cdot d)]$也难以迅速纠正酸中毒,因为补充的碱迅速从尿中排出。限制盐的摄入、服用噻嗪类利尿剂,造成肾小球滤过率下降,滤过的 HCO_3^- 也减少;另外,激活球管平衡使之上调,导致近端小管 Na^+ 重吸收增加,HCO_3^- 重吸收也随之增多,可以增加补碱的治疗效果,部分改善酸中毒。

②治疗原发病:继发性近端肾小管酸中毒应首先进行病因治疗。碳酸酐酶抑制剂所致的近端肾小管酸中毒通常较轻且为可逆性。有肾功能损害的患者使用碳酸酐酶抑制剂需谨慎。

③维生素 D 缺乏诱导的近端肾小管酸中毒及部分严重骨病患者可试用活性维生素 D 制剂及骨化三醇治疗。

3.3 型（混合型）肾小管酸中毒

在发病机制、临床表现兼有 1 型和 2 型 RTA 的特点;尿中可滴定酸及铵离子均减少,伴有碳酸氢根的增多,尿 $PaCO_2$/血 $PaCO_2$ 比值降低,并且在严重酸中毒情况下也不能将尿液最大限度的酸化,临床症状较重,并发症也较多,因此被称为混合型肾小管酸中毒(Ⅲ型 RTA)。

4.4 型（高钾性）肾小管酸中毒

4 型肾小管酸中毒是由于醛固酮分泌减少或远端肾小管对醛固酮反应减弱致使远端小管对 H^+、K^+ 排泄减少。这将损害肾小管钠的重吸收、氢、钾的排泄和氨的生成,因而导致酸中毒和高钾血症。

（1）病因

①盐皮质激素缺乏。

②醛固酮分泌绝对不足或相对不足。

③低肾素、低醛固酮:糖尿病肾病、肾小管间质病变;非甾体类抗炎药(NSAIDs)、环孢素、

他克莫司及 β 受体阻滞剂等。

④高肾素、低醛固酮：肾上腺破坏，先天性酶缺乏；血管紧张素转化酶（ACE）抑制剂、血管紧张素 Ⅱ 受体拮抗剂（ARBs）、肝素及酮康唑。

⑤皮质集合管异常：盐皮质激素受体缺失或功能异常：螺内酯、依普利酮、氨苯蝶啶、阿米洛利、甲氧苄啶及潘他米丁。

（2）发病机制

醛固酮对远端小管的尿液酸化功能起促进作用，表现为：直接刺激 α 细胞泌氢，作用于主细胞管腔侧的钠通道及基侧膜上的 Na^+-K^+-ATP 酶促进钠的重吸收，通过增加管腔侧的负电势而直接刺激 H^+ 的分泌。通过影响钾的代谢，后者可直接刺激泌氢且又抑制醛固酮分泌，最终的结果取决于两者的共同作用，另一方面，钾影响肾脏 NH_4^+ 的代谢和转运，也对 H^+ 的排出产生作用。

醛固酮分泌过少或远端肾小管病变使其对醛固酮的作用反应减弱，泌氢减少，出现代谢性酸中毒。另外，醛固酮作用减弱后血钾升高，抑制了肾间质中 NH_3 的生成，尿 NH_4^+ 排出减少也是重要机制之一。

（3）临床表现

4 型肾小管酸中毒的特点是远端肾单位功能异常导致肾脏排氢离子和钾离子的能力均降低，出现高氯性正常 AG 酸中毒。尿 pH 一般能达到 5.5 以下；该型肾小管酸中毒最常见于轻至中度肾功能不全患者，高钾及酸中毒的严重程度与肾功能不全不成比例。严重的高血钾可以抑制心肌导致心律失常甚至心脏骤停、影响神经-肌肉复极过程而使四肢松弛性瘫痪、腱反射消失，也可出现动作迟缓、嗜睡等中枢神经症状，肾脏钙化和尿路结石一般很少出现，骨病只作为肾功能不全的并发症存在。

（4）诊断

应了解患者的病史，特别是用药史，不少学者报告该型是最常见的一种 RTA。多数患者伴有慢性肾小球肾炎、肾盂肾炎、糖尿病及肾移植等。该型 RTA 的实验室检查主要特点是：①高血氯性代谢性酸中毒；②常伴有高钾血症；③常伴有低肾素、低醛固酮血症，少数患者可表现为肾小管对醛固酮的反应减弱（此时称为假性醛固酮缺乏症），后者往往有醛固酮受体或受体后障碍；④尿与血 $PaCO_2$ 差值低于 20mmHg；⑤滤过碳酸氢盐离子排泄分数正常或轻度增高；⑥尿 pH 值可 >5.5，也可 >5.5，即当酸中毒明显时，尿氢离子的排出可大致正常。故该型也属于有阈性 RTA。根据上述几个特点，4 型 RTA 的诊断并不困难。

（5）治疗与预防

①纠正高血钾：控制血钾是至关重要的一环，避免使用含钾药物和食物：检测血钾波动和心电图情况。

②纠正酸中毒：口服或静脉使用碳酸氢钠。

③皮质激素治疗：对于体内醛固酮缺乏，无高血压及容量负荷过重的患者，可予以皮质激素如氟氢化可的松（0.1mg/d）治疗。

二、肾小管磷酸盐转运障碍

(一)磷酸盐稳态

机体内磷酸盐分布:磷酸盐在细胞结构、信号通路及代谢方面起着至关重要的作用。磷酸盐在机体中的存在形式为矿物磷酸盐及有机磷酸盐(磷酸酯)。与钙一样,大部分磷酸盐在机体中是存在于骨骼、牙齿及细胞内的,只有少于1%的磷酸盐在血液中循环。在内分泌调控因子成纤维细胞生长因子23(FGF23)、甲状旁腺激素(PTH)及骨化三醇的调控下,血磷酸盐浓度保持在一个狭窄的范围。磷酸盐以 HPO_4^{2-} 及 $H_2PO_2\text{-}4$ 的形式存在于血液循环中,在 pH 正常的情况下,两者的比例为 4∶1。正常的血磷酸盐水平昼夜波动在 $2.5\sim4.6mg/dL$($0.8\sim1.5mmol/L$)范围内,在下午大约比上午 11 点的时候高出 0.6mg/dL。

一个年轻人每天大约需要 0.5mmol/kg 磷酸盐,这些比儿童在生长期的需要量要大。磷酸盐在奶制品、肉类、蛋类及谷物中都大量存在,在食品添加剂中也被广泛应用。骨骼可持续的与周围的环境交换磷酸盐。每天磷酸盐的摄入和排出的量接近100mmol(缓慢的可交换的磷酸盐),总的骨骼中磷酸盐的含量大约为 20000mmol。在成长的过程中磷酸盐的摄入是大于排出的,在年轻时两者相等,年老时则排出大于摄入。

磷酸盐进入细胞时通过大量的钠-磷(Na-Pi)协同转运蛋白。在小肠内,磷酸盐通过 Na-Pi 协同转运蛋白(NPT_2b)的形式被吸收。骨化三醇可以调控 NPT_2b 的表达,从而可以促进磷酸盐的转运。相反地,烟酸可以抑制 NPT_2b 的活性,从而减少磷酸盐的摄取。在慢性肾脏病(CKD)患者中,烟酸的治疗可降低血磷酸盐约 0.4mg/dL。一项关于 16000 名正常成年人全基因组关联研究表明,NPT2a 的常见的遗传性变异与血磷酸盐的浓度有关。在肾脏近端小管,大部分滤过的磷酸盐是通过 2a 型和 2c 型 Na-Pi 协同转运蛋白(NPT2a,NPT2c)重吸收。FCF23 和 PTH 是主要的下调 NPT2a 的因子,可促进尿中磷酸盐的排泄。FGF23 作为磷酸盐的代谢调节的重要激素,其由骨细胞产生,拥有较弱的固有的绑定属性,需要辅因子-klotho 才能在肾脏中发挥最佳的绑定作用及其他功能。在动物模型中 klotho 或者是 FGF23 基因的破坏可致相似的高磷酸血症的表型。此外,为促进磷酸盐的排泄,FCF23 可通过抑制 CYP2781 及刺激 CYP24A1 有效的抑制骨化三醇。其他可能影响肾脏中磷酸盐转运的激素包括生长激素、胰岛素生长因子 1(IGF-1)、胰岛素、甲状腺激素、分泌型卷曲相关蛋白 4(sFRP-4)及成纤维细胞生长因子 7(FCF7)。

磷酸盐在肠壁上的转运可以是经上皮的或者是通过细胞旁路途径的。吸收和摄取是线性的不饱和的函数关系。吸收量为总磷酸盐摄入量的 $60\%\sim75\%$($15\sim50mmol/d$)。骨化三醇通过刺激 NPT_2b 协同转运蛋白是小肠对磷酸盐吸收的主要方式。阳离子,如钙离子、镁离子或者铝离子在胃肠道中与磷酸结合可限制其吸收。在动物和人中,高磷酸盐的饮食可导致尿的磷酸盐的快速排泄,血液磷酸盐浓度无明显改变。

肾脏在控制细胞外磷酸盐代谢中起着关键作用。磷酸盐在肾小球中自由滤过,主要在近端小管中被重吸收。为保持内环境的稳定,每日尿磷酸盐的排泄量必须等于其小肠中吸收的量。通常情况下,肾脏排泄其负荷量的 $5\%\sim20\%$ 的磷酸盐以保持体内磷酸盐的平衡。在慢性肾脏病(CKD)患者中,较少的健存的肾单位需要排泄更高比例的磷酸盐来维持磷酸盐的代谢平衡。因此,在 CKD 的晚期阶段,磷酸盐的排泄率可能超过 50%。

磷酸盐的重吸收的量与滤过量的关系可用公式表示出来,泌尿系的磷酸盐排泄分数(FEP04)如下:FEP04－(UP04×S_{cr})/(sP04×UCr)。UP04SP04UCrS_{cr}分别为尿液及血液的磷酸盐和肌酐的浓度。理想上,FEP04 应该是 24 小时尿液中结合饮食的磷酸盐的摄入及血磷酸盐昼夜节律的改变来计算出来的。实际上,FEP04 的计算通常是通过某个时间点的尿液、其准确性和精确性尚未知。

(二)高磷酸血症

1.定义

高磷酸血症是慢性肾脏病(CKD)的常见并发症,是引起继发性甲状旁腺功能亢进、钙磷沉积变化、维生素 D 代谢障碍及肾性骨病的重要因素,与冠状动脉、心瓣膜钙化等严重心血管并发症密切相关。

2.病因与发病机制

(1)急性肾脏损伤(AKI):肾脏是磷酸盐排泄的主要途径。急剧的 GFR 的减少可直接导致血磷酸盐浓度的升高,通常与血肌酐的上升平行。

(2)慢性肾脏疾病(CKD):机体的正常的有滤过功能的肾单位的丧失可以反馈性地促进健存的肾单位磷酸盐排泄来维持血磷酸盐的浓度。在 CKD 过程中,随着肾脏功能的减退,FGF23 和 PTH 的升高可提高健存的肾单位磷酸盐的排泄以维持磷酸盐的代谢平衡。这一调节作用可以在 75% 的正常肾脏功能丧失前维持磷酸盐的平衡。一旦肾小球滤过率(GFR)减低至小于 35mL/(min·1.73m²),健存肾单位出现失代偿,导致血磷酸盐的稳定上升。与酸中毒和贫血类似,CKD 患者出现高磷酸血症预示着病情较重。

保证 CKD 患者血液中磷酸盐代谢平衡的代价就是血液循环中 FGF23 及 PTH 的高表达。FGF23 可有力的抑制骨化三醇,通过 NPT_2b 抑制肠道对磷酸盐的吸收,进而防止磷酸盐过多。然而,由于骨化三醇有下调肾素表达、减少炎症因子及调整心室肥大的生物学活性,骨化三醇的抑制在心血管和肾脏方面可能有不利的影响。FGF23 产生过多可能通过刺激心肌肥厚,有直接的心血管毒性,这在动物模型中是可见的。最近,一个关于 148 名非透析 CKD 患者的磷结合剂的随机对照实验评估了磷酸盐过多对体内激素的影响。与对照组比较,中位数超过 8 个月的随访显示,磷结合剂强化治疗可阻止 PTH 的升高,降低血中磷酸盐 0.3mg/dL,减少 22% 的 24 小时尿磷酸盐,但是不能有效降低 FGF23 水平。

在横纹肌溶解(挤压伤)及恶性肿瘤的患者,特别是淋巴瘤和白血病治疗过程中,由于细胞的溶解会导致大量的磷酸盐的丢失。横纹肌溶解的高磷酸血症典型的伴随着高钙血症、肌红蛋白尿及 AKI。严重的感染或者糖尿病酮症酸中毒的高分解代谢状态也能通过细胞溶解释放磷酸引起高磷酸血症,通常会伴随着 GFR 的急剧降低。

(3)治疗导致的高磷酸血症:大量磷酸的供给,如含磷酸盐基的泻药或灌肠药累积,均可以导致高磷酸血症。口服磷酸的钠溶液可以尝试用于结肠镜检查的准备,其中含有大量磷酸盐可以引起肾小管钙磷晶体的沉积及 AKI。从这一状态下恢复是缓慢并且不完全的,有些患者还会以永久性透析为结局。鉴于以上这些原因,建议 CKD 的患者应该接受不含磷酸钠盐的肠道准备。双膦酸盐,特别是 Paget 病中的磷酸盐,可以升高血液中的磷酸盐水平,可能是通过升高组织磷酸盐的释放或者增加肾小管的重吸收。

(4)甲状旁腺功能减退:PTH 是主要的磷酸盐调节激素。在 PTH 分泌减少的状态下(特发的或者手术后的甲状旁腺功能减退症)或者是对外周作用的抵抗(假性甲状旁腺功能减退症),肾小管磷酸盐的分泌是减少的,血磷酸盐浓度升高。

(5)慢性低钙血症:高磷酸血症与慢性低钙血症相结合时可以因为高水平的血 PTH 被察觉。由于假性甲状旁腺功能减退没有明显的特征,血 PTH 的异常的出现可以被认为是其主要表现。

(6)肢端肥大症:在肢端肥大症中,高磷酸血症由于肾小管对磷酸盐的重吸收的升高引起,而这是由生长激素和 IGF-1 刺激诱导的。

(7)家族性肿瘤样钙沉着症:这一罕见的、常染色体隐性遗传病最初是在中东或者非洲的祖先中被发现,是由 GALNT3、FGF23 或者 klotho 基因的失活性突变引起的。GALNT3 编码的糖基转移酶对于 FCF23 的活性是必需的,由此才能有一种基因表型。FGF23 功能的缺失会导致肾小管对磷酸盐重吸收的大量增加及对维生素 D 活化的不受限制,导致高磷酸血症及高钙血症,骨化三醇的表达增高及异位的软组织钙化。最常见的就是密集的钙化团块聚集在大关节周围,除去之后又复现。机体 PTH 水平无下降。

(8)持续性的过度换气与呼吸性碱中毒:由持续性的过度换气导致的呼吸性碱中毒特征是肾脏对于 PTH 作用的抵抗、高磷酸血症及低钙血症;也可能是功能性的假性甲状旁腺功能减退,因为肾脏磷酸盐清除是减弱的,而血 PTH 则是正常的,伴或不伴低钙血症,尿钙排泄没有减少。

3.临床表现

高磷酸血症最主要的临床意义是软组织内磷酸盐和钙的沉积。慢性的高磷酸血症可能是血管钙化的发病的原因,特别是在 CKD 中。在一些极端案例中,高磷酸血症可以引起肿瘤样软组织磷酸钙沉积或者是广泛的血管钙化,在动脉和皮肤内(钙化防御或者钙性尿毒症小动脉病)。高磷酸盐血症也能阻断 25-羟维生素 D 转化为骨化三醇,导致低钙血症和 PTH 的兴奋。

4.诊断

成人实验室检测血液中血磷浓度高于 1.5mmol/L,便可诊断为高磷血症,出现高磷血症时应注意检测是否存在基础疾病,如肾衰竭和血液肿瘤等。

5.治疗

急性高磷酸血症的治疗目标是通过静脉输液使得高磷酸排泄增加或者是在严重 AKI 患者中行肾脏替代治疗。静脉输注葡萄糖及胰岛素可以使磷酸盐进入细胞内,类似于高钾血症的治疗。

CKD 患者和透析患者的慢性高磷酸血症的治疗仍然是 CKD 临床治疗的主要部分。较高的血磷酸盐浓度与血管钙化、心血管事件和病死率有关。然而,一项不良结局的安慰剂—对照实验证实没有可用的高磷酸血症的治疗是临床受益的。在慢性透析患者中,饮食磷酸盐的限制及磷结合剂可降低血磷酸盐的浓度。磷酸盐结合剂的选择包括乙酸钙、碳酸钙、思维拉姆、碳酸镧和镁盐,每天要和食物一起服用多次,从而与胃肠道的磷酸盐结合限制其吸收。由于其使用方便(每天一次)及其新颖的作用机制(在小肠中抑制 NPT_2b,阻断磷酸盐的吸收),烟酸是一个有可能的磷结合剂的备选项。

(三)低磷酸盐血症

1.定义

低磷酸盐血症因循环血液中磷酸盐浓度低于正常而引起的磷代谢紊乱,又称低磷血症。血磷酸盐水平的降低可能反映了磷酸盐的缺乏。理论上可在长期的低磷摄入的情况下被观察到。然而,由于低摄入导致一些防御机制影响了血磷酸盐的降低。在急性的呼吸性碱中毒中,适当地降低血磷酸盐水平可能伴随着细胞内液和细胞外液的分布不均。

2.病因

轻度的低磷酸盐血症可以由遗传疾病或者后天获得的因素导致。主要的后天因素是由于食物摄入少或者是疾病期间严重的厌食或者是酒精中毒导致的营养不良。另一原因是磷酸盐可以通过多种机制进入细胞内,特别是在使用胰岛素时。

尽管有许多的遗传性疾病和综合征,总的来说,这些疾病还是罕见的。

(1)遗传性的低磷酸血症:与慢性低磷酸盐血症相关的遗传性疾病通常在童年时期被诊断出来。持续性的低磷酸常常导致佝偻病或者软骨病。遗传性的低磷酸盐血症由原发性缺陷导致,伴或者不伴肾小管疾病(范科尼综合征)或者是继发于另一种遗传性疾病,主要是代谢紊乱或者是维生素 D 活性的异常。

(2)常染色体显性遗传的低磷酸盐佝偻病:儿童有此种磷酸盐丢失疾病表现为骨骼方面的缺陷,包括长骨变弯及肋软骨关节变宽。常染色体显性遗传低磷酸盐佝偻病与 FGF23 的突变有关。

(3)X 染色体相关低磷酸盐佝偻病:这一罕见的磷酸盐丢失综合征以骨骼缺陷为临床特征,身材矮小,肢端肥大。X 染色体相关低磷酸盐佝偻病与 PHEX 基因的多种突变有关(X 染色体上的磷酸盐调节肽链内切酶)。PHEX 可能在 FCF23 的蛋白酶解中起着一定的作用。PHEX 突变导致循环内 FGF23 的高表达,肾脏磷酸盐的丢失及低磷酸盐血症。血钙、骨化三醇及 PTH 的水平则是正常的,碱性磷酸酶的水平是升高的。

(4)常染色体隐性遗传低磷酸盐佝偻病:这一遗传性的佝偻病是由牙本质基质蛋白1基因(DMP1)突变引起,DMP1 被认为可抑制骨 FGF23 的分泌。

(5)范科尼综合征和近端肾小管酸中毒:范科尼综合征是以一组复杂的近端肾小管转运缺陷为临床特征的疾病,可导致葡萄糖、氨基酸、碳酸盐及磷酸盐的重吸收减少。因为 70% 的磷酸盐经肾小球过滤后由近端小管重吸收,范科尼综合征可导致磷酸盐的丢失及低磷酸盐血症。导致范科尼综合征的病因可被分为原发(特发性的、Lowe 综合征及 Dent 病)或者是与其他代谢性疾病相关(胱氨酸病及 Wilson 病)。

磷酸盐丢失的范科尼综合征也可以出现在成人的获得性疾病中。通常原因是多发性骨髓瘤及特殊的药物,包括替诺福韦、异环磷酰胺及碳酸酐酶抑制剂。

除了肾小管的缺陷导致磷酸盐的丢失,肾脏 1α-羟化酶的活性可能是不足的,从而导致循环内骨化三醇水平减少,骨骼疾病如佝偻病和肢端肥大。与范科尼综合征相关的功能性紊乱,如多尿症及细胞外液容量收缩,导致高醛固酮症并最终导致肾衰竭。

(6)维生素 D 相关佝偻病:一些罕见的遗传性疾病与低磷酸盐血症有关,包括 1 型维生素 D 相关佝偻病,由肾脏 1α-羟化酶缺乏导致;2 型由骨化三醇作用的外周抵抗引起,临床表现与那些维生素 D 缺乏的佝偻病类似,但是秃头症出现在 50% 的患者中。1 型患者中,骨化三醇的水平是低的,然而 2 型中,通常循环中的 1α-羟化酶水平是正常的,骨化三醇水平则是高的。低剂量的骨化三醇对 1 型的治疗是有效的,而极大剂量的骨化三醇或者阿法骨化醇则是对 2 型维生素 D 相关性佝偻病有效。

(7)远端肾小管酸中毒(1 型):远端肾小管酸中毒(1 型 RTA)存在高钙血症和肾钙质沉着症。慢性酸中毒提高了近端小管柠檬酸盐的重吸收,防止其在尿液中形成可溶的柠檬酸钙复合物。慢性酸中毒也可引起骨中钙和磷酸盐释放的增多。低磷酸盐血症是易变的,可能仅仅伴随维生素 D 的缺乏。

(8)获得性的低磷酸盐血症:低磷酸盐血症相关的获得性疾病的数量比遗传性疾病的数量更多,包括甲状旁腺功能亢进及维生素 D 缺乏。体内总消耗相关的真性的磷酸盐缺乏需要与细胞外磷酸盐进入细胞内或者是升高的骨骼矿化区别开来。

(9)酒精中毒:在西方国家,酒精中毒是严重的低磷酸盐血症的最常见病因。多种因素参与其中,包括长期的食物摄入不足,继发于低镁血症大量的磷酸盐从尿中流失,以及由酒精肝硬化或者是急性禁食患者过度换气或者是葡萄糖的输注导致的磷酸盐从细胞外进入细胞内。

(10)甲状旁腺功能亢进:甲状旁腺素可以通过下调 NPT2a 协同转运蛋白提高尿磷酸盐的排泄。原发性甲状旁腺功能亢进患者典型的表现为中度的血钙过多和高磷酸盐血症。

(11)移植后的低磷酸盐血症:肾脏的磷酸盐的丢失在尸体及活体肾脏移植受者中是非常常见的。大部分肾脏移植受体患者发展为长期的低磷酸盐血症。其可能的原因包括 CKD 参与的甲状旁腺功能亢进,但是最好的证据表明持续的循环中高 FGF23 水平可能是肾移植后尿磷酸盐丢失的关键因素。

(12)急性呼吸性碱中毒:急剧的短期的过度换气,血磷酸盐可降低至 0.1mmol/L(0.3mg/dL)。这一减少在急性的代谢性碱中毒被观察到。随着急剧的过度换气而来的低磷酸盐血症可能是由于细胞外磷酸盐的丢失有关。然而,需要记住的是长期的慢性的过度通气导致高磷酸盐血症。

(13)糖尿病酮症酸中毒:在失代偿的糖尿病患者中,酮体、葡萄糖堆积引起的酸中毒、多尿,血磷酸盐可以正常或者升高,甚至出现高磷酸盐尿。纠正这一并发症可以通过胰岛素来治疗及再补充细胞外液导致大量的磷酸盐转移到细胞内,低磷酸盐血症也随之而来。通常情况下,血磷酸盐不会减少到低于 0.3mmol/L(0.9mg/dL),早已存在的磷酸盐缺乏除外。

(14)全肠道外营养:静脉输入营养液会与严重的低磷酸盐血症有关,原因为静脉输入营养液后,胰岛素的分泌增多,胰岛素介导磷酸盐转换到细胞内,特别是如果肠道外营养液中缺乏磷酸盐时。

(15)肿瘤相关性骨软化症:低磷酸盐血症可与间叶组织肿瘤患者的肾脏磷酸盐丢失导致的肿瘤介导的骨软化症(血管外皮细胞瘤、纤维瘤及血管肉瘤)有关。低磷酸盐血症的机制使肿瘤分泌磷调素(FGF23、sFRP-4、MEPE 及 FGF7)。这一问题会在肿瘤切除后得到解决。

(16)药物介导的低磷酸盐血症:甲磺酸伊马替尼,一种酪氨酸激酶抑制剂,被证实可引起低磷酸盐血症及升高 PTH 水平。这一作用的机制尚不明确。

3.临床表现

临床表现更大程度上依赖于低磷酸盐血症降低速度而不是其严重程度或者是总的机体的磷酸盐的缺乏。在实践中,当血磷酸盐大于 0.65mmol/L(2mg/dL)临床症状并不明显。主要的临床表现包括代谢性脑病、红细胞和白细胞的功能丧失,某些时候溶血,以及血小板减少症、肌力的减少(横膈膜力量)及心肌收缩力的减少,可能分别出现偶尔的横纹肌溶解和心肌病。低磷酸盐血症有时会引起麻木、腱反射减低、恶心、呕吐、肌肉酸痛、纤维性骨炎及假性骨折等。

4.诊断

低磷酸盐血症临床表现不典型,主要依靠实验室检查血清磷的水平。当血磷低于0.8mmol/L 时便可以诊断。文献报道,当血磷水平低于 0.48mmol/L 时,才会出现临床症状。根据血磷水平的高低又可分为轻度低磷血症(0.3~0.8mmol/L)和重度低磷血症(<0.3 mmol/L)。

5.治疗

通常情况下,磷酸盐的缺乏不是紧急情况。首先,其涉及的机制需要明确,从而决定最合适的治疗方案。当磷酸盐缺乏诊断成立时,在可能的情况下,口服牛奶制品或者磷酸盐是首要治疗方法,除了肾钙质沉着症或者是有尿磷酸盐流失的肾结石。在有严重症状的磷酸盐缺乏中,磷酸盐可以通过静脉输注,24 小时内 2 次。在接受肠外营养的患者,每 1000kcal 中可给予10~25mmol 磷酸钾,因为有诱发软组织钙化的风险,注意避免高钾血症。双嘧达莫可以减少肾脏磷酸盐阈值低的患者的尿磷酸盐的排泄。

三、肾小管对钠钾钙转运障碍

肾小球正常情况下 24 小时内滤过产生约 180L 水,$21000mmolNa^+$,$750mmolK^+$,但这些仅小部分最终以尿液排出体外。如此显著的液体量降低主要是通过非常活跃的小管转运来实现的。因此,小管转运蛋白的缺陷可能导致水、电解质平衡紊乱。

遗传研究已经揭示了大部分遗传性肾小管疾病的分子机制,增加了诊断的特异性。

(一)生理性钠、钾重吸收

肾小管上皮细胞基底侧的 Na^+-K^+-ATP 酶使得细胞内保持低钠高钾的状态。这种跨细胞的钠离子浓度梯度使 Na^+ 从管腔被动转运到细胞内。顶端的钠离子通道和转运蛋白能够调控钠离子的重吸收,然而小管不同部位的转运蛋白是不同的。

在肾小管近端小管,大部分 Na^+ 的重吸收是由 Na^+-H^+ 交换蛋白完成的,它能被乙酰唑胺所抑制。近端小管重吸收钾的机制目前仍不十分明确。髓袢升支粗段(TAL)对钠、氯的重吸收与对钾的重吸收相互平衡。此段肾小管的上皮细胞管腔侧存在有 Na^+-K^+-$2Cl^-$ 同向转运体(NKCC2),将 Na^+、K^+、$2Cl^-$ 共同转运到细胞内,转入细胞内的 Na^+ 和 Cl^- 分别经过基侧膜的钠泵及一种特殊的氯通道(chloridechannelsCLC-Kb,CLCNKB)进入血液,此段 Na^+ 的转运依赖于基底侧氯通道(CLC-Kb)及 CLC-Kb 的辅助蛋白 Barttin。细胞内的 K^+ 则顺着管腔侧 ATP 调节的钾通道(ROMK)再分泌到管腔中,形成 K^+ 的再循环,K^+ 的再循环一方面保证

了 K^+ 的充分供应使 Na^+-K^+-$2Cl^-$ 的转运得以运行；另一方面形成的管腔正电压，促使一部分 Na^+ 和 K^+ 通过细胞间隙从管腔进入间质，钙和镁也通过细胞间通路重吸收。

远曲小管是通过管腔膜上的 Na^+-Cl^- 同向转运体（NCCT）实现 Na^+ 的重吸收的，可被噻嗪类利尿剂所抑制。此段有效的 Na^+ 重吸收同样需要 CLC-Kb 参与。远曲小管从起始部分开始出现钾的排泄，此段对钾的排泄受管腔内高钠低氯的刺激。

在集合管是通过管腔上皮钠通道（ENaC）将管腔内的钠转运入细胞内，管腔内形成负电荷，有助于钾的排泄。ENaC 可被阿米洛利和氨苯蝶啶所阻断，盐皮质激素醛固酮能过上调 ENaC 的表达。此段细胞管腔侧的细胞膜上有钾通道和钾/氯协同转运体共同实现钾的排泄。

（二）Bartter 综合征

1.定义

Bartter 综合征是由 FredericBartter 在 1962 年首次报道的，表现为顽固的低钾性代谢性碱中毒、高肾素-血管紧张素-醛固酮血症、血压正常及肾活检示肾小球旁器增生肥大等特征的一组遗传代谢性疾病，各年龄段均可发病，最早可见于胎儿期发病，最多见儿童期。分子遗传学表明为离子通道基因突变使肾小管对 NaCl 的重吸收障碍所致。

2.分型和发病机制

随着分子遗传学的发展，现已明确 Bartter 综合征是由于编码肾小管上几个关键转运蛋白的基因突变，导致相应离子转运障碍所致。根据不同的基因突变可分为 Ⅰ～Ⅴ 型。位于 15 号染色体上编码 NKCC2 的 SC//2A/基因突变称为 Ⅰ 型 Bartter 综合征；位于 11 号染色体上编码 ROMK 的 KC-NJ1 基因突变则称为 Ⅱ 型 Banter 综合征；位于 1 号染色体上编码 CLC-Kb 的 CLC-NKB 基因突变导致 Ⅲ 型 Bartter 综合征（又称为经典性 Bartter 综合征）；位于 1 号染色体上的 BSND 基因突变，导致 Barttin 蛋白缺失，称为 Ⅳ 型 Bartter 综合征；Ⅰ～Ⅳ 型均表现为常染色体隐性遗传。位于 3 号染色体上编码 CaSR 蛋白的 CASR 基因突变被称为 Ⅴ 型 Bartter 综合征，表现为常染色体显性遗传。

任何一种上述基因突变所致的转运蛋白的功能异常均会使 NaCl 在 TAL 重吸收障碍。Ⅰ 型 Bartter 综合征因 NKCC2 的功能障碍引起 TAL 对 Na^+、Cl^-、K^+ 的重吸收减少病带走了大量的水分，由此造成有效血容量减少，到达致密斑的 NaCl 增加，激活了肾素-血管紧张素-醛固酮系统。同时到达远端小管液中的 Na^+、K^+ 增加及高醛固酮血症的共同作用又促进了 Na^+-K^+、Na^+-H^+ 大量交换、主细胞分泌 K^+ 增多，从而促进了低钾血症及代谢性碱中毒的形成。尽管患者有着高 RAAS 活性，但是血压往往正常或偏低，有学者认为可能与低血钾、低血容量刺激前列腺素 E_2、激肽等的生成有关，因为这些物质可降低血管对内外源性血管紧张素的敏感性，从而并不表现出高血压改变。Ⅱ 型 Bartter 综合征因 ROMK 蛋白的缺陷从而影响了 NKCC2 功能的正常发挥，但 NKCC2 仍能保留部分功能，因此其临床症状较 Ⅰ 型轻。Ⅲ 型 Bartter 综合征因 CLC-Kb 功能异常，使得肾小管上皮细胞重吸收的 Cl^- 转运回血管内发生障碍，因为 CLC-Kb 并非 TAL 上唯一的 Cl^- 转运通道，故其临床症状轻于 Ⅰ 型和 Ⅱ 型。

在 Ⅰ、Ⅱ 型 Bartter 综合征中，可能由于氯离子转运障碍而妨碍了管腔内阳性电位差驱动的钙和镁通过细胞间通道的重吸收；而且由于 TAL 对 NaCl 吸收减少，远曲小管代偿性重吸收增加,而限制了钙在 DCT 的重吸收,常有严重的高钙尿症,进而导致肾钙沉着症。Ⅲ型 Bartter 综合征高钙尿症多较轻,多不发生肾钙沉着症,机制不明。

Ⅳ型 Bartter 综合征因 BSND 基因突变,从而使位于 TAL 基底膜、髓袢升支细段、耳蜗的血管纹边缘细胞及前庭系统壶腹嵴的暗细胞上的 Barttin 蛋白缺失,从而使 TAL 基底膜、髓袢升支细段的氯离子转运障碍,从而影响 Na^+、K^+ 吸收。由于 Barttin 依赖性的氯离子转运对血管纹边缘细胞内淋巴的产生有关,其突变失活可以导致感音性耳聋。

Ⅴ型 Bartter 综合征是 CASR 基因激活突变引起 CaSR 蛋白表达增加所致,后者通过抑制甲状旁腺激素的分泌从而减少近端肾小管的 Ca^{2+} 重吸收,也能通过抑制 ROMK 间接减少 TAL 上 Ca^{2+} 的重吸收,从而出现低钙血症。由于 ROMK 功能受抑,可表现与Ⅱ型 Bartter 综合征类似的症状。

3.临床表现和实验室检查

一般由 NKCC2、ROMK 或 Barttin 功能障碍所致的 Bartter 综合征比 CLC-Kb 突变引起的临床症状重,较严重的典型病例通常在新生儿期即发病,被称为新生儿 Bartter 综合征。

新生儿 Bartter 综合征是 Barter 综合征中最严重的类型。常常有羊水过多或是早产史,新生儿可出现呕吐、多尿症、生长发育迟缓,常有特征性的外貌,如消瘦、肌肉细小伴突出的前额、眼睛大、耳朵突出、嘴角下垂的三角形面容,另外还可有斜视、神经性耳聋等。实验室检查可发现低钾血症、代谢性碱中毒、高钙尿和尿氯浓度高的特点,血和尿 PGE_2、肾素、醛固酮均有升高,随着年龄的增加可出现肾钙质沉着症,可因肾钙沉着导致肾衰竭。产前诊断主要依据羊水中高浓度 Cl^- 离子。

经典型 Bartter 综合征一般在 2~5 岁时发育正常,以后逐渐起病,多数患者有肌无力、疲劳,甚至手足痉挛,多尿、多饮、呕吐、易脱水等;许多患儿生长发育迟缓。实验室检查与前面描述的基本一致,但肾钙质沉着症很少见。肾活检 Bartter 综合征患者可见肾小球旁器的增生的表现。

Ⅳ型 Banter 综合征电解质丢失及临床表现较重,除了上述临床表现外,其特征性的表现为感音性耳聋。

Ⅴ型 Bartter 综合征临床表现类似于Ⅱ型,同时伴有低血钙、高尿钙和低甲状旁腺激素血症。

4.诊断

本病的确诊依赖于基因诊断,但由于技术的限制,本病目前诊断仍然主要依据典型的临床表现及实验室检查,新生儿或儿童出现呕吐、反复脱水、血压偏低、严重的低钾血症、代谢性碱中毒、高尿氯及高尿钾、继发性的醛固酮增多,且无低镁血症、低钙尿症,可以考虑 Bartter 综合征的诊断,但须排除长期服用利尿剂的情况,如果补充钾及氯能过纠正低钾血症及低血压,则可进一步提示诊断。对于疑似病例,基因分型可以确诊。对于胎儿时期的 Bartter 综合征,如母亲孕 24~30 周无明显诱因出现羊水过多,可行羊膜腔穿刺检查,若羊水中氯离子含量明显增高,醛固酮水平升高等可疑病例,需行羊膜脱落细胞基因检测予以确诊。

5.鉴别诊断

Bartter 综合征主要应与假性 Bartter 综合征鉴别。后者亦可表现为低钾性代谢性碱中毒,但无肾小管病变,可见于长期使用利尿剂、一些消化道及营养异常(如呕吐、厌食、婴儿长期少氯饮食等)、囊性纤维化、先天性氯泻症等。除了相应的病史可资鉴别外,尿氯排泄量是主要的鉴别项目。除了应用利尿剂者,其他假性 Bartter 综合征患者尿氯排泄量低,而各种类型的 Bartter 综合征患者尿氯排泄均增高。另外,囊性纤维化患者汗液中有异常 NaCl 和 K^+ 的丢失,先天性氯泻症患者粪中氯的浓度超过钠和钾浓度之和,应用利尿剂者在尿中检出利尿剂亦有助于鉴别。Bartter 综合征与 Gitelman 综合征具有一些共同特征,如低钾血症,代谢性碱中毒,血浆肾素、醛固酮水平升高而血压正常或偏低等,其他具有低钾性碱中毒及肾素-醛固酮异常的疾病各具特点,不难鉴别。

6.治疗

本病目前尚无法根治,但若能及时治疗,可较好地控制患儿病情,改善患儿生活质量,减少后遗症的发生率和病死率。

Baltter 综合征的治疗目标为纠正低钾血症,通过药物以减轻高醛固酮和高前列腺素分泌的影响。主要包括补充治疗和减少丢失,维持水、电解质、酸碱平衡紊乱。根据患者病情情况选择口服或静脉补充盐溶液,KCl 的补充必不可少,但是单纯大量补钾可因促进醛固酮合成增加而促使钾从肾脏丢失,因此必要时需联合使用保钾类利尿剂如螺内酯、氨苯蝶啶减少尿钾排泄提高治疗效果,平日饮食上也可以适当摄入含钾丰富的食物,如香蕉、橙子及豆类等。

环加氧酶抑制剂近年来已经成为 Baltter 综合征治疗的一线药物,如吲哚美辛、阿司匹林及布洛芬等,其中以吲哚美辛效果最好。研究认为,通过环加氧酶抑制剂抑制 PCE_2 的生成能纠正高肾素、高血管紧张素血症,从而减少盐的丢失、减轻低钾性碱中毒的程度,改善前列腺素增高带来的全身症状,并能够提高患儿的生存率。血管紧张素转换酶抑制剂虽然能降低 RAAS 系统的活性,但其疗效尚未完全肯定,且其副作用较多,患儿无法长期耐受。对怀疑有 Bartter 综合征的胎儿的母亲不宜使用吲哚美辛,因其能引起胎儿的动脉导管收缩及影响肾脏的发育,因此多推荐在出生 4 周后小剂量开始使用,逐渐增加到安全剂量。新生儿服用该类药物需警惕发生坏死性小肠结肠炎。

7.预后

Bartter 综合征的治疗是终身的,适当的治疗可使大部分患儿临床症状得到缓解,促进其生长发育,体格生长和心理发育一般是正常的。如果不予治疗,Bartter 综合征常因于水、电解质紊乱及反复感染导致死亡。适当的治疗可使大部分患儿改善临床症状并促进肾脏发育。长期慢性低钾血症、代谢性碱中毒、肾钙质沉着所致的小管间质性肾病可能导致肾功能逐渐下降,发展至 ESRD,有 ESRD 接受肾移植后生化指标恢复正常的报道。

(三)LiddLe 综合征

1.定义

LiddLe 综合征是一种常染色体显性遗传性疾病,1963 年由 GrantLiddLe 首次报道,表现为高血压、低钾血症、代谢性碱中毒。临床表现类似于原发性醛固酮增多症,但该疾病肾素、醛固酮并不增加,对醛固酮受体拮抗剂如螺内酯、依普利酮治疗无效,醛固-酮非依赖性钠通道阻滞剂如氨苯蝶啶、阿米洛利能有效纠正高血压、低钾血症等,故 LiddLe 综合征又称为假性醛固酮增多症。

2.病因和发病机制

肾小管上皮细胞钠通道对维持远端肾小管对 Na^+ 的限速重吸收、体液平衡和血压的长期调控方面具有关键作用。现已明确 LiddLe 综合征病变基础为肾脏集合管上皮细胞的上皮钠通道的 β 亚基或 γ 亚基的胞质侧羧基端区域低频率的点突变或缺失突变导致肾远曲小管钠离子重吸收的增加。ENaC 由 3 个同源亚基 α-ENaC、β-ENaC、γ-ENaC 组成多聚体,每个亚基位于胞质侧的羧基端都有 1 个高度保守的富含脯氨酸的 PY 模体(PPxY)。在正常上皮细胞中,ENaC 通过 PY 模体与 Nedd4 的 WW 结构域结合。Nedd4 是一种泛素连接酶 E3,可使需要被降解的蛋白连接上泛素链并将其传递给蛋白酶体降解。ENaC 与 Nedd4 结合后,α-ENaC 和 γ-ENaC 的氨基端被泛素化,继而 ENaC 胞吞内化,最终被蛋白酶体和溶酶体降解。若 ENaC 的 β-或 γ-亚基羧基端的 PY 模体突变或缺失,则 ENaC 无法与 Nedd4 结合,使之不能正常泛素化和降解,因而 ENaC 半寿期延长、活性增加,对 Na^+ 的通透性明显增加,Na^+ 重吸收增加,血容量增加导致血压升高。由于 Na^+ 重吸收增加,上皮细胞管侧膜 Na^+-K^+ 交换增加,K^+ 从尿中过度分泌排泄,导致低钾血症,大量细胞内 K^+ 不断移出细胞外,H^+ 和 Na^+ 通过离子泵进入细胞内,引起细胞外液的代谢性碱中毒。同时,高血容量抑制肾小球旁器合成和释放肾素,使肾素、血管紧张素生成减少。低血钾和高血容量均可抑制肾上腺皮质球状带分泌醛固酮,从而引起低肾素,低醛固酮血症。

3.临床表现与实验室检查

LiddLe 综合征是发生在青年的罕见疾病,常有早发高血压家族史,无明显诱因出现持续的四肢乏力,间断加重,夜尿增多,多饮,同时偶伴有头晕、食欲不振、心悸、胸闷及憋气等,查体可以发现明显的高血压。

实验室检查发现明显低钾血症、代谢性碱中毒,但是血浆肾素、醛固酮水平降低,尿 17-羟类固醇,17-酮类固醇及 ACTH 试验均正常。

4.诊断与鉴别诊断

根据青少年起病,早发高血压家族史,低钾性代谢性碱中毒,低肾素性高血压,低醛固酮血症,螺内酯治疗无效,氨苯蝶啶、阿米洛利诊断性降压治疗效果明显,临床诊断不难,最终通过基因检测证实患者存在 ENaC 相关基因突变方能确诊。临床工作中需注意的是,研究表明各种新生突变位点可引起散发性 LiddLe 综合征;有学者分析了中国两个家系 8 例 LiddLe 综合征患者,发病年龄(22.0±8.0)岁,但 Tapolyai 等学者报道的诊断年龄可达(67.1+13.4)岁;不同 LiddLe 综合征的突变个体,其临床表现也不尽相同。

该疾病应与表现为低钾血症、高血压的疾病相鉴别。如原发性醛固酮增多症、表征性盐皮质激素增多症、糖皮质激素可抑制的醛固酮增多症、肾上腺 17a-羟化酶缺乏,肾上腺 11-β 羟化酶缺乏等,一般通过实验室检查可以确诊。

5.治疗

LiddLe 综合征目前尚无根治方法,治疗以限制钠盐、补钾及利尿剂治疗为主。

在限盐饮食的基础上使用阿米洛利或氨苯蝶啶,国内外的研究已充分肯定了其降压效果。它们能通过在 ENaC 水平上与 Na^+ 竞争,从而抑制 Na^+ 的重吸收,从而减少 K^+ 的排出,螺内酯对于改善血管内皮功能也可能有一定效果,不同个体对阿米洛利或氨苯蝶啶的反应性不同,因此对其中一种无效可尝试换用另一种。但在临床工作中也需要注意以下问题:对于限盐不严格导致降压疗效欠佳的患者,以及部分单用阿米洛利或氨苯蝶啶不能很好地控制血压的老年人,为了减少心血管事件的发生,应早期在 ENaC 抑制剂的基础上联合应用钙拮抗剂、血管紧张素转换酶抑制剂等药物降压治疗;因这两种药物均为保钾利尿剂,尤其是肾功能异常患者,需定期检测血钾;应及时处理因长期服药而出现阿米洛利结晶甚至肾结石等不良反应的情况;当出现严重的钠潴留,部分患者可联合使用噻嗪类利尿剂或呋塞米,这时应增加阿米洛利或氨苯蝶啶剂量,低钠饮食,防止钾经肾脏进一步丢失;醛固酮受体拮抗剂螺内酯无效。

6.预后

改善 LiddLe 综合征患者预后的关键是早发现,早诊断。由于 LiddLe 综合征是引起的高血压罕见原因,临床可能会误诊、漏诊,从而导致血压难以控制,出现高血压靶器官损害。

(四)表征性盐皮质激素增多

1.定义

表征性盐皮质激素增多症(AME)为一种常染色体隐性遗传病,AME 主要由 11-β 羟类固醇脱氢酶被抑制而引起。临床表现类似于 LiddLe 综合征。

2.发病机制

正常情况下,醛固酮通过调节远曲小管和集合管实现对水、电解质平衡进行调节。醛固酮与醛固酮受体结合能增加基底膜上的 Na^+-K^+-ATP 酶及 ENaC 的表达,从而增加远端小管 Na^+ 的重吸收及 K^+ 的排泄。糖皮质激素也能与醛固酮受体结合表现出类醛固酮样作用。但是正常情况下糖皮质激素能够被 11-β 羟类固醇脱氢酶代谢为肾上腺皮质酮而失去此种作用。

AME 患者的编码 11-β 羟类固醇脱氢酶的 HSD1182 基因突变已经被检测到。由于基因突变导致 11-β 羟类固醇脱氢酶功能异常,使得糖皮质激素的清除代谢障碍,累积的糖皮质激素与非特异性的醛固酮受体结合,从而使 Na^+ 的重吸收增加,血容量增加,K^+、H^+ 排泄增加,高血容量抑制肾小球旁器合成和释放肾素,使肾素、血管紧张素生成减少。低血钾和高血容量又可以抑制肾上腺皮质球状带分泌醛固酮。11-β 羟类固醇脱氢酶同样在胎盘表达,其活性下降可能与低体重儿相关。

3.临床表现及诊断

AME 多发病于儿童期,以高血压、低血钾、代谢性碱中毒和血浆低肾素、低醛固酮活性、尿中糖皮质激素代谢产物增多为特征。患儿出生时可能有低体重儿史,之后未能顺利长大。临床表现及实验室检查可以提示诊断,尿中皮质醇代谢物/皮质酮代谢物比值明显升高有助于诊断。

4.治疗

与 LiddLe 综合征一样,AME 的治疗以限制钠盐、补钾及利尿剂治疗为主。虽然醛固酮受体拮抗剂螺内酯对 LiddLe 综合征治疗无效,但确是 AME 长期治疗的首选药物,补钾基础上联合使用氨苯蝶啶或阿米洛利亦有效;氢化可的松或 ACTH 治疗可使病情加重。

有报道称肾移植后,糖皮质代谢、生化指标及高血压可恢复正常。

(五)糖皮质激素可抑制的醛固酮增多症

1.定义

糖皮质激素可抑制的醛固酮增多症(CRA)由 Sutherland 于 1966 年首先报道,分布于多个国家,在具有爱尔兰血统的白种人中似更常见,我国亦有此病的个例及家系报道。GRA 是一种常染色体显性遗传疾病,患者有原发性醛固酮增多症的典型表现:高血压、低钾血症及肾素活性受抑,与原发性醛固酮不同的是,GRA 患者分泌的醛固酮可以被糖皮质激素所抑制。

2.发病机制

GRA 患者的肾上腺束状带分泌对醛固酮敏感的促肾上腺皮质激素,正常人醛固酮是由球状带分泌,束状带仅仅分泌糖皮质激素。醛固酮的合成需要 11-β 羟化酶,糖皮质激素需要其醛固酮合成酶参与,CRA 患者 8 号染色体复制时出现异常,编码 11-β 羟化酶的 CYP11B1 基因和同源染色体上编码醛固酮合成酶的 CYP11B2 基因发生非对等交换,CYP11B1 基因中 ACTH 反应调节元件与 CYP11B2 基因编码区的上游启动子结合,导致醛固酮合成酶在束状带的异位表达,并受 ACTH 调节,醛固酮对 ACTH 的刺激反应强于对肾素-血管紧张素 Ⅱ 的反应。因此糖皮质激素能抑制醛固酮的过量分泌,且长期治疗能维持抑制效应。

3.临床表现及诊断

GRA 患者常常被误诊为原发性高血压,GRA 患者往往高血压发病年龄轻,呈家族聚集性,较早即发生脑出血(<40 岁)。低钾血症常常并不明显,血清钾也可能正常。与其他基因异常导致的高血压病一样(如 LiddLe 综合征、AME 及 Gordon 综合征),血浆肾素活性低。尽管平均醛固酮水平是高的,但是对筛选试验反应性低,醛固酮/肾素比值常常大于 300,但在原发性高血压、AME 及 LiddLe 综合征并不增加。

在正常人,醛固酮合成酶存在球状带,先是通过 C-18 的羟化,后经 C-18 位的氧化,将皮质酮转化为醛固酮,而皮质醇则是通过仅仅存在于束状带的 17-羟化酶的羟化作用而合成的。在 GRA 患者中,皮质醇可以在醛固酮合成酶的作用下继续在 C-18 位氧化,从而产生两种结构夹杂的化合物 18-hydroxycortisol(18-OHF)和 18-oxocortisol(18-OXOF),GRA 患者两者血清浓度明显升高,通过特殊方法亦可以在尿液中被检测到。

混合基因 CYP11B1/CYP11B2 筛查能够确诊该疾病。

地塞米松能够抑制血醛固酮水平,当每 6 小时给 0.5mg 地塞米松,连续 2 天后,醛固酮可降至检测水平以下(<4ng/dL)。

(六)假性醛固酮减少症Ⅱ型

假性醛固酮减少症Ⅱ型(PHAⅡ)又称为 Gordon 综合征、家族性高钾血症并高血压,由 Paver WKA 和 Pauline Gj 两人于 1964 年首先描述,1970 年命名为 Gordon 综合征。临床表现与 Gietlman 综合征相反,其特征为高血压、高钾血症及轻度的高氯性代谢性酸中毒,是一种极为罕见的常染色体显性遗传性疾病,但也偶见散发病例。

1.发病机制

目前已知 PHAⅡ是由于基因突变,导致丝氨酸/苏氨酸蛋白激酶中无赖氨酸激酶 WNK1 或 WNK4 酶活性改变,进而引起肾小球上皮多种转运蛋白功能紊乱,临床上以高血钾和高血压为主要表现的一种综合征。WNK1 和 WNK4 有 16% 的同源性,前者表达于远曲小管

(DCT)、皮质集合管(CCD)和髓质集合管上皮的胞质内,后者则表达于 CCD 的胞质及细胞连接,在 DCT 只表达在紧密连接。WNK4 作为噻嗪类利尿剂敏感型 NCCT 的负调节因子,能够减少小管上皮细胞 NCCT 的表达,同时 WNK4 也能下调钾通道(ROMK)和上皮氯通道的表达。由于 WNK4 基因的突变,使 WNK4 丧失了抑制及下调 NCCT、ROMK 的功能,NCCT、ROMK 过度活跃,导致 Na^+、Cl^- 的重吸收增加,泌 K^+ 减少,进而出现高血钾、高血氯、水钠潴留、血容量扩张。WNK1 并不直接影响 NCCT 的活性,但能够通过调节 WNK4 抑制 NCCT 的强度,表现为显著的抑制作用,即对 NCCT 本身有间接的活化作用。噻嗪类利尿剂有明确的抑制远端肾单位重吸收钠的作用,Gordon 综合征的这些异常可被噻嗪类利尿剂所纠正。

2.临床表现和诊断

Cordon 综合征发病于青少年或成年,但有的患者出生即伴有高钾血症。由于 Gordon 综合征患者肾小管对 Na^+、Cl^- 的重吸收增加,泌 K^+ 减少,患者存在不同程度的慢性高钾血症、高氯血症、容量依赖性高血压,高血钾、高血氯又能引起代谢性酸中毒,与此同时肾小球滤过率则正常。患者高血容量依赖性高血压,血浆肾素活性受抑,醛固酮水平正常或轻度升高,可能与高血钾促进醛固酮分泌增加有关。目前报道的 Gordon 综合征家系提示,尿钙可以正常,也可以出现高尿钙,对这些不同的临床表现目前未能明确解释。由于长期的酸中毒影响生长发育,患者往往身材矮小。

Gordon 综合征的临床表现有一定的特殊性,诊断时必须具有高血钾,再结合高血氯、代谢性酸中毒、高血压同时肾功能正常,临床上基本能够明确诊断。本病的病因是遗传基因异常,家系分析符合常染色体显性遗传模式,外显性较高,对疑似患者必须进行家系调查,分析临床资料,明确其遗传方式,探查基因缺陷,在分子水平上明确诊断。

3.治疗

由于存在遗传缺陷,Gordon 综合征患者需要终生治疗,噻嗪类利尿剂能够特异性抑制 NCCT,因此其是治疗 Gordon 综合征的主要药物。有研究指出,噻嗪类利尿剂(如氢氯噻嗪 $25\sim100$mg,1 次/天),经过约 1 周的作用时间,高血压及电解质紊乱能够被很好地纠正。

4.预后

Gordon 综合征若早期得到诊断和合理治疗,预后良好。

四、肾性失镁

(一)定义

肾性失镁是指在正常摄入的前提下,由于肾脏重吸收 Mg^{2+} 功能障碍而发生的低镁状态,血清 $Mg^{2+}<0.66$mmol/L(1.6mg/dL)。镁是人体细胞内液中主要阳离子,仅次于钾离子。正常成人体内总镁量约 25g,正常血清中的 Mg^{2+} 浓度为 $0.74\sim0.95$mmol/L,细胞外液中的镁含量仅只有人体内镁总量的 1% 左右,但体内起重要生理作用的主要是游离的镁离子。镁参与了体内多数的代谢过程,如 DNA 和蛋白质的合成代谢、线粒体功能的调节、炎症及免疫反应、过敏、增生及应激过程、调节神经元活性、心脏的兴奋性、神经肌肉的传导、血管舒缩及血压的控制等。

（二）病因与发病机制

肾性失镁大多为继发性，如继发于慢性肾脏疾病、肾小管间质疾病和药物肾损害等、、原发性较为罕见。

肾小管近端小管对 Mg^{2+} 的通透性很低，镁离子重吸收的主要区段是在髓袢升支粗段，镁离子重吸收是通过细胞旁路进行的被动转运。其转运需两个必要条件，一是跨管腔膜的电势差。在髓袢升支粗段的腔侧膜上存在 Na^+-K^+-$2Cl^-$ 共转运体，将钠、钾、氯离子以 $1:1:2$ 的比例从管腔中主动转运到细胞内，转运至细胞内的钾离子随即通过腔侧膜上的钾通道返回管腔，钠离子被基侧膜上的 Na^+-K^+-A, IPase 泵人管周间隙，氯离子则经基侧膜上的 Cl^- 通道进入管周间隙。由此产生的跨上皮的电势差（管腔内为正）成为 Mg^{2+} 经细胞旁路重吸收的驱动力。Na^+-K^+-$2Cl^-$ 同向转运速率改变决定管腔-管周电势差的变化，从而影响镁离子的重吸收。袢利尿剂如呋塞米通过抑制 Na^+-K^+-$2Cl^-$ 共转运子妨碍了跨上皮电势差的形成，从而减少了 Mg^{2+} 的重吸收。因此在使用呋塞米有时会导致尿镁的大量排出。

其次是紧密连接蛋白-16 和紧密连接蛋白-19 的表达促进细胞旁路镁离子的转运。紧密连接蛋白-16 基因突变可诱发表现为以低镁血症，高镁尿症，高钙尿症和肾钙质沉着为特征的疾病。另外，TRPM6 基因的突变可以引起严重的低镁血症，其机制可能为减弱肠道对镁离子的吸收及增加肾脏镁离子的丢失。

综上所述，Na^+-K^+-$2Cl^-$ 转运体、腔侧膜上的 K^+ 通道、基底侧的 Cl^- 通道的转运障碍、紧密连接蛋白-16 和紧密连接蛋白-19 的表达障碍及 TRPM6 基因的突变均可以引起镁离子的吸收障碍。

肾脏对 Mg^{2+} 平衡的调节是通过重吸收的改变来实现的。正常进食吸收的情况下从肾小球滤过的 Mg^{2+} 绝大部分被肾小管重吸收，由近曲小管、髓袢升支粗段及远曲小管 3 部分进行重吸收，其中近端小管重吸收镁量约占肾小球滤过镁的 25%，髓袢升支粗段约重吸收 65%，远曲小管约重吸收 5%，从终尿中排除的 Mg^{2+} 仅 5% 左右。

镁离子的重吸收过程受到精确的调控，从而保证血清 Mg^{2+} 水平的稳定，在 Mg^{2+} 过负荷的情况下，增加的镁负荷不能被肾小管重吸收而完全从终尿中排除。在严重缺镁的情况下，肾脏重吸收显著增强，甚至可以使镁排泄分数（FEMg）小于 1%，净排出量小于 $24mg/d$ 以维持镁离子平衡。

（三）临床表现

一般无症状，由实验室检查发现。但在严重情况下 $Mg^{2+} < 0.49mmol/L（1.2mg/dL）$ 出现明显临床症状，包括全身无力，神经肌肉节点的高反应性及反射亢进，手足痉挛，惊厥，震颤及少见的手足搐搦。心电图的表现包括 QT 间期延长和 ST 段压低。现将临床表现分述如下：

1. 神经肌肉症状

缺镁时各种感觉异常、肌痉挛、震颤、手足抽搐、婴幼儿惊厥、佛氏征、陶氏征阳性、肌电图示快速、高峰电位。其他少见症状包括眩晕、眼球震颤、共济失调、扑翼样震颤、舞蹈样运动或昏迷，长期严重缺镁时，甚至出现精神症状，如幻觉、谵妄以至精神分裂等一系列改变。

2. 心血管并发症

低镁血症可抑制心肌细胞膜上的 Na^+-K^+-ATPase 活性、增加钾通道的开放，从而减低细胞内钾离子的浓度,导致心肌细胞膜去极化,动作电位阈值降低,同时导致钾离子外流减慢,影响复极过程。因此低镁血症常并发多种心律失常,如房性心动过速、房颤、室性期前收缩、室性心动过速及室颤。心电图特征表现为 T 波低平、U 波明显及 QRS 波群增宽,这些改变也可能与合并的低钾血症有关。大量研究表明,镁缺乏与高血压之间具有相关性,高血压流行病学研究表明饮食补充镁与血压水平呈负相关。

3.代谢异常

代谢异常常见为并发低钾血症和低钙血症,据报道.40％的低镁血症患者合并低钾,而12％的患者血钙水平在 2.0mmol/L(8mg/dL)以下。由于镁离子是 ATP 酶的重要辅因子,其缺乏导致 Na^+-K^+-ATPase 活性下降,从而导致细胞内失钾,因此在低镁血症存在的同时低钾状态很难纠正,补钾同时需补镁。低血镁性低血钙单用钙疗法无效,但单用镁有效;缺镁还导致磷酸尿和细胞内磷酸含量降低。

4.消化道症状

可出现多种消化道症状,如厌食、恶心、吞咽困难(食管痉挛)、肠道动力降低。另外,镁可抑制尿液晶体核形成,缺镁可促发泌尿系结石,偶可致红细胞寿命缩短及贫血。

5.血小板聚集力增高

糖尿病患者可能有血小板聚集力的增高。

6.其他

家族性肾性失镁若发病于新生儿期,血浆钙、镁水平极低,特征表现为镁排泄分数＜5％的情况下的顽固低镁血症,对钙治疗无反应,镁治疗有效。此病男性多见,HannaShalev 等报道男女比例为 13：2。在出生 6 个月内表现为低镁、低钙的神经症状,包括反复的惊厥、谵妄、肌肉痉挛和癫痫发作。婴儿期常表现为多尿、尿钙水平高,早期即出现尿路结石和肾钙化,血浆镁离子浓度低,同时常有多器官系统的累及,特征性的表现为眼部疾病,包括近视、眼球震颤、脉络膜视网膜炎。此外,神经性耳聋、软骨钙化、佝偻病、高血压和通风性关节炎也有报道。

(四)诊断

一般在低镁血症存在的情况下,肾脏重吸收增加,终尿排泄的镁离子均小于 12mg/24h;如果在低镁血症的同时 24 小时尿镁超过 24mg,即可诊断为肾性失镁。

(五)治疗

镁缺乏可给予镁盐治疗。常用的口服镁盐包括氧化镁,氢氧化镁,硫酸镁,乳酸镁,氯化镁,碳酸镁,吡酮酸镁等。口服镁盐可能导致胃肠道的不适,特别是引起腹泻。

镁的补充可采用口服、静脉和肌肉或持续鼻饲补镁,目前还没循证医学证据给出最适剂量。对于无症状轻度低镁患者,可高镁饮食(镁在绿叶蔬菜、豆类、坚果、动物蛋白及未加工的谷物中含量较高);对于临床表现明显者的中重度失镁患者,已有研究证实,口服补镁的剂量在18～87mg/(kg·d)[0.7～3.5mmol/(kg·d)]即可保持患者无症状和血钙水平正常,但血镁水平仍低于正常。口服常用硫酸镁($MgSO_4$·$7H_2O$),1g 所含镁元素为 0.1g,其他口服镁盐如醋酸镁、氯化镁、乳酸镁等亦可以选择。静脉补充适用于严重缺镁的病例,但需缓慢补充,且在此过程中应检测血镁及膝反射,防止镁中毒的发生。由先天性的肾脏对钙镁代谢异常所致的严重反复低镁并经各种治疗无效时可做肾移植。在肾移植之前可行补镁治疗,螺内酯和阿米洛利也能作为减少尿镁排除的权宜治疗。

五、原发性高尿酸血症

(一)定义

原发性高尿酸血症是指一种不伴有其他获得性疾病的先天性尿酸代谢障碍所致的血清尿酸水平增高或尿酸盐沉积和以痛风综合征为主要临床表现的疾病。

(二)病因

以往与慢性高尿酸血症相关的慢性间质性肾炎被称作痛风性肾病,它表现为肾髓质晶体沉积,伴有周边炎症反应和纤维化。后来这个理念受到了质疑,与痛风相关的肾脏病被认为是继发于共存的高血压,血管疾病或是年龄相关的肾损伤。另外,除伴有尿酸晶体沉积的特异性慢性尿酸性肾病之外,最近的流行病学研究证实血清尿酸升高是 CKD 始发的危险因素。这些风险的增加在校正了 eGFR、蛋白尿、年龄及代谢综合征各项组成之后依然意义重大。这些研究表明,慢性高尿酸血症可能同时是 CKD 形成和促使已有 CKD 进展的真正的危险因素。

(三)发病机制

慢性痛风和严重的高尿酸血症可能与尿酸晶体在肾髓质的沉积有关。然而,除尿酸晶体沉积之外,试验研究表明高尿酸血症还通过激活肾素-血管紧张素系统(RAS)及诱导氧化应激而导致慢性肾损伤,从而使得肾小球性高血压及肾自身调节功能受损。尽管在细胞外环境中尿酸可作为一种抗氧化物质,但是在细胞内尿酸起着促氧化作用,并可导致内皮和线粒体功能障碍。

(四)临床表现

慢性尿酸性肾病的患者临床表现有高血压、轻度肾功能损害、轻微蛋白尿、不显著的尿沉渣改变及少数小管功能障碍(通常表现为等渗尿的尿浓缩功能受损)。当血尿酸的升高与肾功能损害程度不成比例的增加时尤其需要考虑尿酸性肾病的可能。

(五)病理学

在有多年痛风史的患者中,肾功能障碍的发生率为 30%～50%,有组织学改变者超过90%。最一致性的组织学改变为小动脉硬化,局灶或全部肾小球硬化及慢性小管间质性疾病。在小管和间质中,尤其是在外髓质部分,偶尔也可发现有尿酸晶体,极少数的情况下在解剖时可发现肉眼可见的肾痛风石。试验性研究怀疑尿酸晶体本身是否是慢性尿酸性肾病的病因。

(六)诊断与鉴别诊断

高尿酸血症的标准:正常嘌呤饮食状态下,非同日两次空腹血尿酸水平男 $>416.5\mu mol/L$ 或女 $>357\mu mol/L$。

慢性尿酸性肾病最主要的鉴别诊断就是慢性锂肾病。家族性青少年高尿酸血症性肾病是一种罕见的常染色体显性疾病,它表现为慢性尿酸性肾病但在青少年期或者儿童早期发病。

(七)治疗及预后

对患有痛风或高尿酸血症的患者而言,降低其尿酸浓度能否改善其肾疾病仍有争议。一项前瞻性随机试验证实别嘌醇治疗与慢性肾脏病 eGFR 的保护有关,尽管在研究终点,也就是终末期肾病(ESRD),并没有发现降低尿酸的治疗有明确的效果。CKD 稳定期的患者终止别嘌醇的治疗后会导致高血压的加重及肾功能不全恶化,尤其是在那些未使用 ACEI 类药物的患者中。降低无症状高尿酸血症患者的尿酸也可增加其 eCFR。也有报道降低尿酸浓度可降低 CKD 患者心血管疾病的风险。然而迄今为止,所有的研究仅涉及小部分患者,我们需要更为明确的研究,这类研究是否应该在高尿酸血症形成之前进行常规推荐的降尿酸治疗。

值得注意的一点就是黄嘌呤在肾衰竭患者中的累积,黄嘌呤氧化酶抑制剂别嘌醇会使这种累积加剧并且沉积在肾脏中,导致急性肾损伤。为尽量减少这类合并症,推荐别嘌醇的初始使用剂量为 50~100mg/d,如果能耐受则在几周后增加剂量至 200~300mg/d。使用别嘌醇的另一副作用是超敏反应(Stevens-Johnson 样综合征),它在肾功能受损患者中更为常见。新型黄嘌呤氧化酶抑制剂非布司他在肾衰竭患者中不需要调整剂量,并且出现较少的超敏反应或肾毒性,但是仍需要更多的研究来证实其能作为一线治疗的推荐药物。

六、Fanconi 综合征

(一)定义

在 20 世纪 30 年代,deToniDebre 及范科尼各独立描述了几个患有肾性佝偻病、糖尿及低磷血症的儿童病例。范科尼综合征现指一种导致氨基酸、葡萄糖、磷酸盐、碳酸氢盐、尿酸及病变肾单位节段负责吸收的其他溶质从尿中排泄过多的复合近端肾小管功能障碍。这些溶质的丢失会导致酸中毒、脱水、电解质失衡、佝偻病、骨软化症及生长不良等多种临床问题。

(二)病因

导致范科尼综合征的原因通常很难完全确定,很可能因人而异。可能的机制包括近端小管大部分或全部载体的广泛异常,如钠离子结合载体或载体插入刷状缘的缺陷,"漏"的刷状缘膜或紧密连接的缺陷,抑制或异常的 Na^+-K^+-ATP 酶,或线粒体能量生成受损。一些疾病与能量产生异常有关,包括遗传性果糖不耐受症、半乳糖血症、线粒体细胞病和重金属中毒,以及一些范科尼综合征的实验模型。亚细胞器如胱氨酸病中的溶酶体或 Dent 病中巨蛋白-cubilin 胞吞途径的功能异常,也是范科尼综合征的病因。

在成人中,永久性范科尼综合征最常见的原因是内源性或外源性毒素,如重金属、某种药物和异常蛋白血症。在儿童中,永久性范科尼综合征最常见的原因是遗传性疾病,如胱氨酸病。具体病因如下:

1.Fanconi 综合征的遗传性病因

(1)胱氨酸病:胱氨酸病或胱氨酸贮积症是一种以胱氨酸在细胞内尤其是溶酶体内贮存过多为特征的疾病。根据临床病程、发病年龄及细胞内胱氨酸含量可将胱氨酸病分为 3 种类型。良性或成人型胱氨酸病仅在角膜和骨髓形成胱氨酸结晶,细胞内胱氨酸水平轻度升高,无肾病。婴儿或肾病型胱氨酸病是胱氨酸病最常见的类型,细胞内胱氨酸水平最高,肾病也最早出现。中间型或青少年型的细胞内胱氨酸水平介于婴儿型与成人型之间,肾病出现较晚。

肾病型胱氨酸病是一种常染色体隐性遗传病,致病基因位于 17 号染色体短臂,新生儿发病率约为1/200000。胱氨酸肾病基因（CTNS）基因编码胱氨酸病蛋白，这是一种溶酶体膜蛋白，介导胱氨酸由溶酶体向外转运。良性和中间型胱氨酸病也与CTNS基因突变有关，但是仍有一定量的功能性转运蛋白，以至于细胞内胱氨酸水平相对较低，中间型的肾病出现较晚，而良性胱氨酸病则不出现肾病。

肾病型胱氨酸病最先出现的症状和体征即Fanconi综合征的症状和体征，常于半岁到一岁之间出现。先证者的直系家属早期可能出现肾小管功能的微小异常，但是从出生到症状出现往往有一定间隔。患儿一岁之后常出现佝偻病，同时伴生长迟缓。生长迟缓发生在CFR下降之前，且纠正电解质和矿物质缺乏并不能改善。儿童晚期一定会发生GFR下降和终末期肾病（ESRD）。

肾钙质沉着较为常见，少数患者出现肾结石。畏光是3岁时常出现的另外一种症状，呈进行性发展。年长的胱氨酸病患者可能出现视力损害，甚至失明。胱氨酸病儿童常肤色较白，金发，也有部分患儿为黑发。胱氨酸病最常见于白种人，其他人种也有发病，但发病率较低。

胱氨酸病的诊断依赖于细胞内（通常为白细胞或皮肤成纤维细胞）胱氨酸水平的升高。肾病型和中间型胱氨酸病患者的细胞内胱氨酸水平超过2nmol半胱氨酸/mg蛋白质（正常值<0.2nmol半胱氨酸/mg蛋白质）。胱氨酸病杂合子的水平介于0.2～1nmol半胱氨酸/mg蛋白质之间。利用羊水细胞或绒毛可进行产前诊断。

胱氨酸病常见的晚期并发症包括甲状腺功能减退、肝脾大、视力下降、吞咽困难、肺功能不全及角膜溃疡。少数情况下，一些年长的患者可能出现胰岛素依赖性糖尿病、肌病和进行性神经功能障碍。影像学检查可以发现一些患者出现大脑皮质减少。年长的患者可能发生血管钙化，尤其是冠状动脉，从而导致心肌缺血。

胱氨酸病患者肾脏的形态学特征随疾病阶段而有所不同。疾病早期，胱氨酸结晶出现在肾小管上皮细胞和间质细胞，极少数情况下也可出现在肾小球上皮细胞。近端小管始段鹅颈样畸形或狭窄是胱氨酸病的早期病变，但并不具有特异性。随后出现明显的肾小管萎缩，间质纤维化，大量结晶沉积，肾小球脏层上皮巨细胞形成，节段性硬化，最终发生肾小球荒废。电子显微镜（EM）下可见小管上皮细胞内结晶包涵体，与胱氨酸结晶一致。此外，还可观察到胱氨酸病肾脏特有的"暗细胞"。

婴儿胱氨酸病的非特异性治疗包括维生素D治疗及补充尿电解质丢失，应在适当的时候处理进行性肾衰竭。巯乙胺已被证实可降低组织胱氨酸水平，减慢CFR下降，血肌酐正常的儿童在2岁以前治疗效果最佳。目前巯乙胺也可用于临床治疗，该治疗最常出现的问题包括恶心、呕吐和恶臭。一旦作出诊断，应尽快以小剂量巯乙胺开始治疗，然后在4～6周内增加至60～90mg/（kg·d），每日4次，每6小时1次。缓慢增加剂量可降低中性粒细胞减少、皮疹和关节炎的风险。每3～4个月应检查白细胞胱氨酸水平，以监测治疗的有效性和依从性，目标是使胱氨酸水平达到并维持在2.0nmol半胱氨酸/mg蛋白质以下，最好在1.0nmol半胱氨酸/mg蛋白质以下。应尽快研发长效性巯乙胺制剂，可使服药次数降低到每日2次。外用50mmol/L巯乙胺溶液滴眼可有效消除角膜胱氨酸结晶，但每日需给药6～12次方可有效。

与其他儿童相比，这些儿童中ESRD的治疗并不会造成更为严重的问题。成功肾移植可以逆转肾衰竭和Fanconi综合征，但似乎并不能改善胱氨酸病的肾外表现。移植后仍应继续巯乙胺治疗。胱氨酸不会在移植肾中聚积,而仅聚积在浸润的免疫细胞中。

(2)半乳糖血症:半乳糖血症是与半乳糖代谢相关的常染色体隐性遗传病,最常见的类型为半乳糖 1-磷酸尿苷酰转移酶活性缺乏,新生儿发病率为 1/62000。该酶的缺乏可导致细胞内半乳糖 1-磷酸堆积,进而损害肝脏、近端小管、卵巢、脑和晶状体。半乳糖血症的另外一个较不常见的病因为半乳糖激酶缺乏,该酶可催化半乳糖形成半乳糖 1-磷酸。白内障是该类型半乳糖血症的唯一表现。

半乳糖血症症状的发生机制尚不明确,摄入半乳糖后发生的半乳糖 1-磷酸堆积可抑制糖代谢的多种途径,且其水平与临床症状有一定相关性。也有假说提出该病存在蛋白质半乳糖基化缺陷。作为一种发病机制,醛糖还原酶催化半乳糖形成半乳糖醇或许可以解释白内障的形成。

患儿摄入含乳糖的牛奶(饮食中半乳糖最常见的来源)后会迅速发生呕吐、腹泻和生长迟缓。高未结合胆红素血症所导致的黄疸是常见症状,伴严重溶血。连续摄入半乳糖可导致肝大和肝硬化。新生儿出生几天后即出现白内障,早期仅通过裂隙灯才可发现。患儿数个月内可出现精神发育迟滞。暴发性大肠杆菌败血症可见于一些婴儿,原因可能是白细胞杀菌活性受抑制。

除了这些临床表现,摄入半乳糖可在数日内导致高氨基酸尿和白蛋白尿。尿糖的增多主要是半乳糖,而非葡萄糖。肾小管处理葡萄糖的能力可能并无损害,或者仅有少量损害。如果尿液中出现还原性物质,但葡萄糖氧化酶试验阴性,则应怀疑半乳糖血症。红细胞、成纤维细胞、白细胞或肝细胞中转移酶活性缺乏可确诊。大部分半乳糖血症患儿可通过新生儿代谢筛查得以发现。

半乳糖血症的治疗需提供不含半乳糖的饮食。急性症状和体征可在数日内缓解。白内障也可在一定程度上缓解。即使早期去除饮食中的半乳糖,半乳糖血症也仍常导致发育迟缓、发音障碍、卵巢功能障碍及生长迟缓。但即使治疗较晚,也很少出现严重智力障碍。

(3)磷遗传性果糖不耐受:遗传性果糖不耐受是另一种与 Fanconi 综合征相关的糖代谢疾病。果糖不耐受为常染色体隐性遗传,新生儿发病率为 1/20000。该病由果糖 1-磷酸醛缩酶 B 缺乏引起,这种酶可以将果糖 1-磷酸分解为 D-甘油醛和磷酸二羟丙酮。醛缩酶 B 活性缺乏可导致果糖 1-磷酸在组织中堆积及三磷酸腺苷(ATP)水平下降。

遗传性果糖不耐受的症状出现在患儿断奶时,此时患儿开始进食含果糖或蔗糖的水果、蔬菜和加糖谷类。患儿摄入果糖、蔗糖或山梨醇后很快出现恶心、呕吐和低血糖症状。这些症状可能发展为惊厥、昏迷甚至死亡,这取决于患儿的摄入量。暴露于果糖后,患儿可能发生严重脱水、休克、急性肝损伤、出血和急性肾损伤(AKI)。摄入果糖后发生的生化改变包括葡萄糖、磷酸盐和碳酸氢盐下降,以及尿酸和乳酸升高。慢性果糖暴露可导致生长迟缓、肝大和脂肪肝、黄疸、肝硬化及肾钙质沉着。遗传性果糖不耐受患儿应避免吃甜食。

摄入果糖后出现症状应怀疑该病,检测肝活检标本中的果糖 1-磷酸醛缩酶活性可确诊,白细胞基因检测越来越多地被应用。

治疗遗传性果糖不耐受应严格避免摄入含果糖和蔗糖的食物,因为大部分患者对这类食物反应强烈,所以实施起来并不困难。该病在婴儿时期风险较高,因为婴儿往往还未学会避免果糖的摄入。

(4)糖原贮积病:糖原贮积病和 Fancom 综合征患者大多数患有一种以严重糖尿和肝肾糖原贮积增多为特征的常染色体隐性遗传病,称为 Fanconi-Bickel 综合征,或葡萄糖丢失综合征,因为患者可丢失大量葡萄糖。该病病因为葡萄糖转运蛋白 2(CLUT2)活性缺乏。GLUT2可促进糖由近端小管及肠细胞基底侧运出,及肝细胞和胰腺 B 细胞中糖的进出。一些Ⅰ型糖原贮积病患者有轻度 Fancom 综合征,但并非 Fanconi-Bickel 综合征。该病的治疗重点在于补充溶质丢失、治疗佝偻病(可相当严重)及多餐预防酮症发生。生玉米淀粉已被证实可以减轻低血糖,改善生长状况。

(5)酪氨酸血症:Ⅰ型遗传性酪氨酸血症又称肝肾型酪氨酸血症,是由酪氨酸代谢缺陷累及肝肾和周围神经而引起。

Ⅰ型遗传性酪氨酸血症为常染色体隐性遗传病,病因为延胡索酰乙酰乙酸水解酶(FAH)活性缺乏。FAH 活性下降或缺失可导致马来酰乙酰乙酸(MAA)和延胡索酰乙酰乙酸(FAA)在受累组织中堆积。这些物质可与游离巯基发生反应,降低细胞内谷胱甘肽水平,并发挥烷基化作用。MAA 和 FAA 在血浆和(或)尿液中不能检出,但可转化为琥珀酰乙酰乙酸和琥珀酰丙酮。琥珀酰丙酮结构上与马来酸相似,马来酸在大鼠实验中可诱发 Fanconi 综合征,这可能是酪氨酸血症患者发生 Fanconi 综合征的原因。

肝脏是主要的受累器官,出生后 1 个月内即可出现明显表现。这些婴儿通常病情严重,会在 1 岁内死亡。所有酪氨酸血症患儿最终都将发生大结节性肝硬化,许多患儿会发生肝细胞癌。急性疼痛性周围神经病变及自主神经功能障碍也可发生。所有酪氨酸血症患者均有明显的近端肾小管功能障碍,尤其是婴儿期后发病者。肾肥大非常常见,可能出现肾钙质沉着。随着时间发展,患者还可能出现肾小球硬化症及 GFR 损害。

血浆酪氨酸和甲硫氨酸及其对羟基代谢物水平升高时应怀疑该病。血液或尿液中出现琥珀酰丙酮对Ⅰ型遗传性酪氨酸血症有诊断意义。

低苯丙氨酸和酪氨酸饮食可显著改善肾小管功能障碍。尼替西农可抑制 MAA 和 FAA的形成,显著改善肝肾功能障碍。肝移植用于治疗严重肝衰竭和预防肝细胞癌已取得成功,可迅速纠正 Fancom 综合征。

(6)Wilson病:Wilson病是一种遗传性疾病,以铜代谢障碍累及多器官系统为特征。新生儿总发病率为 1/30000。约 40%患者有肝病,40%患者有锥体外系症状,20%患者有精神或行为异常。

Wilson 病由 P 型铜转运三磷酸腺苷酶(ATP7B)缺陷引起,ATP7B 在肝、肾和胎盘中高表达,其缺陷可导致胆道铜排泄减少及铜蓝蛋白合成障碍。这些异常使得铜在肝细胞内大量堆积,随后其他组织也可发生,如脑、角膜和近端肾小管。

在大多数患者及一些完全型 Fanconi 综合征患者中,铜在肾脏大量贮积可导致肾小管功能障碍。一些患者还可出现血尿。随着疾病进展,肾血浆流量和 GFR 下降,但患者在发生肾衰竭之前便死于肾外原因。Fanconi 综合征通常出现在肝衰竭之前。患者还可出现高钙尿,伴肾结石和肾钙质沉着。除近端小管功能障碍以外,患者还可有远端小管功能异常、浓缩功能下降及远端肾小管性酸中毒(Ⅰ型 RTA)。神经系统异常如构音障碍和步态障碍可能是

Wilson 病年轻患者的主要症状。患者可能出现 Kayser-Fleischer 环，即铜沉积于虹膜周围形成的棕褐色色素环，一般需使用裂隙灯才可观察到。

未治疗 Wilson 病患者的肾组织学检查光镜下可无异常改变，或仅见一些扁平的近端小管细胞刷状缘消失。电镜（EM）可见刷状缘消失，顶端膜管状网破坏，肾小管细胞顶端膜下区域的细胞质中出现电子致密小体，可能为金属蛋白，此外还可见线粒体空泡化，正常嵴结构破坏。红氨酸染色见细胞质内出现铜颗粒。肾组织铜含量显著升高。

儿童或成人出现无法解释的神经系统疾病、慢性活动性肝炎、急性溶血危象、行为或精神异常，或出现 Fanconi 综合征时应怀疑 Wilson 病。Kayser-Fleischer 环对这些患者的诊断来说是一条重要线索。96％的 Wilson 病患者出现血清铜蓝蛋白水平下降。尿铜水平大幅增高对诊断也有一定帮助，尤其是使用 D-青霉胺后尿铜水平显著增加。未治疗患者的肝铜水平增高，也可进行突变分析。

青霉胺 1～1.5g/d 可逆转肾功能不全，也可能逆转肝或神经系统病变，这取决于治疗前的损害程度。然而，患者的恢复相当缓慢。曲恩汀也可以螯合铜，适用于不能耐受青霉胺的患者。四硫钼酸盐可有效清除体内的铜，已被用于一些出现神经系统病变的患者，预防青霉胺治疗下可能发生的急剧恶化。锌盐可诱导肠金属硫蛋白，阻断铜的肠吸收，因而可用于维持治疗。肝移植已成功应用于一些患者，但应在发生肝衰竭时采取该治疗。

（7）Lowe 综合征：Lowe 综合征（眼-脑-肾综合征）以先天性白内障和青光眼、严重智力发育迟缓、肌张力减退、腱反射消失及肾功能异常为特征。Fanconi 综合征常有进行性肾损害，患者一般到二三十岁才发生 ESRD。

Lowe 综合征是一种 X 连锁隐性遗传病，但也可发生于少数女性。缺陷基因为 OCRL1，编码磷脂酰肌醇 4,5-二磷酸-5-磷酸酶，参与细胞物质转运及信号转导。

疾病早期，光镜下肾组织正常，EM 下可见上皮细胞肿胀，肾小球基底膜增厚、断裂。近端小管细胞刷状缘变短，线粒体肿胀，嵴变形、消失。患者只能采取对症治疗。

（8）Dent 病：Dent 病是一种 X 连锁隐性遗传病，以低分子量蛋白尿、高钙尿、肾结石、肾钙质沉着和佝偻病为特征。男性患者常有氨基酸尿、磷酸盐尿和糖尿。肾衰竭较为常见，可能发生在儿童晚期。女性半合子患者仅有蛋白尿和轻度高钙尿。X 连锁隐性遗传性肾结石和 X 连锁隐性遗传性低磷性佝偻病有相似的特征，但大多数有肾 Cl^- 5 氯离子通道缺陷。2 型 Dent 病在临床上是一种类似疾病，患者为男性，Lowe 综合征的缺陷基因在该病中也发生突变，但 2 型 Dent 病患者并没有常见于 Lowe 患者的脑或眼损害。

这些疾病大多数由 CLCN5 基因突变导致 CIC-5 氯离子通道失活而引起。CIC-5 氯离子通道位于近端小管刷状缘下的前内吞小泡上，是一种跨膜蛋白。该通道可通过质子泵对这些小泡的酸化起到一定作用。缺乏这种氯离子通道可通过 megalin-cubilin 受体系统及细胞表面受体再循环干扰肾小管蛋白质的重吸收，这或许可以解释磷酸盐尿、糖尿和氨基酸尿的发生机制。

2 型 Dent 病中的 OCRL1 基因缺陷可干扰正常细胞蛋白质转运。该型的肾病与 1 型 Dent 病相似。尽管患者没有常见于 Lowe 综合征的眼部或脑部损害，但是一些 2 型 Dent 病患者可有轻度智力缺损、肌张力减退以及亚临床白内障。

滤过的甲状旁腺素(PTH)也由 megalin-cubilin 系统重吸收,然后在溶酶体内降解。PTH 重吸收减少导致管腔内 PTH 与 PTH 受体结合增多和磷酸盐转运蛋白内吞增多,进而导致磷酸盐尿增多。

(9)线粒体细胞病:线粒体细胞病是线粒体 DNA 异常导致的一组疾病,可有多种组织出现线粒体功能障碍。

大多数线粒体细胞病可出现神经系统病变,如肌病、肌阵挛、共济失调、痫性发作、眼外肌麻痹、卒中样发作及视神经病变。其他表现包括视网膜色素变性、糖尿病、胰腺外分泌功能不全、铁粒幼细胞性贫血、感音神经性聋、结肠假性梗阻、肝病、心脏传导障碍及心肌病。

Fanconi 综合征是线粒体细胞病最常见的肾脏表现,尽管一些患者有局灶性节段性肾小球硬化(FSGS)和糖皮质激素耐药型肾病综合征。所有出现肾脏异常的患者均有肾外病变,主要是神经系统病变。大多数患者可在出生后 1 个月内出现症状,并很快死亡。

线粒体细胞病的一条线索是血清或脑脊液乳酸水平升高,尤其是乳酸/丙酮酸比值改变,提示线粒体呼吸缺陷。破碎红纤维是线粒体异常的一种表现,如果出现在肌肉活检标本中则是另外一条线索,尤其是 EM 下肌肉组织中出现大量异常线粒体时。

几乎没有针对这些患者的明确治疗。线粒体酶复合体Ⅲ活性低下可用甲萘醌或泛癸利酮治疗。线粒体酶复合体Ⅰ活性缺乏可用核黄素和泛癸利酮治疗。抗坏血酸可用于减少氧自由基损伤。细胞色素 c 氧化酶缺乏的患者可尝试高脂低碳水化合物饮食。

(10)特发性 Fanconi 综合征:一些完全型 Fanconi 综合征患者并无明确病因,这类 Fanconi 综合征传统上称为"成人型"Fanconi 综合征,因为过去认为只有成人患病,但是目前已经明确儿童也可患病,因此称特发性 Fancom 综合征更为合适。初次就诊时,患者并不一定出现 Fanconi 综合征的所有特点,但是随时间发展会逐渐出现。特发性 Fanconi 综合征可以是常染色体显性或隐性遗传,也可以是 X 连锁遗传。但是大多数患者为散发病例,并无遗传证据。患者预后差异较大,一些患者在症状出现 10~30 年后发生慢性肾衰竭。有些患者进行了肾移植,但是 Fanconi 综合征在其中一些患者的移植肾中复发,而这些移植肾并无排斥反应证据,提示特发性 Fanconi 综合征存在肾外病因。在一个家庭中,缺陷基因位于 15 号染色体。

有关这类病例肾脏形态学描述的资料较少。一些报道称未发现异常,另外一些报道称可见肾小管萎缩伴间质纤维化,部分区域肾小管扩张。此外,还可见近端小管显著扩张,上皮肿胀,线粒体明显肿胀,嵴结构紊乱。

2.Fanconi 综合征的后天病因

多种物质可损伤近端肾小管。损伤从不完全型 Fancom 综合征到急性肾小管坏死或 ESRD 不等。肾小管损伤程度取决于毒物类型、摄入量及个体状况。详细了解可能的毒物暴露史及近期用药史对肾小管功能障碍患者有重要意义。

(1)重金属中毒:近端小管功能障碍的一个主要原因是急性重金属中毒,其中主要是铅和镉。发生铅中毒时,肾小管功能障碍主要表现为氨基酸尿、轻度糖尿和磷酸盐尿,但这些表现常被其他器官的累及所掩盖,尤其是中枢神经系统表现。镉中毒所致的 Fancom 综合征有严重骨痛,因此一些由土壤工业污染致病的日本患者又称之为痛痛病。

(2)四环素:即便是治疗量的四环素也能引起可逆性 Fanconi 综合征,但停药后可很快恢复。四环素在高温、潮湿和低 pH 条件下可形成脱水-4-四环素,该化合物可导致肾小管功能障碍。

(3)癌症化疗药物:多种癌症化疗药物与 Fanconi 综合征和肾小管功能障碍有关,尤其是顺铂和异环磷酰胺。卡铂与 GFR 下降和失镁有相关性,但与 Fanconi 综合征无相关性。顺铂和异环磷酰胺的肾毒性均有剂量依赖性,且常不可逆转。除了 Fanconi 综合征的通常表现,顺铂毒性的另一个特点是高镁尿症导致的低镁血症,可以相当严重,持续较长时间,且很难治疗。异环磷酰胺更常与低磷性佝偻病有关。氯乙醛是异环磷酰胺的代谢物,实验中可诱发 Fanconi 综合征。异环磷酰胺和顺铂均可导致不可逆的 GFR 下降。

(4)其他药物和毒物:暴露于多种毒物可引起 Fanconi 综合征,患者常可出现 GFR 下降,这些毒物包括 6-巯基嘌呤、甲苯(吸胶毒)及含马兜铃属植物的中草药。此外,也有报道称丙戊酸、苏拉明、含苯酚杀菌剂(甲酚皂)、庆大霉素及雷尼替丁与 Fancom 综合征具有相关性。抗病毒药物,尤其是抗反转录病毒药物如替诺福韦,是 Fancoru 综合征的一种越来越常见的病因。

(5)异常蛋白血症:多发性骨髓瘤、轻链蛋白尿、干燥综合征和淀粉样变性所致的异常蛋白血症有时与 Fanconi 综合征有关,这可能与尿游离轻链具有相关性,而尿游离轻链具有在肾小管细胞内结晶的物理化学特性。

(6)肾小球疾病:肾病综合征很少与 Fanconi 综合征有关。这些患者多数会有 FSCS,发生 Fanconi 综合征提示预后不良。

(7)急性肾损伤后:任何原因引起的 AKI 恢复期都有可能发生肾小管功能障碍,无论起初是否有明确的肾小管毒性物质。

(8)肾移植后:肾移植后很少发生 Fanconi 综合征。发病机制可能涉及多方面因素,如急性肾小管坏死后遗症、排斥反应、肾毒性药物、肾动脉狭窄导致缺血及残余甲状旁腺功能亢进。

(三)发病机制

Fancom 综合征发病机制尚未完全阐明目前认为不同于单项物质转运异常,即不是由于某种特异性的载体或受体缺陷所致。主要有两方面机制:

(1)肾小管细胞膜有漏隙,不能使溶质充分再吸收反漏的证据是肾性糖尿属 A 型,表明葡萄糖转运再吸收部位较少,磷酸盐、碳酸氢盐在滤过负荷减少的情况下仍有丢失。这表明它们的排泄是通过肾小管的泄漏。

(2)肾小管内能量代谢不足,产生的能量难以支持物质的正常转运。有些毒物或药物中毒及遗传代谢疾病使某些代谢产物在肾小管内储积过多影响了细胞内的氧化磷酸化过程,ATP 生成不足,没有足够的能量支持肾小管物质转运。无论是什么机制最终皆可导致多种物质转运异常。范科尼综合征是近曲小管多项转运缺陷病包括氨基酸葡萄糖钠钾、钙磷碳酸氢钠尿酸和蛋白质。原发性者近端小管呈天鹅颈样变形。

(四)临床表现

1.氨基酸尿

氨基酸尿是范科尼综合征的重要特征。实际上,每种氨基酸在尿中均发现过多,因此术语称为广泛氨基酸尿。然而，没有严重的临床后果，因为损失量很少（0.5～1g/d），与膳食摄入有关。

2.糖尿

糖尿继发于近端小管功能障碍，是范科尼综合征的另一个基本特征和肾小管重吸收葡萄糖功能受损的结果。它通常是第一个诊断线索。与氨基酸尿类似，尿糖很少引起症状如体重减轻或低血糖。

3.低磷血症

低磷血症，继发于磷酸盐重吸收障碍，在范科尼综合征中较常见。肾小管磷酸盐重吸收能力可以通过对空腹尿液和血液样本测量与肾小球滤过率相关的最大磷酸盐重吸收量（TmP/GFR）来评估。高甲状旁腺激素（PTH）水平和低维生素 D 水平也可能在范科尼综合征的高磷酸盐尿中发挥作用，虽然这些激素异常并不总是存在。少数患者存在 25-羟维生素 D 转化为1,25-羟维生素 D 障碍；代谢性酸中毒，范科尼综合征的另一个特征，也可以损害这一转化。低磷血症的另一机制是巨蛋白依赖的由肾小球滤过的 PTH 的重吸收和降解的障碍。未被吸收的 PTH 结合在近端小管的远端部分受体，导致顶端磷酸盐转运蛋白的内吞作用和磷酸盐尿的增加。低磷血症，尤其是伴有甲状旁腺功能亢进、低 1,25-羟维生素 D 水平，常导致严重的骨病，表现为疼痛、骨折、佝偻病或生长障碍。

4.高氯性代谢酸中毒

高氯性代谢酸中毒是范科尼综合征的另一个特征，是近端肾小管碳酸氢盐重吸收受损的结果（近端肾小管酸中毒或 2 型肾小管酸中毒）。

重吸收功能受损可导致碳酸氢盐的正常滤过负荷损失 30% 以上。血清碳酸氢盐$[HCO_3^-]$浓度下降，滤过负荷及分泌也随之下降，以致血清$[HCO_3^-]$常保持在 12～18mmol/L 之间。有时还会存在远端肾小管酸化功能障碍，通常伴随长时间低钾血症或肾钙质沉着。在低钾血症和酸中毒的作用下，肾脏产氨可正常或增多，除非也同时存在 GFR 损害。

5.尿钠排泄与尿钾排泄

尿钠与尿钾排泄过多在 Fanconi 综合征中较为常见，可导致严重问题，甚至危及生命。这些电解质的丢失在某种程度上与碳酸氢盐重吸收功能受损有关，尿钠及尿钾可随碳酸氢盐而排泄。一些病例钠和钾的丢失相当严重，以至于发生代谢性碱中毒和醛固酮增多，除碳酸氢盐阈值降低外，其他表现类似 Bartter 综合征。钾的清除率可能为 GFR 的两倍，所导致的严重低钾血症可引起猝死。

6.多尿和烦渴

多尿、烦渴及频繁发生严重脱水是 Fanconi 综合征年轻患者的常见症状。多尿主要与尿溶质丢失过多所导致的渗透性利尿有关，但是一些患者可能存在浓缩障碍，尤其是长期低钾血症者。

7.生长迟缓

Fancom 综合征儿童的生长迟缓与多方面因素有关。低磷血症、维生素 D 代谢紊乱及酸中毒共同导致了生长障碍的发生，慢性低钾血症和细胞外液减少也同样如此。糖尿和氨基酸尿可能并无作用。但是即使纠正了所有的代谢异常，大多数患者仍存在生长障碍，尤其是胱氨酸病患者。

8.低尿酸血症

低尿酸血症由肾脏尿酸处理障碍引起,常见于 Fancom 综合征,尤其是成年患者。尿酸尿形成尿路结石罕有报道,可能是因为尿流和 pH 的增加可以抑制尿酸结晶形成。

9.蛋白尿

通常为少量蛋白尿,除非 Fancom 综合征合并肾病综合征。典型蛋白尿为低分子量蛋白尿($<30000Da$),如维生素 D 和维生素 A 结合蛋白、酶、免疫球蛋白轻链及激素。

(五)诊断与鉴别诊断

根据患者有引起近端肾小管损害的病因,具备以近端肾小管损害为主的实验室证据,特别是有氨基酸尿、磷酸盐尿及葡萄糖尿结合各疾病的特点而确立诊断。

(1)婴儿型 Fanconi 综合征鉴别诊断应注意其他原因所致的肾小管性酸中毒,肌无力症状或步态不稳类似神经系统病变或原发性肌病也极似 Fanconi 综合征的婴儿型应注意区分。

(2)成人因其他代谢性骨病引起骨质疏松伴肌病也类似 Fanconi 综合征;尿毒症患者可有葡萄糖尿或氨基酸尿而无低磷酸盐血症;Wilson 病也会与运动系疾病相混淆。总之,复合性肾小管排出溶质过多必须寻找其原发疾病。

(六)治疗及预后

Fancom 综合征的治疗应针对其潜在病因来进行。半乳糖血症、遗传性果糖不耐受或酪氨酸血症应避免摄入相关营养物质;Wilson 病的治疗采用青霉胺和其他铜螯合剂;重金属中毒的治疗采用螯合疗法。对于这些患者,Fanconi 综合征常可完全缓解。

对于其他 Fancom 综合征患者,治疗可针对继发于肾溶质丢失的生化异常或这部分患者常见的骨病。近端肾小管性酸中毒(Ⅱ型 RTA)常需要大剂量碱进行纠正。氢氯噻嗪可用于缓解一些患者中由于应用大剂量碱而造成的体液增多。另外,患者还常需要补钾,尤其是发生明显 RTA 的患者。柠檬酸钾、乳酸钾或醋酸钾不仅可以纠正低钾血症,还可以纠正酸中毒。少数患者在补钾的同时还需补钠。此外,使用可代谢阴离子可以协助纠正酸中毒。极少数情况下,患者可能需要补充氯化钠。这些患者通常未及时治疗,尿中丢失大量 NaCl 而发生碱中毒,导致比 RTA 更为严重的体液丢失。患者可能需要补镁,充分补液是必不可少的。纠正低钾血症及其对远端小管浓缩能力的影响可能缓解患者的多尿症状。

骨病与多方面因素有关,包括低磷血症、尿液维生素 D 结合蛋白和维生素 D 丢失、高钙尿症及慢性酸中毒,一些患者还与骨化三醇合成减少有关。低磷血症可通过口服磷酸盐 $1\sim3g/d$ 进行治疗,目标是使血磷水平恢复正常。许多 Fanconi 综合征患者需要补充维生素 D 来治疗佝偻病和骨软化症。标准维生素 D(钙化醇)与维生素 D 代谢物的效果哪个更好尚不明确。目前大多数医师使用维生素 D 代谢物,如 1,25-二羟胆钙化醇(骨化三醇)。这些代谢物避免了近端小管线粒体对维生素 D 羟化不充分的可能性,而且其半衰期较短,降低了发生长时间高钙血症的风险。维生素 D 治疗还可改善低磷血症,降低甲状旁腺功能亢进的风险。补充维生素 D 后仍有低钙血症是补钙的指征。高氨基酸尿、糖尿、蛋白尿和高尿酸尿在临床上并不难处理,无须特殊治疗。补充肉碱来弥补尿溶质丢失可能改善肌肉功能和脂质水平,但是目前的证据并不一致。

第十章 血液净化治疗

第一节 血液透析原理以及对透析通路的要求

认识血液透析通路,必须先了解透析技术。本节将简要介绍透析技术的原理、临床应用,以及对透析通路的基本要求。

一、血液透析基本概念

(一)血液净化基本原理

血液净化是指血液引出体外,通过净化装置清除其中的某些致病物质,净化后的血液再回输入体,从而达到净化血液、治疗疾病的目的的一类生物工程技术,包括血液透析、血液滤过、血液灌流、血浆置换/吸附多种技术模式。腹膜透析虽无体外循环,广义上也属于血液净化范畴。除腹膜透析外,其他技术类型均以体外血液循环为基础,从而对血管通路的建立与维持提出了要求。血液净化技术在肾衰竭、肝功能衰竭、中毒抢救、免疫性疾病治疗等领域得到广泛的应用。

血浆可以看做是含有多种溶质成分的水溶液,这些溶质粒子包括电解质、蛋白、各种代谢产物和致病因子等。血液净化就是通过不同的技术原理有适当选择性地清除其中的溶质或溶剂(水),从而改变血浆的组成,达到净化血液、治疗疾病的目的。

1.弥散

溶质分子在溶液中存在自由热运动,如果溶液中溶质浓度不均一,溶质将顺浓度梯度迁移,最终达到浓度均一。如果半透膜两侧存在浓度梯度,则溶质将会顺浓度梯度跨膜迁移,这一过程称为弥散。半透膜孔径越大、膜面积越大、溶质分子越小、浓度梯度越大,则弥散速度越快。血液透析主要就是利用了弥散原理(图10-1-1)。

2.超滤与对流

水分子可以自由通过半透膜,当半透膜两侧存在静水压或渗透压的压力差时,水就可以由静水压高或渗透压低的一侧向另一侧跨膜转运,这一过程称为超滤。血液透析、血液滤过是通过静水压达到超滤水分的目的,腹膜透析是利用腹膜透析液和血浆的渗透压力差达到超滤水分的目的。水的超滤速度与跨膜压力差、半透膜的超滤系数、半透膜面积有关。

在水跨膜超滤发生的同时,溶于水中的小分子溶质也会和水一起发生跨膜转运,这一溶质转运过程称为对流。但大于半透膜孔径的溶质粒子将会被阻挡不能转运(图 10-1-2)。对流转运的快慢与跨膜压、溶质浓度、溶质大小和电荷、半透膜孔径和电荷、半透膜面积等相关。血液滤过主要就是利用对流原理清除溶质。

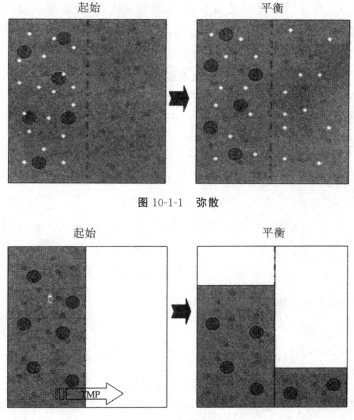

起始　　　　　　　　　　平衡

图 10-1-1　弥散

起始　　　　　　　　　　平衡

TMP

图 10-1-2　超滤与对流

3.吸附

血液中的各种溶质粒子除具有不同的分子量以外,还具有其他不同的特性,如带不同电荷、亲水性、生物亲和特性(如抗原与抗体)等。利用这些特性,使用带相应亲和性的粒子组成的吸附剂可选择性结合这些溶质从而达到清除的目的,这一过程称为吸附(图 10-1-3)。血液灌流或血浆吸附等技术就是利用了吸附原理,利用吸附剂以静电作用、范德华力或生物亲和性结合并清除某些血浆成分。

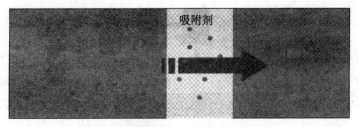

吸附剂

图 10-1-3　吸附

(二)血液透析技术构成

在不同疾病的不同病理生理过程中,血液中成分的异常可能成为病情发生、发展的关键因素,清除这些致病因子是迅速控制病情的重点。例如,慢性肾衰竭患者会出现以氮质血症为代表的小分子代谢产物的积聚,表现为 Cr、BUN、K^+ 升高、酸中毒;急性心力衰竭肺水肿患者表现为循环水负荷过大,合并肾衰竭时尤为显著;系统性免疫性疾病(SLE、血管炎、Goodpasture 综合征、吉兰-巴雷综合征等)表现为一种或多种自身抗体的升高;食物或药物中毒患者毒物可吸收进入血液循环。血浆中常见成分的分子量见表 10-1-1。

表 10-1-1　血浆部分成分分子量

溶质	分子量(D)
尿素	60
肌酐	113
葡萄糖	180
维生素 B_{12}	1355
胰岛素	5734
β_2 微球蛋白	11600
肌红蛋白	17800
免疫球蛋白轻链	50000
白蛋白	68000
血红蛋白	68800
IgG	150000

技术上可以根据这些粒子的大小,利用分子筛原理设计孔径合适的半透膜进行分离,也可以利用其生物亲和力、带电特性、亲水性等特点进行分离。充分理解这些疾病的病理生理过程以及致病因子的特点和代谢动力学特性是合理选择血液净化技术模式的前提。

针对各种不同致病因子的特点,设计了各种血液净化模式,包括血液透析、血液滤过、血浆吸附、血浆置换、血液灌流等。其中血液透析临床应用最为广泛,主要用于慢性肾衰竭患者长期维持性治疗,对长期血管通路的要求也最高。这里仅以血液透析为例对其技术过程进行简要介绍。其他血液净化模式虽原理不同,但技术原则类似,且对血管通路的要求并无原则区别,故不再赘述。

血液透析装置包括 3 个方面(图 10-1-4)。

1.血路

即血液体外循环通路,自人体血管通路引出血液,经过血泵、抗凝进入透析器,在透析器进行净化,之后经空气检测报警装置,回输体内,血路上还有补液、压力监测、取血装置。血管通路可以理解为"人机接口"。

2.水路

即透析液通路。透析液是各种离子组成接近与血浆的电解质溶液。透析液在透析器中和血液进行物质交换。为便于临床实施,目前透析系统多使用浓缩液和透析用水配比稀释的方式在线制成透析液。透析用水是经反渗装置除去细菌内毒素和其他杂质的净化水,经加热、除气,与商品化的透析浓缩液以一定比例混合,制成电解质成分近于血浆的透析液,经透析液泵进入透析器,与血液进行物质交换,后作为透析废水排出,过程有电导率监测、流量控制、超滤控制、漏血报警、旁路阀等监控装置。

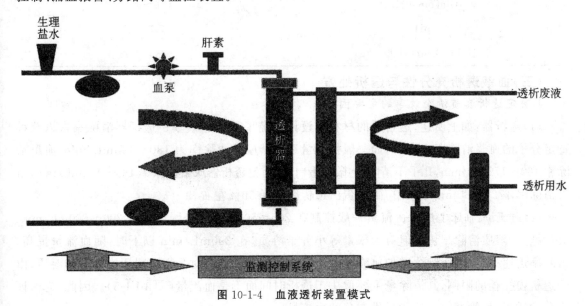

图 10-1-4　血液透析装置模式

3.电路

即电子监控系统。包括控制系统、监测报警系统等,对血路、水路的运行及透析参数的调整进行管理。

透析器是血液透析的关键部件,是血液净化的实际场所。目前广为使用的中空纤维透析器由 8000～12000 根中空纤维组成,纤维直径 $200～130\mu m$,壁厚 $6～13\mu m$,膜面积多在 $1.2～1.6m^2$。血液经纤维中心流过,透析液在纤维周围逆向流动,经纤维壁作为半透膜进行物质交换。主要利用了弥散原理,同时存在较低效率的超滤和对流过程。不同透析器间的区别主要在透析膜的材料、结构、面积等方面。透析器的结构决定着其清除效率。透析膜材料日新月异,目前临床上以人工合成膜为主,具有生物相容性好、溶质清除率高等优点。

透析液的电解质成分接近于血浆(表 10-1-2),用于通过弥散原理与血浆进行物质交换。

表 10-1-2　透析液成分

成分	浓度
Na^+（mmol/L）	135～145
K^+（mmol/L）	2～3
Ca^{2+}（mmol/L）	1.25～1.75
Mg^{2+}（mmol/L）	0.25～0.75
Cl^-（mmol/L）	98～112

续表

成分	浓度
醋酸根(mmol/L)	2.5~10
HCO_3^-(mmol/L)	27~35
Glu(mmol/L)	0~5.5
pH	7.1~7.3
渗透压[mOsm/($H_2O \cdot kg$)]	285~295

(三)血液透析充分性与透析处方

1.决定透析溶质清除效率的主要因素

(1)透析器:如上所述,透析器的材料与设计决定了其清除效率。透析器清除率常以某种特定分子的血浆清除率来评价,如一般低通量透析器尿素清除率为180~190mL/min,肌酐清除率160~172mL/min,几乎不清除$β_2$微球蛋白,高通量透析器尿素清除率185~192mL/min,肌酐清除率172~180mL/min,$β_2$微球蛋白透析后下降50%左右。

(2)血流量:临床上透析血流量一般控制在200~500mL/min,国内多在200~300mL/min。流量越大,溶质清除越快。但对于尿素等小分子溶质,在300mL/min以下时,随血流量提高,清除率迅速提高,之后继续增加血流量则清除效率的增长越相对缓慢。对于大分子的溶质,由于透析膜孔径的限制,其清除量主要取决于透析时间而不是血流量(图10-1-5)。因此,为保证充分的透析,血管通路必须能提供充分的血流量。

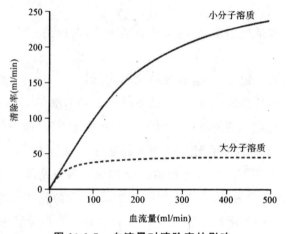

图 10-1-5　血流量对清除率的影响

(3)透析液流量:提高透析液流量有助于提高透析清除率,但当透析液流量超过血流量后,其价值非常有限。所以,临床实践中一般透析液流量固定在500mL/min。

2.透析充分性评价标准与目标

透析的目的是帮助患者清除尿毒症毒素,从而使患者维持较好的生理状态和良好的体力、精神和舒适的自我感受,因此,透析的充分性非常重要,透析的充分性应当从临床生理学指标(包括血红蛋白、生化指标、营养评价指标、重要脏器功能等)、自主评价、社会回归情况等多方面综合评价。但临床上一般采用更便于实施和量化的尿素清除率进行评价。根据尿素动力学模型,常用尿素下降率(URR)、spKt/V 作为评价小分子溶质清除效率的指标。根据 2006 年 NKF-K/DOQI 指南,透析目标值 URR 应不小于 70%,spKt/V 应不小于 1.4。对于每周 3 次的透析患者,每次透析时间不少于 3h。透析充分性是制定透析处方的主要依据。

3.透析处方

对于终末期肾病患者,其透析方案应当根据其具体的病理生理状态如残余肾功能、尿量、体重等进行个体化的制定,并根据定期透析充分性评价的情况进行动态的调整。为便于说明,我们以成年人普通透析的典型处方举例说明(表 10-1-3)。

表 10-1-3　典型透析处方举例

模式	血液透析
时间	每次 4h,每周 3 次
血流量	250mL/min
透析液流量	500mL/min
透析器	根据膜材料、清除率等指标选择
透析液成分	K^+、Na^+、Ca^{2+} 等可在一定范围内调整
透析液温度	35~37℃
超滤量	2L
抗凝方案	普通肝素
透析通路	自体动-静脉内瘘

(1)透析时间:透析时间越长,透析充分性越好。有研究显示,每次透析延长至 6~8h,患者预后更好;国外也有每日透析的方案,可显著提高患者生存质量。但增加透析时间必然要增加经济投入、增加内瘘穿刺频率,患者的依从性、医疗资源的限制等也需要考虑。目前国内透析中心大多采用每周 3 次,每次 4h 的标准透析方案。

(2)血流量:如前所述,充分血流量的维持对于透析效果非常重要。国外透析血流量可达 450mL/min。国内血液透析穿刺内瘘一般使用较小的 16G 穿刺针,血流量一般限制在 350mL/min 以下。更高的流量会造成泵前负压增高,导致血管塌陷。但常规透析血流量不宜低于 200mL/min。如内瘘狭窄,不能提供透析所需血流量,可造成透析血流量下降、充分性降低,甚至透析实施困难;也可能会造成通路再循环增加,透析充分性下降。由此可见,通路功能是维持高质量透析的重要保障。

(3)超滤量的设定:根据患者的干体重、残余尿量、心功能等综合评价。一般每次透析超滤量在 0~5L,不可避免地会影响患者的有效血液循环容量,超滤速度越快,影响越大。当然,也会影响到内瘘血液流量,有研究显示,一次透析治疗前后,内瘘血流量可下降 10%~30.6%。

(4)抗凝方案:为维持稳定的体外血循环需要抗凝,同时还应避免过度抗凝造成出血风险。可采用普通肝素、低分子肝素、枸橼酸等多种抗凝方法,高出血风险患者也可采用无肝素透析。临床上以普通肝素抗凝最为常用。一般要求在透析中 APTT 延长 80%,透析结束时 APTT 延长 40% 左右,但实践中多经验性抗凝,很少进行凝血时间的监测。使用动-静脉内瘘作为透析通路者,透析后要进行恰当的压迫止血。

二、血液透析对血管通路的要求

（一）理想的透析通路

作为以体外循环为基础治疗方法，血液透析必然要求功能良好的血管通路。在血液透析发展的历史中，透析通路的每一个进步对透析疗法都带来了巨大的推动。至今透析通路仍是血液净化疗法的一个薄弱环节。随着透析患者越来越多，透析通路相关的并发症和医疗花费也越来越多。理想的透析通路应当具备以下特征：

（1）体外循环容易迅速地建立和结束。

（2）提供充足的血流量。

（3）易于护理，不给患者带来不便。

（4）可长期维持有效功能，容易维护。

（5）安全，并发症少。

（6）不易感染。

（7）足够长的使用寿命。

（二）目前常用透析通路及主要问题

目前临床上的所有种类的透析通路都不完美，各有特点和优劣。这里就目前常用的几种血管通路进行简要介绍。

1.自体动-静脉内瘘（AVF）

迄今为止，自体动-静脉内瘘是临床上最优的透析通路。其建立技术简单、灵活安全。相对于移植物内瘘，自体内瘘无论从并发症发生率、维护费用还是从累计生存率方面都具备全面的优势。因此 NKF-K/Dool 指南建议最大限度地提高自体内瘘的使用率。但自体内瘘需要 6～16 周的成熟期，且初级通畅率偏低，即相当比例的新建内瘘不能成熟为功能良好可满足透析需要的内瘘。近 10 年来文献报道的新建内瘘不能成熟的比例可达 20%～60%。这也是一些地区不愿意首选自体内瘘的原因之一。内瘘成熟失败的主要原因包括血栓形成、动脉-静脉后期扩张不充分、血管狭窄、流出道静脉异常等。全身性原因可能与老年、女性、糖尿病、心脏疾病、外周动脉疾病、低血压等相关。对血管进行充分的术前评估和选择有助于提高成熟率。评估方式包括体检、超声多普勒，或静脉造影等。

2.移植物内瘘（AVG）

可用作内瘘的移植物血管包括人工血管、自体血管、同种异体血管或异种血管。理想的移植材料应当具备以下特点：良好的生物相容性、不易诱发血栓形成、易于穿刺、造价低廉、手术操作容易、不易感染、可耐受反复穿刺而不易形成假性动脉瘤。人们曾研发过多种材料，包括近年有采用生物工程血管的尝试。目前临床上最常用的是 ePTFE 人工血管。人工血管术后即刻通畅率高，无需成熟过程，穿刺容易，流量充分。但远期通畅率欠佳，根据美国的数据，半年初级通畅率接近 50%，1 年、2 年次级通畅率接近于自体内瘘，通路抢救手术的费用也较高。相对于自体内瘘，人工血管内瘘的并发症更多，包括血栓形成、狭窄、感染等。但对于无法建立自体内瘘的患者，人工血管内瘘仍是一个最佳的选择。

3.中心静脉导管(CVC)

中心静脉导管有它不可比拟的优点,包括建立简单,建立后可立即使用、没有穿刺带来的痛苦、流量好、对心功能影响小、无窃血现象、不引起肺动脉高压等。但导管带来的潜在风险很大,一旦发生,处理困难,包括败血症、血栓形成、中心静脉狭窄。导管的生物相容性问题还会造成慢性炎症反应。国内外多个研究均证实,中心静脉导管与较高的死亡率、住院率以及更高的医疗花费相关。因此,文献及多个指南均建议尽可能不用或少用中心静脉导管。目前认为,对于维持性透析患者,中心静脉导管仅作为临时通路或过渡性通路使用。在 ARF 抢救、中毒后血液灌流、血浆置换等短期血液净化治疗中,CVC 是最为常用的血管通路。

(三)各种透析通路的临床使用情况

世界各地区在透析通路的选择上未尽相同。根据 DOPPS2002 年的报道,欧洲透析患者80％使用自体动-静脉内瘘,而美国自体内瘘使用率只有24％。DOPPS 的随诊研究提示,患者透析前在肾病专科医师的随诊情况与开始透析时 AVF 的建立比例关系不大。即使在美国国内,不同的医疗机构中,各种透析通路的使用比例也大不相同。AVF 的使用率从 0％到 87％不等。由此可见,在透析通路的选择上,除了患者本身的因素外,医疗机构的习惯和医生的喜好也起了重要作用。

维持性血液透析是一个漫长的临床过程,通路的质量直接影响到透析的质量。各种透析通路的总体预后大不相同。根据美国 USRDS 提供的数据,使用中心静脉导管作为透析通路的病人死亡风险显著高于使用动-静脉内瘘的患者。对糖尿病患者,移植物动-静脉内瘘相对自体内瘘预后也明显更差(图 10-1-6)。

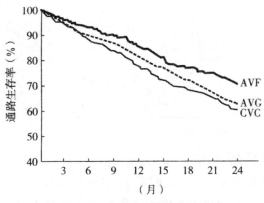

图 10-1-6　血流量对清除率的影响

不同种类的血管通路其并发症发生率也有很多区别(表 10-1-4),自体 AVF 在感染率、通路事件、住院率、医疗费用等方面都具有不可比拟的优势。因此,目前认为自体内瘘是目前最为理想的血管通路。

美国学术界认识自己在通路选择上的不足,1997 年 K/DOQI 指南提出了要提高 AVF 使用率的建议,2003 年 CMS、ESRD 协作网等组织提出了"国家血管通路改进动议"(NVAII),2005 年升级为"内瘘第一突破动议"(FFBI),为提高 AVF 的使用率也做了大量工作,所以近10 年来,美国的透析患者,AVF 使用率从 20％提高到 60.2％。但同时也出现了中心静脉导管使用率上升的问题。根据 USRDS2012 年度报道,2010 年新增门诊血透患者中,首次透析使用导管的比例为 64%,而内瘘为 15%。

国内透析通路情况缺乏详细数据,不同医疗机构区别很大。根据 2011 年透析登记数据,上海市在透患者的血液透析通路中自体内瘘占 74.8%,临时中心静脉导管占 17.8%,经隧道带涤纶套导管 6.53%,移植物内瘘 1.29%;北京市在透患者的透析通路中 AVF、临时导管、经隧道带涤纶套导管的占比情况分别是 67.6%、21.2%、9.2%,移植物内瘘比例很低,还有很少是直接桡动脉穿刺。而首次使用的透析通路 AVF26.1%,临时插管 63.5%,经隧道带涤纶套导管 9.6%。可见国内透析机构中心静脉导管使用过多的问题非常突出,考虑到导管带来的各种难以处理的并发症,这应当引起我们的警觉。普及透析通路相关知识,提高透析从业人员和患者认识迫在眉睫。同时尽快普及 AVF 及 AVG 的建立、维护技术也是重中之重。

表 10-1-4　各种透析通路的通路事件及并发症统计

	导管			AVF			AVG		
	1998	2003	2007	1998	2003	2007	1998	2003	2007
通路事件									
同类通路替代	0.50	0.85	0.86	0.04	0.03	0.01	0.08	0.05	0.04
改为导管				0.17	0.15	0.12	0.29	0.30	0.24
翻修				0.09	0.05	0.05	0.24	0.17	0.11
去除	0.24	0.36	0.22	0.02	0.02	0.01	0.08	0.05	0.04
并发症									
通路感染	1.24	1.67	1.45	0.24	0.22	0.18	0.44	0.42	0.39
脓毒血症	1.65	2.89	2.32	0.43	0.54	0.52	0.67	0.74	0.61
血管成形术				0.16	0.28	0.47	0.49	0.77	1.10
取栓术				0.06	0.08	0.12	0.15	0.38	0.48

USRDS,2012 年度数据报告,单位:/患者年

(四)透析通路护理质量标准

由于目前各种透析通路均存在着一定的不足,各种并发症的发生在所难免。这需要临床工作者在通路选择、设计、使用、监测、并发症防治各个方面作出努力,力求改善通路的预后。K/DOQI 指南也有针对性地提出了透析通路的临床护理目标,作为临床质量控制的参考(表 10-1-5)。

表 10-1-5　2006 版 K/DOQI 指南血透通路临床预后目标(指南 8)

(一)通路建立目标

　　1.透析中心应建立数据库和持续质量改进机制对建立的透析通路种类和并发症情况进行追踪

　　2.建立长期血透通路的目标

　　(1)功能良好的自体 AVF 使用率＞65%

（一）通路建立目标

　　（2）作为长期通路使用的带涤纶套导管使用率＜10％

（二）以下血透通路初级失败率不应超过

　　1.前臂直形移植物内瘘：15％

　　2.前臂襻形移植物内瘘：10％

　　3.上臂移植物内瘘：5％

　　4.血流量不足 300mL/min 的经隧道中心静脉导管：5％

（三）通路并发症

　　1.自体内瘘并发症

　　（1）血栓＜0.25 次/患者年

　　（2）使用期限内内瘘感染＜1％

　　（3）内瘘通畅时间＞3 年

　　2.移植物内瘘并发症

　　（1）血栓＜0.5 次/患者年

　　（2）使用期限内内瘘感染＜10％

　　（3）内瘘通畅时间＞2 年

　　（4）PTA 治疗后通畅时间＞4 个月

　　3.中心静脉导管并发症

　　（1）经隧道导管感染率：3 个月＜10％，1 年＜50％

　　（2）包括严重气胸、有症状的空气栓塞、血胸、纵隔血肿、严重血肿在内的累积插管并发症应不超过 1％

　　4.带涤纶套经隧道的中心静脉导管累积通畅率：未指定

（四）治疗干预效果，通路血栓或狭窄治疗后应达到如下疗效标准

　　1.PTA 后 AVF6 个月通畅率＞50％（并且术后残余狭窄＜30％），手术后 AVF1 年通畅率＞50％

　　2.PTA 后 AVG26 个月初级通畅率达到 50％以上，手术校正后 AVG1 年初级通畅率应达到 50％以上；经 PTA 或手术后，AVG 血流量恢复应＞90％，术后成功进行 1 次透析比例＞85％

　　3.由于使用了大静脉，因此手术校正方法应当有更高的疗效标准

　　综上所述，虽然目前没有绝对理想的透析血管通路，但我们仍应通过对相关知识的了解和普及，提高自体内瘘的使用率，规范透析通路的选择、建立、监测、维护和并发症处理，以期更好地改善通路预后，使患者获得最大收益。

第二节 不同血液净化方法的适应证和禁忌证

一、血液透析

(一)常规血液透析

1.适应证

(1)慢性肾衰竭:进行血液透析的目的是维持生命、恢复工作及做肾移植术前的准备。目前人们主张早期透析,透析指征如下。

①内生肌酐清除率<10mL/min。

②血尿素氮>28.6mmol/L(80mg/dL),或血肌酐>707.2μmol/L(8mg/dL)。

③血尿酸增高伴有痛风者。

④口中有尿毒症气味、伴食欲丧失和恶心、呕吐等。

⑤慢性充血性心力衰竭、肾性高血压或尿毒症性心包炎,用一般治疗无效者。

⑥出现尿毒症神经症状,如个性改变、不肢不宁综合征等。

(2)急性肾衰竭

①凡高分解代谢者(血尿素氮每日增长17.85mmol/L)立即进行透析。

②非高分解代谢者,但符合下述第一项并有其他任何1项者,即可进行透析:a.无尿或少尿48h以上;b.血尿素氮≥35.7mmol/L(100mg/dL);c.血肌酐≥884μmol/L(10mg/dL);d.血钾≥6.5mmol/L(6.5mEq/L);e.血浆 HCO_3^-<15mmol/L,CO_2 结合力<13.4mmol/L;f.有明显水肿、肺水肿、恶心、呕吐、嗜睡、躁动、意识障碍;g.输血或其他原因所致溶血、游离血红蛋白>12.4mmol/L。

(3)急性药物或毒物中毒:凡能够通过透析膜而被析出的药物及毒物,即分子量小、不与组织蛋白结合,在体内分布比较均匀而不固定于某一部位者,均可采取透析治疗。如巴比妥类、甲丙氨酯(眠尔通)、甲喹酮(安眠酮)、副醛、水合氯醛、氯氮䓬(利眠宁)、海洛因、乙醇、甲醇、阿司匹林、非那西丁、对乙酰胺基酚(扑热息痛)、奎宁、环磷酰胺、异烟肼、砷、汞、铜、氟化物、氨、内毒素、硼酸、四氯化碳、三氯乙烯以及链霉素、卡那霉素、新霉素、万古霉素、多黏菌素等。透析应争取在8~12h进行。

(4)下列情况并非透析禁忌证:①呼吸暂停;②难治性低血压;③昏迷;④肺部感染;⑤原有肝、肾、肺疾病或糖尿病。

2.相对禁忌证

无绝对禁忌证,但在下述情况下可加重病情而危及生命。

(1)休克或低血症状况。

(2)有严重出血倾向。

（3）重度贫血（血红蛋白≤60g/L）状态。

（4）心功能不全或严重心律失常不能耐受体外循环。

（5）恶性肿瘤晚期。

（6）脑血管意外。

（7）未控制的严重糖尿病。

（8）精神异常、不能合作者。

3.常见并发症

（1）直接动、静脉穿刺通路易发生穿刺处局部的出血、血肿、剧痛、血管栓塞、远端肢体缺血、动脉瘤或损伤神经等。

（2）失衡综合征，严重时可有意识障碍、癫痫样发作、昏迷，甚至死亡。

（3）低血压，可诱发心律失常、心绞痛等。

（4）低氧血症。

（5）心血管系统不稳定，可加重心律失常、心脏压塞和颅内出血。

（6）体外循环管路、膜器凝血、溶血或空气栓塞等。

（7）全身肝素化后出血倾向加重、失血。

（二）无肝素血液透析

1.适应证

（1）手术或创伤后需立即血液透析。

（2）血小板减少伴有出血倾向。

（3）急、慢性肾衰竭伴消化道出血、脑出血或其他出血性疾病。

二、血液滤过

血液滤过（HF）是血液净化技术之一，经过15年的临床实践证实，其在控制顽固性高血压、纠正心功能不全、清除过多液体、治疗期间不良反应和心血管状态稳定性、中分子物质清除等方面均优于血液透析。目前公认血液滤过是治疗肾衰竭的一种完全有效的肾替代疗法。

血液滤过模仿肾单位的滤过重吸收原理设计，将患者的动脉血液引入具有良好的通透性并与肾小球滤过膜面积相当的半透膜滤过器中，当血液通过滤器时，血浆内的水分就被滤出（类似肾小球滤过），以达到清除潴留于血中过多水分和溶质的治疗目的。

血液滤过与血液透析主要区别在于：血液透析是依赖半透膜两侧的溶质浓度差所产生的弥散作用进行溶质清除，其清除效能很差。正常人肾小球对不同分子量的物质如肌酐和菊粉的清除率几乎都一样。血液滤过模仿正常肾小球清除溶质原理，以对流的方式滤过血液中的水分和溶质，其清除率与分子量大小无关，对肌酐和菊粉的清除率均为100～120mL/min。故血液滤过在清除中分子物质方面优于血液透析，与正常人肾小球相似。

（一）适应证

基本上与血液透析相同，适用于急、慢性肾衰竭，但在下列情况血液滤过优于血液透析。

1.高血容量所致心力衰竭

在血液透析时往往会加重心力衰竭,被列为血液透析禁忌证,而血液滤过则可以治疗心力衰竭。因为:①血液滤过能迅速清除过多水分,减轻了心脏的前负荷。②不需使用醋酸盐透析液,因而避免了由此而引起的血管扩张和抑制心肌收缩力。③血液滤过脱水过程中,虽然血容量减少,但外周血管阻力却升高,因此心排血量下降,减轻了心脏负荷。④血液滤过时血浆中溶质浓度变动小,血浆渗透压基本不变,清除大量水分后,血浆蛋白浓度相对升高,有利于周围组织水分进入血管内,从而减轻水肿。

2.顽固性高血压

血液透析治疗的病人发生顽固性高血压可达50%(高肾素型),而血液滤过治疗时,可降至1%,有的可停用降压药。血压下降原因除有效清除过量水、钠外,可能还有其他原因。有人曾反复测定血浆和滤液中血管紧张素Ⅱ,发现两者的浓度相近,表明血液滤过能清除血浆中的某些加压物质。另一方面血滤时,心血管系统及细胞外液容量均比较稳定,明显减少了对肾素-血管紧张素系统的刺激。

3.低血压和严重水、钠潴留

接受血液滤过治疗的病人,其心血管稳定性明显优于血液透析,血液透析治疗期间低血压发生率为25%～50%,但在血液滤过治疗时低血压发生率可降至5%。其原因如下。

(1)血液滤过时能较好地保留钠,在细胞外液中能保持较高水平的钠以维持细胞外液高渗状态,使细胞内液向细胞外转移,即使在总体水明显减少的情况下,仍能保持细胞外液容量稳定。

(2)血液滤过时血容量减少,血浆中去甲基肾上腺素(NA)浓度升高,使周围血管阻力增加,保持了血压稳定,而血液透析时NA则不升高。

(3)血液滤过时低氧血症不如血液透析时严重。

(4)避免了醋酸盐的不良反应。

(5)血液滤过时溶质浓度变动小,血浆渗透压较血液透析稳定。

(6)血液滤过时滤过膜的生物相容性比常用透析膜好,故血液滤过能在短时间内去除体内大量水分,很少发生低血压,尤其对年老心血管功能不稳定的严重病人,血滤治疗较为完全。

(7)血液滤过时返回体内血液温度为35℃,由于冷刺激自主神经,使NA分泌增加,而血液透析温度38℃,使周围血管扩张,阻力降低。

4.尿毒症心包炎

持续血液透析病人尿毒症心包炎发病率为20%～25%,原因未明,改做血液滤过后,发现其心包炎治疗时间较血液透析短,可能是血液滤过脱水性能好,清除"中分子"毒性物质较好之故。

5.急性肾衰竭

持续或间歇的血液滤过是治疗急性肾衰竭的有效措施。持续性血液滤过对心血管功能不稳定、多脏器功能衰竭、病情危重的老年患者有独特的优点。

6.肝性脑病

许多学者认为血液滤过对肝性脑病治疗效果比血液透析好,但比血浆置换血液灌流差。

（二）并发症

1.置换液污染

由于转置换液输入量大，污染机会多，故有可能发生败血症，有一报道 800 人次血液滤过中有 2 例因液体污染发生败血症而死亡。

2.氨基酸与蛋白质丢失

氨基酸平均分子量为 140，Streicher 测出每次血液滤过治疗平均丢失 5～6g 氨基酸，蛋白质丢失量各家报道不一，为 3～14g，也有为 2～4g。

3.激素丢失

滤液中发现有促胃液素、胰岛素、抑胃泌素、生长激素刺激素 B 和甲状旁腺素，但对血浆浓度影响不大。可能是血液滤过时可清除激素降解产物，这些降解产物是干扰激素生物活性的物质。

4.血压下降

主要是液体平衡掌握不好，脱水速度过快所致。

三、连续性肾替代治疗

连续性肾替代治疗是近年发展起来的新技术，连续性静脉-静脉血液滤过（CVVH）是其中主要方法之一，其主要优点是：操作简单、易于掌握，对一些心血管功能不稳定、低血压的患者尤其适用。

（一）适应证

(1)任何原因引起的少尿期体内水潴留对大剂量利尿药无效。

(2)需胃肠外营养疗法，而受到补液限制。

(3)重症急性肾衰竭伴多脏器衰竭，如急性肾衰竭伴心力衰竭、急性肾衰竭合并脑水肿、创伤后急性肾衰竭、急性肾衰竭伴高分解代谢需用静脉营养。

(4)容量负荷的心力衰竭和急性肺水肿。

(5)少尿期预防氮质血症和高钾血症。

(6)严重电解质紊乱如严重低钠血症、低钾血症、高钠血症而非手术治疗无效。

(7)全身性炎症反应综合征。

(8)急性呼吸窘迫综合征。

(9)急性坏死性胰腺炎。

(10)乳酸酸中毒。

(11)挤压综合征。

(12)肝性脑病。

(13)药物和毒物中毒。

（二）并发症

1.技术性并发症

①血管通路不畅；②血流下降和体外循环凝血，主要见于动脉-静脉血管通路的 CRRT 治

疗;③管路连接不良;④气栓形成;⑤液体和电解质平衡障碍;⑥滤器功能丧失。

2.临床并发症

①出血;②血栓形成;③感染和败血症;④生物相容性和过敏反应;⑤低温;⑥营养丢失。

四、血液灌流

血液灌流(HP)是将患者血液引入装有固态吸附剂的灌流器中,以清除某些外源性或内源性毒素、药物及代谢废物等有害物质,并将净化了的血液输回体内的一种治疗方法。目前主要用于抢救药物过量及毒物中毒。

常用的吸附剂有药用炭(活性炭)、树脂等;还有特异性吸附剂,如多黏菌素 B 对内毒素有很强的吸附力,可用于治疗脓毒症。其他还有高分子的过渡金属络合物、固载氧化 p 环糊精等。

(一)适应证

1.急性药物、毒物中毒

药物、毒物中毒患者经洗胃、输液、利尿和使用拮抗药等措施无效时,可以通过血液净化方法来清除血液中的药物。血液灌流对巴比妥及地西泮类药物中毒的抢救效果最好,为此类药物中毒时的首选。

2.肝性脑病与黄疸型肝炎

血液灌流可以清除血液中的氨、假性神经递质、芳香族氨基酸等导致肝性脑病的毒素,并调节支链氨基酸与芳香族氨基酸的比例,提高脑脊液中的 cAMP 浓度,因而用于治疗肝性脑病。

3.脓毒症

革兰阴性杆菌败血症治疗棘手,易发展为脓毒症导致多脏器衰竭和高病死率。多个临床研究显示,全身炎症反应综合征或已经发展为脓毒症伴多器官衰竭的患者经多黏菌素 B 吸附柱血液灌流治疗后,不仅体温下降,循环与呼吸明显好转,存活率也得到提高。

(二)并发症

(1)过敏。

(2)药用炭微粒脱落栓塞。

(3)血小板、白细胞减少。

(4)血压下降。

(5)凝血因子丢失。

五、血浆置换

血浆置换(TPE)是指将患者的血浆和血液细胞分离出来,弃掉含有致病物质的血浆,同时补充同等置换量的置换液,或将分离出来的血浆再通过二级滤器或吸附器除去血浆中有害物质,以达到治疗疾病的目的。

（一）适应证

（1）常规治疗，可以接受但并非强制性

①吉兰-巴雷综合征。

②重症肌无力。

③慢性感染性脱髓鞘多神经病变。

④副蛋白相关的多神经病变。

⑤高黏滞综合征。

⑥冷球蛋白血症。

⑦血栓性血小板减少性紫癜/溶血性尿毒症综合征（TTP/HUS）。

⑧输血后紫癜。

⑨高胆固醇血症。

⑩Goodpasture 综合征。

（2）有证据支持有效，但应首选传统治疗

①多发性硬化。

②Eaton-Lambert 综合征。

③普通天疱疮。

④大疱型类天疱疮。

⑤系统性红斑狼疮。

⑥急进性肾小球肾炎。

⑦类风湿关节炎和类风湿血管炎。

⑧Raynaud 疾病。

⑨多发性骨髓瘤引起的肾衰竭。

⑩IgA 肾病和 Henoch-Schonlein 紫癜。

⑪肾移植排异。

⑫一些毒物中毒，如蘑菇及对硫磷（1605）中毒等。

（3）下列情况目前不适合应用 TPE 治疗

①血友病：Ⅷ因子抑制药的清除。

②慢性肝衰竭。

③Graves 病和甲状腺危象。

④特发性血小板减少性紫癜。

⑤硬皮病、烧伤性休克。

（4）下列情况应用 TPE 无效：①银屑病；②多发性肌炎和皮肌炎；③肌萎缩侧索硬化。

（二）并发症

1.枸橼酸盐中毒

常见。口周和四肢感觉异常、恶心、呕吐等，重者可能增加心律失常发生的风险。

2.血液系统异常

一过性血小板、纤维蛋白原减少，凝血酶、凝血酶原时间延长，大多数 4h 后恢复正常；如果反复多次用人血白蛋白作为置换液,可引起凝血机制异常,往往需要 24～48h 才能恢复正常。

3.过敏反应

因新鲜血浆中含有各种异体蛋白而引起过敏反应,在治疗前可给予少量激素以及抗组胺药。

4.心血管并发症

置换血浆量与置换液量不相匹配,血容量减少而引起低血压;置换液人血白蛋白浓度低于 4%,胶体渗透压降低导致低血压。

5.低钾血症

人血白蛋白几乎不含 K^+,置换血浆速度较快时,可使血清钾下降 25%。应用含钾离子 4mmol/L 的人血白蛋白置换液,可防止低钾血症。

6.感染

包括两个方面,一是应用人血白蛋白置换液,引起免疫球蛋白减低而致感染,另一方面是应用新鲜血浆作为置换液而导致的病毒感染,前者可给予免疫球蛋白治疗。

六、免疫吸附

免疫吸附(IA)是近十几年来在血浆置换的基础上发展起来的一种新的血液净化方法。所谓免疫吸附是指联结抗原(或抗体)基质从溶液中吸附并去除同种对应的抗体(或抗原)的方法。

免疫吸附剂是用于吸附特异性抗原(或抗体)的一种载有抗体(或抗原)的不溶性制剂。免疫吸附剂的种类很多,根据吸附剂与被吸附物之间的作用原理,将吸附剂分为生物亲和吸附剂和物理化学亲和吸附剂两大类,前者特异性高,但其制备、灭菌及储存要求高;后者特异性差,但制备方便,活性稳定。

(一)适应证

1.肾(或其他器官)移植

(1)移植前:对高敏免疫状态的患者,应用免疫吸附迅速清除抗 HLA 抗体,降低群体反应性抗体(PRA),使交叉配型转阴,可减轻急性排异反应,提高肾存活率。

(2)移植后:当移植物功能恶化,活检发现急性血管型排异,可用 1A 联合抗排异药物强化治疗,可使排异反应逆转。如果肾衰竭的原发病是自身免疫性疾病,IA 可防止原发病的复发。

2.肾疾病

(1)新月体性肾炎:如肺出血-肾炎综合征、韦格纳肉芽肿、ANCA 相关性小血炎性肾损害、狼疮性肾炎、结节性多动脉炎等,通过 IA 清除自身抗体(抗肾小球基底膜抗体,抗核抗体等)及免疫复合物,使临床症状、肾功能和组织学均有改善。

(2)特发性肾病综合征:吸附血浆中的蛋白尿因子,可降低蛋白尿,对移植后复发肾病综合征病人有效。

(3)癌症并发溶血性尿毒症综合征。

3.血液病

(1)血友病:通过清除抗凝血因子Ⅷ或Ⅸ的抑制物(抗体),可以控制急性出血或手术前准备。

(2)免疫性血小板减少性紫癜。

(3)免疫性溶血性贫血:清除抗红细胞抗体。

(4)伴有白细胞抗体的白细胞减少症。

(5)伴有免疫复合物的过敏性紫癜。

(6)Rh血型不合。

4.神经系统

(1)重症肌无力:患者血清中有抗乙酰胆碱受体抗体,干扰神经-肌肉传递,导致肌无力,IA能清除该抗体,迅速改善肌无力症状。

(2)吉兰-巴雷综合征:本病患者存在抗周围神经组织的自身抗体,通过IA清除抗体,可使病情迅速恢复。

5.免疫系统疾病

系统性红斑狼疮、类风湿关节炎(清除类风湿因子和免疫复合物)、皮肌炎、结节性多动脉炎等。

6.内分泌、代谢性疾病

耐胰岛素性糖尿病:清除抗胰岛素抗体或抗胰岛素受体抗体。

附:LDL免疫吸附的适应证及禁忌证

适应证:

(1)家族性高胆固醇血症。

(2)使用药物,体育锻炼,饮食控制等方法不能控制的高脂血症。

(3)冠心病:可以预防和降低冠心病及心肌梗死的发生率,减轻冠心病的临床症状,减慢冠心病的进展。

(4)动脉硬化所致的多种疾病,如脑动脉硬化、颈动脉硬化、周围动脉粥样硬化性闭塞性疾病、视网膜血管动脉硬化性闭塞及心脏移植后预防冠心病复发等。

第三节 血液透析通路的抗凝和溶栓药物治疗

对于血液透析患者来说,可靠的透析通路是其维持生命延续的首要保证,目前自体动-静脉内瘘仍是指南推荐首选通路。但由于血管条件差、未提前行动-静脉内瘘成形术或内瘘未成熟的患者,为了保证患者能得到及时有效的血液透析,这就需要迅速建立安全、有效的血管通路,即中心静脉留置导管。现在临床上常用建立临时血管通路的部位有颈内静脉、股静脉、锁骨下静脉。而自体性动-静脉内瘘和导管血栓形成是影响血流通畅、降低血流量而影响透析充分性的主要因素。如何保证患者血液透析的正常进行,维护自体性动-静脉内瘘及中心静脉留置导管的通畅,就成为临床血液透析最关注的问题。

一、透析血管通路血栓的预防

肝素主要通过与抗凝血酶Ⅲ(AT-Ⅲ)结合,而增强后者对活化的Ⅱ、Ⅸ、Ⅹ、Ⅺ和Ⅻ凝血因子的抑制作用,阻止血小板凝集和破坏,妨碍凝血激活酶的形成,阻止凝血酶原变为凝血酶,并抑制凝血酶,从而妨碍纤维蛋白原变成纤维蛋白而增加抗凝作用。临床血液透析常用血管通路抗凝方法如下。

(一)体内全身肝素化

对于无出血倾向和大量心包积液的患者。首次 $5\sim20mg$,于透析前从动脉端注入,后用肝素泵从动脉端按 $5\sim10mg/h$ 持续泵入,要求维持体内凝血时间在 30min(试管法)。透析结束前 1h,停止给肝素。

(二)体外肝素化法

对于创伤、大手术后近期或活动性出血的病人,首先需做鱼精蛋白中和试验,计算中和 1mg 肝素所需的鱼精蛋白量,然后不给肝素首剂量,从动脉端持续输入肝素,而在静脉端用肝素泵按一定比例不断注入鱼精蛋白,使透析器内血液达到肝素化,而体内凝血时间(试管法)保持不变。每 $30\sim60min$ 分别测定动脉和静脉端的凝血时间,以调节肝素和鱼精蛋白的用量。透析结束时常规注射鱼精蛋白 $10\sim15mg$,必要时 4h 后重复一次,严密观察出血倾向。

(三)低分子量肝素

适用于有出血倾向,特别是血小板减少者,采用静脉一次注射方法,根据病人的体重及体内凝血状况给予 $4000\sim6000U$,必要时可再透析 2h 追加初始剂量的 $1/2\sim1/3$。透析结束时,根据病情可给予一定剂量的鱼精蛋白抑制其引起的抗凝作用。

(四)无肝素透析

对有活动性出血的病人、肾活检后 3d 之内行透析者、肾活检后,出现肾周血肿的病人及对肝素使用有禁忌的病人,采用以下方法透析:①用血仿膜透析器,管路按常规冲洗后,将 200mg 肝素钠加到 1000mL 生理盐水内进行超滤,超滤率 200mL/min,血流速 200mL/min。结束后用 500mL 生理盐水冲洗透析器和管路;②血流速尽可能快;③定时用生理盐水冲洗透析器及管路,一般每 $30\sim60min$,用 $100\sim200mL$ 生理盐水冲洗,检查透析器及管路内有无凝血;④透析中避免输血、血浆及脂类代用品。

血液透析结束时常规使用肝素钠生理盐水进行中心静脉留置双腔导管封管以防止血栓形成,且每月常规进行一次尿激酶冲管。

二、血液透析血管通路血栓形成的原因和判定方法

自体血管动-静脉内瘘仍是最为理想的血管通路,但自体血管动-静脉内瘘也可因反复穿刺、感染、压迫和动脉硬化等原因发生狭窄和血栓形成,而导致内瘘管失败,其常见原因如下:

(1)糖尿病肾病患者动-静脉内瘘使用寿命普遍较短,动-静脉内瘘易感染,形成血栓。

(2)透析过程中或透析后发生低血压,当血压过低时,流经吻合口的血流缓慢,容易导致血

栓的形成。

（3）患者对动-静脉内瘘的保护意识不强，自我护理不当，如血压计袖带捆绑时间过长，压力过高；冷水刺激使局部血管收缩，外力造成局部血管抻拉等都是造成血栓形成的原因。

（4）多次、多点穿刺造成血管内膜的损伤，引起血小板聚集，局部纤维组织增生，导致管腔狭窄形成血栓；透析结束拔针后按压不当，造成穿刺部位皮下血肿，血栓附着在血管内壁造成内瘘堵塞。

（5）由于动-静脉内瘘使用过早而未达到静脉血管动脉化，穿刺后血管回缩力较差，渗血增多，易致管腔狭窄，血流量不足，而造成动-静脉内瘘血栓形成。

（6）大量使用促红细胞生成素和铁剂，使血红蛋白生成过快，造成血液黏稠度增加，进而血流缓慢，引起动-静脉内瘘血栓形成。

动-静脉内瘘血栓形成判定方法：前臂动-静脉吻合口处触摸无震颤，听诊血管杂音消失，或伴有动-静脉内瘘部位疼痛、塌陷或硬包块。当穿刺血流＜180mL/min时行超声多普勒检查可确诊。

留置中心静脉导管在长期使用过程中，会出现动-静脉端血流不畅或血栓形成或纤维蛋白鞘形成，而使导管阻塞和血流量不佳，造成患者透析不充分。Jacquelyn对堵塞进行了以下分级：能注入液体，不能回抽到血为部分堵塞；不能注入液体及回抽血液为完全堵塞。Cynthia等推荐溶栓再通有效的评价方法如下：用10mL注射器能回抽到血液（＞3mL/3s），且彩色多普勒超声检查证实血栓大小较前减少或血栓消失。如溶栓8h后仍未再通，为溶栓再通失败。

三、血液透析通路血栓的溶栓

尿激酶直接作用于内源性纤维蛋白溶解系统能催化裂解纤溶酶原成纤溶酶，后者不仅能降解纤维蛋白凝块，亦能降解血液循环中的纤维蛋白原、凝血因子V和凝血因子Ⅷ等，从而发挥溶栓作用。它还对新形成的血栓起效快、效果好。尿激酶还能提高血管二磷酸腺苷酶活性、抑制二磷酸腺苷酶诱导的血小板聚集、预防血栓形成。组织行纤维蛋白溶解酶原激活剂（r-TPA）目前也逐渐开始应用于临床溶栓，但因出血风险较大，所以目前仍偏向于应用尿激酶。

（一）动-静脉内瘘溶栓方法

使用尿激酶1万～2万U（用生理盐水10mL＋尿激酶10万U：1mL＝1万U尿激酶）从靠近血栓处注射，在距离血栓远端5cm处使用止血带扎住，以防药液沿血管上行流失，保持20min后解开止血带。如未溶开，再重复一次，间隔时间1h。如果溶栓两次后血栓仍未溶开，应暂停溶栓。

（二）中心静脉留置导管的溶栓方法

第一次溶栓：取10万U尿激酶1支，用10mL生理盐水稀释，抽出封管所需的毫升数进行溶栓，20min后抽出。可重复一次。若第一次溶栓效果不好，需再次溶栓时，可延长至30min，并分别在第10min和第20min时往管腔内注入0.3mL肝素盐水（浓度1mL＝1mg）。溶栓前，若动-静脉管内有抽出的回血时，应先推进1～2mL生理盐水，再次推进尿激酶稀释液后关闭管道入路，20min后抽出，可再重复一次。

随着介入技术及器材的不断发展,血管造影和各种经皮介入治疗方法在血液透析通路的建立、监测以及失败后治疗方面发挥着日益重要的作用。介入造影溶栓方法如下:患侧肱动脉顺行穿刺,置入 5F 血管鞘,先经血管鞘送入造影导管做桡动脉及头静脉造影。造影证实有血栓形成和狭窄,经血管鞘送入头端带有侧孔的溶栓导丝或溶栓导管沿桡动脉送至血栓内,先经静脉推注肝素 5000U,再用 2~5mL 注射器脉冲式间歇性推注尿激酶,并逐步推送溶栓导管或导丝使之不断保持与血栓接触,溶栓时间一般为 0.5~2.5h,尿激酶用量 10 万~50 万 U。若有狭窄可行狭窄处球囊扩张成形术治疗。

对血液透析患者来说,通畅、稳定的血液透析血管通路显得尤为重要,这就需要医患共同去维持和保护这条患者赖以生存的生命线。随着技术的发展和不断提高,在血液透析抗凝、如何预防血栓及血栓形成后的溶栓问题上,方法也不断增多,成功率也越来越高。但临床上仍需细心观察和谨慎对待,一旦出现问题,应及时处理,确保透析通路的长期通畅,为延长患者生命提供保障。

第四节　血液透析临时及半永久置管技术和维护

一、临时血液透析置管技术和维护

长期透析通路的准备常需要数周甚至数月的成熟时间,在某些临床情况,患者需要紧急进行血液净化治疗,而之前尚未准备长期透析通路,这时就需要立即建立临时透析通路。部分医疗技术欠发达的地区,临床上偶尔用直接动-静脉穿刺,但其并发症多,穿刺成功率偏低,目前已越来越少用于临床。目前的临时透析通路一般采用中心静脉导管。

临时中心静脉导管由聚乙烯、聚氨基甲酸酯、硅胶等材料构成,按照结构分为单腔导管、双腔导管和三腔导管。透析使用的主要是双腔导管。双腔导管内部有两个腔,末端分别连接透析管路的动脉端和静脉端。静脉腔的尖端开口在导管顶端,动脉腔开口由 2~6 个侧孔组成。动-静脉尖端开口要离开一定距离,以减少再循环。导管有多种不同长度规格的型号可供选择。一般建议股静脉插管长度应在 19cm 以上,右侧颈内静脉 13~16cm,左侧颈内静脉 16~19cm。

临时导管的置管部位常选用股静脉、颈内静脉、锁骨下静脉,但在透析患者,由于锁骨下静脉插管导致的中心静脉狭窄发生率高,为将来长期透析通路的建立带来极为不利的影响,因此应当尽量避免。

临时中心静脉导管置管操作可床旁进行,在置入后无需成熟可立即使用,因此在临床决定透析后再置入即可。导管置入后应当进行 X 线检查,了解管尖位置,排除插管相关并发症。由于继发感染、血栓形成、中心静脉狭窄发生率高,因此插管时间不要超过 1 个月,其间尽快准备长期透析通路。对于由于导管功能不良者,可原位置入导丝进行导管更换,可也尝试用尿激酶进行局部溶栓治疗。

二、半永久插管技术和维护

血管通路是血液透析患者的生命线。随着科技的进步,医疗和生活水平的提高,透析患者生存时间逐渐延长,同时透析人群出现高龄化、糖尿病患者增多、血管条件不良者增多、多次内瘘术后自身血管耗竭等问题。于是,相应的对半永久导管透析技术的需求与日俱增,而且技术的进步也使得相关并发症逐步降低。然而,目前有趋势建议取消半永久透析导管的称呼,改称为带袖套透析导管,这种更改再次提醒医生并令其深刻认识到,到目前为止,导管透析的并发症发生率及透析维持效果仍远远劣于内瘘透析,它仅仅只能作为内瘘透析的补充和后备!

(一)历史

1.技术演变

随着终末期肾病患者的日益增多,透析的需求日益增长,随之而来的是中心静脉插管技术作为动-静脉瘘的必要补充,其应用日益增长,尤其对于无法建立动-静脉瘘或对于穿刺有严重恐惧的患者来说,以半永久为目的的带袖套导管技术更是必不可少。带袖套透析导管的优点有:可以多部位留置、适用人群广、无需成熟时间、血流动力学影响小、置入和更换简单、透析时无需穿刺等;但也有其固有的缺点:感染、血栓形成、通路阻塞和再循环等问题。这些应用需求和改进需求导致了带袖套插管技术及其器材在日益广泛的应用中不断改进。

血栓形成是所有与血液接触的非生物性材料所必须面对的问题。对于半永久插管技术来说,克服这一难题的努力主要集中在制造材料、表面涂层、构造形态这三方面。导管的制造材料已经从最初的硅胶转换成聚氨酯或类似物,它们能在保持足够腔径的同时更为柔软,更抗折。最近的趋势是使用聚碳酸酯材料,因为它在保持良好生物相容性的基础上,还能够耐受各种化学物质,如乙醇、碘伏等;表面涂层从无涂层转变成药物(肝素)、抗菌物质(银离子)或拟生物(模拟细胞被膜)涂层;构造形态主要着眼于体内端动-静脉孔的设计,主要趋势:第一代——顶端阶梯式,第二代——顶端分裂式,第二代半——单腔双导管,第三代——管尖倒"Z"对称设计;端孔制造也从机械打孔演进成激光切割。这些革新设计和制造工艺既要满足流量需求也要满足抗血栓要求,除体内端动-静脉出入孔外,管体形状等也对达到如上目标有重要意义。

置管透析患者的感染风险是瘘透析患者的 7 倍,慢性置管透析患者的感染相关死亡率是瘘透析患者的 2 倍。导管相关菌血症最常见的细菌是表皮葡萄球菌和金黄色葡萄球菌,这些细菌经导管或导管皮下隧道进入血液。股静脉入路比颈静脉和锁骨下静脉入路感染率高,多腔导管比单腔导管感染率高。而目前研究证明,静脉使用抗生素对于预防置管透析患者感染并无益处,预防感染的要点在于无菌操作和消毒。置入前 30d 感染路径主要是皮肤缝隙和医务人员的手,之后感染路径主要就是管路的接头。器材改进方面对抗感染的措施主要包括:皮下隧道型导管、纤维袖套(cuff)、各种涂层(银离子、抗生素)、使用耐受抗菌软膏的材料等。应特别提出的是,BARD 公司生产的 Srte-ScrubTM 为导管接口的消毒方法提供了新的思路。

2.应用进展

半永久透析导管技术在应用上有两个里程碑:袖套技术和逆向隧道技术。

1987 年 Quiton 公司首次推出了带袖套的 QUITON 半永久透析导管,并在 1988 年,由

Schwab 首先进行了报道。带袖套的中心导管明显延长了导管的使用寿命,降低隧道感染率,使中心静脉导管的应用更加广泛。目前,带袖套导管植置入后 2 周的感染率低于 8%,有报道使用 3 个月内菌血症发生率低于 5%。但带袖套导管使用 12 个月因感染而拔除的比率仍有 50%。

其后,BARD、ARROW、ANGIOTECH、ANGIODYNAMICS、MEDCOMP 等公司相继进入这个市场,大家分别在导管材料、外形、内腔、涂层等方面做出各自的创新。TalPalindrome 导管首次提出了逆向隧道的概念,进一步降低了隧道及导管相关感染的发生率。相较于正向隧道技术,逆向隧道技术的隧道皮肤端出口更小,导管体内端定位更精准,但对导管的制造技术要求较高。

(二)适应证和禁忌证

1.适应证

(1)其他通路不可行或腹膜透析方案不耐受。

(2)严重穿刺恐惧。

(3)动-静脉瘘成熟前,临时透析预期超过 3 周。

(4)肾移植过渡期。

(5)低血压无法维持内瘘。

(6)反复心力衰竭,内瘘可能加重心力衰竭者。

2.禁忌证

(1)凝血功能障碍。

(2)广泛上腔静脉系统血栓形成。

(3)精神异常患者。

(三)置入步骤及要点

1.入路选择

相对于自体动-静脉内瘘的位置来说,带袖套透析导管的入路选择很多,不同入路各有利弊,不同的研究对不同入路(尤其是对颈静脉和锁骨下静脉)的评价不尽相同。虽然有个别研究认为右锁骨下静脉更有优势,但目前绝大多数人及 K/DOQI 指南仍倾向于将右颈静脉作为首选。然而,无论选择哪个部位作为入路,如果作为内瘘成熟前的过渡手段或用于有可能进展为需要长期透析的急性肾损伤患者,那么必须遵循一个原则:透析导管应尽可能避免置于欲使用的内瘘侧的静脉近心端。笔者认为,对于内瘘通路耗竭的透析依赖患者,颈内静脉和锁骨下静脉的选择见仁见智,选择还有残余流量内瘘侧的锁骨下静脉有一个好处——静脉流速较快,有利于降低血栓形成的概率。此外,对于考虑后续肾移植患者,则尽量避免使用股静脉入路,尤其是可能移植侧的股静脉。

(1)右颈内静脉:优点在于通路较顺直,不易发生扭结打折,而且穿刺风险相对较低。缺点在于,为保持美观,皮下隧道会形成 U 形弯曲,而且皮下隧道位于活动部位,导管在血管内可能会有牵扯活动,导管尖位移可能性较大,容易刺激血管壁,导致血栓形成。

(2)左颈内静脉:通路静脉内走行较右侧稍扭曲,狭窄和血栓的概率较大,而且可能会影响左侧内瘘的通畅。其余优缺点类似右颈内静脉。

（3）股静脉：穿刺最为容易，但是感染和血栓形成机会最大。要注意的是，若选择此入路，则至少应选择19cm以上的导管，以使导管进入下腔静脉，减少再循环。

（4）右锁骨下静脉：优点在于皮下隧道美观性最佳，隧道设计最容易，有研究表明在所有入路中感染率最低；缺点在于穿刺风险相对稍大，通路在血管内形成U形甚至V形弯，容易扭折，对血管壁刺激较大，可能导致血栓形成或静脉狭窄。而且锁骨活动有可能压迫通路，因此选择此方法时，建议选择抗折性强的导管，并且设计好隧道方向，这样可以降低发生通路扭折的可能性。对此入路，大多数术者选择锁骨下穿刺点，也有选择锁骨上穿刺点植入导管的报道，锁骨上穿刺点的好处在于锁骨压迫导管的机会降低并且血管内走行角度可以柔和一些。

（5）左锁骨下静脉：穿刺较右锁骨下静脉风险更大，必须在超声和透视引导下进行。其余优缺点类似右锁骨下静脉。

（6）下腔静脉：经腰甚至经肝入路进入下腔静脉也是可以选择的入路方式，但相较如上入路较为少用，尤其是后者更为罕用。

2.准备

（1）完备各项检查，除外各种禁忌证。

（2）准备多种长度的导管以备万一。

（3）备选入路的评估检查。

（4）无论选择哪个入路，对于穿刺点及隧道附近的皮肤、穿刺静脉血管以及途经血管和心脏都应有充分的评估。大多数情况下，病史、体格检查结合超声就足以完成评估任务。评估主要排除穿刺点及隧道附近有无皮肤感染，穿刺静脉和途经静脉有无血栓、狭窄、起搏导线或极为扭曲，心脏有无畸形、血栓和赘生物等。

（5）备选入路消毒，完全按照外科手术的消毒和无菌要求进行术前备皮和消毒。一定要注意所用导管对于消毒药品的兼容性，否则可能会导致导管的损毁，此点在导管说明书中都会明确说明。

3.静脉穿刺及扩张

对于透析导管置入来说，建议所有的穿刺都在超声引导下进行。虽然深静脉穿刺对于很多医生来讲是很熟练的操作，但是超声引导能够更精确和安全并且提供很多对于置入透析导管来说很有益的信息，例如避免误穿动脉、通路扭曲程度、目标血管有无梗阻等。

（1）定位及引导：穿刺一般都采用Seldinger技术，所有部位的穿刺技术都可以按照此标准技术进行，在此不多做赘述，仅就一些部位穿刺时需要注意的特殊点予以强调。

①颈静脉穿刺：应尽量避免高位穿刺，因为高位穿刺将导致皮下隧道设计的困难，增高导管打折的可能性。

②锁骨下静脉穿刺：选择锁骨下穿刺点时，过于贴近锁骨的穿刺有可能导致将来导管的受压；选择锁骨上穿刺点时，要确认避开锁骨下动脉。无论锁骨上和锁骨下穿刺点穿刺锁骨下静脉都要高度警惕气胸及血胸的发生。

③股静脉穿刺：尽可能将穿刺入皮点选择在腹股沟皱褶以上，入静脉点要保证在股总静脉。

④下腔静脉穿刺：超声引导是基本要求，甚至有可能的话，CT引导下穿刺更佳。此外，下

腔静脉穿刺尽可能使用微穿针,降低副损伤机会。

(2)置入导丝

①透视引导下经穿刺针置入"J"形导丝。

②转动导丝,观察导丝弯曲的头端,确定导丝位于血管腔内。

③将导丝置入右心房内,撤出穿刺针。

4.皮下隧道

(1)隧道走行设计:使用上述"J"形导丝设计隧道走行方向,避免过大成角以防管道扭结;同时使用导丝沿预计隧道途径摆放,根据透析导管长度及袖套位置,在预计皮肤出白做标记,皮肤出口距离袖套2～3cm。建立隧道有两种方式。

①顺行隧道法:常规穿刺后,借用导丝估计导管体内端位置、体外部分长度以及袖套位置,设计隧道。隧道建立后,导管首先经隧道皮肤出口进入皮下隧道,然后经穿刺点进入血管。使用顺行隧道法时,在术前应将导丝和导管进行长度及标记点比对校正,以便于后续的隧道设计。

②逆行隧道法:导管先经穿刺点进入血管,精确定位尖端位置后,使用导管体外部分本身设计隧道,建立隧道后,将导管体尾端从穿刺点向隧道出口引出。逆行隧道法可以更为精确地控制导管尖端的位置,可以在定位好导管尖端后再确定皮下隧道的出口位置。同时逆行隧道法可以形成隧道出口为顶端的锥形隧道,使皮肤切口尽可能的小,从而降低皮下隧道及其出口感染的概率。

无论选择哪种隧道法,建立隧道时为了达成理想的弧度,有时可以选择三切口建立隧道,即在穿刺点切口和隧道出口之间理想弧度的顶点再做一切口,以便建立理想弧度的隧道,这种方法多用于颈静脉入路的患者。

(2)皮肤切口:若是顺行法,则在导丝皮肤出口标记处做1cm左右切口,导丝出皮口处做一0.5cm切口,切口方向都与隧道方向垂直。若是逆行法,则仅需建立隧道时在隧道出口处切一很小口方便扩皮器进出即可,导丝出口皮肤切口可能比顺行法稍大或相仿。

(3)建立隧道

①游离两处皮肤出口皮下组织至皮下尽可能近筋膜层处。

②用隧道器沿导管皮肤切口向导丝皮肤出口按设计走行和深度建立隧道。

(4)皮下扩张鞘

①清理导丝出口切口下游离脂肪和血块组织。

②导丝引导下缓慢置入皮下扩张鞘,切忌暴力(锁骨下静脉入路时,建议在透视下置入扩张鞘,因为通路和上腔静脉有角度,即使有导丝引导和支撑,较硬的鞘的尖端仍可能损伤甚至穿透静脉壁造成严重后果)。

③扩张鞘有两种,后续方法不同:撕脱鞘者,缓慢拔出扩张鞘芯;单纯扩张鞘者,拔出扩张鞘,导丝留置原位。

5.导管置入

(1)若不使用撕脱鞘者,则释放压迫止血,使静脉血流出皮肤,冲刷扩张鞘留下的隧道,此时严禁患者大声呼喊或深呼吸,因为可能会导致气栓,所以若儿童需要置入半永久透析导管,则建议在全麻下进行。使用呼吸机的患者,在此步时,一定临时调低潮气量,甚至短暂暂停呼吸。

(2)引导导丝引导导管置入

①顺行法:绝大多数情况下,导丝长度足够,则将"J"形导丝尾端经隧道从导管皮肤出口引出,导管沿导丝经隧道置入静脉;若导丝长度不足,则先将导管沿导管皮肤出口引入,通过隧道经导丝皮肤出口引出然后将"J"形导丝引入导管,让导管沿导丝置入静脉。

②逆行法:导管体内端沿导丝直接经穿刺点皮肤口进入静脉,体外端在导丝体外端引导下经皮下隧道或皮下隧道内的引导鞘由隧道皮肤出口引出。

③导管尖端定位:导管尖端的定位通常使用透视和造影结合的手段。导管尖端的位置根据使用导管的不同而有不同,尽管目前 K/DOQI 建议置于腔静脉和右房交界处或右心房中更佳,但因为有些导管有一些特殊设计,所以具体执行时更应遵守导管的说明书中的具体要求。大多数时候,对于颈静脉和锁骨下静脉入路者,大多要求端孔位于上腔静脉和右心房交汇处;对于股静脉尽可能选择足够长的导管,以使所有的孔都位于下腔静脉;下腔静脉入路者,与上腔静脉入路类似,大多要求将端的孔置于下腔静脉和右心房交界处,若不得已全在下腔静脉,则尽量使导管尖端指向基本与下腔静脉呈平行状,以保证足够的血流及避免血管损伤。

④纤维袖套定位:纤维袖套应位于距离皮肤切口 2～3cm 处的皮下,过深可能使隧道感染的机会增加,过浅则容易使导管的皮肤出口容易感染。因此建立隧道前的测量和设计极为重要,否则可能出现纤维袖套定位不良的情况。

⑤通顺性检查:各种姿态和动作下(尤其是可能导致导管扭结打折的姿势和动作),使用注射器分别测试动脉和静脉孔道的通畅性。若出现某姿态或动作下的不畅,一方面可以尝试通过调整导管来尝试解决,若实在无法消除,则必须警告患者尽量避免类似姿态和动作并且密切随诊观察。

6.固定

按照说明书的要求进行各个皮肤切口的缝合。笔者经验使用滑线进行间断缝合似乎更有利于降低隧道皮肤出口感染。

(四)并发症

1.感染

使用导管透析患者比使用瘘透析的患者的感染相关死亡风险高 2 倍。导管相关菌血症最常见的病原体是表皮葡萄球菌和金黄色葡萄球菌。股动脉入路较其他入路的感染风险高,多腔导管比单腔导管感染风险也要高。置入时预防性静脉抗生素是无益的。置入后前 30d 感染主要由外源因素导致,如患者皮肤和医护人员的手;置入后 30d 感染主要由内源因素导致,如血行播散。透析导管相关的感染主要有皮肤出口感染、隧道感染、导管相关菌血症和迁移性感染。

根据 K/DOQI 临床实践指南,一旦发现导管相关菌血症,从全身抗生素使用开始 48～72h 必须置换导管。但是最近的研究发现,抗生素封管能够消除 2/3 导管相关菌血症而无需置换或移除导管。

(1)皮肤出口感染:轻度的皮肤感染,也即出口感染可能可以通过精细消毒和精心维护来避免。也有使用抗生素软膏涂覆进行避免的报道。一旦发生出口皮肤感染,可以使用抗生素软膏控制,同时可以考虑全身抗生素的使用。值得注意的是,聚氨酯或类似物材料的导管不能耐受乙醇和大多数抗生素软膏(除了新霉素软膏),而聚碳酸酯或硅胶类导管可以耐受几乎所有的消毒药品。

(2)隧道感染:是比较棘手的情况,首先局部处理,充分引流,其次静脉使用敏感抗生素,培养结果未出来之前可以经验性使用抗葡萄球菌和链球菌的药物,一般如此处理后可以控制感染,否则,通常需要移除管道才能控制,再次置入管道必须另选入路。有个别尝试使用隧道对口引流连续冲洗结合全身抗生素的方案进行治疗,但血行感染的风险较大。

(3)导管相关菌血症:国外报道导管相关菌血症的发生率为 $0.7 \sim 5.5$ 次/(1000 导管·d),国内有报道为 1.65 次/(患者·年)。导管腔内生物被膜形成是半永久透析导管相关菌血症的主要发病原因。Meta 分析显示,使用抗生素封管可以降低导管相关感染的发病率,据报道使用庆大霉素或米诺环素加上 EDTA 或 30%枸橼酸盐即可达到与广谱抗生素相类似的效果。

高浓度抗生素封管确实能治疗 2/3 的导管相关菌血症的患者。但其仍有很多待确定的问题,如封管液的配方、封管液的稳定性、抗生素的毒性、耐药菌的产生、菌群失调等。

一旦发生,首先进行血培养(必须导管血和外周血都做培养),在抗生素封管的同时静脉使用针对性抗生素,若使用后 72h 效果不佳,与隧道感染类似,大多会导致导管移除。若临床状态不稳定应立即拔除。若为一般菌,持续使用 $7 \sim 14d$;若为金黄色葡萄球菌则使用 $2 \sim 6$ 周。在血中抗生素浓度足够的前提下,患者感染得以控制后,出口及隧道都无感染表现者,可以在导丝引导下更换导管,更换后,继续使用抗生素 3 周,并且定期监测血细菌培养。新的半永久导管的置入必须在抗生素疗程完成后且血细菌培养阴性至少 48h 以后才可以进行。

(4)迁移性感染:指感染源并非导管及隧道,但致病菌种植于导管或隧道。治疗方法与前述类似。

2.血栓形成

管道外血栓形成是半永久透析通路丧失的最常见原因之一。绝大多数半永久透析通路血栓形成的原因大多与维护不当有关。因为,对导管的每一次操作都可能导致纤维化和血栓形成,最终导致丧失入路,所以,每一次操作的抗凝及监测,封管及维护都应给予足够重视。对于具有高凝因素的患者,在导管置入之前就必须进行风险因素控制,置入后还要对这些因素进行严密的监测。

一旦发生血栓,可以尝试溶栓。根据单位经验的不同 rtPA 和尿激酶都可以选择。

3.通路不畅

对于带袖套导管透析通路 K/DOQI 要求最少能满足 300mL/min 的流量,但实际上透析导管在使用过程中常常会遇到通路不畅,流量渐减直至无法满足透析流量需求的情况。通路不畅的常见原因包括通路扭折、管道内血栓形成和管道外鞘形成。无论哪种原因,最后都可以选择更换导管解决问题,若无隧道感染和导管感染,那么完全可以经原路置入导管。

(1)通路扭折:大多数通路扭折通常在置入时就可以发现,通过改变隧道方向,调整导管位置和姿态、选择抗扭折导管等方法就可以解决。重要的是,当流量发生明显变化时,尤其是与身体动作或对管道施加外力有关时,必须进行透视和小剂量管道造影来首先排除管道扭折。

(2)管道内血栓形成:管道内血栓形成的表现通常是液体流人和流出皆不通畅,但仍需与严重管外鞘形成鉴别,管道内小剂量造影是最佳的检查方法,此外试验性溶栓也是可供选择的方案之一。目前研究表明,小剂量的华法林对于管道的维持意义不大,然而更大剂量或其他抗凝药物在这方面的作用尚未见报道。溶栓对于确诊的管道内血栓形成比较有效而安全,溶栓时机越早越好。溶栓方案可以选择 rtPA 也可以选择尿激酶,前者效果更好一些但价格偏贵。

①rtPA 方案

a.2mgrtPA 溶入导管腔内标称体积 2 倍体积的生理盐水中。

b.将如上溶液灌注并滞留于管腔内 15min,其间,每 5min 向导管内继续推注 0.3mL 如上溶液以保持活性药物能持续与血栓接触。

c.抽吸导管内容物。

d.如果抽吸顺利,则强力冲洗导管。

e.如果抽吸困难,则重复如上步骤。

f.如果仍然困难,则考虑导管外鞘形成对可能性较大。

②尿激酶方案

a.方案一:配置 5000U/mL 尿激酶溶液;将如上溶液灌注并滞留于管腔内,使腔内充满尿激酶溶液;保持 30min;必要时重复。

b.方案二:也可以每 10min 向导管内缓慢推注 0.3mL 如上溶液以保持活性药物能持续与血栓接触;共 2 次;必要时重复。

c.抽吸导管内容物。

d.如果抽吸顺利,则强力冲洗导管。

e.如果抽吸困难,则重复如上步骤。

f.如果仍然困难,则考虑导管外鞘形成对可能性较大。

(3)管道纤维蛋白外鞘形成据报道,导管纤维蛋白外鞘发生率为 18.9%,发生时间于置入后 1~6 个月。纤维蛋白外鞘临床表现为流量下降及单向梗阻,此外,纤维蛋白外鞘还经常会使导管尖端固定,同时静脉部位的狭窄也比较常见,经导管或经外周静脉造影能够清晰对此做出诊断。

若因管道纤维素外鞘形成而导致通路不畅可尝试经透析导管使用导丝或加用球囊开通,常有一定效果。也有尝试使用环形捕捉器进行纤维素鞘移除的报道,也能有较好的短期效果。尿激酶持续泵入(3 万 U/h,总量 25 万 U)也能获得和经皮腔内剥除相似的效果。虽然有报道经皮移除能维持平均 3 个月的通畅,但如上几种方法通常都难以提供满意的长期效果,最终只能移除置换导管。总体来讲,随机对照实验的结果表明,此时更换导管比经皮去除纤维鞘的获益更多。

4.气栓

气栓是一种在置入和使用过程中都可能发生的并发症,并有可能导致严重后果。在置入过程中,多因为过于暴力的扩张隧道和静脉入口所致,但也有给幼儿置入时因孩子哭闹导致的。在使用过程中,多因为管路密闭性不良导致。少量气栓大多没有严重后果,但大量气栓后果严重。气栓更多在于警觉和预防。

（五）管路维护

1.预防感染

（1）严格无菌操作,所有接触都应戴口罩和无菌手套。

（2）所有对导管的操作都应该由经验丰富的专业人员完成。

（3）每次使用前,首先应该检查有无各种感染征象,充分消毒外置管路,后才可以进行管路连接。

（4）使用后也应充分消毒外置管路并使用无菌敷料（透气纱布好于贴膜）包裹,以免污染管路并减少触碰甚至不慎拔出。

（5）定期（每1～2周为宜）消毒皮肤出口,使用无菌贴膜封闭。

（6）如皮肤出口及隧道周围皮肤出现红、肿、热或有脓性分泌物溢出,应局部加强换药,保持皮肤干燥,外用莫匹罗星软膏,必要时留取分泌物标本或血标本培养,并及时应用敏感抗生素,同时可封管加用抗生素。

（7）当患者出现其他部位感染或菌（败）血症,需积极应用敏感抗生素控制感染,以避免感染迁移至透析导管、隧道及皮肤。

（8）除急救外,透析导管一般情况下不另作他用。

2.维护通路

（1）第一次使用之前一定要进行放射平片检查,确认导管形态和位置。

（2）导管除做透析通路外,不做他用。

（3）透析管道使用完毕,应用10～20mL肝素盐水冲洗干净留置管道内的血液,最后用足够浓度和容量的肝素盐水正压封管。

（4）平时避免透析管道扭折、受压及牵拉。

（5）透析管路压力、流量等参数严格按照所用产品说明书进行设置。

（6）当透析管道流量减少,尽早查明原因并及时处理,以免发生严重的血栓性闭塞或管道外鞘,影响透析进程。

（六）患者教育

留置透析导管期间,患者应做好个人卫生,保持局部干燥、清洁,如需淋浴,一定要将留置导管及皮肤出口处用防水敷料密封,以免淋湿后感染。如局部出现红、肿、热、脓性分泌物等现象,应立即就诊,以防感染扩散。

患者日常活动不受限制,但应避免剧烈运动,避免管路扭折及受压,穿脱衣服动作幅度不要太大、太猛,防止牵拉造成置管松动或滑脱。

第五节　血液透析血管通路的管理、使用和维护

血液透析血管通路的管理、使用和维护建立和维护有效的血管通路是血液透析治疗的必要条件,也是长期血液透析患者的生命线。所谓有效功能意指血管通路能够保持长期通畅,提

供足够的血流量,便于反复长期使用,而且并发症相对较少。为了长期维持血管通路的有效功能、降低并发症及再次手术率和住院率,血液透析治疗过程中必须仔细评估、规范操作;通过相应的监测手段预测和发现血管通路各类并发症,从而采取有效的干预措施改善和提高血管通路的使用寿命。

目前用于血液透析的血管通路主要有自体动-静脉内瘘、移植动-静脉内瘘、中心静脉留置导管,它们在使用和维护上既有共同性、也具有各自的特殊性。

一、自体动-静脉内瘘的使用和维护

(一)自体动-静脉内瘘的使用

1.自体动-静脉内瘘成熟的标准和判定

按照 2006 年更新版 NKF-KDQOI 指南建议:成熟的自体动-静脉内瘘应该具备以下标准:瘘管血流量>600mL/min、动脉化的静脉管腔直径>0.6cm、及其皮下深度<0.6cm。但是临床上有不少的内瘘难以达到上述标准,结合文献及临床经验:瘘管手术后 6～8 周,能够在整个血液透析治疗过程中维持足够的血流量(至少 250mL/min 以上)、重复双针穿刺顺利、穿刺后不出现渗漏或血肿、拔针后止血容易(10～20min),每次透析达到目标剂量,可以作为成熟的标准。

手术建立内瘘后,至少需要 4 周的时间成熟,在此期间通过定期观察内瘘的震颤强度及范围、扩张程度、延伸长度及边界清晰度、是否伴有侧支血管,结合患者的年龄、原发疾病、血管条件等,判定内瘘成熟的准确性可以达到 80%;彩色多普勒超声检查,通过测量内瘘的血流量、管径,在评估和判定内瘘的成熟方面,可以发挥非常直观的参考作用。

2.自体动-静脉内瘘的穿刺使用(表 10-5-1)

选择合适的首次穿刺时机、严格遵照无菌操作步骤、正确的穿刺方法是降低并发症、延长瘘管使用寿命的前提。

(1)内瘘穿刺时机:内瘘手术后 4 周内应避免穿刺,理想的首次穿刺时间为术后 2～3 个月。提早穿刺影响内瘘的成熟或早期失去功能;内瘘的首次穿刺直接影响使用寿命,应尽量安排有经验的护士作首次穿刺,避免反复同点穿刺、减少渗漏或血肿的发生,从而最大限度降低对内瘘的局部损伤。

表 10-5-1　动-静脉内瘘的穿刺

步骤	内容
1	核对或确认患者的身份:姓名、出生年月、就诊卡号、病历
2	确认周围环境干净、没有尘埃飞扬;注意保护患者隐私,可以关上床帘或以屏风遮蔽
3	向患者解释穿刺过程,以取得合作
4	操作护士洗手、戴外科口罩、眼罩、围裙
5	患者清洁内瘘手臂

步骤	内容
6	检查内瘘:有无感染征象、有无震颤或搏动
7	操作护士戴上普通手套,打开一次性消毒铺巾垫于内瘘肢体下
8	打开无菌纱布包,用75%的乙醇浸湿其中3块纱布
9	用乙醇纱布消毒穿刺部位皮肤2次,消毒方向由内向外,范围大于5cm,待干
10	开启25mL生理盐水1支,针筒抽吸10mL,连接静脉穿刺针并充盈
11	适当拉紧内瘘皮肤,针锋朝上,以适当的角度入针
12	抽吸检查是否有回血、抽吸是否顺畅、有无阻力、有无血块;穿刺部位有无血肿
13	穿刺成功后关闭夹制,用胶布固定穿刺针,通常以两条胶布交叉固定针翼,另外一条胶布固定穿刺针延伸段
14	重复上述步骤穿刺动脉端

(2)内瘘穿刺位置:静脉端穿刺针方向永远和血液流动方向一致;动脉端穿刺针位置应离开吻合口3cm以上;动脉端穿刺针与血液流动方向相同或相反皆可,但是当动、静脉穿刺针同向时,两针针尖相距应在7cm以上,以避免再循环。

(3)内瘘穿刺方法:开始穿刺时,注意选择大小合适的穿刺针,通常17G较为合适,而动脉穿刺针针尖有背孔的较好,可以相对保证血流量;17G穿刺针可能会影响血流量,15G内瘘穿刺针可以保证较大的血流量,但是前提是内瘘血流量足够。

①绳梯式穿刺法:将穿刺点平均分配于整条内瘘管上,每个穿刺点之间相距1～2cm,交替使用穿刺部位,不固定一点反复穿刺。此方法因为分散了穿刺点而避免了局部假性动脉瘤的形成,目前在透析中心内血液透析多数采用此种方法,条件是内瘘管需要具备足够的长度,否则会增加了再循环的发生率。

②纽扣式穿刺法:固定穿刺点,连续同方向、同角度、同深度穿刺,6～10次建立纽扣式穿刺点,此后采用钝针沿着皮下隧道轨迹穿刺内瘘。有报道纽扣式穿刺时患者疼痛感较绳梯式穿刺法轻、而拔针后止血时间缩短、血肿和假性动脉瘤的发生明显减少,内瘘狭窄、栓塞的并发症降低,提高了内瘘的使用寿命;但是感染的并发症会有所增加。此种方法的设计原意是为了能够让患者本人自我穿刺,所以目前主要用于家居或自我照顾式血液透析治疗的患者;在我们血液透析中心,有个别患者内瘘管过于局限或穿刺困难,通过纽扣式穿刺也成功建立了通路。无论是患者本人还是血液透析护士操作,必须严格无菌、消毒程序,在穿刺前必须剔除穿刺点上的旧血痂,以免穿刺时将血痂推入瘘管内引起感染。

(4)血液透析过程中内瘘的护理:穿刺成功后,用胶布固定针翼,可以采用十字形或反8字形,以防止内瘘针滑出;应当告知患者避免内瘘肢体过度活动,对于意识不清或不合作患者可以用夹板协助固定肢体;透析中发生内瘘针渗血甚至内瘘血肿时,需要判断部位和严重状况,而静脉端血肿须要立即停用,并在内瘘的近心端或其他外周静脉重新建立血液回流通路;而动脉端血肿,如果不严重并且不影响血流量,可以在穿刺处用冰袋适当加压,一般可以维持至透析结束;一旦血肿明显增大,应立即拔针局部止血,为继续完成透析治疗,可选择在内瘘的远心端重新建立血液流出通路。

(5)血液透析后内瘘穿刺点止血:正确的止血方法是维护内瘘功能的重要环节,在有效止血不出现渗血和血肿的前提下,必须保持内瘘的通畅。当穿刺针拔除后用纱布卷予以持续压迫内瘘穿刺点,压迫力度以不出血且可以触摸到内瘘管有震颤或搏动为原则,压迫时间通常为10~20min,可以每 10min 放松压迫纱布卷观察止血状况;避免压迫力度过大、时间过长。如果发生瘘管皮下淤血,须卫教病人 24h 内禁止热敷,可以用冰袋局部冷敷;次日开始局部外用去瘀软膏(如喜疗妥)并适当按摩,可能的话,停止穿刺数次或避免瘀血的区域穿刺。

(二)自体动-静脉内瘘的维护

1.血液透析过程中内瘘的检查

是指通过物理学方法对内瘘进行检查和评估,希望可以早期发现病理学异常特征。NKF-K/DOQI 指南建议至少每月 1 次。

(1)临床检查:通过常规体格检查方法(望、触、听)来评估内瘘的功能,简单、方便和实用。

①望诊:动脉化的静脉瘘管膨胀度、走向、长度,周围皮肤有无红肿、有无血管瘤形成、内瘘手部、肢体和颜面有无肿胀、同侧上臂、肩胸部浅表静脉有无怒张等状况。

②触诊:震颤或搏动的强度、范围,有无局部减弱或消失;有无硬结或触痛;通常触摸到震颤,表示血流量在 450mL/min 以上;当触诊震颤转为搏动,反映血流量下降。

③听诊:杂音的连续性和节律性,有无异常的杂音,如出现金属音、哮鸣音表示发生狭窄。

通过上述检查可以尽早发现内瘘狭窄、中心静脉狭窄或假性动脉瘤等并发症。也有专家建议如果以下病理征兆阳性提示内瘘发生狭窄。

a.举臂试验:将内瘘侧手臂抬高与身体呈 90°,观察内瘘静脉段是否塌陷,以没有塌陷作为阳性结果,反映内瘘静脉端及中心静脉有否狭窄。

b.搏动增强试验:用手指尖压闭内瘘静脉段(近心端),观察内瘘动脉段(远心端)搏动有否增强,以没有增强为阳性结果,反映动脉端及吻合口是否发生狭窄。

(2)穿刺检查:判断内瘘穿刺的难易程度、穿刺针抽吸有无血块、血流量能否达到目标并维持完成透析疗程、在适量的抗凝剂量下,穿刺点止血时间是否明显延长。如果出现穿刺困难、经常凝血、止血困难(>20min),瘘管手臂持续肿胀都可能是瘘管狭窄的早期表现。

(3)动态压力测定:血液透析机具备在透析过程中动态实时检测动脉压和静脉压,对于诊断内瘘狭窄较敏感。使用固定品牌、型号、16G 内瘘穿刺针,以血流量 200mL/min 为基本条件,开始血液透析后 5min 观测压力显示,以压力 +/-150mmHg 为界限,连续 3 次超出界限,作为内瘘狭窄的警示。通常动脉压力检测出现低报警,代表动脉端及吻合口可能存在狭窄;而静脉回流端狭窄则静脉压力增高。但动态压力测定受许多因素影响:如穿刺针的大小、穿刺质量、血泵速度、血细胞比容等;同时必须排除透析器和管路凝血造成的假性压力上升。

2.血液透析过程中内瘘的监测

是指通过特殊的仪器或方法,在特定的条件下,定期评估内瘘的功能,如果发现病理学异常,应及早干预,提高内瘘的使用寿命。

(1)瘘管内血流量的测定:成熟的内瘘血流量最低要求为 400~500mL/min,否则血液透析再循环率明显增加直接影响治疗充分性;当内瘘发生狭窄、栓塞时,血流量随之下降,如果 6

个月内血流量在原有基础上下降 25％以上，发生瘘管栓塞的风险超过 13 倍，所以 NKF-K/Dool 指南建议每个月通过应用监测技术检测内瘘血流速度，尽早发现血流量的变化，及时采取干预治疗，以减少内瘘并发症和患者住院率，延长使用寿命。按照 K/DOQI 指南，内瘘血流量的测定在透析开始后 1.5h 内进行，单次透析测定 3 个值，取其平均数。如果血流量＜400～500mL/min 或下降超过 25％，建议进行内瘘管造影。

常用而且相对准确的检测内瘘血流速度的方法如下。

①超声稀释法：目前公认的最可靠的、最常用的检测方法。实际操作中，需要配备血液透析监护仪（如 HDO3/HDO3-E 血液透析监测仪），超声探头、与常用血液透析管路相匹配的特殊管道及相关的电脑分析软件。将两个超声探头固定在透析管道的动脉和静脉段，通过声波顺血流和逆血流传输时间差测得瘘管内血流量。具体操作时，将患者的动-静脉管路反接：即动脉端接回血管路，而静脉端连接出血管路，设定血流速 300mL/min，在监测仪上选择内瘘血流量测定，关闭血液透析超滤，于静脉壶处在 3～6s 注入生理盐水 10mL，通过电脑分析软件得出再循环率和内瘘血流量。多组临床研究证实：超声稀释法评定内瘘血流量具有较好的敏感性和特异性。但是此项方法需要专门的仪器设备，如果患者内瘘存在较多的侧支血管，可能造成结果的误差。

②彩色多普勒超声：作为无创伤性检查技术，依赖于血流速度和内瘘管径的精确测定，通过计算得出血流速度。此外可以直观地观察内瘘有无血栓形成、侧支循环、对比管径大小评估狭窄的程度，了解动脉瘤的特性。此项检测技术很大程度上受检查者的影响；不同的检查者有不同的经验、不同品牌的超声仪有不同的血流量计算方法，所以得出的结果可能存在误差。

(2)瘘管内压力的测定：与动态动、静脉压测定不同，瘘管内压力的含义为监测静态下血管压力，即血泵停止及体外循环停顿的状态下测定瘘管内的压力，反映回血的压力状况。静态瘘管压力的监测去除了上述动态压力测定所受的诸如血流量、穿刺针的影响，可以较真实地反映瘘管内血流阻力的大小，但是血液透析中系统血压的高低必然影响血流量，因此在实际计算中采用瘘管内压力值/平均动脉压比值作为判断的参数，如果其比值超过 0.5 提示内瘘管狭窄，建议内瘘管造影。有研究比较瘘管内压力的测定在自体动-静脉内瘘和 PTFE 人造血管内瘘中的诊断价值，发现后者的临床实用性高于前者。

常用的瘘管内压力测定方法如下。

①直接测定：在瘘管穿刺针和静脉血路管之间设置一个三路连接器，其侧接口直接连接压力传感器，停止血泵后，直接从传感器上读取压力数值。

②间接测定：当关闭血泵没有血流时，外部压力传感器和输液壶压力传感器之间的压力差等于瘘管与输液壶血液面之间的高度差，通过公式换算可以得出瘘管内压力。

具体操作：在非瘘管肢体测量平均动脉压（MAP），停止血泵后，夹住静脉输液壶的上游管路，30s 后静脉壶压力稳定后，读取结果（P）；测量瘘管至输液壶血液面之间的距离（△H），将此高度值（cm）以下列公式计算偏移的压力。

$\Delta Ph = 0.35 \times height(cm) + 3.6$；计算瘘管内压力 $Pia = P + \Delta Ph$；最后得出瘘管内压力和平均动脉压比值（Pia/MAPRatio）。如果静脉端管腔狭窄超过 50％的动-静脉内瘘，Pia/MAP 比值大于 0.5 对于诊断异性高。

（3）瘘管再循环的测定：瘘管再循环是指部分已经透析过的血液（溶质浓度降低）回流瘘管后没有经过体循环和组织交换（溶质再平衡），而直接由瘘管动脉端泵出，稀释了血液中的溶质浓度，直接降低了透析有效性，导致透析的不充分。造成瘘管再循环的主要原因是瘘管供血不能达到血泵设定的泵速，使血泵前负压增加，同时静脉压也随之增大，促使部分静脉血向动脉端反流，有研究表明，透析时血流量每增加 100mL/min，再循环提高 5%～10%。瘘管穿刺针针距太接近（<5cm）、穿刺针动-静脉反置可以使再循环明显增加；当瘘管发生狭窄或栓塞，直接导致血流量的下降是出现再循环增加的主要原因，所以在排除穿刺针位置不当的状况下，再循环的测定可以帮助诊断瘘管狭窄，但是其特异性和敏感性都不如直接测定瘘管内血流量，因此对于是否定期监测瘘管再循环来预测瘘管功能的异常尚没有定论。当临床上出现不明原因的透析充分性（如 Kt/V 或 URR）降低，考虑选择测定瘘管再循环，按照 NKF-K/DOQI 指南，如果尿素法测定再循环超过 10% 或非尿素法测得的再循环大于 5%，应当积极寻找原因，必要时结合瘘管血流量的测定、瘘管影像学检查等技术，对瘘管狭窄做出早期诊断，及早采取介入或手术治疗，保持瘘管的再通畅。

常用的测定瘘管再循环的方法如下。

①双针尿素浓度测定法：透析后 30min，血流量设定为 300mL/min 以上，停止超滤，分别在动脉端（A）和静脉端（V）抽取血样，然后将血流量降低至 50mL/min，30s 后从动脉管路抽取代表体循环血样（S），分别测定 A、V、S 血样本中的尿素浓度，按照公式计算：再循环 R%＝(S－A)/(S－V)。

②非尿素浓度测定法

a.超声稀释法（如前述瘘管内血流量测定）：通过血液透析监护仪，利用血液被稀释引起超声波速度的衰减，测定瘘管血流量和再循环。

b.葡萄糖测定法：透析后 30min，血流量设定为 300mL/min，停止超滤，动脉端取血（A）0.1mL，4s 内从静脉端注入 50% 的葡萄糖 2mL；开始记录时间，至第 13 秒，于动脉端同一部位取血（B）0.1mL，测定 A 和 B 血糖浓度，按照公式计算再循环：R%＝0.046(B-A)＋0.07。此方法方便实用快捷。

二、移植动-静脉内瘘的使用和维护

（一）移植动-静脉内瘘的种类和特性

自体动-静脉内瘘因其使用寿命长、并发症少而被公认为长期血液透析患者的首选血管通路，但是随着老年、糖尿病等自身血管功能不良的患者不断增加，有 20%～40% 的患者不能成功建立自体动-静脉内瘘，此时移植动-静脉内瘘通常成为次选的血管通路。目前常用的移植血管种类如下。

1.人造血管移植动-静脉内瘘

人造血管的材料为聚四氟乙烯，简称 PTFE，具备不同口径（4～7mm；6mm）规格，具有成熟时间较短（14d）、足够的长度和穿刺点血流量充足、易于反复穿刺及便于手术和血管介入等优点，但是栓塞发生率高、穿刺后难止血并容易出现血肿。以及感染、血清渗出肿胀血清肿、价格较贵等问题。

2.自身血管移植动-静脉内瘘

大隐静脉具有相对直长、位置表浅、分支较少、切除后不影响下肢的回流等特点,所以可以考虑用于手臂内瘘的移植血管。手术中动脉吻合口应为大隐静脉的远心、端,而静脉吻合口则是近心端。有研究表明:大隐静脉移植上肢内瘘可以满足透析充分性对血流量的要求、手术后出血、感染、血清肿的发生率低、长期通畅率高,费用少,但是手术创伤较大。

(二)移植动-静脉内瘘的穿刺使用

1.穿刺时机

(1)人造血管移植内瘘建立后的1～2周,会出现周围皮肤发红、疼痛,肢体肿胀,这种现象比自体动-静脉内瘘明显而且严重,甚至可能出现(血清肿),此时应保持伤口清洁干燥、适当抬高肢体。一般手术后4～6周,待肢体肿胀基本消退后可以进行穿刺。

(2)大隐静脉移植内瘘由于存在两个吻合口,其成熟时间较长(超过8周),不宜过早使用,通常使用时间在手术后2～3个月。

2.穿刺位置

(1)首先确定人造血管移植内瘘的血流方向,判别动脉和静脉端,确定没有并发感染,对于"U"形人造血管,在"襻"的两侧分别向吻合口方向(向心方向)穿刺;穿刺点距离吻合口至少3cm以上,如果穿刺失败,不要在原进针点反复穿刺。

(2)大隐静脉移植动-静脉内瘘的穿刺位置基本同自体动-静脉内瘘。

3.穿刺方法

(1)人造血管移植内瘘的穿刺方法为绳梯式,每次轮换穿刺点,距离上次穿刺点至少0.5～1cm,以45°斜角进针,刺入皮肤有钝感时触及人造血管,进入血管后有突破感,回抽见血后放低穿刺针角度缓慢将针头全部推入血管;也可将穿刺针倒转180°,针尖斜面向下缓慢推入,然后安全固定。

(2)大隐静脉移植内瘘的穿刺方法同自体动-静脉内瘘。

4.穿刺后止血

人造血管内瘘拔针后,压迫穿刺点止血,力度要适当,在近心端能触摸到血管的搏动为恰当,过大的力量会使管腔变窄血流速度减慢造成血管的栓塞,力度过小又会造成出血,形成血肿。压迫的时间需20～30min,确认出血停止方可拆去敷料。

(三)移植动-静脉内瘘的维护

人造血管是目前移植动-静脉内瘘的主要类型,其次是移植自体血管:如大隐静脉,大隐静脉内瘘的维护可以参照自体动-静脉内瘘有关章节,本节集中论述人造血管的功能维护。

1.人造血管移植内瘘狭窄发生的机制

临床经验发现,人造血管内瘘的栓塞发生率明显高于自体血管内瘘,静脉端吻合口及其近端是出现狭窄导致内瘘闭塞的主要部位,以往的研究显示:手术吻合血管时造成的创伤、炎症反应等因素刺激血管内皮细胞产生血管生长因子(例如血管内皮细胞生长因子 VEGF、上皮细胞生长因子 EGF、血小板衍生生长因子等),使血管内皮细胞增生,并向吻合口方向迁移,最终的结果是吻合口血管内膜增厚,出现狭窄;其次血流方向也明显影响血管内膜的增生,由于静脉端流出道血管壁所受的血流冲击力(剪切力)的不同,可以导致内膜增生的不均衡,管腔出现狭窄;再者长期重复穿刺引起人造血管假性动脉瘤的形成,加重了管腔的狭窄。

2.人造血管移植内瘘的理学检查

同自体动-静脉内瘘一样,有经验的护士通过物理学检查可以发现人造血管内瘘的功能异常及相关并发症,有报道:理学检查可以更准确地预判人造血管内瘘发生狭窄,因此 NKF-K/DOQI 指南建议至少每月进行 1 次。

(1)望诊:人造血管内瘘的部位多见于上肢肘部,以"U"形常见(襻型)、消肿后通常可见到人造血管的形状、走向,没有不规则的隆起或动脉瘤的形成;同侧肢体是否肿胀。

(2)触诊:动脉吻合口震颤或搏动最强,并且整条瘘管都可以触诊到震颤;发生狭窄时,在狭窄的区域震颤变成最强,并可出现水冲脉。

(3)听诊:功能正常的人造血管内瘘可以听诊到连续的低频杂音;发生狭窄时,则听诊到间断的高频杂音。

3.人造血管移植内瘘的功能监测

(1)瘘管内血流量的测定:成熟的人造血管移植内瘘血流量可以达到 1000mL/min 以上,瘘管手术后及时测定血流量的基础值,动态监测血流量的变化,尽早发现血流量的下降的原因而采取干预治疗,可以延长瘘管的使用寿命。

①超声稀释法仍然是常用的方法,NKF-K/DOQI 指南建议:当发现人造血管内瘘管血流量低于 600mL/min;或者血流量基础值为 1000mL/min 以上但是 4 个月内降低超过 25%,应当瘘管造影明确诊断。

②彩色多普勒超声检查往往受制于操作者的经验、超声探头的角度、探查的区域等因素,所以其结果有时出现误差。

(2)瘘管内压力的测定:理论上人造血管内瘘的压力应该低于平均动脉压的 50%,当静脉吻合口出现狭窄,压力随之上升而血流量下降,一旦瘘管内压力超过平均动脉压的 50%,血流量已经降低至临界值 600~800mL/min,预示血管栓塞即将发生;与之相反动脉吻合口发生狭窄,压力却降低;而吻合口之间的隧道瘘管发生狭窄时,静脉端压力可能也降低,所以不能仅根据单次压力测定来判断,应当定期、动态监测压力,比较压力变化来评估瘘管的功能。NKF-K/DOQI 指南建议至少每月进行 1 次瘘管压力测定,当瘘管内压力/平均动脉压比值大于0.5,应当瘘管造影明确诊断,必要时实施血管成形术。

(3)瘘管再循环:与自体血管动-静脉内瘘不同,NKF-K/DOQI 不建议将再循环测定作为人造血管内瘘的监测技术,因为再循环的出现或增加通常预示瘘管狭窄进入晚期,不利于早期发现;同时再循环出现或增加的大部分原因是穿刺针的位置不当所导致,在"U"形人工血管内瘘的穿刺技术中,特别要避免反向穿刺,由此可使再循环高达 20% 以上,操作护士开始首次穿刺前应清晰了解人造血管内瘘的手术解剖,重点明确动脉和静脉吻合口的位置,可以参考手术医生提供的相关资料,也可以采用以下简单的检查做出判定:以手指压迫人造血管的正中部分,以短暂阻断血流,触诊阻断两侧的搏动,仍然有搏动的一侧为动脉端。

三、中心静脉留置导管的使用和维护

大量的临床研究结果表明,中心静脉留置导管作为血液透析患者的血管通路,与自体血管内瘘或者人造血管内瘘相比较,存在血栓、感染及中心静脉狭窄等严重并发症,由此带来的住院率和死亡率明显高于血管内瘘,因此透析学界不断强调应该降低中心静脉导管使用的人群比例、频率及留置时间,NKF-K/DOQI 指引建议在血液透析患者中使用的比例应该低于 1/10。但是临床上许多慢性肾衰竭患者没有条件建立自体或人造血管内瘘的窘境:如老年患者、糖尿病和心血管疾病患者等;其次随着透析技术的提高和透析质量的改善,透析生存时间明显延长,血管内瘘发生狭窄、栓塞呈现上升的趋势;最后血液净化技术在重症医学上的运用越来越普遍,如 CRRT,血浆置换和吸附、血液灌流等,所以中心静脉留置导管作为血管通路的一个不可缺少的组成部分,其临床使用不可避免。临床工作中常用的中心静脉留置导管有:不带涤纶套型导管(NCCs),简称临时导管;经皮下隧道带涤纶套型导管(TCCs),简称长期导管。

(一)临时导管的使用

3.临时导管的特性

临时导管的制造材料是聚氨基甲酸酯,其特点是生物兼容性较好、常温下较硬便于插管操作、进入血管在体温下变柔软不会损伤血管,由于导管材料不能透过 X 线,所以通过 X 线摄片可确定位置;某些新型导管的材料中加入抗微生物物质,如氯己定、磺胺嘧啶银等涂层导管,期望可以降低导管相关感染率。

临时导管多为单管双腔型,双腔同轴或并列,管径 9～16F(0.75～2.2mm),根据留置部位采用不同的长度:右侧颈内静脉留置导管的长度约 15cm;左侧 20cm;而股静脉导管的长度大多超过 20cm。为减少血流再循环,动脉腔和静脉腔开口错开至少 2～3cm,而且动脉腔的开口位于静脉腔的近心端;导管外接血路管部分有弯曲形和直形,前者多用于颈内静脉,便于患者活动和外观。

临时导管的设计能够提供血流量至少达到 250～300mL/min,以保证透析质量;在病床旁进行插管,插管后经确认导管位置正确后可以立即使用,利于住院和重症患者的抢救。但是临时导管相关并发症的发生率、住院率及死亡风险均明显高于自体血管内瘘和移植血管内瘘。

2.临时导管的使用

(1)适应证

①急性肾衰竭患者需要接受血液透析治疗。

②慢性肾衰竭患者开始血液透析时没有建立血管通路内瘘尚未成熟。

③长期血液透析患者血管内瘘失去功能时:如血栓形成、感染等。

④接受其他血液净化治疗的患者:如血浆置换、血浆吸附、血液灌流、CRRT 等。

(2)留置部位:颈内静脉为首选部位,其次为股静脉、最后是锁骨下静脉。颈内静脉留置导管与股静脉相比,血流量较稳定、留置时间较长、感染率较低;中心静脉狭窄的发生率低于锁骨下静脉留置导管。颈内静脉和锁骨下静脉放置导管后,常规 X 线摄片,以明确导管顶端位于上腔静脉之内,并排除气胸、血胸并发症;股静脉导管的长度必须达到 20cm 以上,成年患者最好选用 24～30cm 长度的导管,否则将导致血流量不足或再循环增加。

(3)留置时间界限:根据 NKF-K/DOQI 指引:颈内静脉留置时间为 7d,而股静脉导管不超过 5d,但是实际临床治疗中很难做到,如果延长留置,必须密切观察,避免并发症的发生。无论导管的留置部位在何处,如果预期患者将进入长期血液透析,应当尽快将临时导管置换为带涤纶套型导管(长期导管),并且尽量建立自体或移植血管内瘘。

(4)临时导管的护理:临时导管感染发生率高,因此每一次血液透析治疗必须严格执行无菌操作与导管护理守则(表 10-5-2),细心检查导管敷料有无渗出物及其性质;外口有无感染的征象:如红肿、渗出、压痛等;肝素帽打开后立即连接注射器,以免导管口在空气中长时间暴露;连接血路管上机前确保导管出血功能良好。透析中注意血流量要根据动脉负压适当调整,一般以动脉负压不低于 −200mmHg 为标准,盲目提升血泵泵速,会增加抽吸负压,使导管开口有血栓堵塞、静脉壁吸附导管顶端、长久会造成导管外蛋白鞘的形成并使导管失去功能。透析结束后肝素封管是重要的步骤,选用透气、黏附强、防皮肤过敏的敷料可以保证透析间期导管的安全。如果发现固定针线松脱应及时缝合以免导管滑脱。

表 10-5-2　血液透析导管护理

步骤	内容
1	向患者解释导管护理过程,取得合作
2	操作者洗手、戴外科口罩
3	患者戴口罩
4	操作者戴普通手套,小心揭去敷料,观察导管外口、敷料、缝线、管周皮肤状况
5	更换无菌手套,用含有消毒液纱布擦拭导管肝素帽部位至少 30～60s,然后打开肝素帽并丢弃
6	更换消毒液纱布消毒导管接口后,用针筒抽取管腔内的封管液 3～5mL,并丢弃
7	动-静脉管腔各连接针筒,抽吸检查血流通畅度
8	动-静脉管腔快速推注 10～20mL 生理盐水,以清除管腔内的血液
9	依照管腔容量,推入封管液,关闭导管,盖上肝素帽
10	导管外口消毒、贴上敷料;导管外接段套上纱布套,胶布固定

(二)长期导管的使用

1.长期导管的特性

(1)类型

①双腔带涤纶套型导管,置入管端阶梯式或螺旋式。

②双腔带涤纶套型导管,置入管端分裂式。

③单腔带涤纶套双导管。

(2)材料:长期导管的制造材料主要是多聚合物:包括硅胶和聚氨酯。聚氨酯通过结构改良,具有相当良好的物理学性能和较高的生物兼容性,能够抗拒体内大多数水解酶;材质在体外时保持一定硬度,方便插管操作,进入血管后变为柔软,不易损伤血管内膜,从而减少了血栓形成。经皮下隧道涤纶套固定后,有利于防止外源性细菌经隧道侵入;而新型涂层表面材料的面世,大大增进了导管的生物兼容性和抗凝血性能:如肝素涂层、白蛋白涂层、前列腺素涂层等。

(3)规格:管径通常为 16F,依据不同的患者身高、不同的置管位置分别配置 24cm、28cm、32cm、36cm、40cm、55cm 等长度规格,而相应的置入管长度(涤纶套至管尖端)为 19cm、23cm、27cm、31cm、35cm、50cm。导管动-静脉腔开口距离 2～3cm,通常动脉管腔短于静脉管腔,动、静脉腔壁四周有多个开孔,以保证不会因导管顶端贴附血管壁而影响血流量。

2.长期导管的使用

(1)适应证

①需要开始血液透析但血管内瘘尚未建立或建立后尚未成熟的慢性肾衰竭患者。

②血管内瘘手术多次失败,肢体没有血管可以建立内瘘的患者。

③已经留置临时导管,但是内瘘当未成熟或没有条件建立血管内瘘。

④长期血液透析患者如果合并其他系统严重疾患或恶性肿瘤晚期的患者,而预期生命有限。

⑤心力衰竭不能耐受血管内瘘的患者。

⑥腹膜透析患者,由于各种原因,如疝气、腹膜渗漏等,需要暂停腹膜透析治疗,以血液透析作为过渡者。

(2)留置部位

①考虑到长期导管留置的时间较长,需保证充足的血流量及相对比较清洁的部位,以及患者生活上的方便和舒适,右侧颈内静脉为首选的留置部位,其次为右侧锁骨下静脉或右颈外静脉,要求导管顶端位置到达右心房的上部。手术中采用 X 线透视下置管可以准确定位;但有学者报道采用体表定位方法也相当可靠,根据患者身高,导管顶端的位置相当于右侧第 2～3 肋间隙水平。隧道长度在 10cm 左右,跨过右锁骨在右侧胸壁建立出口,涤纶套离开出口在 2cm 以上,为防止隧道内导管扭折,颈内静脉穿刺点不宜高位、导管出口偏向外侧、隧道内导管保持圆弧状。

②股静脉导管由于所处的位置容易污染,也造成患者的行动不便,有文献报道血流量不稳定甚至导管堵塞,因此不主张股静脉留置长期导管。但是部分患者上腔静脉狭窄无法放置导管,只能采用股静脉作为留置血管。我们的经验是:导管顶端的位置一定要到达下腔静脉的中段以上;导管的长度至少在 32～36cm 以上(置入管长度在 27～31cm 以上);隧道以"U"形建立、在腹壁上建立外口,导管出口宜向下,减少汗液等污染外口机会。

(3)留置时限:至今尚没有文献资料,包括 NKF-K/DOQI 推荐长期导管的留置时限,相关报道的留置时间从数周至数年不等。至 2012 年 6 月我们医院血液透析患者留置长期导管时间最长的已经达到 42 个月,没有发生过导管相关感染,仍然保持血流功能良好。

(4)长期导管的护理长期导管留置时间较久,患者带管生活,护理宣教非常重要,应当教会患者出院生活中如何保持良好的个人卫生习惯、如何保护导管、如何识别感染的基本症状、如何处理危急状况。导管外口消毒、敷料个体化,既要预防感染,又要便于日常生活;明确导管的材质与消毒剂的兼容性,避免消毒剂侵蚀导管,选择透气性好、敏感程度低的敷料;外接管长度适中,日常可用弹力薄层纱布包裹固定。每次血液透析治疗过程严格按照无菌操作和导管护理守则执行,透析后一定要按照导管标示的容量推注封管液,在封管前用适量的生理盐水冲洗动-静脉管腔,推注生理盐水和封管液时必须快速,并立即夹闭导管以使管腔保持一定的正压,防止血液倒流。

(三)中心静脉导管的功能维护

目前血液透析治疗中,中心静脉导管的使用仍然不可避免,如何降低导管留置和使用所引起的并发症,维护导管持续的功能,是医护工作者面临的巨大挑战。导管丧失功能的主要原因是:导管相关的感染、导管血栓或纤维蛋白鞘形成。

1.导管相关感染

(1)高危人群:糖尿病、周围血管疾病、鼻腔带菌者(葡萄球菌)、导管留置时间过长、外口或隧道反复感染,因为血栓频繁使用尿激酶、菌血症、老年女性等。

(2)感染方式

①皮肤表面的细菌通过皮下进入导管定植,以后出现局部或全身感染。

②人体其他感染灶的细菌通过血行播散至导管,黏附定植于导管上。

③导管接头或导管内腔带菌,进入人体内大量繁殖,导致感染。

(3)感染机制

①导管材质因素:表面光滑度是感染的诱发因素,如葡萄球菌对聚乙烯或硅胶等材质具有高黏附性;管体表面是否规则和光滑直接影响纤维蛋白生物膜的形成,此生物膜是细菌定植、滋生的温床,不但为细菌提供了滋补营养,而且使其免受抗生素的攻击。

②患者机体因素:免疫力下降、个人卫生习惯不良、鼻腔带菌者、营养不良及机体患有其他感染病灶。

③血液透析因素:管路、透析器、透析液、透析水受到污染。

(4)感染分类

①外口感染:指局限于导管出口处皮肤红肿,伴或不伴渗出,而没有发热等全身症状,渗出物培养阳性。

②隧道感染:指感染延伸至皮下隧道,隧道段红、肿、热、痛,按压隧道有分泌物,伴或不伴全身症状,血培养阴性,分泌物培养阳性。

③导管相关血流感染:指导管内定植的细菌随血流播散,导致菌血症或败血症,可能迁移其他器官和组织感染,表现为透析中寒战、高热、神志改变等症状,严重者出现休克。外周血和导管血培养为同一种致病菌仍然是诊断导管相关血流感染的金指标,导管取血样本时应按医院控制感染取血培养守则、必须彻底消毒周围皮肤和导管取样口;如果导管外口有渗出,应同时取样本培养。据报道:导管相关血流感染的发生率在 2.5~5.5 次/1000 导管天;与导管的种类、留置部位及时间密切相关;金黄色葡萄球菌和表皮葡萄球菌是最主要的致病微生物;约20%的患者可以并发严重的转移性感染:如血栓性静脉炎、心内膜炎、细菌性关节炎、脊髓脓肿、骨髓炎等。

(5)感染处理

①外口感染:可以通过局部加强消毒、抗菌药膏使用及口服抗菌药物使感染得到控制,长期导管大多不需要拔除,而临时导管外口感染治疗后感染仍然存在则应尽早拔除导管。

②隧道感染

a.临时导管应拔管,静脉或口服注射抗生素1～2周,必要时感染区切开引流。

b.长期导管一旦发生隧道感染,静脉注射抗生素,并根据分泌物培养结果予以及时调整;如果治疗后2周内感染持续存在,应当拔管。

c.导管相关血流感染:临时导管必须立即拔除,静脉注射抗生素至少2周;长期导管相关血流感染:

一般处理:在应用抗生素前应先取血样本培养;根据经验使用广谱抗生素,抗生素应覆盖包括多重耐药革兰阴性菌,如铜绿假单胞菌等;若感染为院内感染、MRSA感染或MRSA携带者,建议使用万古霉素治疗;长时间接受抗生素治疗的患者,应联合抗真菌治疗。

特殊状况:化脓性血栓性静脉炎的诊断除血培养阳性外,还需要结合影像学上发现血管内血栓形成的证据;其治疗至少3～4周。

既往接受人工心脏瓣膜手术、起搏器植入的患者;或经适当抗生素治疗和拔管后,菌血症症状持续的患者,建议食管内超声心动图检查,以明确有无心内膜炎。

导管处理:根据患者的感染程度、血管条件、治疗反应等因素通常考虑3种处理方法。

经导丝换管:抗生素全身治疗72h内,体温下降、临床稳定,没有合并外口或隧道感染,可以在原位通过导丝更换长期管;是目前治疗导管相关血流感染的主要方法。而治疗超过72h临床上未见好转,应拔管及调整抗生素治疗。

保留导管:静脉注射抗生素大多不能根治和清除被保留导管内定植的细菌,无论疗程,停用抗生素后复发的机会很高;有些观察性研究发现抗生素静脉注射联合封管可以提高导管的保留率(达到50%～70%),但是这些研究各自存在设计缺陷,所以目前不能定论。K/DOQI建议48h内没有发热并且生命体征稳定、排除迁移性感染患者,静脉注射抗生素至少3周,联合管内抗生素封管(庆大霉素/枸橼酸或Taurolidine/枸橼酸),疗程结束后复查血培养以确认致病菌已经被清除,如果血培养仍然阳性应拔管。

拔除导管:诊断明确后,及时拔管,抗生素治疗3周,择期重新置管,是目前最有效的治疗措施,但是,临床上实施比较困难。

(1)感染预防

①减少或避免使用导管:导管相关感染的发生率是自体动-静脉内瘘的15～22倍;必须严格掌握使用指征;如果临床上只能用导管作为血液透析通路,应当尽量使用经隧道带涤纶套型导管,有文献报道:置管后2周内长期导管的感染率明显低于临时导管(2.9 vs. 12.8次/1000置管天)。

②缩短导管的留置时间:导管相关感染的发生和留置时间的密切相关,例如:股静脉临时导管的留置时间1周的血流感染率为3.1%,而超过1周时,上升至超过10%。

③建立有效的导管管理指南:从以往的报道发现,无论临时导管还是长期导管,报道感染率的结果相差很大,分别为(3.8～6.6)/1000导管天,和(1.6～5.5)/1000导管天,个别血液透析中心长期导管的感染率更低于1/1000导管天。原因分析是各家血液透析中心的导管管理方案不同,所以建立标准的导管管理指南可能降低感染率。

④导管材质和结构的改进:新型材质的问世、导管表面涂层的改进、导管顶端结构的优化,能够减少纤维蛋白和血栓的形成,减少细菌的定植。

⑤清除鼻腔带菌:血液透析患者鼻腔携带金黄色葡萄球菌是导管感染的危险因素,莫匹罗星软膏局部治疗,可以达到73%～98.5%的清除率;但是持续效果短、复发率高、长期使用可能带来的耐药性增加,应当引起足够的重视。

⑥预防性封管:正如前述,导管相关血流感染的根源在于导管内生物膜的形成,促发了细菌的定植。因此采用抗生素-抗凝封管制剂,防止纤维蛋白生物膜的形成、消灭定植的细菌,成为研究的热点,涉及的封管制剂包括:头孢菌素、氨基糖苷类素、万古霉素、Taurolidine、枸橼酸等,虽然大部分结果表明抗生素预防性封管可以减少导管相关血流感染率,但是长期使用抗生素所导致的细菌耐药风险有可能显著增加,因此值得关注。也有报道:高浓度枸橼酸(43%～46.7%)封管与肝素比较具有较低的导管相关性血流感染率,但是枸橼酸从导管侧孔渗漏至血液可以导致严重的不良反应,如心律失常、心搏骤停等,所以应当谨慎。

⑦抗纤维蛋白膜:定期预防性使用尿激酶或重组纤维蛋白酶原激活剂(t-PA)封管,可以有效降低导管相关血流感染率,而出血的风险没有显著增加。

⑧抗生素药膏:导管外口局部使用抗生素软膏,如莫匹罗星、枯草杆菌和多黏菌素抗生素混合剂有效减少导管相关血流感染的发生,但是耐药性的产生限制了应用前景。有一种具有抗菌效果的医用蜂蜜,在预防导管感染方面可以起到和莫匹罗星相同的效果。

2.导管功能不良

(1)定义:按照 NKF-K/DOQI 指引,导管功能不良是指导管不能提供和维持充分透析所要求的血流量,通常界定为血流量不能达到 250～300mL/min 或动脉压(血泵前压)低于 250mmHg。也有学者认为,体型较小、体重较轻的患者导管血流量应不低于 200～250mL/min。

(2)原因

①置管后早期(2周内)出现功能不良的原因大多与插管操作有关,导管顶端位置不当、皮下隧道扭折、导管滑脱、病人体位等。

②导管留置一段时间后出现功能不良:主要原因是血栓和纤维蛋白鞘形成,常见类型有:a.导管腔内血栓堵塞管腔;b.导管外纤维蛋白堵塞导管顶端出血孔,出现"单向阀"现象,造成出血不畅;c.导管顶端或前段被纤维蛋白鞘包裹。

(3)征象:血流量逐渐下降;频繁出现压力报警:动脉压低于-250mmHg、静脉压高于250mmHg;不能达到最低透析剂量(如 Kt/V<1.2);透析前准备导管时发现不能顺畅抽吸血液。

(4)处理措施

①早期导管功能不良:通过影像学检查,明确原因,如果导管位置不当或顶端移位需要换管或重新置管。

②慢性导管功能不良

a.溶栓:主要有两种方法。导管内持续滴注和导管内保留,溶栓药物包括尿激酶(UK)和重组纤维蛋白酶原激活剂(t-PA),具体溶栓方案见表10-5-3。NKF-K/DOQI专家组认为管腔持续滴注法更易使溶栓药物快速抵达血栓区域,并保持有效的浓度,以发挥溶栓效果;作为在美国常用的t-PA,其半衰期短(数分钟),而且只有与纤维蛋白结合才起效,个别对照研究结果表明t-PA溶栓效果可能优于尿激酶。澳门地区没有使用重组纤维蛋白酶原激活剂的经验,尿激酶目前仍然是最常用的溶栓药物,价格便宜而且效果肯定。国外文献报道:药物溶栓的成功率为60%~95%,不良反应少,但是导管保持血流通畅的中位时间仅4周。

表10-5-3　血液透析导管溶栓方案

	尿激酶(UK)	重组纤维蛋白酶原激活剂(t-PA)
导管内滴注	NS250mL+UK250000U 导管滴注持续6h	NS100mL+t-PA2~8mg 导管持续滴注1~4h
导管内保留	UK(5000U/mL)1mL缓慢推入导管腔; 依照管腔的容量,推入生理盐水以补充填满管腔; 此后每10min,推入生理盐水0.3mL,共2~3次; 保留30min后,尝试抽吸血液; 必要时重复上述步骤 UK50000~100000U经生理盐水稀释后,依照管腔容量保留30min	t-PA(1mg/mL)按照容量充满导管腔,并保留30~60min t-PA(1mg/mL)按照容量充满导管腔,然后每10~15min推入生理盐水0.3mL,保留30min

b.如果上述溶栓治疗不成功,经导管造影明确纤维蛋白鞘形成,可以经导丝更换导管,或者尝试经导管用圈套器剥离和套取纤维蛋白鞘。

(5)预防措施

①封管:安全、有效的封管方案能够预防导管血栓的形成,保证血流的通畅,一直以来,采用肝素液封管是经典的方案,但是即使肝素原液封管,也不能提高导管血流通畅率,同时增加出血的风险。因此国内外有许多文献报道采用新型封管液,与传统的肝素封管比较,显著降低导管功能异常,提高导管功能维护:包括血流通畅率、KT/V达标、使用寿命等都明显优于肝素封管。

a.间隙性尿激酶封管方案:在肝素封管的基础上,每2~4周尿激酶封管:UK100000U用生理盐水20mL稀释,依照管腔容量充满管腔,保留30min后,抽出弃掉,再推入同等容量的UK生理盐水液封管至下次血液透析。

b.尿激酶和肝素混合封管方案:每次透析结束后,肝素(15000U)加入UK(20000U)封管。

②口服抗血栓药物:口服华法林,目标INR1.8~2.5,有效降低导管栓塞的发生率,没有增加出血不良反应。

第六节　血液透析通路的维持

血管通路是长期透析患者治疗过程的重要环节,是血液透析患者的生命线。长期血液透析所要求血管通路的重要性显而易见。临床上,自身动-静脉内瘘成为目前透析患者的首选方案,此内瘘就是将动脉和邻近的浅表静脉做血管吻合,经一段时间成熟后,就可用于血液透析穿刺,重复建立体外血液循环。这种内瘘具有良好的长期功能和相对少的并发症。

目前,锁骨下静脉、颈内静脉、股静脉插管广泛地应用于临床,由于此方法简便易行,插管后血流量充分,可以紧急解决患者急诊透析通路,也是临床深静脉插管首选方法。近几年来半永久性皮下隧道带涤纶套的留置导管被用作血液透析通路,这种导管在很多医院正发挥越来越重要的作用。大量使用后,发现它存在一些缺点,如血流量不足、反复感染和中心静脉狭窄等。

聚四氟乙烯(PTFE)材料移植血管内瘘就是将 PTFE 血管连接于上肢动脉和静脉之间,建立一种透析所需的长期血管通路。这种技术对于那些缺乏静脉建立自身动-静脉内瘘的患者,是很好的选择,但是,PTFE 血管移植在移植物与静脉吻合部位很容易发生血栓,这成了限制移植血管使用的最主要因素。

早期应用于临床的外瘘管,由于其是非生物性材料,易反复形成血栓和并发感染,大多数经过几周或几个月后,外瘘管很快就失效了,最终必须去除这种连接管。目前临床已经很少使用。

因此对血管通路方式的选择,主要根据肾功能不全的类型和血液透析的紧急性而定。不管选择什么样的血管通路,都应该具备以下几个基本特征:①容易重复建立体外血液循环,保证一定的血流量;②保持长期血运功能,不影响远端血液供应和患者的生活和工作;③操作使用方便,没有明显并发症。

随着世界经济的不断发展,糖尿病、高血压及肥胖等疾病发病率逐年增加,使血管通路的建立越来越困难。越来越多的资料显示,目前由于血管通路问题而引起的住院日及治疗费用正急剧增加。如何科学建立安全可靠、经久耐用、使用方便的理想血管通路,一直是透析工作者不断探索的课题。目前,在实际工作中,我们应该参考国内外文献并根据患者原发病、年龄、职业、需要血液净化治疗的时间、目前病情、将来病情的进展、方便性与舒适性、心脏功能等因素进行综合评定,以选择合理的血管通路。

一、临时性血液净化血管通路

需要急诊血液净化治疗的患者,最好采用临时性血管通路,适应证如下:急性肾功能不全、急性药物或食物中毒、高血钾、充血性心力衰竭、无内瘘或内瘘功能不良、原有血管通路感染、一些病例,如吉兰-巴雷综合征、重症肌无力等做血浆置换、移植血管内瘘、半永久性带涤纶套导管或双腔静脉留置导管血流量不足时也需要重新留置临时性导管、腹透患者由于腹部外科情况,如漏液、感染或腹外疝而必须停止腹透时,也需要留置临时性导管进行血液透析。需建立长期血液通路患者的过渡阶段,如永久性内瘘管尚未成熟而急需血透的患者;肾移植前过渡期的患者;低血压而不能维持瘘管血流量的患者等。需要急诊透析时,可先采用中心静脉留置双腔导管作为临时性血液透析通路,病情好转后,及早行自体动-静脉内瘘成形术,待 4~6 周内瘘成熟后,可拔除中心静脉插管,利用内瘘开始维持血液透析。建议首选颈内静脉,其次是股静脉,应慎用锁骨下静脉插管。颈内静脉与锁骨下静脉插管后应常规做正位胸片检查,明确导管位置。有条件的单位,建议在超声引导或定位下穿刺,以提高穿刺成功率并减少并发症。

在尚未开展中心静脉插管的透析单位,动-静脉直接穿刺有时也可采用。但动-静脉穿刺易出现如下并发症:如动脉穿刺引起血栓形成、肢体坏死、动脉瘤或动脉内膜剥离;穿刺针易脱出导致出血及治疗中断;治疗结束后动脉不易压迫止血,形成血肿;另外,直接穿刺时患者疼痛明显,有时造成患者对血液净化治疗的惧怕心理。

对需要长期血液净化治疗的患者,应尽量采取颈内静脉插管,避免锁骨下静脉插管及动-静脉直接穿刺引起的血管闭塞或狭窄,防止影响日后在上肢建立动-静脉内瘘。

二、维持性血液净化血管通路

慢性肾功能不全患者血管通路的设计需慎重而科学,因患者需长期或终身依赖血液净化治疗,血管通路就是这些患者的生命线。应该注意下列几点:

(一)动-静脉内瘘的适应证与血管的选择

1.动-静脉内瘘是目前最理想的维持性血管通路

GFR<30mL/min(CKD4期)的慢性肾功能不全患者应开始接受各种肾替代治疗方式(包括肾移植)的教育,以便及时确定合理的治疗方案。如果患者拟行血液透析,应该开始注意对双上肢血管的保护,这是目前临床医师较容易忽略的问题。

2.急性肾功能不全患者透析的指征

目前认为一旦ARF确诊,又无禁忌证时,应尽早进行血液净化治疗,特别是在高分解代谢性ARF患者,以期降低病死率。下述指征可供选择透析时参考:①水钠潴留严重,如出现急性肺水肿和脑水肿等;②电解质紊乱,尤其是高钾血症(血清钾≥6.5mmol/L或心电图提示高钾血症);③高分解代谢性,每日尿素氮上升≥14.3mmol/L,肌酐上升≥177μmol/L;④如果是非高分解代谢型,有少尿或无尿2d以上,肌酐≥442μmol/L,尿素氮≥21.4mmol/L,肌酐清除率≤10mL/(min·1.73m^2);⑤尿毒症症状严重,如嗜睡、昏迷、抽搐、癫痫发作等;⑥误型输血者,游离血红蛋白≥80g/L。

3.慢性肾功能不全患者透析的指征

关于慢性肾功能不全透析的指征,一般认为如果患者尿素症症状明显,血肌酐值达到707μmol/L(8mg/dL)以上,尿素氮达到30mmol/L(80mg/dL)以上,和(或)Ccr<10mL/(min·1.73m^2)时,应开始进行透析治疗。对于难以控制的高血压,或高度水肿、无尿伴心力衰竭,或并发肺水肿、脑水肿患者;合并心包炎、消化道出血、出现中枢神经系统症状(恍惚嗜睡、昏迷、抽搐等)的患者以及伴有严重代谢性酸中毒(pH<7.2)的患者,可行急诊血液透析。对于并发周围神经病变、糖尿病、结缔组织病患者,血液血细胞比容<0.15的患者及儿童或高龄患者可以进行早期透析。需要指出的是,透析指征不是绝对的,应根据身体条件、经济条件、残余肾功能来确定透析时机。透析过晚,全身各系统的并发症增多,不利于患者的长期生存及生活质量的提高。因此原则上应早行透析,但因受经济条件的制约,目前国内大部分地区尚达不到早期透析。

4.一般经 4～6 周后,内瘘已成熟,就可以开始穿刺内瘘进行血液透析

避免因没有内瘘又需要透析,被迫进行静脉插管,可减少病人痛苦,并节约费用。

在行动-静脉内瘘成形术前,患者一般状况与血管功能的检查非常重要,主要包括以下几方面。

(1)病史:主要有高血压史、糖尿病病史、冠心病病史、肢体外伤史、锁骨下静脉插管史、同侧安装起搏器史、系统性血管疾病史等。

(2)物诊(触诊、Allen 试验):触诊主要了解静脉充盈情况、走行、粗细、分支情况以及动脉搏动强弱;Allen 试验主要了解桡动脉及尺动脉和手掌弓通畅情况。

(3)应与超声科医师共同做多普勒超声,实际了解动-静脉血管走行、管径及通畅情况。

(4)血管造影:不作为常规检查项目,当血管走行复杂或者经上述检查难以了解血管功能时,建议进行动脉及静脉顺行造影。

5.动-静脉内瘘是慢性肾衰竭患者的生命线,内瘘血管的选择应遵循以下原则

(1)先上肢后下肢:内瘘血管的选择应从上肢血管开始,只有在上肢血管无法再利用时,才开始考虑下肢血管。

(2)先远端后近端:内瘘血管手术应从肢体远端开始,逐渐向近端移行,这样可以提供较多的手术部位和透析穿刺点,并可以减少肢体的远端缺血的危险。

(3)先桡侧后尺侧:桡动脉与其邻近的头静脉是透析患者制作内瘘的第一选择,其优点是穿刺点多、动-静脉距离近、位置表浅、管径接近、手术易暴露、易吻合。

(4)先非惯用侧后惯用侧。

(5)先自身血管后移植血管:动-静脉内瘘手术通常选用患者自身血管,若因糖尿病、肥胖等使自身血管纤细脆弱;或由于多次静脉输液使体表静脉血管纤维化或堵塞;或已做过多次手术,体表血管已受到严重破坏。上述情况均不宜制作自体动-静脉内瘘,应及早行移植血管内瘘成形术(包括自体血管、异种或异体血管、人工血管)。因移植血管内瘘具有长期通畅率低、穿刺后止血时间长、感染率高、手术技术要求较高、围术期处理复杂等缺点,国内较国外采用人造血管内瘘要少。

6.鼻烟窝内瘘虽在上肢远端,理论上认为增加了血管穿刺范围和再次手术的部位,但与标准内瘘相比,血流量偏低,而且长期通畅率较低,不建议作为首选吻合部位

7.如患者头静脉已闭塞,应检查贵要静脉

可考虑做贵要静脉转位内瘘,即贵要静脉与桡动脉或肱动脉吻合。

8.如果患者桡动脉闭塞或狭窄,不要在尺动脉做内瘘,以免引起手部缺血

(二)带 cuff 的中心静脉半永久留置导管的适应证与部位选择

对不易建立动-静脉内瘘血管通路的慢性肾衰竭患者,使用带 cuff 的静脉导管可以作为建立长期血管通路的一种选择方式。其适应证包括:儿童,合并严重血管病变的糖尿病患者,病态性肥胖患者,接受过多次动-静脉内瘘手术患者,已经没有动-静脉插管部位的患者,有心肌病变不能保持足够的血压和血流量的患者,需要经常使用血管通路的每日夜间进行家庭血液透析患者,血液透析等待肾移植者,可暂不制作内瘘,而将 cuff 导管作为血管通路。

插管部位选择原则是首选右侧颈内静脉,其次是左侧颈内静脉,然后是双侧股静脉,尽量避免锁骨下静脉置管。颈部置管时,导管尖端可置于上腔静脉与右心房连接水平,也可置于右

心房内。置管后应常规行 X 线胸片检查,以确认导管位置。

(三)血管通路总体设计原则

应尽量使用自体动-静脉内瘘,必要时应用人造血管移植内瘘、临时性及带 cuff 的中心静脉留置导管的使用。